計測法入門

計り方，計る意味

内山　靖
小林　武
間瀬教史
編集

協同医書出版社

編集者一覧
内山　靖（名古屋大学医学部保健学科理学療法学専攻）
小林　武（東北文化学園大学医療福祉学部リハビリテーション学科理学療法学専攻）
間瀬教史（甲南女子大学看護リハビリテーション学部理学療法学科）

執筆者一覧（五十音順）
岩月宏泰（青森県立保健大学健康科学部理学療法学科）
内山　靖（名古屋大学医学部保健学科理学療法学専攻）
大西秀明（新潟医療福祉大学医療技術学部理学療法学科）
黒後裕彦（東北文化学園大学医療福祉学部リハビリテーション学科理学療法学専攻）
小林　武（東北文化学園大学医療福祉学部リハビリテーション学科理学療法学専攻）
軍司　晃（理学療法士）
武田涼子（東北文化学園大学医療福祉学部リハビリテーション学科理学療法学専攻）
藤澤宏幸（東北文化学園大学医療福祉学部リハビリテーション学科理学療法学専攻）
間瀬教史（甲南女子大学看護リハビリテーション学部理学療法学科）

まえがき

　私が計測機器といわれるようなものを使い始めたのは，病院に就職して数カ月後，先輩理学療法士の研究を手伝うことになってからである．呼気ガス分析器を使用したもので週に2〜3回使用する機会があった．手伝い始めた当初は，先輩理学療法士から，呼気ガス分析器は測定開始1時間前にはセットアップを行うこと，機械の校正を毎回行うこと，検査の対象者に検査前の注意点，検査の説明を充分行うこと，など呼気ガス分析を用いて生体の運動中にエネルギー代謝を計測するときの注意点を何度となく指導された．その当時の私は，指導された内容の重要性を充分に理解できていなかったような気がする．正直なところ，そこまでして結果にどの程度影響するのか疑問に思ったことすらあった．しかし，臨床の中でわずかな数値の変化から検査の対象者である患者さんの状態を判断していくことを経験するうちに，少しずつ先輩からの指導の重要性が理解できたように思う．

　呼気ガス分析の次によく使用する機会をもった計測機器は，筋電図であった．はじめて筋電図を見たときの感想は，スピーカから聞こえる聞き慣れない音とブラウン管に映し出される波形，これで何がわかるのかというものであった．私の中で筋電図が何となく理解でき始めたのは，筋電図の波形を処理するコンピュータプログラムを自分で作成し始めてからだと思う．作成した波形の解析プログラムは，筋電図をコンピュータに取り込み，パラメータを算出しグラフ化する程度の簡単なものであったが，たいした知識もないまま筋電図を使用していた私がこの解析プログラムを作成するためには，どうしてもA/D変換，フィルタ，サンプリングに関すること，筋電図積分値や周波数分析の演算方法など，多くのことを一から勉強し直さなければならなかった．この作業は，それまでいかに筋電図の原理や波形の処理の仕方を知らずに筋電図をとっていたかを思い知らされる作業であったが，私にとって筋電図の理解におおいに役立った．

　私が理学療法士になった当時に比べると，現在の病院の理学療法室には，多くの計測機器が並ぶようになった．私が勤務する施設にも，呼気ガス分析器，トルクマシン，筋電図，3次元動作解析装置，重心動揺計など，さまざまなものがある．現在の計測機器は，比較的簡単な操作で計測が行えるものも多く，結果も一見わかりやすく数値化，グラフ化されている場合も多いため，簡単なボタン操作を理解しさえすれば，精度の高い計測が行え，すぐに臨床に活用できると錯覚してしまいそうになる．しかし，機器の操作手順は単純化されていても，生体の現象を正確に計測し，かつその結果を臨床に応用するためには，機器操作の知識以外に多くの経験と知識が必要であることに間違いなく，機器の説明書通りに使用しても，思ったような結果が得られなかったり，せっかく得られた結果を正確に解釈できないこともある．また，一度の計測で得られる多くのパラメータの中で，ほんの一部のパラメータしか理解できず，せっかくの結果を充分に臨床に活用できなかったり，あまり意味のないパラメータまで計測してしまい，結局無駄な計測を行ってしまう場合もある．結局，臨床における計測は，機器が行うものではなく，人が機器を使い行

うものである．

　臨床の中である生体現象を計ろうとする場合，まず第1に，その生体現象の計測可能な方法を選択する必要がある．そのため，各機器が計測できる生体現象を整理しておく必要がある．次に，その機器の原理，センサの種類と特性，機器の構成，計測方法など機器の特性を把握しておくことが大切である．機器の特性を充分に知っている者とそうでない者では，同じ計測を行っても得られる結果やその解釈に大きな違いが生じてしまう．非常に簡単に酸素飽和度が計測できるパルスオキシメータを例にとっても，パルスオキシメータが脈波の振幅から酸素飽和度を算出するという機器の原理さえ知っていれば，脈波がうまく検出できていないときの計測結果は信頼性に欠けることが簡単に理解できる．そして，最後に，実際に生体現象を計測するデザインを作成することになる．計測デザイン作成では，計測の目的，対象者，計測方法，利用するパラメータ，得られた結果からどのような臨床的考察を展開するのか，などを考える必要がある．

　こうしたことを列記すれば簡単に聞こえるけれども，私自身，こうしたことを念頭に1回1回の計測を企画し，実施することの大変さと難しさを自分の経験から学んできたのだと思う．またこうした思考方法は本で読んだだけで習得できるものでもない．しかし同じように学んでいくにあたってもガイドの有る無しではその後のプロセスもおおいに違うと思う．本書が若い人々にとって有益な指針になってくれればと思う．

2001年9月

間瀬教史

序

　本書は計測機器の解説書ではない．臨床における思考過程を示したものである．もう少し言えば，臨床家のための計測にかかわる思考過程を具体的に著した入門書と言ってもよいだろう．
　「計る」ことは一つの次元を決めて量的な表現をすることであり，生体現象を取り出す過程において強調される要素がある一方で失われる現象が存在する．遠くから眺めていた時にはくっきりと見えていたものが，計ることによってみえなくなってしまうことも稀ではない．だからといって，ただぼんやりと眺めていただけではその本質を正確に判断して対処することは難しい．生体現象を一つの指標で表現することは不可能であるし，また個々の要素をいくら足し合わせても全体にはならない．このことは臨床家が一番よく知っていることである．
　しかし，計ることが必要であることも真理である．計ることによって，対象者と臨床家とが共通の認識をもつことができ，一つの方向に向かって共に歩んでいくことが可能となる．また，対象者にとっても臨床家にとってもその経過を手に取ることができ，今後の行動を決める手がかりとなる．換言すれば，医療における説明と同意および目標を明示した治療の展開に不可欠なコミュニケーションの媒体と言えるだろう．計ることによって，集団の中での基準値に対して個人の状態を相対的に判断することが可能になるし，個人の時間的な変化を捉えるための道標にもなるからである．
　このように，計ることの両極を考える時，計ることによる損失を最小限にとどめて"正しく計る"ことが重要となる．計ることはある一つの要素を明確な量として抽出できる反面でそれが必ずしも生体現象の全体性を捉えていないために計測結果の解釈を含めた思考過程の整理が重要になる．正しく計ることは，正確にメジャーを当てるという意味のみならず，生体現象の本質を安全に単純化・視覚化・象徴化する過程が重要であり，それには特有の厳密さが求められる．正しく計るためには，着目する生体現象を充分に理解すると同時に，機器特性をよく知った上で，如何に臨床の目的に適した計測デザインを立案して実行するかに尽きると言える．
　そのために本書では，第1部で計ることの意味と計るための臨床思考過程を概観した上で，第2部では計測デザインの実際を臨床の計測場面に沿った形で，①着目する生体現象，②機器特性，③計測デザインについて具体的に提示することとした．また，第3部では計測に必要な物理・工学的基礎について示した．くり返しになるが，これによって得られるものは臨床家に必要な思考過程であり，生体現象，機器特性，計測デザインを整理することは，臨床で行われている動作分析をはじめとする日常での評価—治療的介入を発展させて，暖かみをもった医療としての科学的な根拠に基づく行為を一層確かなものとする礎に他ならないと考えている．

2001年9月
内山　靖

目次

まえがき
序

第1部　計測法総論

第1章　計ることの意味（内山　靖）　3

1. なぜ"計る"のか　3
    臨床計測の目的　3　　媒体としての計測（値）　4　　臨床推論と計測　5
    EBMと計測　6　　記録の意味　7　　計測における倫理的問題　7
2. 生体計測の難しさ　8
    計測の光と影　8　　計測が成功しない要因　9　　生体現象の分解　10
    生体計測の困難性　11　　現象の解釈　12　　定量化と客観化　13
    数値の一人歩き　14
3. いかに"計る"のか　14
    計測とは　14　　計測の過程　15　　値の意味　16
    信頼性と妥当性　17　　基準値と基準範囲　20
4. 正しく計るために　21

第2章　計るための臨床思考過程（内山　靖）　23

1. メジャー，ストップウォッチを用いた計測の実際　23
    メジャー，ストップウォッチが抽出するもの　23　　取り出せる生体現象　24
    計測デザインの立案に必要な思考過程　25　　取り出す限界　26
    臨床思考過程に必要なプロセス　27
2. 計るためのデザイン　27
    着目する生体現象　27　　機器特性　28　　計測デザイン　29

第2部　計測デザインの実際

第3章　神経―筋機能の計測　33

筋電図〈総論〉（大西秀明・間瀬教史）　33

着目する生体現象　33
機器特性　34
1. 機器の原理　34
2. センサの種類と特性　34
3. 機器の構成　35
   入力部　35　　記録部　37　　スピーカ　37　　電気刺激装置　37
4. 計測手順　38
   電極設置部位の決定　38　　皮膚の処理と電極の設置　40
   フィルタ，増幅度の決定　41　　アーチファクトの有無を確認する　41
   計測上の注意　41
5. 利用できるパラメータ　42

動作筋電図（大西秀明）　42

着目する生体現象　42
機器特性　43
1. 機器の原理　43
2. センサの種類と特性　43
3. 機器の構成　43
4. 計測手順　43
5. 利用できるパラメータ　44

計測デザイン　47
1. 筋電図を用いて，内側ハムストリングスと外側ハムストリングスの筋活動と膝関節角度との関係を観察する　51
2. 歩き始めの大腿筋膜張筋の筋活動　53
3. 片麻痺患者の歩行中における前脛骨筋の筋活動を評価する　55

反応時間と電気力学的遅延（大西秀明）　57

着目する生体現象　57
機器特性　57
1. 機器の原理　57

2. センサの種類と特性　*57*
  3. 機器の構成　*58*
  4. 計測手順　*58*
  5. 利用できるパラメータ　*59*

 計測デザイン　*60*
  1. パーキンソン病患者の反応時間を計測する　*60*
  2. 反応時間による筋疲労の評価　*61*

誘発筋電図（間瀬教史） *62*

 着目する生体現象　*62*
 機器特性　*63*
  1. 機器の原理　*63*
  2. センサの種類と特性　*63*
  3. 機器の構成　*63*

 〈末梢神経伝導速度〉
  4. 計測手順　*63*
  5. 利用できるパラメータ　*67*

 〈H 反射〉
  4. 計測手順　*70*
  5. 利用できるパラメータ　*73*

 〈F 波〉
  4. 計測手順　*73*
  5. 利用できるパラメータ　*73*

 計測デザイン　*74*
  1. 末梢神経障害の病変，障害部位を検査するために末梢神経伝導速度検査を行う　*77*
  2. 痙縮を H 反射を用いて評価する　*80*
  3. 末梢神経の神経根の病変を F 波を用いて検査する　*81*

筋疲労（間瀬教史） *83*

 着目する生体現象　*83*
 機器特性　*85*
  1. 機器の原理　*85*
  2. センサの種類と特性　*85*
  3. 機器の構成　*86*
  4. 計測手順　*86*
  5. 利用できるパラメータ　*87*

計測デザイン　*87*
　1．筋電図を用いて筋疲労からの回復程度を観察する　*91*
　2．筋電図を用いて神経筋疾患患者の筋の疲労性について観察する　*92*

筋線維伝導速度（間瀬教史） *94*

着目する生体現象　*94*
機器特性　*95*
1．機器の原理　*95*
2．センサの種類と特性　*95*
3．機器の構成　*95*
4．計測手順　*95*
5．利用できるパラメータ　*101*

計測デザイン　*101*
1．筋電図を用いて骨関節疾患患者の内側広筋筋線維伝導速度を計測し，廃用性筋力低下の程度の評価としての妥当性を検討する　*102*
2．筋電図を用いて神経筋疾患患者の1分間の膝関節伸展最大等尺性収縮中の筋線維伝導速度の変化を観察し，神経筋疾患患者の筋疲労性について観察する　*104*

筋力計測機器　（小林　武） *106*

着目する生体現象　*107*
1．筋張力と関節トルク　*107*
2．筋力と筋持久力　*107*
3．筋収縮の種類　*108*
4．速度—張力関係　*108*
5．長さ—張力関係　*109*

機器特性　*110*
〈トルクマシン〉
1．機器の原理　*110*
2．センサの種類と特性　*111*
3．機器の構成　*113*
4．計測手順　*115*
5．利用できるパラメータ　*119*

〈HHD〉
1．機器の原理　*124*
2．センサの種類と特性　*124*
3．機器の構成　*124*

4. 計測手順　*125*
  5. 利用できるパラメータ　*130*

 計測デザイン　*131*
  1. 治療的介入の効果をトルクマシンの最大トルクをパラメータにして検証する　*134*
  2. 筋持久力を計測する　*136*
  3. トルクマシンの遠心性運動モードを用いて被動的関節運動時の抵抗感を定量化する　*137*
  4. 股関節形成術後の筋力回復状態をHHDを用いて評価する　*139*

第4章　姿勢・運動機能の計測

重心動揺計（内山　靖）　*145*

 着目する生体現象　*145*
  1. 重心，圧中心，支持基底面　*145*
  2. 中心点の偏倚と揺らぎ　*146*

 機器特性　*147*
  1. 機器の原理　*147*
  2. センサの種類と特性　*147*
  3. 機器の構成　*148*
  4. 計測手順　*148*
  5. 利用できるパラメータ　*149*

 計測デザイン　*150*
  1. 転倒傾向のある高齢者・患者の障害特性を明らかにするために重心動揺を計測する　*151*
  2. 小脳性運動失調の障害特性を明らかにするために重心動揺を計測する　*153*
  3. パーキンソン病の障害特性を明らかにするために重心動揺を計測する　*154*
  4. 健常人・高齢者の重心動揺を計測する　*155*

3次元動作解析装置・床反力計（黒後裕彦・武田涼子・藤澤宏幸・小林　武）　*156*

 着目する生体現象　*157*
  1. 姿勢と運動　*157*
  2. 身体に働く力　*157*
  3. 床反力　*157*
  4. 重心，質量中心　*158*
  5. 支持基底面と床反力作用点（圧中心）　*159*
  6. 接地のパターン　*159*
  7. 関節モーメント　*160*

 機器特性　*160*

〈3次元動作解析装置〉
1. 機器の原理　*160*
2. センサの種類と特性　*161*
3. 機器の構成　*164*
4. 計測手順　*167*

〈床反力計〉
1. 機器の原理　*171*
2. センサの種類と特性　*171*
3. 機器の構成　*173*
4. 計測手順　*174*
5. 利用できるパラメータ　*175*

計測デザイン　*177*
1. 端座位側方重心移動動作における動き始めのメカニズムの解析　*182*
2. 椅子からの立ち上がり動作における体重心位置と支持基底面の関係　*184*
3. 階段昇降時の関節モーメントを計測する　*188*

関節動揺計（軍司　晃）　*194*

着目する生体現象　*194*
1. 関節安定性　*194*
2. 膝関節の動揺性　*194*

機器特性　*195*
1. 機器の原理　*195*
2. センサの種類と特性　*196*
3. 機器の構成　*196*
4. 計測手順　*197*
5. 利用できるパラメータ　*197*

計測デザイン　*198*
1. KT-2000による膝動揺性計測と徒手検査との関連　*201*
2. 運動量と膝動揺性の関連　*201*
3. 膝動揺性や筋力低下が重心動揺に与える影響　*202*
4. 脳血管障害における麻痺の重症度　*203*

第5章　呼吸・循環・代謝機能の計測

肺機能測定装置（間瀬教史）　*205*

着目する生体現象　*205*

1. 肺気量分画　*205*
2. 努力性呼気曲線　*206*
3. フローボリューム曲線　*206*

機器特性　*207*
1. 機器の原理　*207*
2. センサの種類と特性　*207*
3. 機器の構成　*209*
4. 計測方法　*210*
5. 利用できるパラメータ　*214*

計測デザイン　*217*
1. スパイロメトリを用い外科手術後の肺合併症のリスクを把握する　*222*

呼気ガス分析装置（間瀬教史） *224*

着目する生体現象　*224*
1. 運動中の代謝変化　*225*
2. 運動中の換気様式　*225*

機器特性　*226*
1. 機器の原理　*226*
2. センサの種類と特性　*228*
3. 機器の構成　*232*
4. 計測手順　*233*
5. 利用できるパラメータ　*238*

計測デザイン　*240*
1. 呼気ガス分析装置を用いて全身持久力を計測する　*245*
2. 呼気ガス分析器を用いて慢性呼吸器疾患患者に運動負荷テストを行う　*247*

パルスオキシメータ（経皮的酸素飽和度測定器）（間瀬教史） *251*

着目する生体現象　*251*
1. 酸素飽和度とは　*252*

機器特性　*253*
1. 機器の原理　*253*
2. センサの種類と特性　*254*
3. 機器の構成　*255*
4. 計測手順　*256*
5. 利用できるパラメータ　*258*

計測デザイン　*258*

1. パルスオキシメータにより慢性呼吸器疾患患者の動作中のSpO$_2$をモニタする　*259*
2. 外科手術前後の急性呼吸不全患者に対し，パルスオキシメータを用いてSpO$_2$をモニタする　*263*

血圧計（藤澤宏幸） *264*

着目する生体現象 *264*
1. 末梢血管抵抗と血圧　*264*
2. 自律神経活動　*265*
3. 血圧曲線と平均血圧　*265*

機器特性 *266*
1. 機器の原理　*266*
2. センサの種類と特性　*267*
3. 機器の構成　*269*
4. 計測手順　*269*
5. 利用できるパラメータ　*270*

計測デザイン *271*
1. 高血圧症における概日リズムの計測　*271*
2. 長期臥床患者における起立性低血圧の評価　*272*
3. 狭心症，高血圧症などの循環器系疾患に対する至適運動強度の評価　*273*

心電図（藤澤宏幸） *275*

着目する生体現象 *275*
1. 心臓の興奮と心電図　*275*
2. 刺激伝導系と自律神経　*277*
3. 心電図に含まれる生体情報　*277*

機器特性 *278*
1. 機器の原理　*278*
2. センサの種類と特性　*279*
3. 機器の構成　*279*
4. 計測手順　*279*
5. 利用できるパラメータ　*280*

計測デザイン *281*
1. 心疾患の運動療法におけるリスク管理　*283*
2. 心拍数を利用した体力評価　*284*
3. 糖尿病における自律神経活動評価　*285*

体脂肪計（小林　武） 288

着目する生体現象 288
1. 身体組成 288
2. 脂肪組織と除脂肪組織 289
3. 体脂肪量と体脂肪率 289
4. 肥満 289

機器特性 290
1. 機器の原理 290
2. センサの種類と特性 291
3. 機器の構成 293
4. 計測手順 294
5. 利用できるパラメータ 296

計測デザイン 297
1. 健康状態の指標として体脂肪率を計測する 297
2. 減量を目的とした運動療法の効果を身体組成の観点から検証する 298

第6章　認知機能の計測─脳活動電位計測による試み─（岩月宏泰） 303
着目する生体現象 303

脳波 304

着目する生体現象 304
機器特性 305
1. 機器の原理および構成 305
2. センサの種類と特性 306
3. 計測手順 307
4. 利用できるパラメータ 308

計測デザイン 313
1. 半側無視を P300 により評価する 315
2. パーキンソン病における感覚運動連関を評価する 315

体性感覚誘発電位（SEP） 316

着目する生体現象 316
機器特性 318
1. 機器の原理および構成 318
2. 計測手順 318

3. 利用できるパラメータ　*319*

計測デザイン　*320*
  1. 母指運動時における正中神経刺激 SEP の短潜時成分の変化　*321*
  2. 物理的刺激時における両側腓腹神経刺激 SEP の中潜時成分の影響　*322*

第 3 部　計測に必要な物理・工学的基礎

第 7 章　計測に必要な物理・工学的基礎（藤澤宏幸）　*326*
  1. 計測と数学　*327*
  2. 物理・化学的尺度　*330*
  3. 機器の確度と精度　*338*
  4. 計測と誤差　*343*
  5. 精度管理　*348*
  6. 機器特性を捉えるポイント　*348*

　　あとがき
　　索引

第1部　計測法総論

第1章
計ることの意味

　正しく計ることは思っているほど簡単ではない．それでもなお，計る必要があるとすれば，「なぜ計るのか」という目的とともに，「生体計測の難しさ」を充分に整理したうえで，どこに焦点を当てるのかという思考過程を含めた「いかに計るのか」を厳密に理解したうえで正しく計る必要がある．

1．なぜ"計る"のか

　臨床では，ごく日常的に計ることを繰り返している．身長・体重・体温から検体・生理機能検査とともに，関節可動域や筋力の計測・高価な画像解析・3次元動作解析装置を用いた計測まで枚挙に暇がない．いずれの場合でも，正しく計るためには計り方の方法論を議論する前にその目的を明確にすることが不可欠である．

1）臨床計測の目的
　臨床における計測の共通した目的は，「対象（者）を知り，効果的な治療を実践する資料を得ること」である．けっして診断名を当てはめたり異常性をラベリングすることが目的ではない．それに必要となる具体的な臨床思考過程は第2章で詳述するが，一言でいえば"生体現象を観察して必要な情報を選択し，一定の物理量として正確に取り出し，それを解釈・応用する"ことといえる．計ることで，対象者（狭義には患者を指すが障害予防のクライエントや家族を含んでいるので，本稿では対象者と一括する）と臨床家（狭義には治療者を指すが，検査者・アドボケイトなど広い意味で対象者にかかわるすべての医療従事者が含まれるので，本稿では臨床家と一括する）とが共通の指標をもつことができ，一つの方向に向かって共に歩んでいくことが可能になることを目指している．現象の一部として取り出されたものは，対象者にとって直接手に取ることができるために，その程度や経過を客観的に捉えることが可能となる．また，臨床家は，現象を視覚化することによって解釈と判断を白日の下で行い，今後の行動を決める手がかりとなる．
　臨床計測の具体的な意味は，表1.1に示すように，対象者―臨床家間のコミュニケーションの媒体，臨床家の臨床思考過程の視覚化，臨床疫学の指標，時空を越える記録など多くの要素が挙げられる．

第1部　計測法総論

表 1.1　臨床計測の目的

対象（者）を知り，効果的な治療を実践する資料を得るため

1) 対象者―臨床家間のコミュニケーションの媒体
　　対象者と臨床家との共通言語であり，信頼関係の基盤の媒介となるもの
2) 対象者の現象の視覚化
　　対象者自身が疾病・障害を理解し，自己の行動目標の指針とする
3) 臨床家の臨床思考過程の視覚化
　　臨床家自身の思考過程を視覚化し，行動目標の指針とする
4) 対象者の相対化
　　疾病・障害の分類や重症度を鑑み，対象者を相対的・客観的に位置づける
5) 臨床家間の指標
　　チーム医療としての共通言語
6) 治療効果の判定
　　介入行為の検証と，その後の行動の指針とする
7) 記録
　　時空を越えた客観的な記録素子
8) 基準値・臨床疫学の指標
9) 研究・教育資料としてのデータベース
10) その他

2）媒体としての計測（値）

　計測された"値"は，医療行為におけるコミュニケーション手段としての媒体であり，臨床家の臨床思考過程を示すとともに患者にとって行動の指標となるものである．さらにいえば，対象者および臨床家それぞれの意思決定の媒体ともなっている．したがって，計測は医療における明確な説明と同意（informed consent；IC）の過程と結果であり，目標を明示した治療の展開に不可欠なものといえる（図1.1）．「力がいくらか弱かったが，このごろ少し回復したようだ」などの定性的な表現に留まれば，病態や重症度を客観的に表すことはできず，筋力増強運動による効果を検証することも難しい．また，計測されない表現は，そのときの環境や心理状態によって結果が左右され，印象のみが先行してしまう危険をはらんでいる．その点では，筋力が 250 Nm から 280 Nm になったとなれば，確かに筋力は改善したであろうし，運動内容を再考するとともに次の目標を具体的に定めて意欲的に取り組むことも可能になる．また，これによって運動の妥当性やより効果的な治療法の提唱など臨床発展の礎石となる．さらに，計測された値は空間・時間を越えて存在するためにさまざまな比較が可能であり，臨床判断の指標としてきわめて重要な要素となる．計測値は，基準値に対する比較や集団に対する相対化など個人間での比較が可能であると同時に，経時変化（治療に対する効果判定）の指標として個人内での比較が可能となる．計測された値は，最終的には単純な数値として提供されるため誰もに共通の理解が得られ，加工と保存が容易である．そのため，単純化された値に少しでも曖昧な要素を含んでいると，コミュニケーションが不充分となるばかりか誤解を生じてしまう．

第1章 計ることの意味

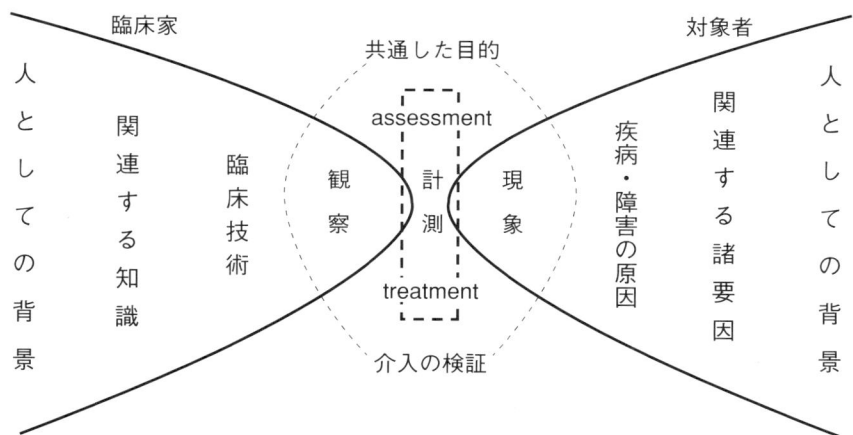

図 1.1 媒体としての計測
計測は臨床家と対象者を結ぶインターフェイスとしての役割を有している．現象を観察するなかで意味のある情報を抽出しようとする行為が計測であり，意味のある情報とは疾病・障害の原因やそれに関連する諸要因を浮き彫りにするものである．しかしそれ自体は絶対的なものではなく，臨床家の治療技術や関連する知識によって解釈可能なものであるのかが重要となる．現代では疾病によっては遺伝子の計測は不可欠なものであるが，10年前であれば不必要な情報（科学的根拠，倫理などを含めた総合的判断）であったかもしれない．

そのため，あくまでも厳密に計ることが求められる．数値はときに冷酷であるといわれるが，静かに鎮座している姿の意義は大きい．

3）臨床推論と計測

臨床行為は，何かをみて，みつけ，対処する，臨床推論と仮説証明作業のくり返しといえる．
"みる"ことは，漠然と見ることから，視覚的情報（視る），観察（観る）の過程を経て，意味づけて解釈する（診る）ことまでを含んでいる．診ることは看るためのプロセスであり，効果的な治療を行うためには正確な評価を実施することが不可欠である．

生体現象は，初めから臨床家の前に整然と現れているわけではない．みる人がみれば一目で病態や障害の本質を言い当てることができる一方で，通常は現象を丹念に解きほぐしていく作業が必要となる．見えているものから予測や仮説をたてて，ある側面を視たり，観たりする．その過程で計測という手段を用いて取り出したものを整理し，最終的に診ることへつなげていく（図1.2）．ここで，計測は臨床推論の思考過程を視覚化する方法として大きな意味をもつ．"言葉は思考の乗り物"といわれて的確な語句で表現することによって思考そのものを正確に整理できるように，臨床思考過程においても具体的な要素を選択・抽出する計測を通して厳密な思考を整理することが可能になる．現象をいくつかの要素で代表化させることは，より重要な因子を明確に位

第1部　計測法総論

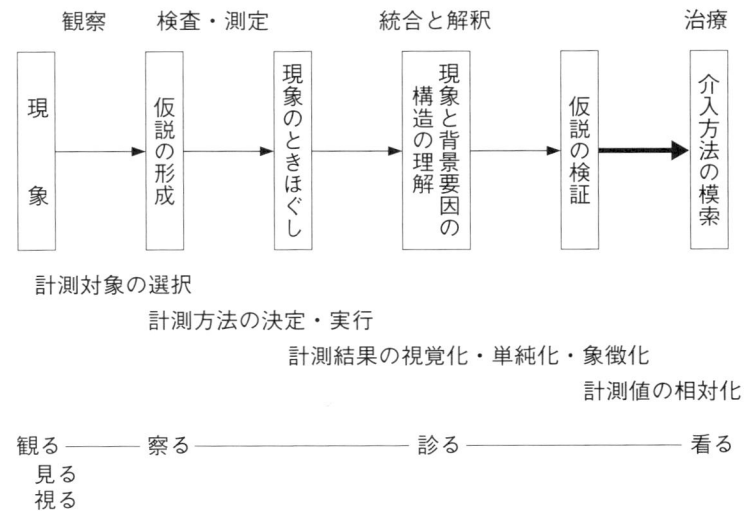

図1.2　臨床推論の思考過程と計測

置づけ，具体的な介入を行う拠り所となる．たとえば，脳卒中片麻痺患者の車椅子からベッドへの移乗動作が不安定な場合に，その現象を要素に分けてそれぞれの視点から計測することは，不安定の原因を明らかにするとともに具体的な治療法の選択と効果判定の指標を得ることができる．これを単に不安定と記載することで済ませていては，非麻痺側の筋力が弱いのか，患側の感覚障害の影響であるのか，姿勢バランス機能が低下しているのか，覚醒・注意障害のためなのか，を区別することはできない．そのため，現象としての移乗動作が不安定であることへの具体的な介入方法を検討することができない問題提起の段階でとどまってしまうになる．場合によっては，対象者がいわれのないレッテルだけを貼られ活動を制限されたり，尊厳を傷つけてしまう危険さえはらんでいる．

　臨床推論においては，上記に加えて印象や感覚的な要素である「察する」ことが求められる．論語では「察る」こととして，見る・観ることに対比してその重要性を説いている．臨床における察しの善し悪しは決定的な違いとなるが，推察と考察を洗練させる手段としても計測は重要である．計測は，曖昧さを排除し，わかることとわからないことを明確に区別することができるため，臨床推論を効果的かつ客観的に進める手段としての意味は大きい．

4）EBMと計測

　本来，医療は対象者中心であることが当然の姿であるが，近年の医療では効果的な医療を説明と同意のもとで誠実に展開することが特に強調されている．その中で，EBM（evidence based medicine；科学的な根拠に基づく医療）の重要性が示されている．EBMとは，「最善のエビデンスを個々の対象者に適用すること」であり，演繹的な臨床ガイドラインをそのまま当てはめることではない．EBMは臨床的な問題解決における情報処理の一手法であり，EBMの検証と実践に

は計測（値）が重要な位置を占める．エビデンスには，生物学的にみた病態生理への対応，過去の介入によるアウトカムの集積結果（臨床疫学）に基づく介入，対象者の意思，臨床家としての判断，医療倫理，があげられる．運動や動作の障害を治療の対象とする領域では臨床疫学が脆弱であるため，相対的に臨床家としての判断の比重が高い現状にある．EBM を確立するためには，客観的指標としての計測値が不可欠であり，保存と加工が容易であることが臨床疫学を集積する素子として優れている．

5）記録の意味

人が人に介入することは許された者（専門職）のみに与えられる．臨床家としての記録の意味は，効果的な介入のプロセスと手段であると同時に，対象者とのコミュニケーション（患者，家族の当事者はもとよりサービスの被提供者である国民すべてが該当）の媒体となるのみならず，医療職種間での指標になるとともに，実施責任や診療報酬の法的根拠となるものである．多忙な臨床の中で手違いや見落としが起らないように，ケアを疾患別にプロトコール化する CP (critical pathway または clinical protocol) が導入され，多くの医療職種間での有機的な連携による効率的で質の良い医療を提供する努力がなされている．CP が普及しつつある背景には，これまでの出来高払い制から定額支払い制に移行しつつある医療制度が関連している．米国では 1983 年に DRG/PPS (diagnostic related groups/predictive payment system；診断群別定額支払い制) が採用されてから，医療費の請求漏れがないように医療記録を完備させる狙いから CP が普及している．なお，CP はトップダウン式のガイドラインを当てはめようとするものであり，個々の対象者からボトムアップ方式に効果的な指標を模索する EBM とは似て非なるものなので，両者を混同しないように注意する必要がある．

記録は時空を越えて存在するため，時間的・空間的な変化に耐えられる構成でなければならない．その点で，一定の約束事に沿って計られた値は，時空を越えた再現性と価値をもつ．また記録には，研究上，教育上の価値もあり，客観的に蓄積されたデータは既存の価値を超えた解釈の見直しや判断の変更を迫る可能性をも有している．

6）計測における倫理的問題

生体計測では，何らかの侵襲（身体的・精神的）と拘束（身体的・時間的）を伴うことから，計測に際する倫理を充分に考える必要がある．

計測が許されるのは，対象者にとっての利益（効果）が損失（リスク）を上回る場合のみである．対象者の利益とは，一義的には対象者本人の病態の解明や治療方針の決定および介入効果の判定など，本人に直接的な還元が即座になされる場合の利益と損失の比較は容易である．一方，対象者の利益を広義に捉えた場合であるが，これには疾患や病態の解明，新たな治療法の開発，基準値づくりのデータベースなどがあげられる．この場合の利益と損失には対象者の価値観に依存し，大きなバランス感覚が要求され，絶対的な基準に乏しいことも少なくない．そのため臨床家には強い倫理観が求められ，臨床家の価値観を対象者との関係のうえで強要することがあって

はならない．

　計測デザインの立案には，安全性が何よりも優先し，続いて，正確性と効果性が重要となる．安全性には侵襲と拘束の程度が含まれ，身体的，精神的，時間的，経済的な負担・不安感を充分に配慮しなければならない．近年では医療における説明と同意が強調され，もはや誘導的な承諾を前提とした儀礼的な説明では許されず，明確な説明責任（accountability）が求められる．同時に，セカンド・オピニオン（second opinion；医療における他者の意見）や患者アドボカシ（advocacy）の概念が普及しつつある．

2．生体計測の難しさ

　前項では計ることの目的と有利性について述べた．これは正しく計ることができた場合の有用性である．しかし，冒頭で記したように生体現象を正しく計ることは必ずしも容易でない．本項では生体計測の難しさを具体的に示すことによって，いかに計るのかを考える礎とする．

1）計測の光と影

　計ることは文字通り計画の要素を含んでいて，ある意図をもって取り出されたものである．そのため，必然的に現象に対して特定の方向から光を当てることになり，現象のうち光を当てた部分は強調され，拡大されたり詳細に検証される．一方，影となった部分は計測する前に眺めていたときよりもむしろ軽視されるか取り除かれてしまう危険をはらんでいる．

　生体現象に対して一つの方向から光を当てる行為は，問題を単純化・視覚化・象徴化するのに優れている．生体現象の取り出しが成功した場合には，複雑な現象を幾つかの数値のみで単純化できるために本質の理解が容易となり，保存と加工が可能となる．また，視覚化されることによって共通の理解が得られ思考の媒体ともなる．現象の性質を失わないまま相対化や比較が可能になれば，介入の価値を判断するなど現象を取り巻く行為を含めた現象の象徴化が可能になる．一方，特定のものに光を当てることは現象の全体性を見失いやすく，光を当てる方向が適切でなかったり光が当てられない部分に問題の本質があった場合には，計測そのものが無意味となるばかりか計測値が存在することによる弊害が生じる．現実的には，現象の計測が完全に成功することは稀である．というのは，臨床での生体計測では，あくまでも，安全性，正確性，効果性の順序で価値を問うことが絶対であり，安全性確保のために正確性が低下することはやむを得ない性格をもっているからである．また，生体現象の場合には，正確に体積を計るために物体を取り出すことはできないし，長時間を費やして計るわけにもいかない．したがって，生体計測の場合にはいくつかの不充分さをもちながらも，部分的な単純化・視覚化・象徴化ができれば計測は成功したといってよいだろう．臨床家と対象者は，計測することによって軽視される側面や計測自体に要する手間暇を含めて，少なからず失われる側面があることをまず充分に認識しておくことが重要である．

　計ることは一つの方向（次元）の大きさを示すことであり，一つの次元ですべてを表現するこ

第1章 計ることの意味

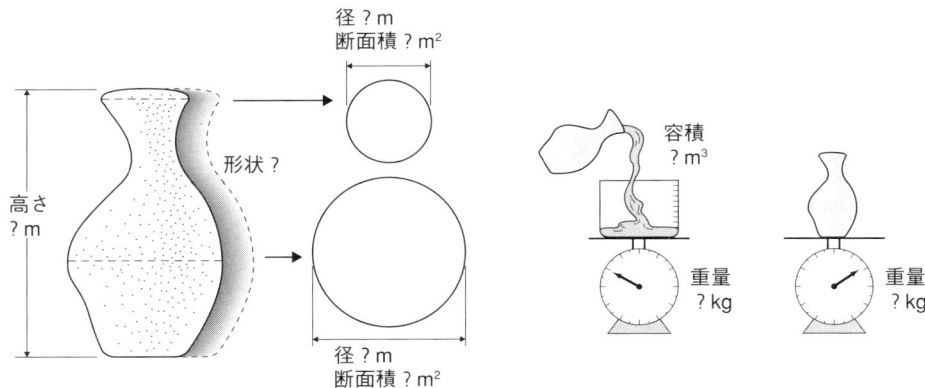

図 1.3 計測における代表値
図の左側に描かれた物体はどのような物理量で表せるのであろうか．長さとしての径や円周，大きさとしての断面積や体積，重量，もしくは外部の形状自体がより適切な代表値であるかもしれない．また，物体の中に入っている物質の容積や性状がこの場合の計測の本質をもっとも反映している場合もあるであろう．このように一つの物体を表す場合でも多くの物理量があるが，実際の生体現象ではさらに対象そのものが明確にならないことも多く，その抽出には厳密な思考過程と，正確に計る過程が重要になる．

とができる性質のものであれば正確にメジャーを当てることが正しく計ることと同義になるが，実際にはそうはいかないことが多い．図 1.3 に示すような物体を表すときにはいくつかの方法が考えられるが，仮に長さを代表値とする場合でも，2次元に投影された長径を測るのか，目盛りに沿った長さを測るのか，縦と横との面積で示すのか，体積で示すのか，などいくつもの方法が考えられる．そこで示された一つの値は，いずれをとっても大きさを正確に表していると言い切れず，ましてその形状や性質についてはまったく触れられていない．体重は 50 kg よりも 60 kg のほうが重いことは事実であるし，その程度は 1.2 倍の違いであることにも疑いの余地はない．しかし肥満の程度を表すとなれば，身長の考慮も必要であるし，肥満の性質には体脂肪率も重要な要素となろう．計るということは，一つの側面に光を当てる"陽"とする一方で，他の部分を"陰"にする行為であるといえる．

2）計測が成功しない要因

生体現象の取り出しがうまくいかない要因にはいくつかの理由が考えられる．

第1に，生体現象に対する光の当て方が適切でない場合であり，これは診断や評価の技術の問題ともいえる．ここでいう光の当て方には，当てる角度と強さの要素が含まれている．当てる角度は臨床的な経験や直感に基づく仮説の形成と関連している．光の強さは，臨床的な診断評価技術に対応するかもしれない．方向が違っていればいくら光が強くてもみたいものはみえず，光の量が不足していれば方向が正しくてもその詳細を見極められないことになる．方向と量の双方が同時に要求される．

次に大きな問題として，現象の本質が現在の位置からでは光を当てることのできない場所に存在している場合である．これは現在の位置を変えることによって光を当てることが可能になる場合もあれば，臨床家の立つ位置が現実的に設定できない場合もある．具体的には，計測機器の性能を改善できれば可能となる場合もあるし，現状においては具体的な方法の想像さえ困難な場合もあるであろう．なお，時間と費用を無制限に投入すれば可能であっても，費用対効果比の問題から臨床における実用性に乏しい場合もあるであろう．補装具や福祉機器では，医療機器市場としての脆弱さから，このような問題に遭遇する場合もしばしばである．

また，本質的な問題として，そもそも現象を単純・象徴化できるような核が存在しないか，いくつかの核の関連性によって一つの現象の本質が説明できる場合がある．これがもっとも厄介な問題であるが，生体現象，特に動作や人間の行動ではこれに該当することが多いように思われる．さらに，現実的な生体計測の難しさには，生体現象を分解できるのかという問題とともに，生体計測固有の困難性，現象の解釈，定量化と客観化の問題，計測値が一人歩きしたときの弊害をあげることができる．

3）生体現象の分解

人間は細胞から成り立ち，その意味では要素から全体が成立していることに異論はない．しかし，実際の生体現象をいくつかの要素として完全に分離して理解することはきわめて困難である．逆に，要素をいくら足し合わせても全体にはならない．表情筋はたかだか数十個の筋で構成されているが，そこからつくりだされる人間の表情と筋収縮とを単純に対応させることは難しく，意思を表す目の輝きなどを定量化することは困難である．一方，表情から感じる意欲やうつ状態の程度などは瞬時のうちに複数の臨床家が共通した結果を導くことができることも事実である．全体の観察や印象と，要素を抽出して計測した結果にはしばしば矛盾と乖離が生じる．広義の運動障害を対象とする場合には，病態とともに障害を階層的に捉えた介入を行うために，評価―治療において"動作"が重要な位置を占める．動作は運動が複合された結果であると同時に行動の要素である．動作を表現するために動作分析が行われるが，適切な計測方法と分析の推論過程のスタンダードは未確立といわざるを得ない．動作分析は，動作の観察，運動の解析，動作の分析の3つに大別することができる．このうち運動の解析については，床反力計や映像解析（3次元動作解析装置）を用いた計測が行われているが，動作そのものを分析しているわけではない．運動の解析によって現象の一部を抽出して定量化することは可能であるが，治療指向的にみた現象の本質を取り出しているとはいいがたい．この点については，定性的な尺度や総体としての解釈を含めた評価手段を確立させなければ計測値を生かすことはできないことを物語っている．さらに，動作の連続性や時間的な分解ではいっそう困難な点が浮き彫りになる．このように，生体現象をいくつかの要素に整然と分解することはできないし，要素を足し合わせても全体にならないことは臨床家が一番よく知っていることである．ただし，そのために計れるものも計らないことに慣れている現状を自戒する姿勢を失ってはならない．

第1章 計ることの意味

4) 生体計測の困難性

生体現象の計測では，表 1.2 に示すように，①個体差，②非定常性，③侵襲，④擾乱について特に考慮する必要がある．

個体差では，体格によってセンサの大きさを変え，刺激の条件なども変更する必要がある．また，それまでの生活・運動習慣や環境によって基準値が大きく変わり得るので，その解釈には慎重を要する．

非定常性は，生体の恒常性と表裏一体の関係にあり，ゆらぎに重要な意味がある．たとえば，心拍数のゆらぎは心電図上の R-R 間隔の変動係数として定量化できるが，これは自律神経（主として副交感神経系）機能の指標となる．変動係数は糖尿病で低下し，運動耐容能が低い例でも変動係数は低値を示すことが知られている．一方，ゆらぎは計測における再現性の問題として検討すべき側面を包含していることがある．また，日内・日差変動は生体としての生理現象であるが，代表値による基準値と基準範囲をどのように設定するのかは難しい．実際の臨床上の計測では，くり返しの再現性は変動係数で 5〜10% となることが多いが，重心動揺のように広い生体現象を一つの値で示そうとすると 20〜30% の変動が生じる．非定常性と測定誤差を厳密に区別することは困難である．

表 1.2 生体計測における留意点

1. 個体差
   大数の原理によって得られた傾向をスクリーニングの判定や評価に用いる場合には共通要因を選択基準とする．他方，個人の特性を検討しようとする場合には，ばらつきの大きい項目に注目する．
   運動・動作の計測では多彩な背景要因を含んであり，性別，年齢，運動・生活習慣，環境などの考慮が必要となる．

2. 非定常性
   生体の恒常性と表裏一体の関係で，ゆらぎを含む非線形の応答がみられる．非定常性と計測の再現性とを厳密に区分することは容易でないが，計測回数と時間によって偶然の要素を排除することは可能である．
   運動・動作の計測では課題前後の反応や姿勢にも影響を受けやすく，冗長自由度も配慮する．

3. 侵襲
   遠方，体表，探針，体内，検体の程度に区分できる．侵襲が大きいと生体の通常の機能を反映しないことがある．また侵襲が小さいと計測精度が低下しやすいので，厳密な計測方法と後方処理が必要になる．
   運動・動作の計測では拘束の程度も重要な問題となり，自然な動きを計ることが望まれる．

4. 擾乱（じょうらん）
   生体内，生体と装置との接面，情報処理過程の各段階で生じる可能性がある．目的の部位に接近して計測しようとすると擾乱は大きくなる．
   運動・動作の計測では，環境設定（温度，湿度，床面の形状など）と信号処理に充分注意する必要がある．

侵襲の程度によって生体の現象は変化する．もっとも侵襲の程度が強いものは観血的方法で，髄液検査や採血に続き，スコープや針筋電図があげられる．表面筋電図，脳波，超音波検査など一定の接触面をもたせて計測する方法は，物理的な侵襲の程度としては小さいが拘束度は大きい．計測場所はシールド室などに限られ，アースや電極・センサの関係から限定された姿勢や方法がとられる．また，重心動揺や床反力計では侵襲・拘束度は小さいが，狭い範囲の内で課題を遂行する必要がある．そのため，ごく自然な機能や行動を記録するには限界がある．床反力計を用いた歩行分析では，意識した歩行となり，特にパーキンソン病や小児などでは通常とは大きく異なる状態での記録にとどまってしまう．いわゆるビデオによる簡易記録は侵襲・拘束はきわめて少ないが，解析精度に劣る．複数の映像装置を用いた3次元動作解析では精度は高まるが，あらかじめ設定した一定の空間を利用する必要があるため自然な動作を観察・記録することは困難となる．また，脊椎の運動を計測しようとする場合，映像を通した解析，角度計，角度計の装着，の順に侵襲・拘束度が増す．もっとも精度が高いのは脊椎にマーカを埋め込みそれを計測することであるが，このような侵襲は倫理的・臨床目的から逸脱する．このように侵襲の程度と分析の計測精度とはしばしば相反し，侵襲が大きい場合には取り出した生体現象が通常とは質的に異なった状態となることもある．近年の科学技術の進歩によって，非侵襲的であっても詳細かつ自然な状態でより精度の高い解析が可能な機器が登場している．Functional MRI（magnetic resonance imaging；機能的磁気共鳴画像）やPET（positron emission tomography；陽電子放射断層撮影），MEG（magnetoencephalogram；脳磁図）などは脳の機能を時間・空間的に捉えることができ，計測技術の進歩はこれらの領域をますます発展させるであろう．

擾乱は，生体の相互作用であり，重心動揺は呼吸や心鼓動に影響を受け，取り出した機能はそれ単独で絶対的な意味をもたない場合もあり，解釈も相互の作用の影響を配慮する必要がある．

以上のように，生体のもつ高い階層性と恒常性は時間・空間を限定すること自体がすでに大きな仮定のなかで限られた情報を収集することになっている．

5）現象の解釈

計測の結果は値そのものが絶対的な意味をもつのではなく，値を解釈し価値づけることで初めて真の意味が生まれる．現象の解釈には，木を見て森を診るべき性質があり，どの木を見て全体を推し量るのかが重要となる．マグロは尾部の断面を観察することで概観を損なわず，かつ全体の質を推測するようである．表面から眺めているより肉の質を正確に推測できるそうであるが，解釈する目をもたない素人にとってはまったく役に立たない値（情報）である．むしろ，手間暇をかけて侵襲（尾部を切断する）を加えたことがデメリットとなる．臨床でも単に教科書にも載っているルーチン検査だという理由だけでは対象者への負担が増すだけで，臨床家にとって目的の不明確な"ただ計ってみました"というアクセサリ検査となってしまう．

臨床では，個々の"検査・測定"（test & measurement）した値を意味づけ解釈して全体像を把握することを"評価"（evaluation）と呼び両者を歴然と区別しているが，実は各測定の結果も個々の次元で意味づけられてその値に意味が生まれている．たとえば握力が20 kgであったとし

ても，それは性別，年齢によって意味が異なる．また，いわゆる握力はスメドレータイプの把持力をみているもので，手外筋の筋力を反映しているが手内筋筋力の程度とは必ずしも相関しない．一方で，握力は全身筋力の簡便な代表値として用いられることもあり，20 kgのもつ意味はずいぶんと異なる．学生や経験の浅い臨床家は，関節角度や筋力に基準値から逸脱した値があるとそれを基準値に近づけることに専念する．しかし，その値にいくぶんの改善がみられてもいっこうに日常生活活動や歩容に変化がみられず行き詰まってしまうことも少なくない．痛みを圧痛計で計っても治療の方法をいっさい提示してくれるわけではないし，その対象者の日常的な痛みや困惑の程度を表しているともいえない．数値の解釈までが正しくても応用が充分でないと，計測した値を生かしたことにはならず，計測の目的が達成されたことにならない．

　脊髄癆による感覚性運動失調に対しては，指—鼻—指の往復運動を協調運動障害の程度として計る．ある患者は，この検査の結果を少しでも良くしようと，毎日，指—鼻—指の運動をくり返して行い，次回の診察に臨んだところ検査結果は改善した．この現象をみた臨床家は，体性感覚障害に対して視覚のフィードバックを用いてくり返して練習することが症状の軽快につながることを見出し，他の対象者にも応用して日常生活活動の改善に結びつけることに成功した．これはFrenkel体操として後世に受け継がれ，現在の運動療法の基本的な考え方の一つともなっている．ここで指—鼻—指検査は，症状の程度とともに治療の方向性を示す対象者—臨床家の共通媒体としてきわめて有用な指標であったといえる．臨床では解釈の中に可能性や予測の要素が重要な位置を占める．これは計測が治療（介入）のための資料を得るという目的のためだからである．同じ数値であっても今後どの程度の変化（改善）が期待できるのかによってその意味は異なる．現象の解釈には代償と適応など多くの要素を考慮する必要があり，このような意味を含めて正しく計ることはたいへん難しい．現象の解釈は，過去の経験や背景となる知識からその意味と関連性および構造を分析する思考が求められる．しかし同時に，解釈をし過ぎると，せっかく正確に計れた値が変質してしまい計測の目的が達成されないことになるので注意を要する．

6）定量化と客観化

　計ることは，定量的な表現方法であるが，それがすぐさま客観的であるとはいえない．計測における光と影や解釈の過程からも理解できるように，定量化することによって全体の一部のみが強調されたり，真実とは異なる側面が代表値となる可能性も否定できない．定量的計測＝客観的計測と考えるのは誤りであり，ましてや機器による計測＝客観的計測ではない．もちろん，計ることは客観的な表現であることを目指していることは確かである．客観的な計測とは，「一定の手続きや方法に則って観察・測定した場合に同じ結果が得られること」である．したがって定性的であっても判定方法や判断基準が明確でその性質をよく捉えられる客観的な評価も存在するし，定量的な表示がなされても客観的とはいえない計測法も少なくない．生体現象の中でも大きさや出来高をみるような場合には，得られた機能を定量化することで客観化できることが多いが，運動や動作の代償の過程などでは1つの要因を独立して抽出することが困難であったり，前後の現象と重なり合って1つの単位を構成していることもある．協調運動障害では，運動の速度や出来

高などの要素を定量化しても全体の巧緻性やスキルを表現することは難しく，質の障害を量で表現できない限界を物語っている．

7）数値の一人歩き

　計ることは種々の限界があるにもかかわらず，いったん計られた結果は鎮座し，生体現象のある要素を人為的に抽出したものであるという解釈を逸脱して一人歩きする危険をはらんでいる．数値化された結果は本来相対的な限定された現象の表現であったはずが，絶対的な意味へと変換されてしまうことが少なくない．また，計測された指標は，対象者や臨床家の判断や行為にマイナスとして作用してしまう場合があることも認識しておく必要がある．

　糖尿病では空腹時血糖（以下，血糖と略）を計る．対象者にとってはその値の大きさが糖尿病を代表することと認識され，その値を下げることを行動目標とする．やがて対象者は検査直前に絶食することによって血糖値が下がることに気づき，そこから検査のたびに絶食して血糖値を安定させることに成功し，糖尿病の治療に成功したと考える．しかし臨床家からは，検査の直前だけ食事を減らしても効果はなく，もっと運動もしたほうが良いといわれる．現在では HbA1c が計測されて 2～3 カ月の平均的な状態を指標とすることが一般的であるが，疾病の本質と対象者─臨床家の行動目標としての"計る"ことに対しては程度の違いにすぎない．もちろん，このような矛盾を承知して用いられている場合も多いが，いったん計られたものは意外とその扱いが難しい．計ることは相対的なものであるが，計られたものは絶対的な意味に置き換わってしまいやすい性質をもっている．また，計っておきながら「この値はあまり当てにならないので気にしなくてもよい」というような臨床でのやりとりは，多くの労力と危険を冒して計った行為を根底から覆してしまうことになり，ひいては介入行為そのものを不明瞭なものにしてしまう危険をはらんでいる．臨床における具体的な計測の意義は前述したとおりであるが，なぜ計るのかを治療指向的に明確にしたうえで，計測の困難さを充分に承知して，いかに計るのかを臨床家としてよく考える必要がある．

3. いかに"計る"のか

1）計測とは

　計測とは，「何らかの目的を持って事物を定量的に捉えるための方法・手段を考究し，実施して，その結果を用いること」であり，このうち測定は「ある量を基準として用いる量と比較して数値や符号として表すこと」である．測定がすでにその次元や結果の判定における比較の方法が明らかであるのに対して，計測は目的に見合う適切な抽出方法の検討を含んでいる．計ることには，文字通り計画することが含まれている．具体的に，計ることは一つの方向を決めてその程度を示すことといえる．正しく計るためには，図 1.4 に示すように，①正しい次元を決める，②正確な大きさを表現する，という 2 つの要素が不可欠となる．さらに，正しい次元を決めるためには，生体現象のどのような側面に焦点を当てるのかということと，それをどのように抽出するの

第1章 計ることの意味

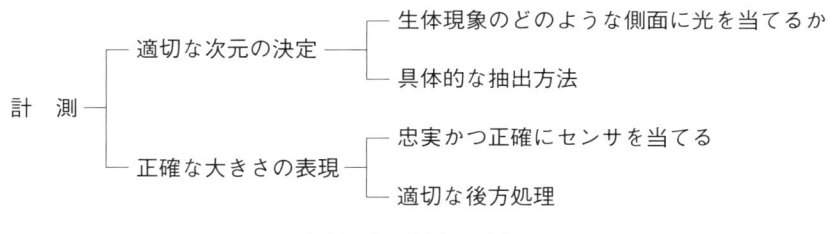

図1.4 計測の要素

かという点が求められる．ともすると，正しく計ることは"正しくメジャーを当てること"に置き換えられてしまうことが多いが，これは正しく計るうちの一部（②の一要素）に過ぎず，臨床的な立場から生体現象を正しく計るためには，むしろ①の正しい次元を決めることが重要であり，臨床家に委ねられた固有の課題ともいえる．

　正しい次元を決める1番目の要素（①-ⅰ）である生体現象のどのような側面に焦点を当てるのかということは，生体現象を充分に知りその本質を捉えるために計測という光を当てる方向を決定することである．これには生体現象の理解と相互の関連性を検証し，単独に抽出する場合に全体を象徴する特徴を失わないものを選ぶ必要がある．象徴としての条件には，全体性に加えて，特異性，定常性を備えていることが望まれる．すなわち，抽出した現象は関心のある生体現象の全体を反映していることが必要で，現象の機能低下や重症度を相対的に位置づけるために特異的な特徴をよく示していることが必要である．さらに，その現象が中核的な現象であって分離して抽出してもその性質を失わない定常性を備えていることが重要である．相互の関連で取り出した途端に異なる性質を示す現象も少なくないので注意を要する．一方で，前項の計測の光と影で述べたように，光を当てること自体が同時に軽視する側面を含んでいる行為であることを理解しなければならない．正しい次元を決めるために2番目の要素（①-ⅱ）の抽出方法は，生体現象の理解とともに工学的な知識が要求される．どのような物理量として抽出するのが適切であるのかとともに，侵襲性の決定と現実的な計測方法を立案する必要がある．（ⅰ）が計測デザインの構想であるとすれば，（ⅱ）はデザインの具体化の過程であり既存のシステムや現状とマッチングさせなければならない．また，この際には現実的に正しく計測できるための諸条件を考慮に入れる必要がある．

　②の正確に大きさを表現することは，正しく測定することと同義である．正しくメジャーを当てることに加えて，有効数字，適切な後方処理，基準値との比較など，数値の意味づけを行うまでが正しく計るために必要な過程といえる．

2）計測の過程

　計測の定義から明らかなように計測の過程は，①計る目的，②目的に見合う生体現象の抽出方法の選択，③計測の具体的方法の立案，④計測の実施，⑤結果の表示，⑥解釈，⑦応用，に大別できる．

　①の計る目的は臨床的な動機であり，表1.1に示した多岐の内容にわたる．②の目的に見合う

生体現象の抽出方法の選択は，生体現象を視覚化する過程であり，広い意味での信号変換である．この変換が不適切であるとその後の処理をいくら改良しても必要とするデータは得られない．③の計測の具体的方法では，臨床に氾濫している計測機器を選択することも含まれる．一般に使用されている医療機器は，上記の①と②の要素がすでに組み合わされているため，特定の用途に適用すれば比較的容易かつ正確に計ることが可能になる．一方で，機器のセンサ自体は広い応用範囲があるにもかかわらず，導子の形状や表示ソフトおよび後方処理過程の設定のために実際の使用が制限されている場合も少なくない．そのため，工学的な知識があれば安価に正確な広い用途の計測機器を扱えることになる．各機器については第2部で詳述するが，たとえば重心動揺計は静的な圧中心点の位置を捉える機器であり，それを時間的に重ね合わせると移動軌跡が観察できる．したがって力の分解や速い動きをみることはできない道具である．カニかまぼこの本態は蒲鉾であって蟹でないことは誰もが理解できるが，高価な機器になるとすべてが計れるかのような錯覚に陥ってしまう．また，正確な大きさを測るためには適切な計測範囲が重要となる．体重計と郵便物重量計は計る次元と抽出方法はまったく同じであるが，実際の利用に際して代替性の無いことは明らかであろう．別の計測機器でいえば取り込み時間（サンプリング周期）の違いによる基本周波数の差ともいえる．

④では計測システムに則った正しい手順が求められる．特に機器の校正，正確な姿勢や計測条件を徹底することが必要である．

⑤の結果の表示では有効数字，適切な相対値，複数回の計測による再現性や変動係数の表記など誤りのない状態で数値を示すことが求められる．

⑥の解釈では，生体現象の中で意味づけることが不可欠であり，同じ数値であってもそれをどう捉えるのかは臨床家に委ねられた問題であり，異常の中の正常や適切な代償と考えるか，不充分な数値と考えるのかは，対象者―臨床家間で決められた治療のゴールや治療介入の可能性に依存することになる．

⑦の応用は，実際の臨床を反映させる過程であり，これが効果的に行われて初めて計測が成功したことになる．

3）値の意味

数値はその性格や背景を考慮して意味を解釈する必要がある．数値で表現されたものには，通常，次に示すような意味がある．それぞれ，名義尺度，順序尺度，間隔尺度，比率尺度と呼ばれ，データとしての性格が異なるために加工に制約が生じる．名義尺度は数の違いに意味があるが，大小関係を示していない．順序尺度は数の大小に意味はあるが，数値間の間隔に意味をもたない．そのため平均値や標準偏差を示すことは適切でない．間隔尺度と比率尺度は統計処理ではほぼ同様に用いられることもあって，特に区別しない場合もある．運動・動作の評価では重症度分類などで順序尺度がしばしば用いられている．痙性尺度としてのAshworthスケール，片麻痺の回復段階としてのBrunnstrom Recovery Stage（BRS），姿勢バランスの評価尺度であるFunctional Balance Scale（またはBerg Balance Scale），日常生活活動をみるBarthel Index（BI）などがこ

れに該当する．しかし，BRSが厳密に順序尺度であるのかと問われると，特に個々人の回復過程を考慮に入れた際には異を唱える臨床家も多い．それは，対象者の症状を大数として捉えたときの重症度の点からみた順序性についてはおおむね了解できるが，個別にみた場合にはこの順序どおりの過程を経ないことが少なくないからである．以前，片麻痺の運動療法においては，ステージがIIIであればIVをめざし，次にVになるような治療を行うことが提唱された．これは，順序尺度のもつ意味から考えればきわめて適切な方法といえる．しかし，実際には多くの臨床家はこの治療指針には同調しなかった．ステージIIからIVとなる場合もあるし，ステージIIIの麻痺に限定してもその治療目標は対象者によってずいぶん違うのが現状であろう．そうなると，この尺度は縦断的にみた場合には完全な順序尺度とはいい難く，数字のもつ意味が異なってくる．本来の値はその数値を基準値に近づけるように努力することが目標となり，遠いほど重度であることを示す普遍性をもつべきだと考えられる．一方，BIの各項目は自立，部分介助，介助の順序尺度であるが，それが100点満点となるように構成されているため，臨床的には間隔尺度と同じ扱いを受けることがある．平均値や標準偏差が示され，群間比較にt検定が用いられている．得点は離散的であるが，全体の構造として連続的な意味が臨床的に検証され受け入れられた結果である．

次に，有効数字について考慮する必要がある．大腿の周径を計ったところ，A君は「36.224 cm」と言い，B君は「35 cm」であったと言った．A君は，「使った機器は100μmの精度をもっているので，3回計測した平均値から実測の下1桁を加えた10μm単位で表した」と説明し，一方，B君は「周径はcmがわかれば充分なので市販のメジャーを使って計った」ということであった．この場合，数値の扱い自体はA君が正しく，数回実測した平均値と有効数字の処理も正確である．しかし周径が筋萎縮（肥大）や浮腫の影響を簡便にみるという計測の目的と循環などによる再現性の影響を臨床的に考慮すれば，cm単位で表現するほうが妥当といえる．したがって，この場合はメジャーを用いて数回計測した平均値を35.6 cmと表示するのが適切であろう．なお，ここでは，筋萎縮があれば周径は小さくなり浮腫があれば周径は大きくなるという，異なる現象をどのように区分して抽出するのかという本質的な問題が残されている．これは生体現象を考えるうえでの冗長性にかかわる共通の課題であり，"何を計るのか"という命題のもとで適切や要素を抽出するための計測方法と結果の解釈における整合性の問題を含んでいる．臨床では，経過，体型，左右の比較，視診，触診，関節裂隙から5 cm単位での複数点での周径，の結果を総合的に勘案して周径の値を解釈することが一般的に行われる．すなわち，35.6 cmという数値は絶対的な意味をもっていない．一側膝関節の靱帯損傷直後であれば左右比較で関節周囲の腫脹を示す指標となるし，骨折2カ月後であれば内側広筋の萎縮を示す指標となるかもしれないからである．

4）信頼性と妥当性

計測の実際においては，信頼性（reliability）と妥当性（validity）の吟味がもっとも重要である．それぞれの主な内容を表1.3に示した．信頼性は，精度（accuracy），再現性（reproducability），内的整合性（internal consistency）に大別できる．なお計測で生じる誤差の程度は確度

表1.3 信頼性と妥当性

信頼性（reliability）

1. 計測精度（accuracy）
    どの程度正確に計れているのかについての視点．
    真の値と計測した値の差を誤差と呼び，系統誤差の偏りが小さいほど確度（accuracy）が高く，ばらつきが小さいほど精密度（precision）が高いといえる．計測精度とは，確度と精密度を含めたものを示す．そのため厳密な単独指標はないが，臨床的には有用な視点である．

2. 再現性（reproductability）
    くり返し計測した際にどれほど再現性の良い値が得られるかについての視点．
    1) 臨床家側の指標
        (1) 同一検者によるくり返し再現性（テスト—再テスト再現性）
            同一検者がくり返し計測した場合の再現性．標準偏差を平均値で除した変動係数（CV）として表すか，級内相関係数（ICC）を求める．
        (2) 複数の検者による検者間再現性
            複数の検者が同一の対象者を計測した場合の再現性．同一検者のくり返し再現性よりも劣ることが多いが，標準化された検査ではCVが10%以下，ICCが0.8以上であることが望ましい．
    2) 対象者側の指標
        (1) 日内変動
            同一日の異なる時間帯での再現性．
        (2) 日差変動
            異なる日での再現性．
            まず，1）が検証された後に2）を検討する．日内変動，日差変動が大きければ対象者の不安定性を示しており，効果判定にはこれらの変動を考慮に入れる必要が生じる．

3. 内的整合性（internal consistency）
    計測項目の一部と全体の結果との一貫性．難易度の階層と一定さ．

妥当性（validity）

1. 内容妥当性（content validity）
    計測対象が計ろうとしている領域を代表しているか．

2. 基準関連妥当性（criterion-related validity）
    他の確立された基準尺度との関連．併存的妥当性，予測的妥当性．

3. 構成概念妥当性（construct validity）
    あらかじめ立てられた理論から導かれた構成体を計測しているか．

第1章 計ることの意味

と呼ばれ，精度とはかたよりの小さい正確さとばらつきの小さい精密さと計測の細かさを含めた総合的な意味合いで用いられている（厳密な用語の定義は第3部に示されている）．狭義の計測精度はセンサの質によって決定されるが，ここでいう精度はシステム全体でどの程度までの正確さが得られるのかを意味している．したがってデータの採取，変換，集積，後方処理，表示の過程でもっとも低いレベルが全体の精度となる．そのため，臨床家の計測技術を含めたシステムとしての精度を上げる努力がなされる．ただし，それぞれの計測には目的に応じた至適精度が存在する．センサの精度が高ければ良いというものではなく精度が高すぎると扱いが難しくなり，かえって測定誤差が大きくなる場合もある．たとえば加速時計の精度は多彩であり，至適計測範囲を考慮して精度を落とすことが正しく計ることにつながる場合もある．臨床計測における再現性は，しばしば信頼性と同義に用いられる感があるほど重要な位置を占める．再現性には，同一検者によるくり返し検査の再現性，複数の検者による検査間再現性という臨床家側の問題とともに，生体側の要因である非定常性としての日内変動，日差変動の要素が含まれている．再現性はくり返しの計測による変動係数（coefficient of variance；CV）や級内相関係数（intra-class correlation coefficient；ICC）として表示される．また日内，日差変動は，本来，臨床家側の再現性が明らかになった後に検証されるべき問題であるが，前項でも述べたように計測誤差と非定常性を完全に分離することは困難である．そのため，両者の要素を含めた再現性が検討されている場合

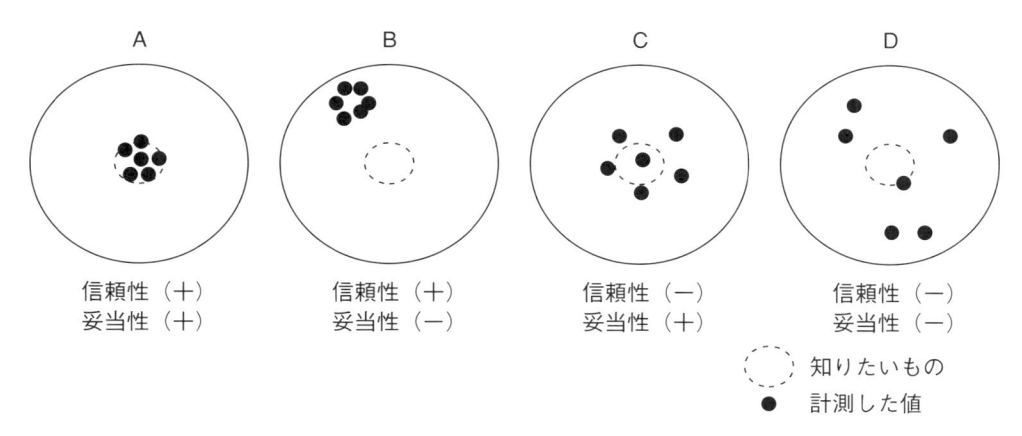

図1.5 信頼性と妥当性

目的（知りたいもの）に対する計測値の関係を模式的に表したもの．Aでは信頼性，妥当性とも高い理想的な計測．Bは機器の精度や計測の再現性は良好であるが臨床的にみて必要な情報が取り出せていない（光を当てる位置・方向が間違っている）．Cでは必要とする情報に近いが計測方法が悪いために信頼性が低い（光の量が不足か計測の正確さに欠ける）．Dでは信頼性，妥当性ともに低い．

Dの計測デザインでも数回計測した場合に，たまたま，中心部にいくことがある．このような場合にはA，Cとの区別がつかないので大変危険である．計測デザインが信頼性と妥当性を備えているかは慎重に検証する必要がある．

も多い.生体計測では,局所の測定では CV が 5～10%,ICC が 0.9 以上であることが望ましい.なお,数回の測定結果の相関係数を算出して再現性を言及する場合があるが,測定値の大きさにばらつきがある集団(たとえば筋力)での再現性の検証には不適切であるので注意を要する.また,内的整合性は複数の要素を全体で得点化される場合に問題となり,クロンバックの α 係数などが用いられる.

妥当性は,内容妥当性,基準関連妥当性,構成概念妥当性に大別できる.信頼性と比較すると臨床的な意義を相対的に検証することに重きが置かれる.

正しい計測とは,妥当性の高い内容を信頼性の高い指標で表現することに集約される(図1.5).

5) 基準値と基準範囲

測定された値は絶対的な意味をもたず,相対的な比較によって必要な意味が生まれる.代表的な比較には,同一の方法によって測定された健常人の年齢や性別を考慮に入れた基準値と基準範囲による比較があげられる.ところが,運動や動作に対する基準値はほとんど存在しないために比較が困難な場合が多い.さらに,計測方法を含めた評価尺度が臨床家や施設間で微妙に異なっているため,比較が困難な現状も否定できない.これらは,学会などが中心となって組織的に整備しなければならない重要な課題である.

また,重症度を分類するための基準や予後を予測するための指標など,目的に応じたカットオ

	検査上の判定	
	基準範囲内	範囲外
真の値		
正　常	A	B
異　常	C	D

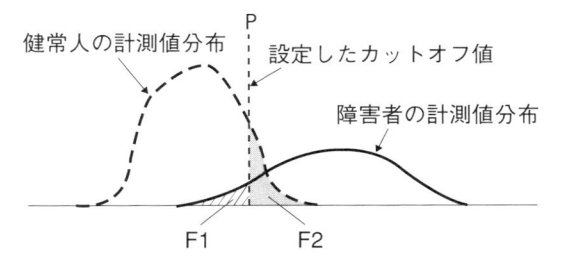

図1.6 計測値の判定(感度,特異度,カットオフ値)

感度(sensitivity)とは,ある障害をもつ人のうちでその検査で陽性となる(真陽性)割合のことで,D/(C+D) で表される.障害のある人をどこまで完全に検出できるかを示す指標.

特異度(specificity)とは,障害をもたない人のうちでその検査で陰性となる(真陰性)割合のことで,A/(A+B) で表される.障害をもたない人をどこまで完全に判別できるかを示す指標.

カットオフ値(cut off value)とは臨床判別点で検査値がそれを越える場合に陽性,越えないときに陰性と判定する.P点をカットオフ値とした場合にはF1が偽陰性(検査では陰性であるが本当は障害がある者)となり,F2が偽陽性(検査では陽性であるが本当は障害のない者)となる.したがってP点を左方に動かせばF2の偽陽性が多くなり,感度は増すが特異度が低下する.一方,P点を右方に動かせばF1の偽陰性が多くなり,特異度は増すが感度が低下して障害検出の感受性の低い検査法となる.

フ値を設定する必要もある．感度と特異度は計測値を意味づけるために重要な指標となる（図1.6）．

4．正しく計るために

　これまで述べてきたように，生体現象の正しい計測は臨床家固有の課題であるが，適切な機器特性や計測にかかわる理工学的な知識の整理が不可欠である．臨床において正しく計るためには，次の3点を充分に配慮することに集約できる．計測の前提として，なぜ計るのかという計測の意義を臨床的な視点から明確にするとともに，①生体現象の何に注目するのかとその絞り込み，②機器の原理と特徴を踏まえた機器の特性の理解，そしてもっとも重要であるのが，③両者を有機的に結びつけて合目的かつ正確な計測結果を導くための実際の計測デザインである．これらの関係は図1.1で示したように，対象者と臨床家とをつなぐインタフェイスとしての媒体であり，個々の生体と外部環境を適合させるという医療行為そのものに他ならないことが理解できよう．

参考文献
1) 松代正三，吉田義之：計測工学（第2版）．産業図書，1994.
2) 苅屋公明，前田親良：計測の科学と工学．産業図書，1993.

第2章
計るための臨床思考過程

　第1章では正しく計ることの必要性と難しさについて述べた．ここでは，臨床で誰しもが利用するメジャーとストップウォッチという機器を用いた計測における臨床思考過程を吟味することによって，計ることの具体的なプロセスと意思決定について検証する．また，計るための主要な要素である，着目する生体現象，機器特性，計測デザインについての骨格を示して，第2部（第3章〜第6章）の計測デザインの実際への導入を図ることとした．なお，機器特性を理解するための物理・工学的な基礎については，第3部にまとめた．

1．メジャー，ストップウォッチを用いた計測の実際

　メジャー，ストップウォッチ，体重計，角度計を使ったことのない臨床家はいないであろう．その意味では，臨床家は日常的に機器を用いた計測をくり返し，生体現象を取り出しているわけである．ただし，メジャーやストップウォッチは一般に市販されている身近な道具であるために，これらを計測のための機器として特別に意識していることは少ない．
　しかし，このような身近な機器を用いた場合でも，計測を行う際の臨床思考過程は複雑な機器を使う場合と基本的に変わりはない．メジャーを用いようと高価な機器を使おうとも，"生体現象を観察して必要な情報を選択し，一定の物理量として正確に取り出し，それを解釈・応用する"という臨床思考過程に何ら変わりはないのである．違いがあるのは，一方は機器の原理が単純かつ馴染みのある物理量を直接抽出するもので，他方は複雑・高価で表面から眺めていてもどのような物理量を抽出できるのかが不透明であるという小さな違いに過ぎない．その小さな違いのために，これらの機器を使う場合には，臨床思考過程の一段階として機器を知るというプロセスを追加する必要がある．ところが，この過程が追加された途端にこれまで明快であった思考過程全体が混乱してしまう場合が少なくない．これが，"機械に使われる"，"機器を用いれば何でもわかる"というような弊害や錯覚に陥ることにつながる．
　そこで本稿では，まず，メジャー，ストップウォッチという機器を用いた臨床思考過程を具体的に検証することによって，"計る"ことを改めて整理する．

1）メジャー，ストップウォッチが抽出するもの
　端的にいえば，メジャーは長さ，ストップウォッチは時間を計るものである．物理量として計

ることができるものはこれ以上のものでもこれ以下でもない．また，その精度は長さが1ミリメートル，時間は0.1秒であるが，臨床的な精度はもう少し低くなる．

しかし，"長さ"が生体の空間的振舞いを計る代表的なパラメータ，"時間"を生体の時間的振舞いを計る代表的なパラメータと考えると生体現象の広い範囲を抽出できる可能性がある．

2）取り出せる生体現象

運動障害を観察する際には，疾患→病態生理→症状の流れから整理する方法と，現象からその要因を推測していく方法とがある．現象の観察を重視する後者の流れはいわゆる動作分析を用いた臨床手法で，柔軟性，筋瞬発性，平衡性，持久性，敏捷性といった行動体力の要素を含めた生体の構造と機能を検討していく．

これらの構造と機能は，計測方法を工夫することによって長さや時間のパラメータに置き換えてその一部を抽出することが可能である．具体的にメジャーを用いて長さを計測することによっ

表2.1　メジャーを用いて取り出すことができる生体現象

計測方法	取り出せる生体現象
1. 大転子から外果の距離を計る	構造としての長さ（下肢長）を計る
2. 上前腸骨棘と内果の距離を計る	機能的な長さ（下肢長）を計る
3. 1と2とを計る（比較）	股関節の関節裂隙および関節軟骨の状態を推測する
4. 大腿周径を計る	筋の萎縮や関節の腫脹を大まかに計る
5. 収縮時の大腿周径を計る	大腿四頭筋の筋力を大まかに計る
6. 指床間距離を計る	脊柱の可動性や筋の伸長性を大まかに計る
7. 上肢最大挙上位を計る	肩関節屈曲角度を計る
8. 上肢到達距離を計る	姿勢バランス（支持基底面内の随意運動）機能を計る
9. 胸郭拡張差を計る	呼吸機能を計る
10. 歩幅を計る	歩行機能を計る

表2.2　ストップウォッチを用いて取り出すことができる生体現象

計測方法	取り出せる生体現象
1. 10 m最大歩行速度を計る	歩行機能を計る
2. 片足立位保持時間を計る	姿勢バランス（静的姿勢保持）機能を計る
3. Timed Up and Goを計る	姿勢バランス（歩行機能との複合）機能を計る
4. 重量負荷時の姿勢保持時間を計る	筋持久性を計る
5. 反復動作の所要時間を計る	敏捷性，協調性を計る

第2章　計るための臨床思考過程

て抽出できる生体現象を表2.1にまとめた．それぞれの計測方法は日常的にくり返し実施されているものばかりであるが，実に多くの構造と機能を抽出できることがわかるであろう．同様に表2.2にはストップウォッチを用いた計測方法と取り出すことができる生体現象をまとめた．

　上記はあまりにも頻繁に行われていて特別な計測デザインとして意識していないかもしれないが，厳密に計ることを考えた場合には慎重に考慮すべき点がある．

3）計測デザインの立案に必要な思考過程

　ここでは，ストップウォッチを利用した歩行速度の計測デザインについて検証してみる．

①第1段階；着目する生体現象の吟味・同定

　歩行は日常生活活動の重要な要素であるとともに多くの運動要素が複合された動作で，さまざまな観察・分析法が提唱されている．換言すれば，歩行という生体現象の抽出によって，移動能力の評価に加えて，平衡性，敏捷性，筋力，持久性など多くの情報が得られる可能性がある．

　歩行を捉えるには質と量をみる方法に大別できる．歩行の質的要素を重視した歩容の分析は臨床家にとって重要であるが，その普遍的な抽出方法や手順は未確立である．一方，量的な解析による歩幅，ケイデンス，歩行速度，反力，関節角度の抽出は比較的厳密に行い得る．このうち，非拘束度が高く臨床的に簡便で多くの情報を得やすい指標として歩行速度をあげることができる．歩行速度の計測法には，一定時間に歩いた距離を測る方法と一定距離を歩いた際の所要時間を測る方法とがあるが，臨床では後者の一定距離を歩いた際の所要時間をストップウォッチで計測する方法が合目的的である．

　ここまでの過程は日頃あまり意識しないかもしれないが，生体現象を抽出する際の絞り込みに重要な視点である．臨床的に知りたい内容と，正確に抽出できる可能性，対象者への拘束，臨床での簡便・実用性などを相互に勘案して計測する標的を定める必要がある．同時に，着目した生体現象の絞り込みが当初関心を寄せた生体現象の中で強調している側面と失われた側面とがあることを正しく認識する必要がある．

②第2段階；生体現象の抽出方法

　第1段階の過程で，一定距離を歩行したときの所要時間をストップウォッチで計測して歩行速度を算出することを決めた．ここでは，その具体的な抽出方法について深める必要がある．第1段階で強調できる側面と失われる側面について触れたが，実はこの段階のデザインによって細部の強弱が決定されるので慎重に設定することが肝要である．

（1）計測の妥当性と信頼性の検証

　まず，どのような速度を計るのか．通常歩いている速さ，最大速度，あるいはゆっくり歩いた際の速度を求めるのかを決める必要がある．これは生体現象のどの部分を取り出すのかによって自ずと決まる．

　次に，一定距離をどのように設定するのか．5 m，10 m，100 m，1000 m，または対象者には距離を知らせずに計測する方法もある．これは瞬発性，持久性，家屋周辺での実用性などのいずれを強調したいのかによって決定される．しかし正しく計るためには，計測学的な視点からある

程度の制約が生じる．ストップウォッチの有効数字は通常 0.01 秒であるが，人為的な再現精度は 0.3 秒程度である．そのため，この精度が計測結果の判定に決定的な影響を及ぼさないように計測条件を設定する必要がある．これは一般的に誤差が 5% 未満になるように設定することが望まれ，逆算すると 6 秒以上かかる歩行距離を選択する必要がある．若年健常人では 10 m を 6〜7 秒で歩くことができるので，最低でも 10 m 程度の歩行距離を選択したほうが良いことになる．一方，計測の再現性を保証する意味で数回のくり返しの試行が望まれるので，あまりに長距離で 1 回のみしか計測できないような距離での歩行速度の算出は信頼性に乏しい結果となる．また，個人内での経時変化を比較する意味があれば，比較的急性期から計測できる短距離を設定すべきであろう．

(2) 生体現象抽出の妥当性の検証

ここでは仮に 10 m の最大歩行速度を 3 回計ることに決めたとしよう．まず，10 m は平地であるのか，不整地あるいは段差や障害物を設けるのか，照度，靴・補装具・歩行補助具の使用条件などを明確にしなければならない．また歩行の定常状態をみたい場合には，10 m 以上を歩いて歩き始めと停止間隔を除いた正味 10 m を計測の対象とする必要がある．一方，実際の日常生活上での複合した歩行機能を抽出したい場合には 5 m を往復して椅子からの立ち上がりと着座動作を含めた時間を計測する方が合理的である．前者は 10 m 最速歩行速度の計測手順であり，後者は TUG（Timed Up and Go；原本では 3 m，筆者らは応用的な歩行機能をみる意味から 5 m を採用）として知られている．

この段階では，機器の精度，実際の計測環境，大数としての指標の意味などを勘案して，より現実的な計測条件を整える必要がある．

③第 3 段階；着目した生体現象と抽出したものとの照合

この段階では，個々の疾患や病態の特徴を抽出するための条件とパラメータについて吟味・照合する必要がある．

得られた結果の扱いである．もっとも短い時間を代表値とするのか，3 回の平均値を求めるのか，3 回の変動係数を指標とするのかなどである．最短時間は対象者の可能性を示し，平均値は実際性を反映し，変動係数は安定性を示している．結果をどのような目的として利用するのかによって選択すれば良い．また必要に応じて，歩数を数えておけば平均的な歩幅とケイデンスを算出することも可能になる．このような手続きを経て抽出した生体現象が果たして着目した生体現象を正しく反映した指標であるのかを検証する必要がある．ここでは動作分析，全体像を含めた臨床家としての照合が不可欠となる．

4) 取り出す限界

上記のように，メジャーとストップウォッチという機器で運動にかかわる多くの現象と要素を抽出できることがわかった．

一方，メジャーやストップウォッチでは抽出できないものは何であろうか．それは，一言でいえば行動に現れない生体内部での現象や処理過程である．換言すれば機能が低下している原因や

つまずいている過程を抽出・同定することは困難である．また，パフォーマンステストでは，自発性（意欲や協力）と効果器（筋力）が結果に依存することをある程度避けられない．

　これらの計測は別の機器に頼る必要がある．特別な機器を用いた計測は，対象者と臨床家になんらかの時間的・物理的な拘束が加えられるので，他の方法では抽出できないもので，計測の効果が拘束を上回る明確な有利性が認められる場合に限られる．

5）臨床思考過程に必要なプロセス

　上記のように卑近な機器を用いた計測においても多くの生体現象を取り出すことができると同時に，生体機構および物理・工学的な広範な背景を念頭においた綿密に統制された計測デザインを当てはめる必要があることが理解できたことと思う．

　次項では，計るためのデザインに必須な，着目する生体現象，機器特性，計測デザインについての着眼点を整理する．

2．計るためのデザイン

1）着目する生体現象
（1）生体現象の基礎

　生体現象を理解するためには，生体の構造と機能を個々に理解することが前提となるが，解剖・生理・運動学の基本的事項については多くの成書が発行されているのでそちらを参考にしていただきたい．本稿では生体現象を捉えるための重要かつ基本的な点についてのみ示す．

①運動の発現と分析の方向性

　人間の運動や動作は，欲求や動機に基づき，企図・計画したプログラムを実行することによって運動軌跡として表出される．実際の随意運動を可能にするには，表2.3にあげるように可動性や筋力などの運動要素とともに，運動の単位となる共同運動，共同運動の組み合わせと運動方略の選択が動作・活動・行為となる．生体には大きな自由度が存在して運動の可能性を保証しているため，生体現象を外部から抽出する際には多くの仮定や仮想が必要になる．また，運動の発現・制御と運動を分析・誘導する過程は図2.1に示すように逆方向となっていることへの注意も必要である．

表2.3　随意運動の階層性

運動の発現：情動，動機
運動の要素：可動性，筋力，筋トーヌス，感覚，呼吸・循環
運動の単位：共同運動
運　動：方略の選択と組み合わせ
活　動：運動の組み合わせ，行為の要素
行　為：適応性，合目的性，実用性

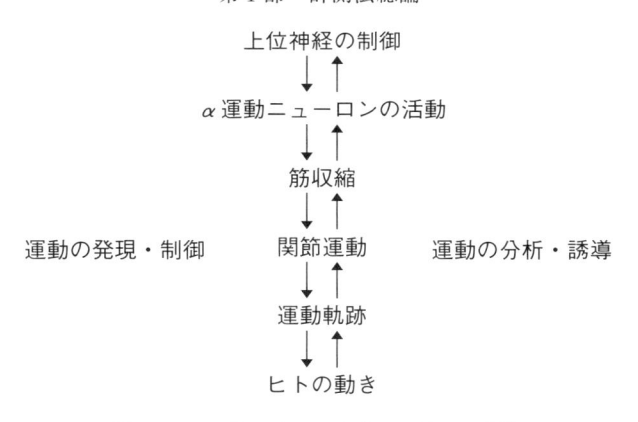

```
           上位神経の制御
              ↓↑
          α運動ニューロンの活動
              ↓↑
             筋収縮
              ↓↑
運動の発現・制御   関節運動   運動の分析・誘導
              ↓↑
             運動軌跡
              ↓↑
            ヒトの動き
```

図2.1　運動の発現・制御と分析・誘導

②症候障害学

対象者の生体現象は疾病や病態によって何らかの機能不全が直接的・間接的に関与した結果，通常とは異なる特徴が観察される．その解析には，疾病や病変部位に関係する疾病特性とともに，症状がいかなるプロセスによって障害の階層性を形作っているのかという障害特性を理解する必要がある．両者を統合した症候障害学的特性の把握が治療指向的にみた求められる生体現象の抽出と表裏一体の関係となる．

(2) 生体現象を捉えるポイント

①着目する生体現象

第一に，生体機能を概観して着目する生体現象を同定する．その範囲は体力の要素や現象から直接捉えられる独立した要素であることが望ましい．

②その機能に影響を及ぼしている主な因子の列挙

次に，同定した現象を構成している生体の構造と機能を整理する．筋力であれば，トルクの発生に関与する筋線維，α運動ニューロンとともに，関節構成体に加えて近位の固定性や痛みなどを含めた関連要素について慎重に考慮する必要がある．ここではあくまでも疾患・障害を有する対象者であることを忘れず，生理学的な範疇にこだわるべきでない．

③主な因子を取り出す臨床的方法と意味

さらに，②で挙げた主な要素を実際に抽出する方法を整理する．上記であれば，トルク計測，筋電図解析，筋持久性，収縮様式，角度変化による最大収縮の発生など取り出せる指標とその意味について生体現象の視点から検証する．

2) 機器特性

(1) 計測にかかわる工学的基礎

①計測精度

正しく計るためには，目的とする生体現象を正確に計ることが必要である．臨床的には信頼性と考えることもでき，信頼性には機器の確度と計測された精度とともに，くり返しの計測による

再現性が含まれる．また，単位，有効数字，計測過程における仮定や増幅・減衰などの処理方法によっても最終的な計測精度は変わり得る．なお，これらの物理・計測学的な詳細については第3部で整理している．

②臨床指標としての精度
さらに，臨床的な基準範囲，カットオフ値によって実際の値に意味が生まれる．相対化された数値の解釈が最終的に求められる精度となる．

（2）機器特性を捉えるポイント
①機器の原理
機器の基本原理とシステム全体の特徴を明らかにする．また，どのような物理（化学）量をどのような原理によって抽出するのかを明確にする必要がある．

②センサの種類と特性
機器の原理を保証・実現するセンサについて明らかにする．センサによって抽出できる物理量と精度は決まる．また校正についても理解する必要がある．

③機器の構成
機器の操作と計測に必要な備品（事前処理，電極，外部刺激装置など）についても漏れなく検討する．

④計測手順
計測前の準備，ゼロ補正，計測時の姿勢および対象者への説明方法，計測中の安全確保と注意点，計測終了後のデータ処理について理解する必要がある．

⑤利用できるパラメータ
指標とするパラメータの算出法とともに生体現象としての意味を吟味する．

3）計測デザイン
（1）デザイン立案の原則
①安全性
危険がないことが何よりも優先される．また，現実的なデザインで対象者への負担が最小限のものでなければいけない．研究室レベルでの計測デザインと臨床デザインとを区別する必要がある．

②正確性
計測精度が高く普遍的な結果の得られるデザインを立案する必要がある．

③効果性
治療指向的なデザインで，計測の結果が対象者の利益に結びつくことが求められる．

（2）計測デザインのポイント
①計測の目的
臨床的な目的を明確にする．計測のための計測に陥らないように気をつける．

②計測の具体的な方法

【計測条件】 くり返しの計測，他施設での追試が可能となるように詳細に規定・記述する．
【用いるパラメータ】 目的に見合うパラメータを選択する．

③解釈と考察

　得られた結果から生体現象の解釈を行い，計測した結果が治療計画や予後予測にどのように有用であるのかを明記する．また，先行報告との比較やさらに効果的な計測デザインの提唱や留意点について検証する．

第2部　計測デザインの実際

第3章
神経―筋機能の計測

筋電図

〈総論〉

着目する生体現象

　随意的な運動時には中枢神経系で統合された指令がα運動ニューロンを興奮させ，その興奮が筋に到達して筋収縮が起こる．このα運動ニューロンの興奮状態・活動状態を筋で捉えたものが筋電図（Electromyogram；EMG）であり，筋収縮に先立つ筋線維活動電位を導出し記録したものである．筋収縮時の活動電位の消長を直接記録することにより，動作時の筋の働きをあるがままに捉えることができる筋電図は，臨床的にも非常に有用なものである．随意運動時の筋電図では，筋活動の量と運動単位の活動様相，筋活動の時期，筋疲労の状態などを捉えることができる．また，随意運動時だけでなく電気刺激や磁気刺激によってもα運動神経を興奮させることができる．電気刺激や磁気刺激を与えたときに筋から導出される筋電図を誘発筋電図といい，末梢神経病変の変化，α運動ニューロンの興奮性，筋疲労の状態などを捉えることができる．
　このように筋電図は導出方法や解析方法によりさまざまな生体現象を捉えることのできるため，各論部分において，①動作筋電図，②反応時間と電気力学的遅延，③誘発筋電図，④筋疲労，⑤筋線維伝導速度に分けてそれぞれ詳細に述べる．また，機器特性については，筋電図導出に共通する機器の原理および構成やセンサの種類についてはこの〈総論〉で述べ，具体的な計測手順や代表的なパラメータ，計測デザインについてはそれぞれ次の〈各論〉で述べる．

第2部　計測デザインの実際

機器特性

1. 機器の原理

　生体内ではイオンの移動により電流が流れ，生体外にある筋電図は電子の移動により電流が流れる．そのため，筋電図を測定するためには，イオンの移動を電子の移動に変換するセンサが必要である．また，筋電図の信号は，数 μV～数 mV の微弱な電圧であるため，それを増幅するために，高感度な増幅器が必要である．そのため，筋電計は，筋活動に伴う電圧の変化をセンサである電極で捉え，増幅器を用いて増幅できるような構造になっている．

2. センサの種類と特性

　電極の種類としては，針電極，ワイヤ電極，表面電極がある．この中で表面筋電図は，非侵襲的であるため，コメディカルスタッフでも計測が可能なため，説明は表面電極について行う．
　表面電極の形状は，通常皿型電極がよく用いられ，電極の大きさは，直径数 mm から 10 mm を使用する．素材は銀―塩化銀（Ag-AgCl）が用いられる．筋線維伝導速度計測や神経筋接合部の位置の把握などには微小表面電極列と呼ばれる電極も用いられる（図3.1）．
　微小表面電極列は，筋線維伝導速度測定に用いられることが多いが，その測定に適した電極の大きさは，1 mm×10 mm や 1 mm×20 mm といった幅の広い電極の方が良いといわれている．

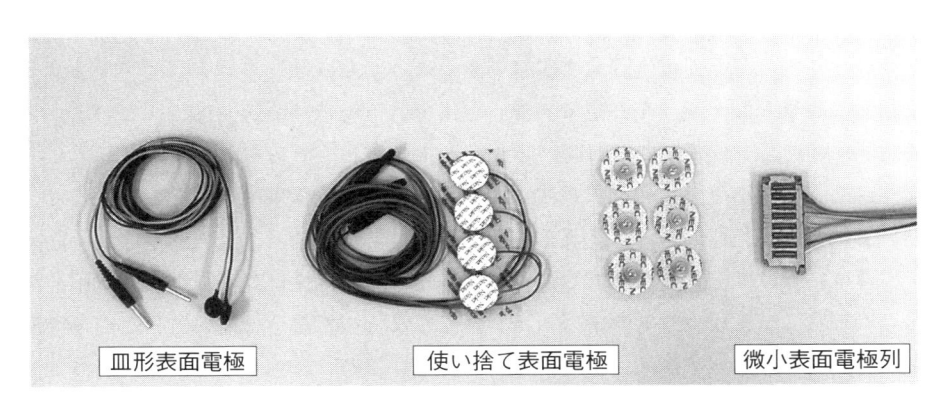

図3.1　表面電極の種類

協同医書出版社の本

リハビリテーションの作業は、理論と実践、本と訓練室の間を行ったりきたりしながら、常に新しい問題点に戻って循環していく――。私たちは対話を続けていこう。安直な答えではなく、臨床を進歩させるための、新しい問題を見つけていくために。

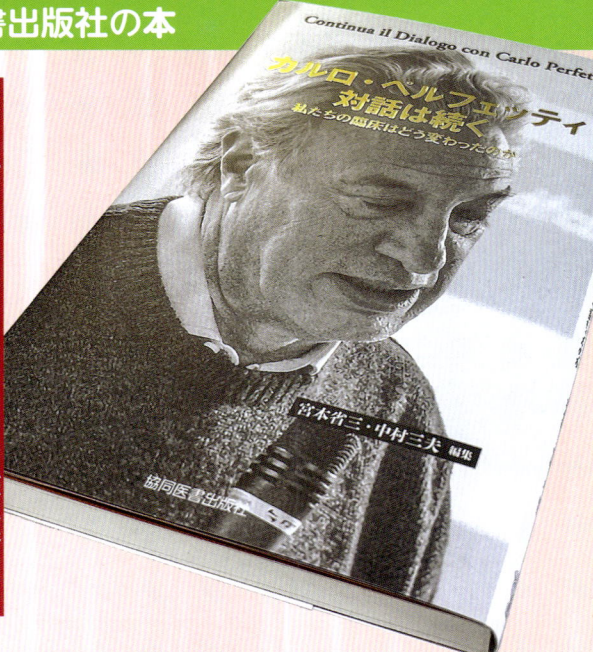

Continua il Dialogo con Carlo Perfetti

カルロ・ペルフェッティ
対話は続く
私たちの臨床はどう変わったのか

宮本省三・中村三夫 ● 編集

● 四六変・252頁　　定価 1,760円（本体1,600円+税10%）
ISBN978-4-7639-1094-3

立ち読みPDF

認知運動療法（現・認知神経リハビリテーション）を創造したカルロ・ペルフェッティが、2020年に亡くなりました。本書は彼に対する哀悼と感謝の気持ちから、23人のセラピストたちによって編まれたエッセイ集です。
一人一人が仕事の中で、自分にしか感じ取れない、考え得ない、生き得ない経験を通して、ペルフェッティとの対話を続けていきます。

対話は続く（宮本省三・中村三夫）●経験・思考・行為（安田真章）●う覚悟（三上恭平）●ラップする言葉たち（本田慎一郎）●まわりは美しい（中里瑠美子）●宏祥）●患者の世界で患者と語る（玉木義規）●豪）●未完への旅路（菊地 豊）●ビリテーション（髙橋昭彦）●彷徨える旅人として（金森 宏）●身体を取り戻すという意味を考え続ける（加藤祐一）●は私の臨床をどのように変えたのか（奥埜博之）●テーションで紡ぐ人間の自由（沖田 学）●カルな要素をどう考慮するのか（大島埴生）●てが臨床に繋がるように思考せよ（小川 昌）●リハビリ「麻痺が治る」ことを巡って～身体に対するイデオロリハビリテーションは驚きから生まれる（大越友博）●行為の背景を探る（内倉清等）●モノクローム（江草典政）●次への一歩（壹岐伸弥）●言語は行為である（稲川 良）●認知神経リハビリテーションに触れた私の往古来今、

【目次と執筆者】

●転機（濱田裕幸）●オーバー●子どもの認知神経リハ●認知をめぐる長い旅路（髙見●人間探究の羅針盤（川見清●認知神経リハビリ●情報性の視点●何を見ても全●歩みを止めないとい

協同医書出版社
〒113-0033 東京都文京区本郷3-21-10
Tel. 03-3818-2361／Fax. 03-3818-2368
kyodo-isho.co.jp

大事なことはいつも、とても個人的なことである

大事なことは、自分の胸のうちにそれを収めて身近なものとすることができれば、私たちはそれについて何かを知ることができます。本書は著書らの胸のうちに長い年月とどまり続けてきた多種多様な画像イメージ、そしてカルロ・ペルフェッティをはじめとする広く関連学問分野からの重要なキーフレーズを改めて選び出し、それらをコラージュすることによって、認知神経リハビリテーションの特徴や全体像を生き生きと描き出そうと試みたエッセイです。

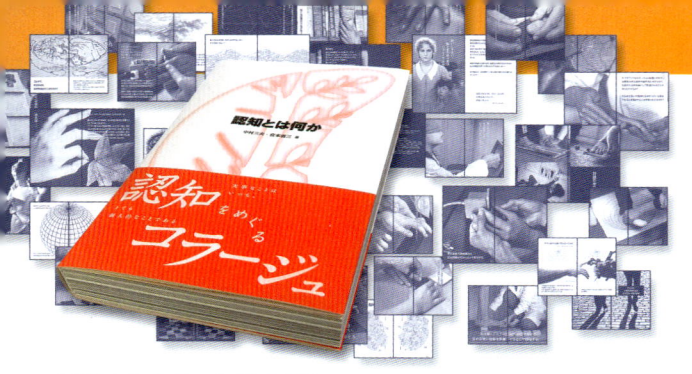

人間のものは、人間の手に。
私たちが探しているのは、人間の精神がもっている可能性。

認知とは何か

人間は不思議だ。
何をどのように認知するかで行為が変わる。

中村三夫・宮本省三 ●著
● 四六変・296頁　定価1,650円（本体1,500円+税10%）
ISBN978-4-7639-1082-0

当社刊行書籍のご購入について

当社の書籍の購入に際しましては、以下の通りご注文賜りますよう、お願い申し上げます。

◆書店で
医書専門店、総合書店の医書売場でご購入下さい。一般書店でもご購入いただけます。直接書店にてご注文いただくか、もしくは注文書に購入をご希望の書店名を明記した上で、注文書をFAX（注文受付FAX番号:03-3818-2847）あるいは郵便にて弊社宛にお送り下さい。

◆郵送・宅配便で
注文書に必要事項をご記入の上、FAX（注文受付FAX番号:03-3818-2847）あるいは郵便にて弊社宛にお送り下さい。本をお送りする方法として、①郵便振替用紙での払込後に郵送にてお届けする方法と、②代金引換の宅配便とがございますので、ご指定下さい。なお、①②とも送料がかかりますので、あらかじめご了承下さい。

◆インターネットで
弊社ホームページ http://www.kyodo-isho.co.jp/ でもご注文いただけます。ご利用下さい。

〈キリトリ線〉

注　文　書（FAX: 03-3818-2847）

書名	定価	冊数
カルロ・ペルフェッティ　対話は続く　私たちの臨床はどう変わったのか	定価1,760円（本体1,600円+税10%）	
認知とは何か	定価1,650円（本体1,500円+税10%）	

フリガナ	
お名前	
お届け先ご住所電話番号	〒□□□-□□□□ 電話（　　）　　－　　　, ファックス（　　）　　－
Eメールアドレス	＠
購入方法	□ 郵送（代金払込後、郵送） □ 宅配便（代金引換）【配達ご希望日時：平日・土休日、午前中・14〜16時・16〜18時・18〜20時・19〜21時】 □ 書店でのご購入【購入書店名：　　　　都道府県　　　　　市区町村　　　　　書店】

新刊のご案内および図書目録などの弊社出版物に関するお知らせを、郵送または電子メールにてお送りする場合がございます。記入していただいた住所およびメールアドレスに弊社からのお知らせをお送りしてもよろしいですか？　□ 希望する　□ 希望しない

協同医書出版社　〒113-0033　東京都文京区本郷3-21-10　TEL（03）3818-2361
URL http://www.kyodo-isho.co.jp/　FAX（03）3818-2368

第3章　神経—筋機能の計測

3．機器の構成

筋電計は，電極を機器に入力する入力部，センサからの信号を増幅する増幅部（増幅器），筋電図のモニタおよび記録機能をもつ記録部，および，スピーカ，誘発筋電図測定に必要な電気刺激装置などからなる（図3.2）．

1）入力部

入力部には，電極を接続する電極接続器，校正装置，電極間の抵抗を測定する接触抵抗検定装置よりなる（図3.2）．電極接続器は，通常2チャンネルのものが多く，電極の差し込みジャックも $G_1(-)$，$G_2(+)$ のジャックとアースのジャックがある（図3.3）．校正装置の校正電圧（方形波電圧）は，$10\,\mu V \sim 50\,mV$ 程度が出力できるようになっている．

2）増幅部

増幅部は，前置増幅器と主増幅器より構成されている．前置増幅器の中には，種々のフィルタ回路が含まれている．主増幅器は一般に直流増幅器が用いられる．

筋電図の増幅器は，筋電図を構成する周波数成分（$5\,Hz \sim 2\,kHz$）を一律に増幅し，不必要な雑音をできる限り増幅しないような増幅器が望ましい．不必要な雑音の主なものは商用周波数（$50/60\,Hz$）と基準レベルが時間と共に緩やかに変動するドリフトである．この重大な問題を解決してくれるのが差動増幅器である．差動増幅器は，2点間の電位差を増幅する低ドリフトの増幅器であり，アースに対して同位相の電圧の増幅率が低く，逆位相の電圧の増幅率が大きいのが特徴である．ただ，同位相の同じ大きさの電圧であっても2点の電極の接触抵抗に大きな差があると増幅素子に入力される電流に差が発生し電圧差が生じる．

皮膚接触抵抗による影響を極力少なくするためには，増幅素子の入力インピーダンスが大きい増幅器を用いればよい．皮膚接触抵抗がR_1，R_2，増幅器の入力抵抗がZ_1，Z_2，増幅素子に流れ

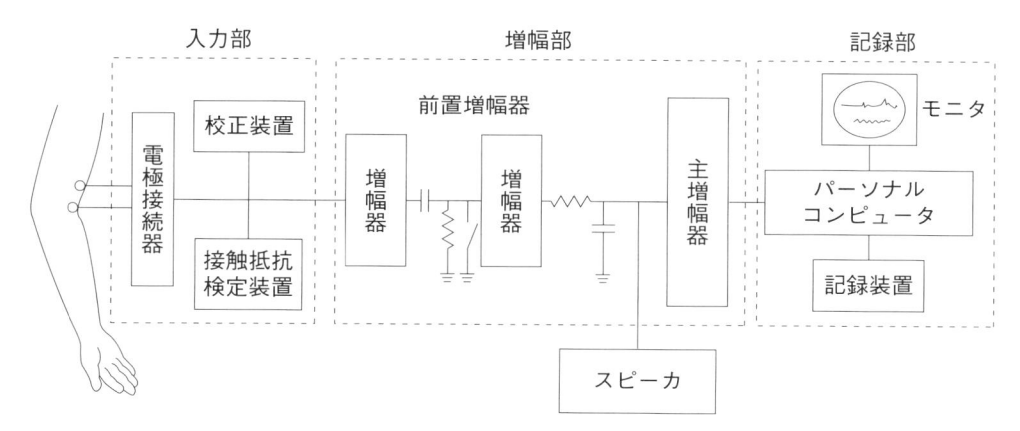

図3.2　筋電図の構成図（文献[1]を一部変更）

第 2 部　計測デザインの実際

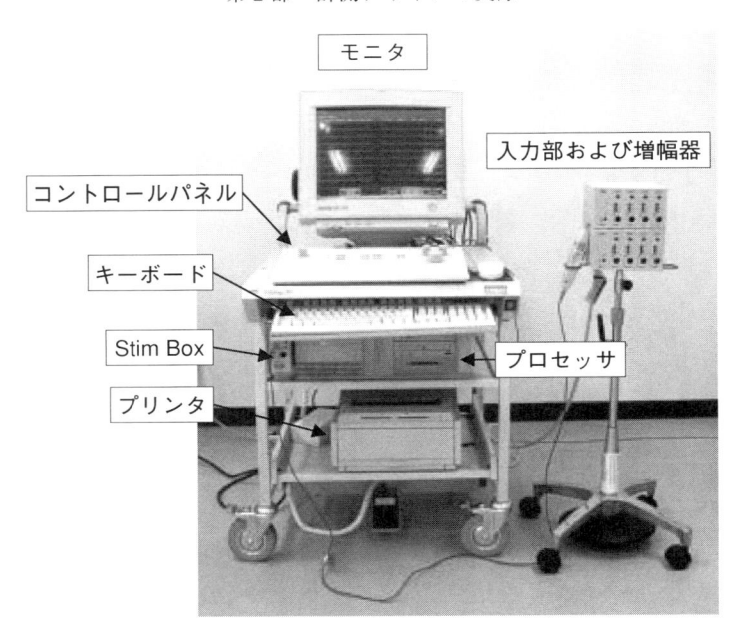

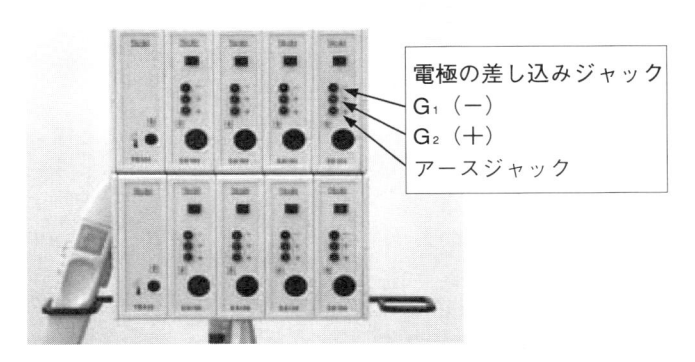

図 3.3　筋電計（Nicolet Viking IV）

る電流を I1, I2 として，アースを基準とした 2 点間の電圧を V とすれば

　I1 = V/(Z1 + R1), I2 = V/(Z2 + R2) となる．

　したがって，増幅器の入力抵抗 Z が著しく大きい場合，皮膚接触抵抗 R の影響はそれほど大きくない．通常，軽く前処理した皮膚抵抗は数 kΩ から数十 kΩ であるが，増幅器の入力抵抗は数百 MΩ 以上である．そのため，皮膚抵抗の数 kΩ から数十 kΩ の差はそれほど大きな電流差を生じさせないのである．

　筋電図波形を忠実に記録するためには以下の条件が必要である[2]．

① 2 Hz～2 kHz の周波数を一様に増幅する

② 高入力インピーダンス（電圧測定操作による電位変化を小さくする．電極の接触抵抗の影響を少なくする），低入力キャパシタンス

③ 高い弁別比
④ 低域・高域遮断フィルタを有する
⑤ 広い範囲で増幅度調整が可能

　低域遮断フィルタ特性は時定数によって表現される場合もあり，筋電図の場合は通常 0.03 秒の時定数を標準としている．時定数が長いほど低周波数成分は通過しやすくなり，時定数が短いほど低周波数成分は通過しにくくなる．時定数（T 秒）と低域遮断周波数（f）との関係は，$f = 1/2\pi T$ である．したがって時定数 0.03 秒であれば約 5.31 Hz の低域遮断フィルタである．

　筋電図装置の中には 50 Hz～60 Hz 成分のみを除去するフィルタを有しているものがある．これにより商用周波数（50 Hz/60 Hz）成分をある程度除去できるが，筋電図信号も歪んでしまうためポータブル記録の際など特別な場合に限定するべきであろう．

3）記録部

　筋電図を導出すると同時に解析のためにデータレコーダ，パーソナルコンピュータなどの記録機器にデータを記録する．最近は増幅器からパーソナルコンピュータに取り込むことが多くなっている．データレコーダはアナログ方式のものとデジタル方式のものがあるが最近はデジタル式のものが主流である．データレコーダの場合，機器の周波数特性を確認しておく必要があり，筋電図を校正する周波数を正確に記録できるものでなければならない．また，パーソナルコンピュータに取り込む場合，アナログデータをデジタル化する必要があり，その場合に重要となるのがサンプリング周波数である．表面筋電図の記録は，サンプリング周波数 1000 Hz 以上（表面筋電図の最高周波数 500 Hz の 2 倍以上）にしておく必要があるとされている．

4）スピーカ

　スピーカより出る音は，モニタに示される筋電図の特徴と一致する場合が多い．そのため，測定時にはスピーカの音を参考にする．

5）電気刺激装置

　市販されている筋電計のほとんどに電気刺激装置が内蔵されている．電気刺激装置には，刺激強度を電圧で調節する電圧規定型と電流で調節する電流規定型があるが，電流規定型の方がよく用いられる．電気刺激を行う電極には，表面電極と針電極があるが，一般的には表面電極がよく用いられる．刺激電極には陰極と陽極があり，通常この 2 つが固定されているものを用いる（図 3.4）．出力波形は，方形波（矩形波）が用いられることが多いが，電圧（電流）振幅，持続時間，周波数（くり返し周波数）がさまざまに変更できるようになっている．

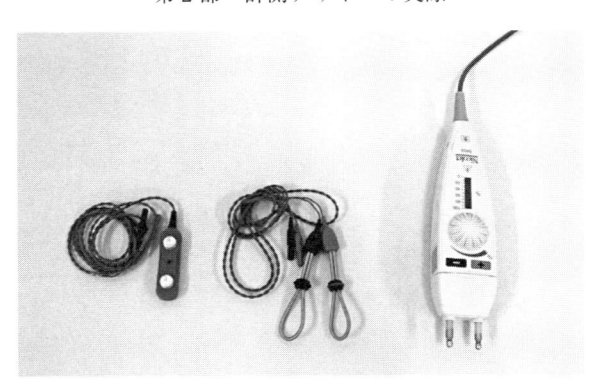

図 3.4 陰極と陽極が固定されている刺激電極(中央がリング型)

4. 計測手順

1) 電極設置部位の決定

まず,目的とする筋を決定し,以下のように導出方法,電極の種類,電極の設置部位,電極間隔を決定する.アースの設置部位にも注意する.

①導出方法を選択する

導出法には,単極導出法,双極導出法の2つがある.

単極導出法:記録したいと思う部位に置く探査電極を筋腹中央に置き,基準となる電位をもつ部位に置く基準電極を身体の他の部位に設置し筋電図を導出する方法である.基準電極は,耳朶,骨突出部,腱部などに設置される場合が多い.モーションアーチファクト(後述)やクロストーク(後述)の影響を受けやすく,動作時の筋電図波形を導出する方法としてはあまり適さないとされる.

双極導出法:1対の探査電極を筋腹に置き筋電図を導出する方法である.この場合,両探査電極の筋電位の差として筋電図が記録される.活動電位導出の範囲は電極間距離とほぼ同じといわれており,単極導出に比べクロストークの影響を受けにくい.

②電極の設置部位の決定

表面筋電図を計測する場合,電極の設置位置は非常に重要である.終板で発生した活動電位は,筋線維の末端方向に伝搬する.この活動電位の伝搬は,微小表面電極列で記録した筋電図から視覚的に観察するとよくわかる.図3.5は,17個の電極(縦1mm×横10mm)を5mm間隔で並べた微小表面電極列を用いて,それぞれ隣り合う電極から双極性に16個の筋電図を導出したものである.筋電図の中で,最上部の波形を第1波形とすると,他に比べ振幅が明らかに低い第7波形が神経筋接合部上の筋電図である.活動電位は,神経筋接合部を中心として,筋線維走行に沿って双方向に伝播するため,神経筋接合部を挟む位置にある電極から双極性に筋電図を導出した場合,差動増幅により観察される振幅は著しく小さくなる.そのため第7波形はその前後の波

第3章 神経—筋機能の計測

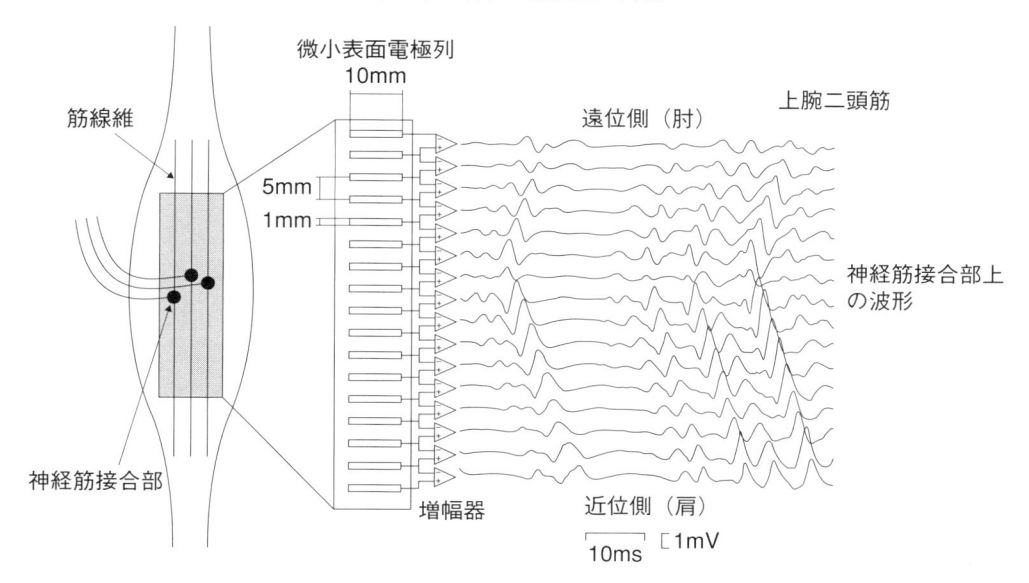

図3.5 微小表面電極列で記録した筋電図
17個の電極（縦1mm×横10mm）を5mm間隔で並べた微小表面電極列を用いて，それぞれ隣り合う電極から双極性に16個の筋電図を導出したものである．
（増田 正：筋電位信号の可視化．可視化情報学会誌 17：91-95, 1997, 一部改変）

形に比べ振幅が著しく小さくなり，かつ，第7波形を中心として一定の時間差をもって活動電位が双方向に伝搬していることが観察される．この伝搬の様相から考えれば，2つの探査電極を神経筋接合部を中心にまったく同じ間隔で設置できたとしたら，理論的には2つの電極間の差である筋電図の振幅はなくなってしまう．微小表面電極列を用いた研究から，筋の活動電位を反映した電位を記録できる位置は神経筋接合部から少し離れた位置で，神経筋接合部を挟むように探査電極を設置すると活動電位の波形を正確に反映しないことが明らかになっている．また，関節運動を伴う場合，神経筋接合部と電極との位置関係が関節運動に伴い変化するため，筋電図の振幅や周波数が変化してしまう．表面筋電図の計測では，この点を充分考えたうえで電極の設置部位を決定する必要があり，双極導出方法で行う場合，目的とする筋の神経筋接合部と筋腱移行部の間に筋線維の走行に沿って2つの探査電極を設置することが望ましい．この場合，神経筋接合部の近くに設置した探査電極を，電極接続器の電極差し込みジャックG_1（−）に，筋腱移行部の近くに設置した電極を差し込みジャックG_2（＋）に接続する．さらにアームも設置する．しかし，神経筋接合部や筋腱移行部の位置が明確に確認できない筋が多く，多くの場合，筋腹に2つの探査電極を設置する．

③電極間距離の決定

電極間距離を考える場合，SN比とクロストーク（後述）の影響を考える必要がある．SN比と

は，信号（signal）と不必要な雑音（noise）との割合で雑音が少ない（SN 比が大きい）方が良い．電極間距離を長くすると電極のずれによる影響が少なかったり，目的とする筋の活動電位を広範囲で導出できる利点があるが，反対に SN 比が小さくなったりクロストークの影響を受けやすくなる．電極間距離が長くなれば高い周波数帯域の電位を導出しにくくなり，高域遮断フィルタと同じような役割を果たす．これらのことを考慮して電極間距離を決定するが，一般的には 1～2 cm 程度がよく用いられる．

2）皮膚の処理と電極の設置

電極の設置部位は，体毛は可能であれば削り，サンドペーパーや研磨剤入りのペーストで皮膚の角質を削り，その上に電極を設置する．電極を配貼する場合，電極と皮膚の設置を安定させるため，電極に電極のりをつける．さらに，確かな固定を行うため，電極をテープにて固定する．皮膚抵抗を筋電計に内蔵されている測定器にて計測し，3～5 kΩ まで低下させる．

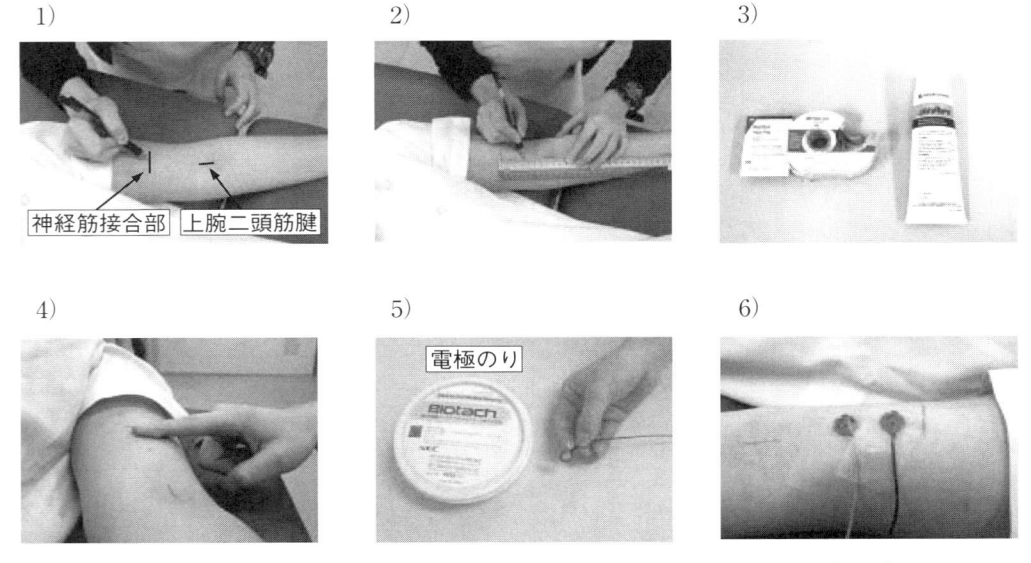

図 3.6 双極導出法を用いて筋電図を導出する場合の電極設置までの手順（上腕二頭筋での例）
1) 神経筋接合部と腱部を確認する．
2) 電極の設置部位を決定する．神経筋接合部が把握できればその部位と腱の間に筋線維の走行に沿って電極を設置する．把握できなければ筋腹に置く．図では電極間隔 2 cm を定規で測定し，目印を付けている場面．
3) 皮膚処理に利用するサンドペーパーと研磨材入りのペースト．
4) 皮膚処理を行う．指先についているものがサンドペーパーである．処理後，アルコール綿で皮膚を拭く．
5) 電極に電極のりを付ける．
6) 電極を設置する．計測時に動作が伴う場合は，強く固定する．固定後，皮膚抵抗を測定する．

双極導出法を用いて上腕二頭筋から筋電図を導出する場合のここまでの手順を図 3.6 に示す．

3）フィルタ，増幅度の決定
　作動増幅器を用いても，運動時などは筋電図以外の雑音が混入しやすい．この雑音を除去する方法の一つがフィルタである．動作時の雑音は 10 Hz 前後のものが多いため，低域遮断フィルタを 20 Hz に設定することが多い．また，筋電図の高周波成分は皮下組織を通過する際に減衰し，500 Hz 以上のものは減衰が著しく正確な筋電図波形を反映していない．そのため低域遮断フィルタと高域遮断フィルタの両方を用いた帯域通過フィルタ処理を行う．これらのフィルタ機能は増幅器にて設定することが多いが，増幅器では設定せずにデータ解析ソフトを用いてパーソナルコンピュータ上で行うこともある．表面電極を用いた場合の帯域通過フィルタは上述したように 20 Hz（低域遮断フィルタ）から 500 Hz（高域遮断フィルタ）程度に設定することが多いが，それでもモーションアーチファクト（後述）が混入する場合は低域遮断フィルタを 30 Hz に設定することもある．ただし，10 Hz〜30 Hz の周波数帯域にも筋電図は存在するために，低域遮断フィルタは 10 Hz 以下が望ましいと規定している雑誌もある．

　増幅度は，機器により異なるが 5 μV〜10 mV 程度まで変更が可能なものが多く，測定筋の導出される振幅に合わせて変更する．

4）アーチファクトの有無を確認する
　筋電図中に含まれる波形は，測定する筋からのものばかりではないため，安静時に筋電図の基線が安定しているかを確認する．筋電図以外の電位変化はアーチファクトと呼ばれ，商用周波数（50 Hz/60 Hz）の干渉，刺激装置によるもの，増幅器からのもの，隣接する電気機器（蛍光灯，クーラーなど）からのもの，モーションアーチファクト（後述）などがある．モニタに波形を表示しアーチファクトの有無を確認する．

　その後実際の測定に入るが，これ以降は次の〈各論〉で述べる．

5）計測上の注意
①クロストーク
　表面筋電図では，実際に測定しようとしている筋の上に電極を置き筋電図を導出するが，そのときに問題となるのがクロストークである．クロストークとは，目的とする筋以外の隣接する共同筋や拮抗筋からの筋電位を導出してしまうことである．これは単極導出法の場合に特に問題となることが多いが，双極導出法の場合も電極間距離が大きくなるに従い筋電位導出可能範囲が広くなるためクロストークの影響を受けやすい．クロストークを避けるためには，電極を設置する部位や双極導出法などを利用し極力その影響を取り除く努力が必要である．

②モーションアーチファクト
　動作筋電図の中で，粗大な動作を伴う場合は電極のリード線の揺れや電極と皮膚のずれにより生じる雑音（モーションアーチファクト）が混入する場合がある．この雑音の周波数帯域は 10

から30 Hzといわれている．モーションアーチファクトは，導出方法を注意することにより防ぐことができる場合が多く，①リード線を短くすること，②電極を皮膚にしっかり固定すること，③皮膚抵抗を落とすこと，④30 Hzの低域遮断フィルタを用いる，などの方法が有効である．その他，⑤前置増幅器を用いることや⑥電極部分に作動増幅器を含んだアクティブ電極を用いる方法もあり，⑤⑥を用いた場合はモーションアーチファクトの影響を大幅に軽減できる．アクティブ電極とは，電極側で皮膚に近い高インピーダンスを電気的に作りだしてアーチファクトを防いでいる．

③皮下組織の影響

表面筋電図は筋と電極の間に存在する皮下組織の影響を受ける．電極と筋の間の組織が厚くなればなるほど高い周波数帯域の電位を導出しなくなり，高域遮断フィルタと同じような役割を果たし，筋電図は緩やかになる．

5．利用できるパラメータ

筋電図より得られるパラメータは，①筋電図の振幅変化を表わすもの（筋電図積分値，実効値［root mean square；RMS］など），②筋電図の周波数パワースペクトルの変化を表わすもの（平均パワー周波数（mean power ftequency；MPF），中間パワー周波数（median power frequency；MDF）など，③持続時間（duration），潜時（latency）などの時間を示すもの，などがよく利用される．各パラメータの詳細は，各論の部分で述べる．

〈各論〉

動作筋電図

着目する生体現象

対象者に動作障害がみられる場合，臨床では，視診や触診により動作中の正常と異なる関節の動きや筋活動を評価し，その結果を筋力や関節可動域などの他の理学所見などと照らし合わせながら，その動作障害の機能的な原因を考察することが行われる．このとき，臨床家は，動作障害の原因となっている，主要な筋の筋活動様式の異常，骨関節構造の異常，神経系の異常などを考察している．しかし，このような視診や触診などで行われる動作観察と同時に，関節運動に関与する多くの筋の活動量や活動時期などを客観的に評価できる方法が加われば，動作中の筋活動の異常をより正確に評価することができる．

第3章　神経―筋機能の計測

　動作筋電図とは，各種動作時における筋活動を導出し記録したもので，筋電図を用いて筋活動の時期と筋活動の量または質を観察しようとするものである．そのため，ある動作，たとえば歩行や起立などに着目して，動作分析とともに複数の筋を対象として計測されることが多い．しかし，単関節の運動，たとえば膝関節伸展等尺性運動なども一つの動作であり，このときに導出し記録したものも動作筋電図といえる．このような場合は，ある筋に着目して，その筋の機能を詳細に知ることを目的として計測が行われる場合が多い．

　臨床での動作筋電図の目的は，ある疾患を有する対象者の動作時の筋活動時期が健常者の筋活動とどのように異なるのかを評価することと，同時に動作時の筋活動がどの程度の活動量と質を示しているのかを評価することにある．

機器特性

1．機器の原理

　総論を参照．

2．センサの種類と特性

　総論を参照．

3．機器の構成

　総論を参照．

4．計測手順

①電極設置部位，導出方法，電極間距離を決定し，皮膚の前処理，増幅器の調整，アーチファクトの確認を行う

　総論で述べた計測方法に従い，電極設置部位，導出方法，電極間距離を決定し，皮膚の前処理，増幅器の調整，アーチファクトの確認を行う．電極設置場所は原則として上記したように神経筋接合部を探索し，その点と筋腱移行部の間に筋線維走行に沿って設置することが望ましいが，対象とする筋によっては神経筋接合部の探索が困難であったり，機材が整っていない場合が多い．そのため，動作筋電図では，筋腹に電極を設置することが多い．

②筋電図の校正電圧を記録する

　筋電図データの正確な電位を記録するには，校正電圧の記録が必要である．ただし，得られた

第2部　計測デザインの実際

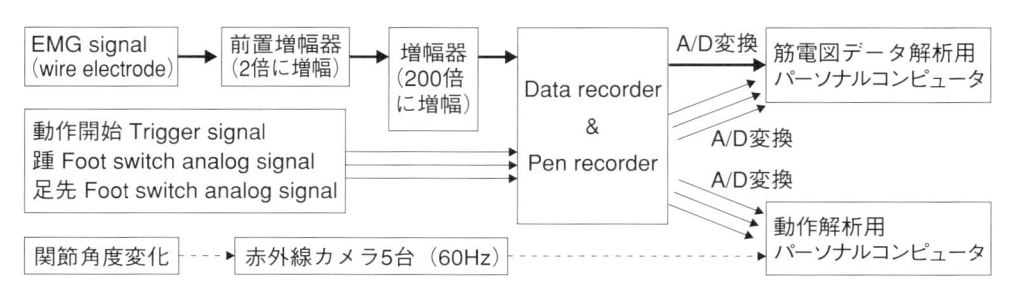

図3.7　動作筋電図実験概要図[3]

筋電図データを下記で述べるように正規化して検討する場合は必ずしも校正電圧の記録を必要としない．

③他の計測装置との関係

動作筋電図の計測の際には，動作解析装置，床反力計，電気角度計，トルク測定機器などの他の計測機器を併用することが多い．他の機器を使用し，筋電図データと同一の記録機器に記録しない場合は，筋電図データと他のデータを同期するためのトリガ信号が必要である．トリガ信号はどのようなものでも良いが筋電図記録器と他のデータ記録器に同時に記録される必要がある．筋電図計測と共に動作解析装置，フットスイッチ，トリガ信号を用いた実験の概略図を図3.7に示している．

④正規化のための筋電図導出方法の決定・施行

動作筋電図では，ある一定の運動時に得られた電位を基準にして，動作中の筋電位を正規化する方法を用いることが多い．そのため，動作筋電図の計測の際には，運動前または後に正規化するための筋電図を導出し記録しておく必要がある．正規化については下記の「利用できるパラメータ」を参照．

⑤記録器を作動させ，トリガ信号および号令とともに動作開始する

5．利用できるパラメータ

動作筋電図の場合，筋電図の原波形を用いて筋活動の有無をみることもあるが，下記のような定量的な処理を行うことが多い．

1）整流波（rectified signal）

筋電図の負の部分を基線上に反転させたのが全波整流であり，負の部分を除去したのが半波整流である．この整流波処理は次に述べる積分や平滑化の全処理的な役割を果たす．

2）積分波（integrated signal，単位：mV・ms）

全波整流波形を時間で積分したものである．整流波と基線で囲まれた部分の面積である．

3）平滑化 (smoothing of the rectified signal，単位：mV)

平滑化とは，整流波形をなめらかにする手法のことを示し，全波整流波形を高域遮断フィルタに通す．

4）移動平均 (moving average，単位：mV)

整流波形の一定区間の積分値を求め，それを時間で割ったものが平均化（average）である．平均化するための一定区間をずらすことにより連続して平均値を算出して包絡線を求める方法が移動平均法である．平滑化と同様に筋電図波形が時間と共に変化する過程を知るのに有用である．平均化の時間を 0.2 秒間として移動平均処理を行う場合，位相のずれを生じさせないための処理として，運動開始後 A 時点の値は，A 秒から A＋0.2 秒間の平均化した値ではなく，A－0.1 秒から A＋0.1 秒間の平均化の値としなければいけない．

5）実効値または自乗平均法 (root mean square；RMS，単位：mV)

RMS は，振幅値を変数として標準偏差を算出したものである．筋電図の原波形は正の波形と負の波形がほぼ等しいため，一定区間の筋電図振幅の平均値はほぼ 0 と考えられる．そのため，それぞれの振幅値は平均値からのばらつきであり，振幅値の 2 乗データを積分して時間平均値を求めれば分散である．さらにその分散の平方を求めると標準偏差になる．RMS 法も移動平均法と同様に，一定区間の振幅値からの 2 乗平均値の平方を算出し，一定区間をずらすことにより連続した波形を算出する．

6）正規化

動作筋電図では，正規化した筋電位値を用いることが多い．特にインピーダンスなどの電極と筋との関係が異なるものを比較する場合は，正規化が必要である．一般に正規化筋電図は，実際に計測した筋電図を基準となる筋電図で除し行う．基準となる筋電図は最大随意収縮（maximum voluntary contraction；MVC）時の電位を用いることが多い．しかし，MVC 時の筋電位はばらつきが大きいため，MVC の 50％ や 70％ の張力時の電位を基準として正規化した方が誤差が少ないともいわれている．これらの方法で正規化した場合は，発揮張力と筋電図との関係から動作時の筋収縮力をある程度推定することができる．一方，動作時に得られた筋電図をその動作時のある時点での筋電図の値で正規化することもある．たとえば歩行中のある筋の筋電図解析をする際に，1 歩行周期中に得られた筋電図の平均値や最大値を基準にして歩行中の筋電図を正規化するのである．この方法は被験者間のばらつきが少なくなるが，どの程度の筋活動なのか推定できない欠点がある．一連の動作時における筋活動のパターンを分析するときに用いる．

7）周波数分析

周波数分析の方法には，高速フーリエ変換法（fast Fourier transform；FFT）がもっともよく使われている．その他の方法としては，自己回帰モデル，最大エントロピー法などがある．周波

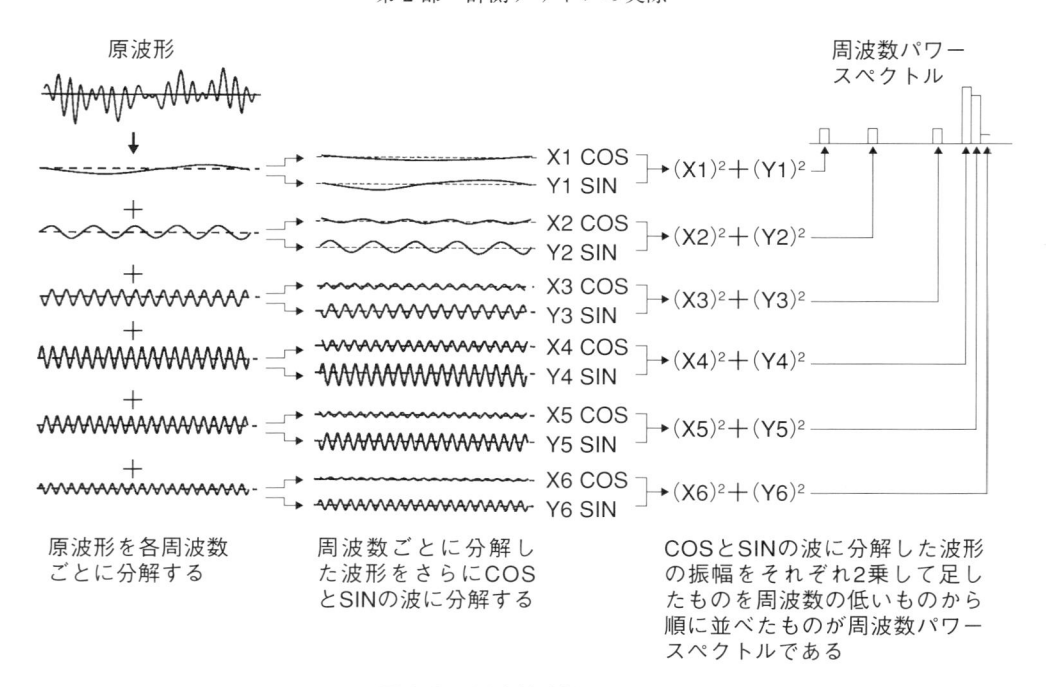

図3.8 周波数分析の原理

数分析の原理を簡単まとめると，図3.8のようになる．周波数分析は分析する原波形を，いろいろな周波数の波形により構成させていると仮定し，各周波数ごとの波形に分解し，周波数ごとに分解した波形をさらにCOS，SINの波形に分解する．そして，COS，SINに分解した波形の振幅をそれぞれ2乗したものが，その周波数のパワーとなる．このパワーを周波数の低いものから高いものへと順に表したものが，周波数パワースペクトルである．周波数分析の結果として得られる周波数パワースペクトルのy軸は，各周波数の振幅の2乗という値であり，その高さは，各周波数のパワーを表している．グラフにする場合y軸の高さは，周波数ごとに求めたパワーを，周波数パワースペクトルの全周波数のパワーの合計で除して正規化して%パワーとして表すか，もしくは，求めた周波数パワースペクトルの中でもっとも高いパワーで除して正規化して%パワーで表す場合が多い．周波数パワースペクトルを定量化するものとして，平均パワー周波数（mean power frequency；MPF），中間パワー周波数（median power frequency；MDF）がよく用いられる．MPF，MDF共に単位はHzである．MDFは，MPFに比べやや変動しやすいという欠点もあるが，筋電図波形に含まれるノイズやエイリアシングの影響に左右されにくく，多くの場合，筋疲労進行過程にみられる生理学的変化や生物力学的変化を反映して変化するため筋疲労の指標として良いといわれている．

第3章 神経―筋機能の計測

計測デザイン

【筋電図を用いた動作筋電図計測結果の解釈】

臨床での動作筋電図の目的は，ある疾患を有する患者の筋活動の状態が健常者の筋活動とどのように異なるのかを評価することであるが，同時に動作時の筋活動がどの程度の活動量を示しているのかも評価できる．そのため，筋収縮力と筋電図との関係や導出される筋電図に影響を与える筋長と筋電図との関係を充分に理解したうえで計測結果を解釈する必要がある．

(1) 収縮張力と筋電図との関係

筋収縮力を強くすることにより，導出される筋電図の振幅や干渉波形の密度は増す（図3.9）．これは，収縮力を強くすることに伴う運動単位の活動頻度の増大や新たな運動単位の動員によるものである．

随意運動で発揮張力を徐々に強くしていく過程では，サイズの原理に従い，まず小さい運動単位が動員され，収縮力を強くするに従い，①徐々に大きなサイズの運動単位が動員され，同時に②すでに動員されている運動単位の発火頻度が増加してくる．それにより収縮張力は大きくなる．たとえばサイズの小さな運動単位A，サイズのやや大きな運動単位B，サイズが非常に大きな運動単位Cが同一筋内にあった場合，筋収縮力が弱いときは運動単位Aが1秒間に10回程度活動しており，収縮力をやや強くすると，新たに運動単位Bが活動を始め（動員され），同時にすでに活動している運動単位Aの活動回数が1秒間に20回に増える（発火頻度の増加）．さらに力を強くすると，運動単位Cが動員され，運動単位A，Bの発火頻度もさらに増加してくる（図3.10）．このように収縮張力の調節は，運動単位の動員と発火頻度に依存するのである．弱い力で微細な動きをしているときは，小さなサイズの運動単位（収縮力が弱い）の発火頻度を調節し，

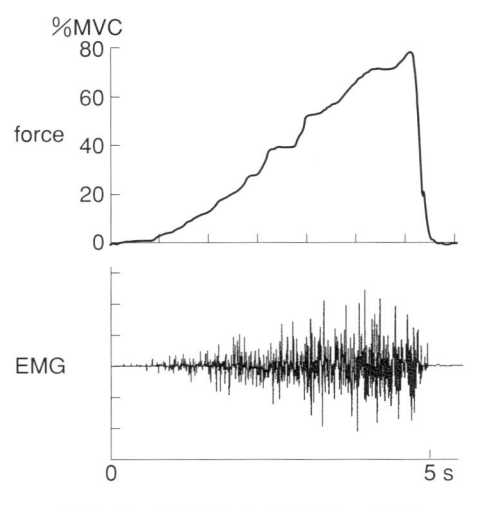

図3.9 発揮張力とEMGとの関係

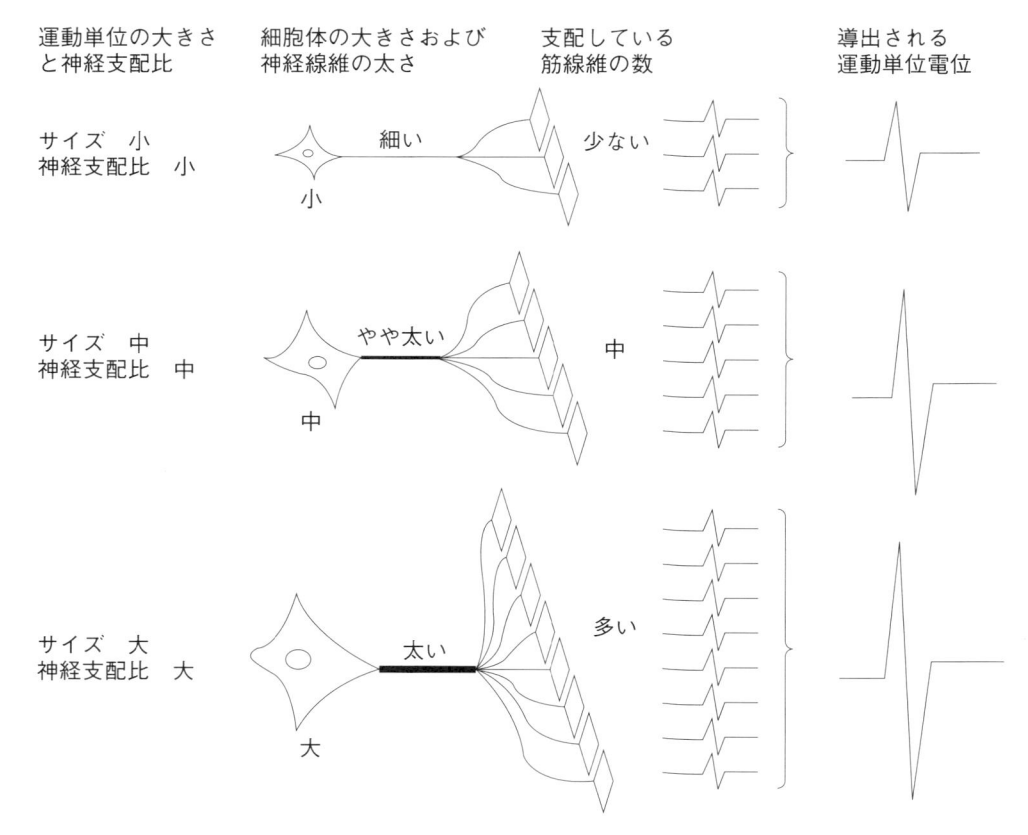

図 3.10 運動単位の大きさと，神経細胞体，神経線維の太さ，神経支配比，運動単位活動電位の関係

さらに同等のサイズの運動単位とバランス良く活動する．加えて，拮抗筋や協同筋ともうまく調整しながら微妙な動作を遂行する．

　サイズの小さな運動単位は筋線維の数が少ないため，導出される筋電図の振幅は一般的に小さい．反対に大きなサイズの運動単位は筋線維の数が多いため，一般的に導出される筋電図の振幅は大きい．そのため，筋収縮力を強くすると新たな運動単位の動員により筋電図の振幅が大きくなる．また，発火頻度が多くなると，他の運動単位の活動時期と重なる頻度も多くなり，筋電図の振幅は大きくなる．これらの理由により，収縮張力を強くしていくと導出される筋電図の振幅が大きくなるのである．

　筋の活動量は，筋電図積分値や実効値（RMS）で表されることが多く，表面電極から導出された筋電図と収縮張力との関係は数多く報告されている．一般的には，収縮張力を強くしていくと筋電図の積分値や実効値も直線的に大きくなるといわれているが，厳密には直線的に増加するという報告と，非直線的に増加するとの報告がある（図3.11）．この違いが何であるかは明らかでないが，対象とした筋の違いであると考えられている．表面電極を用いた場合，深層の筋よりも

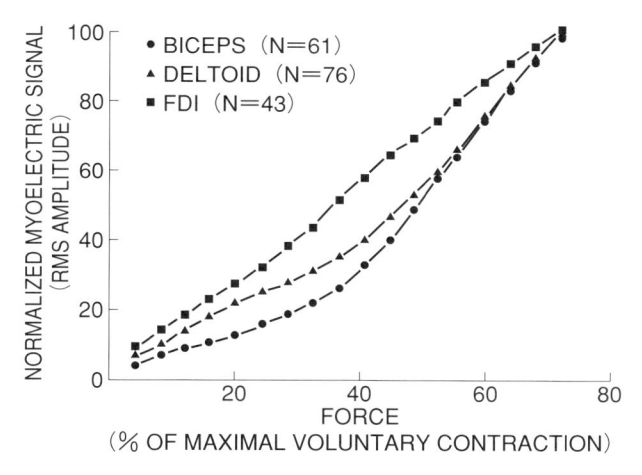

図3.11 EMGと張力との関係
Lawrence JH et al: Myoelectric signal versus force relationship in different human muscles. J Appl Physiol 54: 1653-1659, 1983.

浅層の筋の方が近距離に位置するため，浅層の筋線維から導出される筋電図の影響を強く受ける．弱い収縮力のときには，サイズの小さな運動単位が活動しており，それに支配されているのタイプⅠ筋線維が活動電位を発している．このタイプⅠ筋線維は電極から離れた筋の深層に位置することが多い．そのため，弱い収縮張力のときは本来小さい筋電位をさらに小さく導出してしまう．一方，収縮張力を強くするとサイズの大きな運動単位が活動を開始し，それに支配されているタイプⅡ筋線維が活動電位を発生させる．このタイプⅡ筋線維は電極に近い筋の浅層に位置することが多い．そのため，強い収縮力のときは本来大きな運動単位をさらに大きく導出してしまうことになる．このことから，深層と浅層で筋線維のタイプの組成が異なる筋を対象にしたときは収縮張力と筋電図積分値とは非直線的な関係を示し，深層と浅層で筋線維のタイプが均一な筋を対象にしたときは収縮張力と筋電図積分値は強い直線関係を示すのではないかと報告されている．

（2）筋長と筋電図との関係

筋収縮により発揮される収縮力はアクチンフィラメントとミオシンフィラメントの重なっている長さに影響され，重なりが短すぎても長すぎても発揮される張力は減少し，発揮張力が最大となる筋節の長さがある（長さ―張力関係）（図3.12）．ミオシンフィラメントの長さは，1.5～1.6μmであり，脊椎動物では一定であるがアクチンフィラメントの長さは動物種により多少異なるため（ヒト；1.4μm，ウサギ；1.2μm，ニワトリ；1.0μm，カエル；0.9μm），収縮張力がもっとも発揮される至適筋節長も動物種により異なる．通常は筋節の長さが2.0～2.25μmのときにもっとも収縮張力が大きいといわれているが，これはカエルの筋を対象としていることが多く，ヒトの場合はもう少し長く，3.0μm弱の筋節長のときにもっとも強い収縮力が得られるようである．このように，発揮される筋力は筋の長さに影響されて変動することが多いようである．

筋の長さと筋電図との関係について考える場合，最大努力で筋力を発揮している場合と，最大化の一定筋力を維持している場合では異なる．

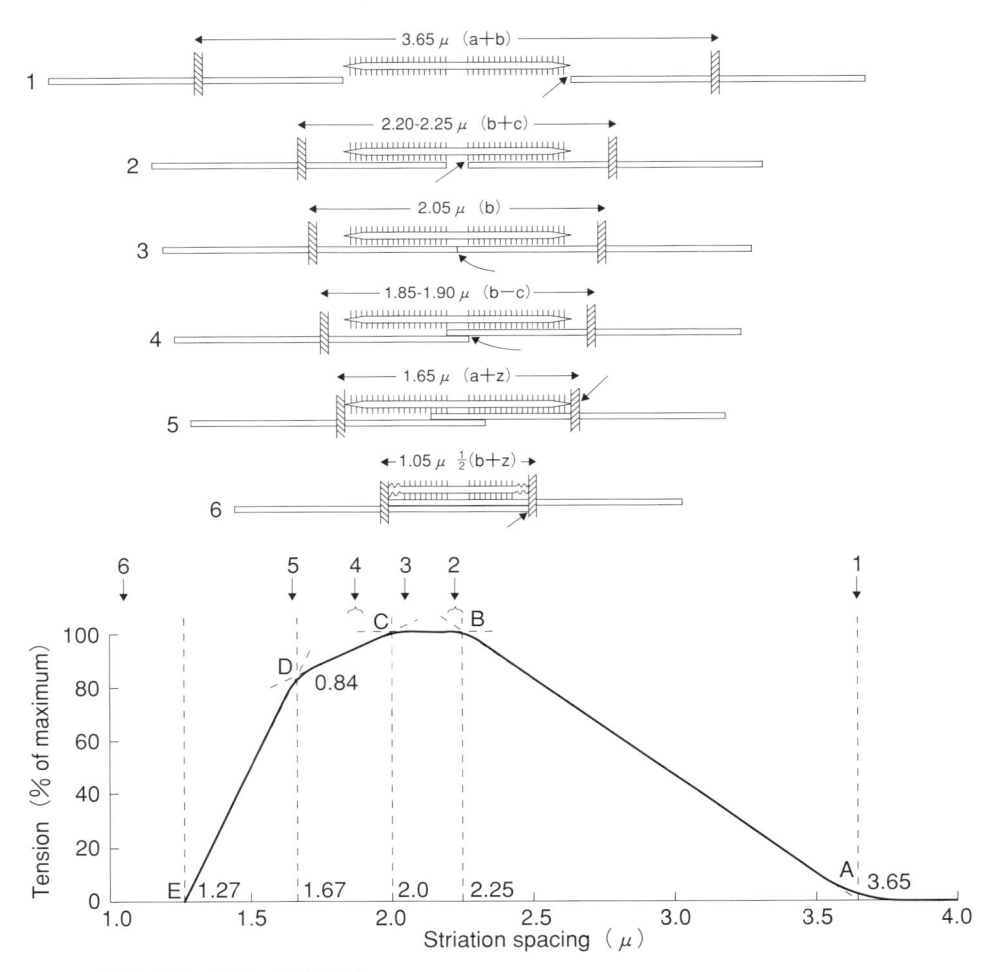

図 3.12 長さ—張力曲線
上図は，細いフィラメントと太いフィラメントの重なり合う様子を示している．
下図は，筋節の長さと筋線維の収縮張力との関係を示している．
Gordon AM et al: The variation in isometric tension with sarcomere length in vertebrate muscle fibers. J Physiol 184: 170-192, 1966.

①最大下での一定筋力を維持しているときの筋長と筋電図との関係

　筋力は筋線維レベルでの収縮力の総和として発揮される．筋線維レベルでの収縮は筋節の長さに影響されて変動することは上述した．すなわち，筋節が至適長より短い場合あるいは長い場合には筋線維の収縮により得られる張力は少ない．したがって，一定の筋力を維持するにあたり，至適筋節長の場合には少ない数の筋線維の収縮で良い．すなわち，活動する運動単位の数が少なくて良く，筋電図の振幅も少なくなる．反対に筋線維レベルで充分な収縮力が得られないような筋節長の場合には，多くの筋線維の収縮が必要となり，数多くの運動単位が活動するため筋電図の振幅は大きくなる．

②最大筋力で筋力を発揮しているときの筋長と筋電図との関係

動作筋電図の解析には動作時に得られた筋電図を最大筋収縮時に得られた筋活動に対する相対値として評価する方法が一般的に用いられている．しかし，実際には，最大努力で筋力を発揮している場合でも，すべての筋が最大に活動しているわけではない．すなわち，最大努力での筋力発揮時に筋の長さに影響されずに常に一定の活動を示す筋と，筋の長さに影響されて筋活動が変動する筋がある．そのため，動作筋電図の計測を行う場合，対象とする筋の最大筋活動が得られる筋の長さを明確にしておくことが望ましい．現在，前脛骨筋，腓腹筋，大腿四頭筋，ハムストリングス，上腕二頭筋などの一部の筋において筋長と最大努力時の筋活動との関係が報告されている．

1．筋電図を用いて，内側ハムストリングスと外側ハムストリングスの筋活動と膝関節角度との関係を観察する

1）計測の目的

整形外科の分野で手術的に筋を切離した後の運動療法を行うことがある．たとえば，半腱様筋を用いた前十字靱帯再建術後の運動療法もその一つである．半腱様筋は膝屈曲主動作筋であるが，半腱様筋を切離した後も最大膝屈曲トルクは減少しないとされていた．しかし，近年になり半腱様筋切離後には膝屈曲域での屈曲トルクが減少することが報告され，ハムストリングスを構成する各筋の詳細な活動については明らかにされていないのが現状である．この計測デザインの目的は筋電図を用いて，内側ハムストリングスと外側ハムストリングスの筋活動と膝関節角度との関係を明らかにしようとするものである．

2）計測の具体的な方法

①計測条件

膝関節60°および90°屈曲位で5秒間の膝屈曲最大等尺性収縮を行わせ，そのときの膝屈曲トルクを測定し，同時に内側および外側ハムストリングスの筋電図を導出する．測定は腹臥位で下腿の回旋角度を中間位とし，膝関節を60°および90°に固定した姿勢とする．表面電極は直径1 cmの皿型の銀塩化銀電極を用い，電極間距離が1 cmの双極導出法とし，表面電極設置位置は内側および外側ハムストリングス共に筋腹とする．増幅器の低域遮断フィルタを10 Hz，高域遮断フィルタを500 Hzに設定し，サンプリング周波数1000 Hzでパーソナルコンピュータに取り込む．

②用いるパラメータ

筋電図波形を全波整流した後，最大トルクが得られた時点から2秒間の筋電図積分値を算出する．膝屈曲トルク，内側および外側ハムストリングスの筋電図ともに90°屈曲位で得られた値を基準にして正規化し，60°屈曲位で得られた筋電図積分値と比較する．

3）解釈と考察

膝屈曲トルクと内側ハムストリングスおよび外側ハムストリングスの筋電図波形が図3.13のように導出される．膝屈曲トルク，外側ハムストリングスの筋電図積分値は60°屈曲位で大きく，内側ハムストリングスの筋電図は90°屈曲位で大きい値を示す．

これは，①内側ハムストリングスは膝60°屈曲位より90°屈曲位で強く活動し，外側ハムストリングスは膝90°屈曲位より60°屈曲位のほうが強く活動するということと，②最大努力で膝屈曲運動を行っていても，ハムストリングスは常に最大活動しているとは限らないということを示している．

通常，筋力測定は関節を介して発揮される関節トルクを計測しており，その関節を動かす筋群の筋収縮力の総和である．これは，個々の筋の収縮力を計測することが困難であるため仕方の無いことであるが，個々の筋がもっとも活動しやすい状況で筋力測定や筋力強化をすることが望ま

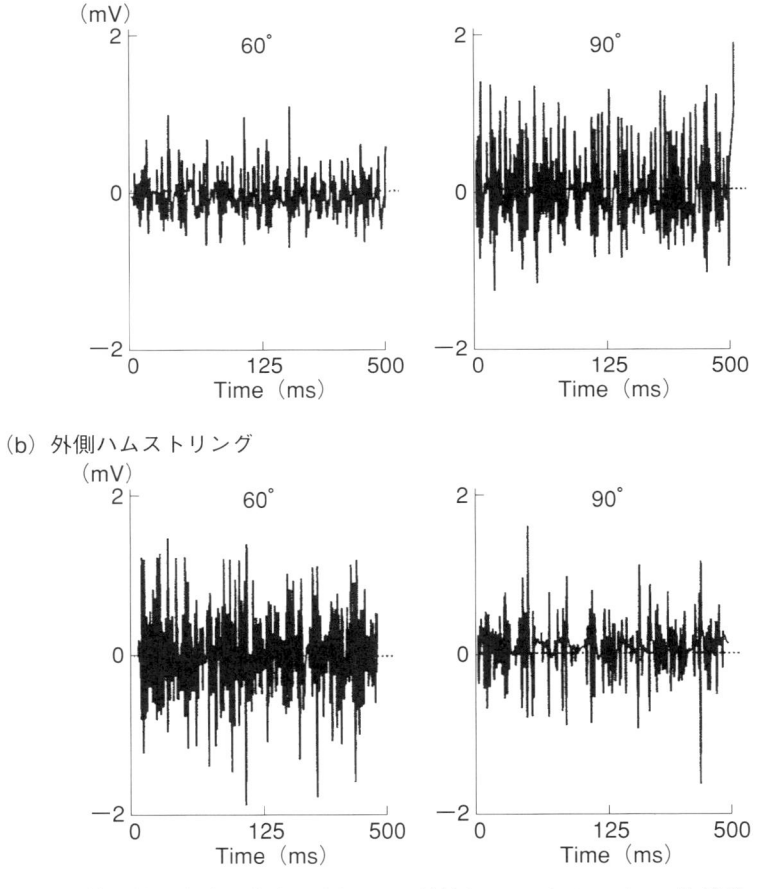

図3.13 等尺性最大膝屈曲中の内側および外側ハムストリングスの筋活動の一例
膝関節60°および90°屈曲位，下腿回旋中間位，腹臥位での測定．

第3章 神経―筋機能の計測

しい．したがって，内側ハムストリングスを選択的に強くするには膝関節屈曲位での訓練が望ましく，外側ハムストリングスの筋力強化は膝関節が比較的伸展位が望ましいのではないかと考えられる．

しかし，この結果の解釈には注意が必要である．表面電極は皮膚上に電極を設置するため，関節を動かすことにより電極と筋との位置関係が変動する．そのため，筋活動量に変化がなくても電極と筋との位置関係の変動に起因して筋電図の大きさが変化する可能性がある．ただ，電極と筋との位置関係による影響であれば，内側および外側ハムストリングスともに同様の傾向を示すと考えられる．この実験では，内側ハムストリングスと外側ハムストリングスで異なる傾向を示したため，電極と筋との位置関係による影響よりも各筋の活動量の変動によるものと推測できた．

2．歩き始めの大腿筋膜張筋の筋活動

1）計測の目的

歩行時の三次元動作分析や筋電図分析に関する報告は数多くあるが，歩き始めの動作分析・床反力分析・筋電図分析についての報告は非常に少ない．この計測デザインの目的は，健常者の歩き始めの床反力分析および大腿筋膜張筋の筋電図解析を行い，歩き始めの特徴を観察するものである．

2）計測の具体的方法
①計測条件

床反力計，筋電計一式を用いて，静止立位状態からの歩行開始動作を分析する．動作は静止立

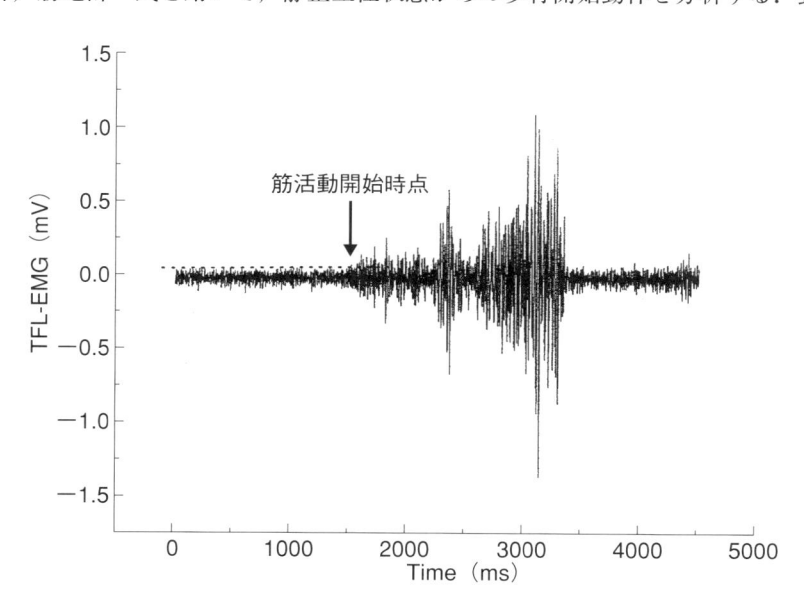

図 3.14 TFL筋活動と活動開始時期の決定方法

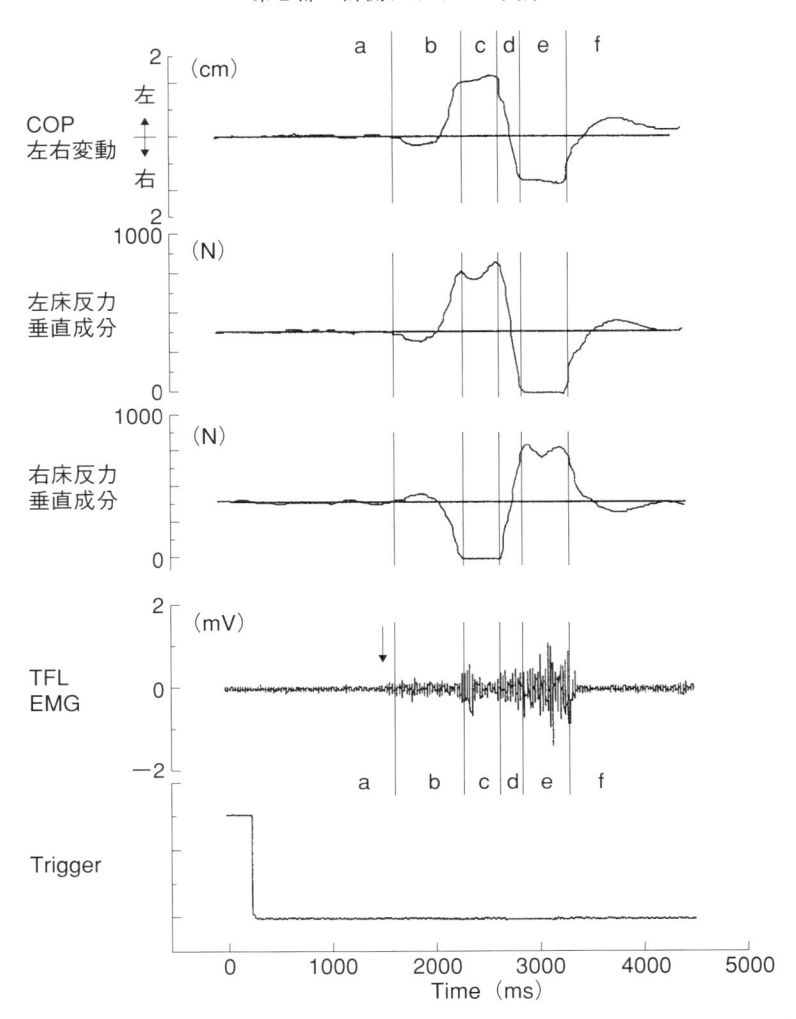

図 3.15 トリガ信号と歩き始めの左右方向への COP 変動，左右の床反力垂直成分および TFL の EMG 波形

位状態から右下肢を先行させた歩行とし，動作開始の号令がわかるように外部トリガを用いて信号を記録する．

筋電図計測には直径 1 cm の銀塩化銀表面電極を用い，電極間距離が 1 cm の双極誘導とし，大腿筋膜張筋の筋腹に電極を設置する．電極リード線は 3 cm 程度に短くして前置増幅器を使用し，増幅器の低域遮断フィルタを 10 Hz，高域遮断フィルタを 500 Hz に設定した後，サンプリング周波数 1000 Hz でパーソナルコンピュータに取り込んだ．

② 用いるパラメータ

大腿筋膜張筋の筋活動の開始時期，床反力垂直成分の変化および床反力計から算出した床反力作用点の動きを観察する．大腿筋膜張筋の筋電図が安静立位時 1 秒間に得られた振幅値を越えた

点を筋活動開始点とする（図3.14）．

3）解釈と考察

右下肢からの歩行開始時における床反力左右変動，左右の床反力垂直成分，大腿筋膜張筋の筋電図およびトリガ信号を図3.15に示す．右下肢を持ち上げる直前に一度右下肢の床反力垂直成分がわずかながら増加し，それに伴い床反力作用点も右側に移動することが示されている．その後，右下肢の床反力垂直成分は減少し，同時に床反力作用点は左側に移動している．右床反力垂直成分の増加および床反力作用点の右側への移行の直前に大腿筋膜張筋の活動が増加している．

右下肢から歩き出す際には重心を支持脚である左下肢に移動させる必要があり，動作に先立ち右大腿筋膜張筋を含めた股関節外転筋が活動を開始したと考えられる．その結果として，床反力作用点が一時的に右側へ移行し，同時に右床反力垂直成分もわずかながら増加したものと考えられる．

3．片麻痺患者の歩行中における前脛骨筋の筋活動を評価する

1）計測の目的

臨床場面において，脳卒中片麻痺患者の歩行訓練を行う頻度はきわめて多い．その際に訓練前後の歩容の変化を視覚による動作解析や筋収縮を触診して筋の活動状態を観察することを通して評価することがある．この方法はもっとも実用的ではあるが，より客観的に捉えるためには筋電図解析などの定量的な評価が望ましい．また，治療前後の評価として筋電図を用いることもできる．この計測デザインの目的は，片麻痺患者1例の歩行中における前脛骨筋の筋電図を記録して活動パターンを観察するものである．

2）計測の具体的方法

①計測条件

患者を安静臥位にさせ，右前脛骨筋の筋腹中央から停止腱の中点を電極設置位置に決め，上記計測手順に沿って皮膚の前処理，電極設置，増幅器の設定を行う．電極間距離は1cmとし，低域遮断フィルタは20Hz，高域遮断フィルタ500Hzに設定する．また，接地および離地の時期を明らかにするためにフットスイッチを踵部および第1中足骨頭に貼り付けて立脚期および遊脚期を明らかにする．運動は自然な歩行であり，歩行中の筋電図データおよびフットスイッチからの信号をデータレコーダに記録し，1000Hzのサンプリング周波数でパーソナルコンピュータに取り込む．

②用いるパラメータ

歩行中の筋活動のパラメータとして移動平均波形を用いる．

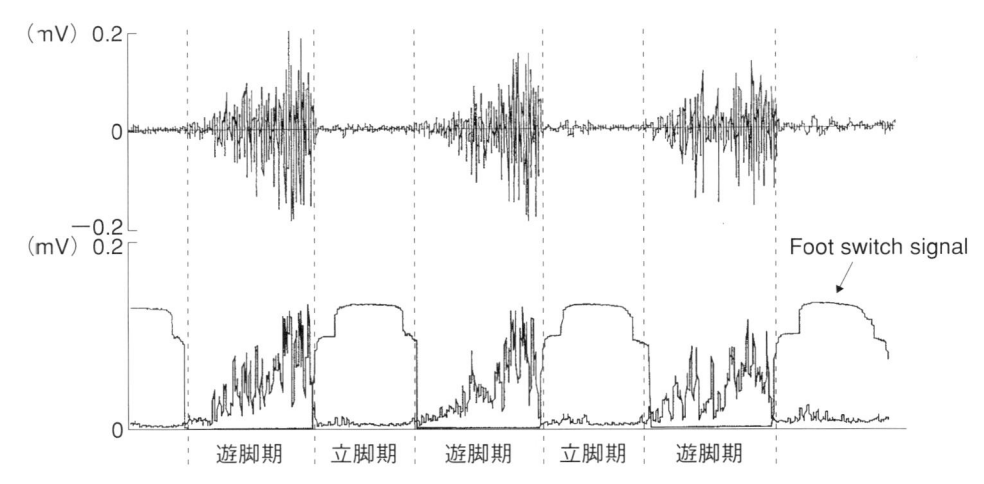

図3.16 右片麻痺1例の歩行中の前脛骨筋の筋電図
上段は原波形，下段は移動平均波形とフットスイッチ信号

3）解釈と考察

　歩行中の前脛骨筋の筋電図原波形，移動平均波形およびフットスイッチ信号を図3.16に示す．この図から踵接地から足底接地にかけての前脛骨筋の遠心性収縮による衝撃吸収がなされていないことがわかる．これは視覚的な運動分析でもある程度推測できることであるが，まったく活動していないことは筋電図を導出しなければわからないことである．遊脚期には下垂足にならないように筋活動が認められている．

　このように筋電図は目的とする筋に電極を貼り付けて増幅器に接続して記録するだけで，筋の活動量と活動時期を簡単に観察することができ，健常者の筋活動パターンとの差異を評価できる．また，治療前後での筋活動を比較する場合，電極を貼り付けたままであれば，原波形の振幅や移動平均波形の大きさで筋活動を比較することができ，治療により，筋活動がみられなかった時期に活動がみられたり，活動量が増加したり，反対に不必要な筋活動が減少したりすることがわかる．中馬らはパーキンソン病患者を対象にして音刺激による歩容の改善を筋電図を用いて検討し，通常の歩行中には前脛骨筋は持続放電を示すが，リズミカルな音刺激を与えることにより健常者と同様に2峰性の活動パターンを示すことを報告している[4]．しかし，長期的な治療効果をみるために，日時を変えて計測するとき，電極と皮膚との関係が一定でないため単純に筋電図振幅の大きさを比較することができない．健常者を対象とした場合は先述したように正規化という手法を用いて基準を同じにするため日時や人を変えた比較が可能であるが，中枢神経疾患患者を対象とした場合は麻痺筋の随意的最大筋収縮時の筋電図を得ることは困難である．仮に測定可能であっても，最大筋収縮の状態が治療により変化することも考えられる．また，健常者の場合は発揮張力と筋電図との関係が比較的明らかになっているが，麻痺筋の発揮張力と筋電図との関係は明らかでない．したがって中枢神経疾患患者を対象としたときは筋活動の時期やパターンを検討す

ることが中心となる．

反応時間と電気力学的遅延

着目する生体現象

　動作または筋力発揮時において，α運動ニューロンに指令が到達する前に脊髄レベルまたはより上位レベルでの制御が行われている．光や音刺激または外乱刺激に対して動作を開始する場合は，各刺激開始から感覚経路を経て感覚を認識し，情報を処理した後，運動指令がα運動ニューロンを経由して筋に到達し，筋活動が開始する．さらに筋活動が起こってから興奮収縮連関により筋収縮が始まり，筋収縮が腱を介して骨に伝わり運動が開始される．そのため刺激から運動に至るまでにはある程度の時間を要する．

　パーキンソン病や大脳基底核に障害を有する患者は動作の反応時間の遅延が認められることはよく知られているが，中枢神経疾患だけでなく腰痛患者も動作時の体幹筋の反応時間が遅延することが報告されている．また，筋疲労や廃用性筋萎縮により反応時間や電気力学的遅延の延長を示す報告もあり，多くの疾患で何らかの原因で運動反応時間が遅延していることが考えられ，反応時間の計測は重要な評価の一つといえる．たとえば，中枢神経疾患患者や低活動による廃用性筋萎縮を有する患者の反応時間を計測し，健常者の反応時間と比較したり，運動療法や物理療法などの治療前後の反応時間を比較することにより効果判定の手法の一つになると考えられる．反応時間が健常者に比べて遅い場合，その遅れが pre-motor time の遅延によるものか，電気力学的遅延の延長によるものかを評価することにより，筋活動が起こる前の過程が遅延しているのか，筋の興奮収縮連関の不全または筋弾性要素の影響によるものかが評価できる．

機器特性

1．機器の原理

　総論を参照．

2．センサの種類と特性

　総論を参照．

3. 機器の構成

総論を参照.

4. 計測手順

1) 筋電図用電極設置, 増幅器の設定

総論で述べた計測方法に従い, 対象とする筋を決定し, 電極設置部位, 導出方法, 電極間距離を決定し, 皮膚の前処理, 増幅器の調整, アーチファクトの確認を行う. 次に校正電圧を記録する.

2) pre-motor time および電気力学的遅延の計測法の決定

光・音刺激や外乱刺激などによる筋の反応時間を正確に計測するには, 刺激信号も記録し, 筋電位の発現または消失や運動の開始時期を正確に判定しなければならない. これを決定する方法として, ①一定の値を設定して, その電位を越えた時点とする方法[5], ②基線より標準偏差の2

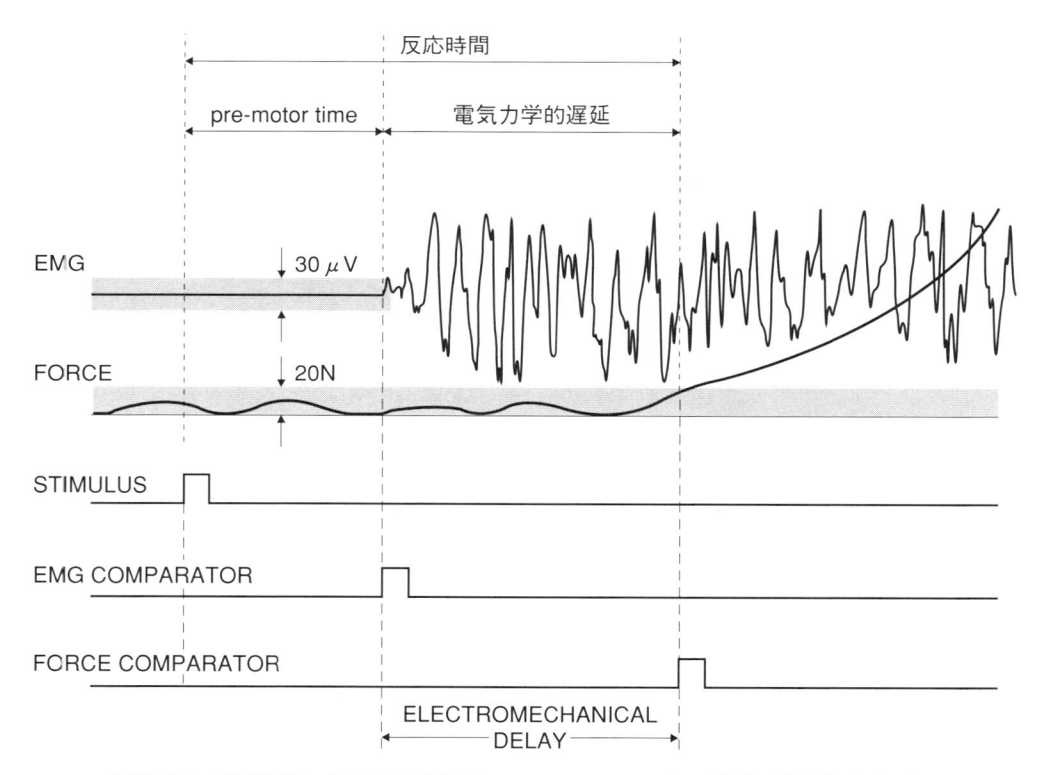

図 3.17 反応時間, 電気力学的遅延, pre-motor time との関係(文献[5]を変更)

倍高くなった時点とする方法，③刺激を与える前の 3 秒間に記録されたバックグランドノイズでもっとも高い電位の絶対値を計測し，その電位を越えた時点とする方法，などがある．図 3.17 は Cavanagh PR ら[5] が報告しているものであり，筋電図データおよびトルクデータ共に一定の基準値を設定して，その電位を越えた時点が筋活動の開始またはトルク発生の時期と決定している．

3）計測開始

動作については，光・音刺激や外乱刺激を感知すると可能な限り早く動作を行うように指示する．トルク測定機器のセンサ部と接触する皮膚との間にゆとりがないように接触させる．光・音刺激は刺激と同時にアナログ出力としての信号を発信するものでなければならない．刺激信号と筋電図およびトルクデータは同期しなければならないので同時にデータレコーダに記録する．計測前にウォーミングアップとして数回の最大下筋収縮をできるだけ早く行う．

5. 利用できるパラメータ

1）反応時間

外部刺激から運動が開始されるまでに要する時間を反応時間という．反応時間は次に述べる pre-motor time を示している場合もあるが，ここでは，反応時間と pre-motor time を区別して，刺激から関節トルクの発生または動作開始までの時間を反応時間とする（図 3.17）．

2）pre-motor time

外乱刺激，音・光刺激などの刺激から筋活動が始まるまでの時間を pre-motor time という．

3）電気力学的遅延

筋活動が始まってから関節トルクが発揮されるまでの時間を電気力学的遅延という．

4）選択反応時間

上記の反応時間が，単純に 1 つの刺激を与えてからできる限り早く動作を開始させて計測することに対し，2 種類以上の刺激内容を与えてそれぞれに対する動作を選択させて行う方法を用いた場合，選択反応時間という．たとえば，赤ランプ刺激を認知すれば肘関節を伸展し，青ランプ刺激を認知すれば肘関節を屈曲するなどである．これには先述の反応時間に比べ動作を選択するという過程が加わる．

第 2 部　計測デザインの実際

計測デザイン

【筋電図を用いた反応時間と電気力学的遅延計測結果の解釈】

（1）pre-motor time

pre-motor time が遅延していれば感覚受容器から感覚神経を経由して刺激の認知，大脳で情報処理から運動開始命令に至る過程，刺激命令が脊髄・末梢神経を経て筋に到達するまでの過程のどこかで遅延がみられることを意味している．加齢や注意力，中枢性の疲労に影響されて遅延する．ただし，外乱刺激による反応時間を計測している場合は，反射によるものが多く，大脳で情報処理を行わずに脊髄レベルで α 運動ニューロンに刺激が伝達していることもある．

（2）電気力学的遅延

電気力学的遅延は，刺激が筋に到達した後，筋収縮が起こり，関節トルクが発揮されるまでの遅延であり，①筋線維膜上および T 管内への活動電位の伝導速度，②筋小胞体からの Ca_2^+ の放出速度，③クロスブリッジでの移動速度などの興奮性縮連関の影響と，④筋の弾性要素の影響が考えられ[5]，筋疲労や筋長などの影響により変化する．

1．パーキンソン病患者の反応時間を計測する

1）計測の目的

反応時間は感覚経や錐体路，二次運動ニューロンに障害がない場合は，中枢の運動系の機能を表す重要な指標となる[7]．このデザインでは，運動開始困難の症状を示すことの多いパーキンソン病の反応時間を計測する．

2）計測の具体的方法

①計測の条件

患者を安静にさせ，右前脛骨筋も筋腹中央と停止腱の中点を電極設置位置に決め，上記計測手順に沿って皮膚の前処理，電極設置，増幅器の設定を行う．電極間距離は 1 cm とし，低域遮断フィルタは 20 Hz，高域遮断フィルタは 500 Hz に設定する．

安静座位での足関節背屈運動を運動の課題として，心理的に緊張しない環境をつくるように心がけ，光刺激を認知するとできるだけ早く足関節を背屈するように指示する．

光刺激信号と筋電図データともにサンプリング周波数 1000 Hz でパーソナルコンピュータに取り込む．

②用いるパラメータ

筋電図原波形を用い，pre-motor time を計測する．筋電図波形の発現時期は，刺激開始前 5 秒間に記録されたもっとも大きな値を超えた時点とする．

3）解釈と考察

正常者であっても加齢に伴い反応時間が遅延するため，パーキンソン病患者の反応時間と正常者の反応時間を比較する場合，加齢を合わせる必要がある．以前は，パーキンソン病では反応時間に遅れが生じるとの報告と健常者と差がないとする報告があったが，中等度以上の障害の場合，反応時間の遅れがみられるとするのが妥当であり，柳沢ら[7]詳細に報告している．

2．反応時間による筋疲労の評価[6]

1）計測の目的

筋疲労の状態は筋電図の周波数解析や筋線維伝導速度の計測により評価することができるが，反応時間を計測することによっても筋の疲労状態が観察できる．この計測デザインの目的は，反応時間，電気力学的遅延を計測することにより筋疲労を評価することである．

2）計測の具体的方法

①計測条件

内側広筋を対象として神経筋接合部を探索し，その部位よりも近位の点を電極設置位置に決定して，電極間距離2cmの双極誘導で筋電図を導出する．実験ではテスト1とテスト2を行う．テスト1は，①膝伸展等尺性最大収縮2秒間，②通常酸素状態での180ワット負荷の自転車運動10分間，③自転車運動後膝伸展等尺性最大収縮2秒間から構成される．血液乳酸値，膝伸展トルク，筋電図中央周波数の値が運動前の値に戻っていることを確認した後テスト2を行う．テスト2は，①膝伸展等尺性最大収縮2秒間，②低酸素状態での180ワット負荷の自転車運動10分間，③自転車運動後膝伸展等尺性最大収縮2秒間から構成される．膝伸展運動は音刺激によりできる限り早く最大筋収縮をするように指示する．

②用いるパラメータ

刺激からトルク発揮までの反応時間，刺激から筋活動開始までのpre-motor time，筋活動開始時期からトルク発揮までの電気力学的遅延を計測する．運動開始，筋活動開始時点の決定にはトルク，筋電図ともに基準線の標準偏差の2倍を閾値として設定しその値を超えた時点とする．

3）解釈と考察

低酸素状態で運動を行った後の反応時間，電気力学的遅延は遅くなるが，反応時間の遅延の多くは電気力学的遅延によるものであり，pre-motor timeの影響はほとんどみられない．これは，疲労により，①筋線維膜上からT管内への活動電位の伝導，②筋小胞体からのCa_2^+の放出および③クロスブリッジでの変位などの興奮収縮連関の不全，または④筋の弾性要素の変化が起こっていることを示していると考えられる．

誘発筋電図

着目する生体現象

　末梢神経を電気刺激し，その神経支配下の筋から誘発される反応を記録する検査を誘発筋電図という．代表的な誘発筋電図としては，M波，H反射，F波などがある．

　運動神経を刺激して，末梢に伝達された刺激が筋を興奮させて生じる活動電位をM波またはM反応という（図3.18）．M波を利用した代表的な臨床検査としては，運動神経伝導検査（motor nerve conduction study）がある．筋紡錘由来のIa線維を刺激して興奮が脊髄に達し，同名筋を支配する脊髄運動ニューロンを興奮させることによって生じる活動電位をH反射という（図3.18）．H反射は，ヒラメ筋，橈骨手根屈筋では安静時にも観察できるが，その筋では，軽度の随意収縮を加えなければ誘発することはできない．F波は，運動神経への刺激が逆行性に中枢側に伝達され，脊髄運動ニューロンを興奮させ，その再発射で生じる活動電位と考えられている（図3.18）[8]．F波は，末梢の筋であればどの筋からも誘発が可能とされている[8]．

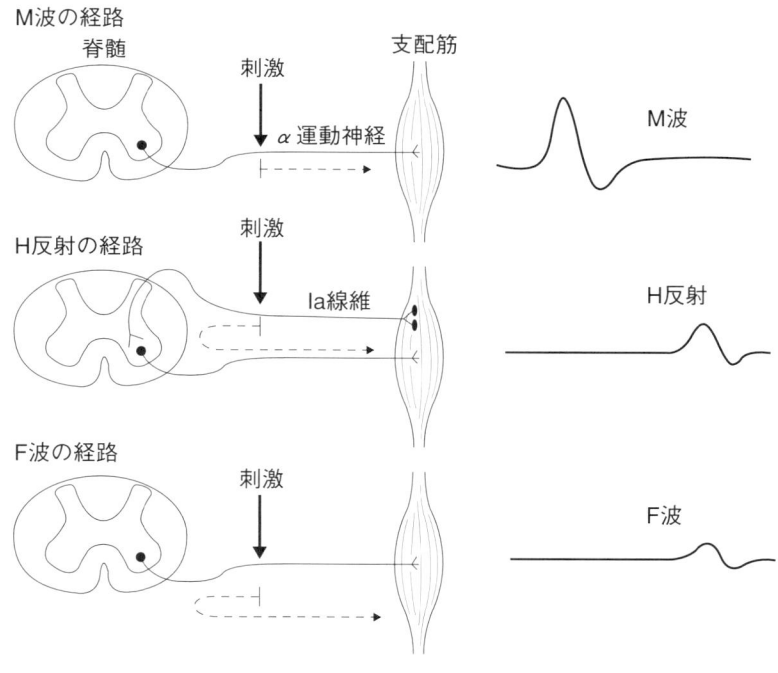

図3.18　各波の伝導経路

第3章 神経―筋機能の計測

運動神経伝導検査は，感覚神経伝導検査（sensory nerve conduction study）とあわせて，末梢神経機能の検査法として有用な評価法で，現在では，検査手技が標準化され，末梢神経病変の定量的な評価や障害部位診断法として広く用いられており，①末梢神経障害の有無が問題になる場合，②末梢神経障害の程度を客観的に捉えたいとき，③末梢神経障害がどのような性質をもつ障害が，たとえば，伝導速度が早期に低下するものか，もしくは比較的よく保たれているものか，障害が近位部か，遠位部か，運動神経優位か，などを診断したいときに良い適応となる[7]．また，H反射は脊髄運動ニューロンの興奮性の評価，F波は電気刺激部位より中枢部，運動神経伝導速度測定や脊髄運動ニューロンの興奮性の評価，に有用であるといわれている．

機器特性

1．機器の原理

総論を参照．

2．センサの種類と特性

総論を参照．

3．機器の構成

総論を参照．

■末梢神経伝導速度

4．計測手順

末梢神経伝導検査には，運動神経伝導速度（motor nerve conduction velocity；MCV）検査と感覚神経伝導速度（sensory nerve conduction velocity；SCV）検査がある．

1）運動神経伝導速度検査

運動神経を末梢部，中枢部の2つの部位で皮膚上より電気刺激し，刺激した神経の支配筋よりM波を導出し，2つのM波の潜時の差を求める．潜時の計測は，電気刺激からM波の立ち上がりまでの時間を計る．2つの刺激部位間の距離は，メジャーなどを使用し皮膚の上から両者の陰

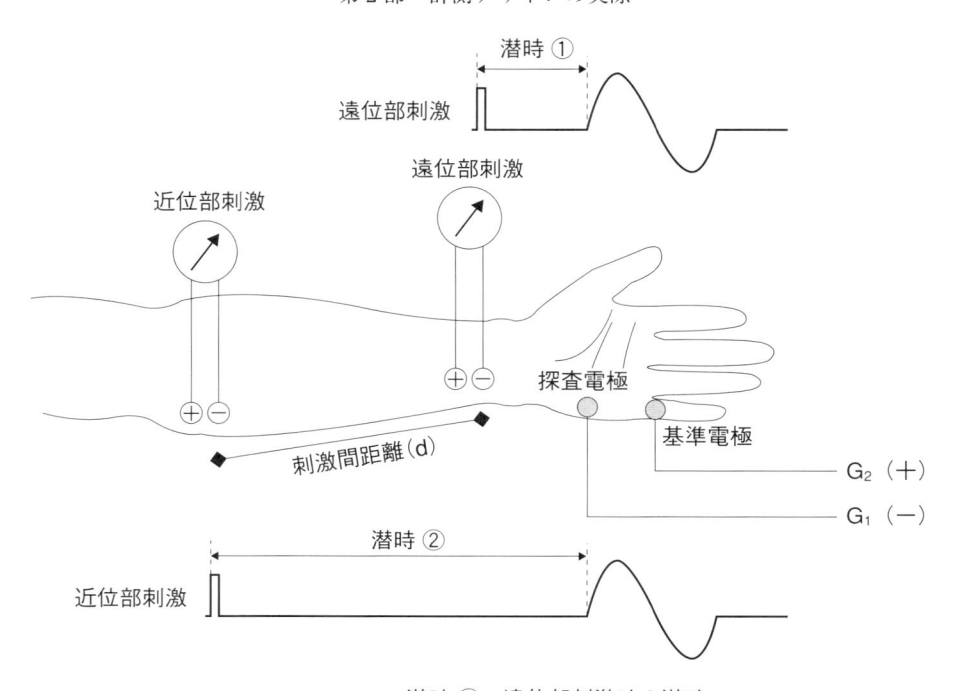

第 2 部　計測デザインの実際

$$\text{MCV}(\text{m}\cdot\text{s}^{-1}) = \frac{刺激間距離(d)}{潜時②-潜時①}$$

潜時①：遠位部刺激時の潜時
潜時②：近位部刺激時の潜時
刺激間距離(d)：近位部と遠位部の刺激電極間の距離

図 3.19　運動神経伝導速度検査の原理

極間の長さを測定する．このとき，神経の走行に沿って行い，関節の位置にも注意する．そして，刺激部位間の距離を潜時差で除したものが運動神経伝導速度である（図3.19）．単位は $\text{m}\cdot\text{s}^{-1}$ で表す．

①電極を設置する

使用される電極は表面電極が用いられる場合が多い．電極設置部位を決定し皮膚処理を行った後，電極に電極のりを付け，目的とする筋の筋腹に探査電極，末梢に基準電極を置き，テープで固定する．探査電極を電極接続器の電極差し込みジャックの G_1（−）に，基準電極を G_2（＋）に接続し，さらにアースを接地する．探査電極の位置は，電気刺激して M 波の上向きの振れ，つまり陰性の波形から始まり，かつその立ち上がりがより明確な2相性の波形が導出できるような場所を探し，その部位に設置する．

②掃引速度，増幅感度を設定する

掃引速度は，通常 $2\,\text{ms}\cdot\text{div}^{-1}$（横の1目盛りが2ms），増幅感度は1または $5\,\text{mV}\cdot\text{div}^{-1}$ 程度を利用することが多いが，場合に応じて増減する．

③電気刺激する

表面電極を用いて刺激する．電流は陽極から陰極に流れ，陰極の下では神経上に負の電荷が集

積し,その部位で軸索の脱分極が起こり,陽極の下では神経の過分極が起き神経伝導が妨げられる[8].そのため,陰極を筋電図の探査電極の近くに置く(図3.19).

刺激強度は,誘発電位の振幅で決定する.神経を興奮させるもっとも低い刺激強度を閾値刺激,神経内の軸索がすべて興奮し刺激強度をそれ以上強くしても誘発電位の振幅が増加しない刺激を最大刺激という.最大刺激以上の刺激強度は最大上刺激,最大刺激以下の刺激は最大下刺激とし,最大刺激を100%として割合で表現する.神経伝導検査の場合,すべての神経線維を興奮させるために最大上刺激を用いる.刺激強度を上げすぎると,目的とする神経だけでなく,隣接する他の神経も興奮させてしまい,その神経に支配されている筋の誘発電位が,目的とする筋の電位に影響する可能性があるため注意する.刺激波形は,矩形波で持続時間が0.1から1.0 msの波形を用いる場合が多い.

④潜時,振幅を計る (図2.20)

計測されたM波から潜時,振幅を計測する.M波の振幅(amplitude)は,基線と陰性頂点間の電位差を計測する(陰性頂点と陽性頂点の電位差を振幅とする場合もある).持続時間(duration)は,波形の起始から陰性波の下降相が基線を横切るまで,あるいは波形が最終的に基線に戻る時点までを計測する.伝導速度測定に用いる潜時(latency)は,刺激波より初期陰性相の起始までを計測する.その後,上述の原理を利用して伝導速度を算出する.

2) 感覚神経伝導速度検査

感覚神経伝導速度測定方法には,感覚神経を末梢部より電気刺激し中枢部で感覚神経活動電位を導出する順行性測定法と中枢部で刺激し末梢部で導出する逆行性測定法がある.どちらの計測法でも伝導速度に差はない.

運動神経刺激によるM波の潜時には,神経筋接合部の神経伝達時間が含まれているため,電気刺激を2箇所で行う必要があるが,感覚神経活動電位の潜時は,神経の刺激部位から探査電極までの神経伝導時間そのものであるため,電気刺激部位は1箇所のみで計測が可能である.刺激電極の陰極から探査電極までの距離を潜時で割ることで感覚神経伝導速度を計測することができる(図3.21).また,2点を刺激し,刺激間距離を潜時差で割ることで2点間の伝導速度を求めることができる.単位は$m \cdot s^{-1}$で表す.

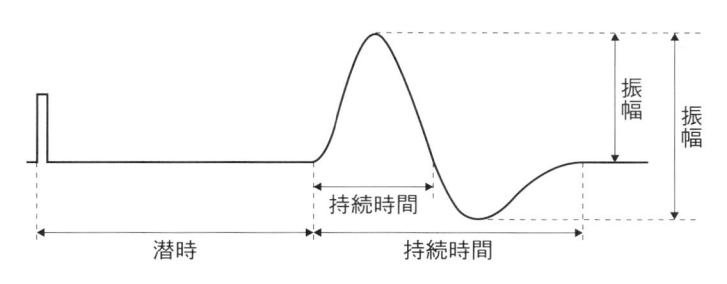

図3.20 M波のパラメータの理解[9]

第 2 部　計測デザインの実際

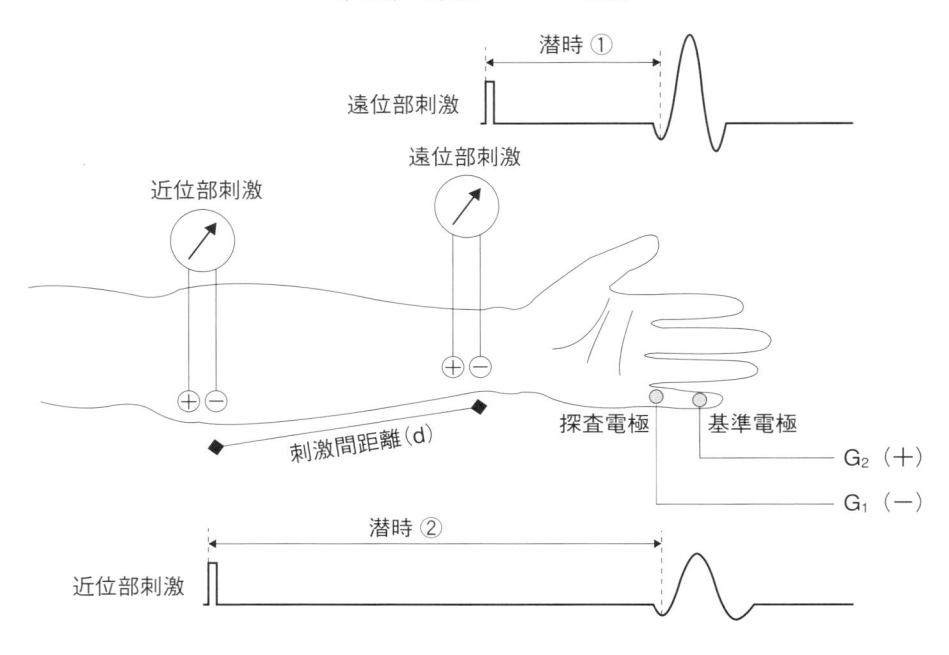

$$SCV(m \cdot s^{-1}) = \frac{刺激間距離(d)}{潜時\ ② - 潜時\ ①}$$

潜時 ①：遠位部刺激時の潜時
潜時 ②：近位部刺激時の潜時
刺激間距離(d)：近位部と遠位部の刺激電極間の距離

図 3.21　感覚神経伝導速度検査の原理（逆行性測定法）

①電極を設置する

記録に使用される電極は表面電極もしくはリング電極を用いることが多い．皮膚処理を行った後，1 対の電極を神経の走行に平行にまたは直角に設置する．順行性測定法では刺激部位より近位部に電極を設置し，逆行性測定法では，刺激部位より遠位部に電極を設置する．探査電極を電極接続器の電極差し込みジャック $G_1(-)$ に，基準電極を $G_2(+)$ に接続する．

②掃引速度，増幅感度

掃引速度は，通常 $2\ ms \cdot div^{-1}$（横の 1 目盛りが 2 ms），増幅感度は 20 または $50\ \mu V \cdot div^{-1}$ 程度にセットすることが多いが，場合に応じて増減する．

③電気刺激する

順行性測定法で手指の感覚神経を刺激する場合はリング状電極を用い，他は主に表面電極を用いる．順行性測定法では近位部に陰極，遠位部に陽極を置き，逆行性測定法では，遠位部に陰極，近位部に陽極を置く．刺激の持続時間は，0.1〜0.3 ms，刺激頻度は，1〜2 Hz で行うことが多い．刺激強度は最大上刺激を用いる．感覚神経活動電位では，刺激部位と記録部位とが離れ伝導距離が長くなるにつれ，その活動電位の振幅は低下し持続時間は延長する．これは，伝導距離が長いと伝導速度が速い線維と遅い線維との時間差が大きくなり，個々の単一活動電位の位相がずれ，

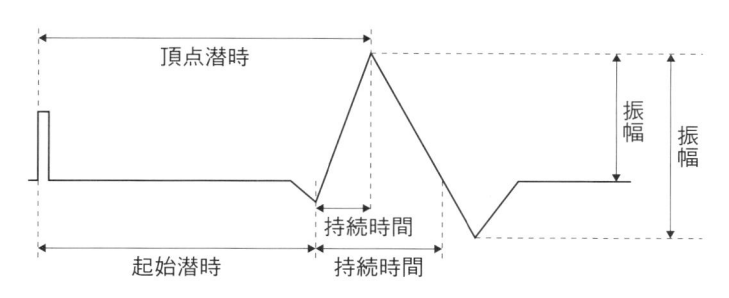

図 3.22 感覚神経活動電位のパラメータの理解[9]

うち消し合う（phase cancellation）のためである．

④潜時，振幅を測る（図 3.22）

　感覚電位の振幅は，基線から陰性頂点までか，陰性頂点から次の陽性頂点までの差を計測して求める．持続時間は，起始より陰性頂点までかその下降相が基線を横切るまで計測することが多い．潜時は刺激波から最初の陽性波の頂点までか，陽性頂点がないときは陰性波の起始までを計測する．

5．利用できるパラメータ

運動神経伝導速度：計測方法は上述した．上下肢の主な神経の基準値について諸家の報告を付録に表として示す（表 3.1）

感覚神経伝導速度：計測方法は上述した．上下肢の主な神経の基準値について諸家の報告を付録に表として示す（表 3.2）

M 波の振幅：M 波の振幅は，基線と陰性頂点間の電位差を計測する（陰性頂点と陽性頂点の電位差を振幅とする場合もある）．

M 波の持続時間：持続時間は，波形の起始から陰性波の下降相が基準を横切るまであるいは波形が最終的に基線に戻る時点までを計測する．

M 波の潜時：潜時は，刺激波より初期陰性相の起始までを計測する．

第2部　計測デザインの実際

表3.1　運動神経伝導速度（MCV）の基準値[7]

伝導刺激 ($m \cdot s^{-1}$平均±SD)	例数	年齢	報告者
正中神経 (肘〜手首)			
59.3±3.5	30	10〜35	Mayer, 1963
55.9±2.6	16	36〜50	Mayer, 1963
54.5±4.0	18	51〜80	Mayer, 1963
58.8(46〜70)	145		Mulder, et al.,1961
57.0±5.7	50		Lenman & Ritchie, 1975
56(50〜68)	120		Kaeser, 1965
47〜60			鳥居順三，1980
尺骨神経 (肘〜手首)			
58.9±2.2	30	10〜35	Mayer, 1963
57.8±2.1	16	36〜50	Mayer, 1963
53.3±3.2	18	51〜80	Mayer, 1963
59.9(44〜76)	255		Mulder, et al., 1961
59.2±5.8			Lenman & Ritchie, 1975
58(49〜66)	120		Kaeser, 1965
49〜68			鳥居順三，1980
61.4±5.2	35	14〜78	進藤，柳澤，1979
腓骨神経 (膝〜足首)			
49.5±5.6	30	10〜35	Mayer, 1963
43.6±5.1	16	36〜50	Mayer, 1963
43.9±4.3	18	51〜80	Mayer, 1963
50.2(36〜66)	146		Mulder, et al., 1961
52.0±4.8	54		Lenman & Ritchie, 1975
50(42〜62)	118		Kaeser, 1965
43〜62			鳥居順三，1980
脛骨神経 (膝〜足首)			
45.5±3.8	30	10〜35	Mayer, 1963
42.9±4.9	16	36〜50	Mayer, 1963
41.8±5.1	18	51〜80	Mayer, 1963
50.0±5.5	31		Lenman & Ritchie, 1975
41〜61			鳥居順三，1980
47.2±3.1	35	14〜78	進藤，柳澤，1979

第3章 神経—筋機能の計測

表3.2 順行性感覚神経伝導速度(SCV)の基準値[7]

	腋窩〜肘	伝導速度(m・s^{-1}, 平均±SD)		例数	年齢	報告者
		肘〜手首	手首〜指			
正中神経	70.4±4.8	67.7±4.4	67.5±4.7	30	10〜35	Mayer, 1963
	70.4±3.4	65.8±3.1	65.8±5.7	16	36〜50	Mayer, 1963
	66.2±3.6	62.8±5.4	59.4±4.9	18	51〜80	Mayer, 1963
	67.8±7.2	64.8±5.2		66	18〜25	Buchthal & Rosenfalch, 1966
	67.6±10.2	55.5±2.6		11	40〜61	Buchthal & Rosenfalch, 1966
	60.9±7.8	53.5±4.7		24	70〜88	Buchthal & Rosenfalch, 1966
		58(48〜70)		141	20〜59	Kaeser, 1965
		58(48〜70)		101	18〜71	Thomas, et al., 1967
		52.6	45.2	20	35以下	Downie & Newell, 1961
		46.8	39.1	21	35以上	Downie & Newell, 1961
尺骨神経	69.1±4.3	64.8±3.8	64.7±3.9	30	10〜35	Mayer, 1963
	70.6±2.4	67.1±4.7	66.5±3.4	16	36〜50	Mayer, 1963
	64.4±3.0	56.7±3.7	57.5±6.6	18	51〜80	Mayer, 1963
	62.5±7.3	63.9±5.1	54.8±1.7	9	18〜25	Buchthal & Rosenfalch, 1966
	64.4±9.9	54.2±5.1		8	70〜89	Buchthal & Rosenfalch, 1966
		49.8	43.2	20	35以下	Downie & Newell, 1961
		46.1	38.4	20	35以上	Downie & Newell, 1961
		67.8±6.6	61.6±6.5	35	14〜78	進藤, 柳澤, 1979
橈骨神経			56.3±5.3	12	18〜25	Buchthal & Rosenfalch, 1966
			58.0±6.0			Trajoborg & Sindrup, 1969
	殿部〜膝	膝〜足首	足首〜足趾			
腓骨神経		53.0±5.9		30	10〜35	Mayer, 1963
		50.4±1.0		16	36〜50	Mayer, 1963
		56.1±4.0		18	51〜80	Mayer, 1963
		56.3±3.7			15〜30	Behse & Buchthal, 1971
脛骨神経		56.9±4.4		30	10〜35	Mayer, 1963
		49.0±3.8		16	36〜50	Mayer, 1963
		48.9±2.6		18	51〜80	Mayer, 1963
		56.4±4.0			15〜30	Behse & Buchthal, 1971
	62.3±5.1	53.9±3.2	41.8±6.5	9	18〜25	Buchthal & Rosenfalch, 1966
		56.5±6.0	46.4±5.8	35	14〜78	進藤, 柳澤, 1979
腓腹神経		57.3±3.5			15〜30	Behse & Buchthal, 1971
			38.8±7.1	35	14〜78	進藤, 柳澤, 1979

■H反射

4．計測手順

1）測定姿勢

　H反射は姿勢や上肢の動作の影響をきわめて受けやすいので，計測中同一の姿勢を保つ必要がある．姿勢の変化により筋の長さが変わり，それに伴い筋紡錘受容器の活動も変動し，ひいては運動ニューロンの興奮性も変化し，H反射は変動してしまう．また，頸部の動きでも緊張性頸反射の影響を受けH反射は変動する．安静時のH反射をヒラメ筋から誘発する場合，被験者の姿勢はセミファーラ位の腰掛け座位で体幹，下肢を安定させ，膝関節は30°程度屈曲させる（図3.23a）．足関節は，短下肢装具など0°に固定するか，固定せず軽度底屈位とする．さらに，H反射の振幅は，精神状態によって影響を受けることが心理学的研究によってよく知られており，測定中，被験者が眠ったりしないよう，集中力を一定に保つようにさせる．

2）電極を設置する

　ヒラメ筋の場合，探査電極の1つを腓腹筋のアキレス腱移行部より2cm下の正中線上あるいはやや内側に設置し，それより3cm下方にもう1つの探査電極を設置し，双極性に導出する（図

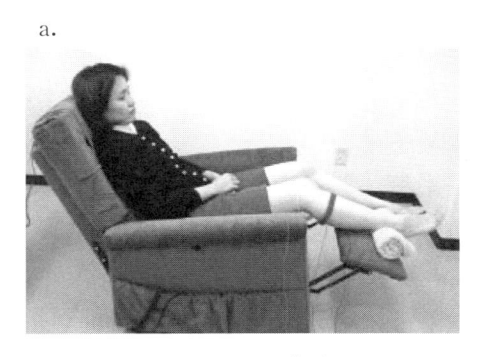

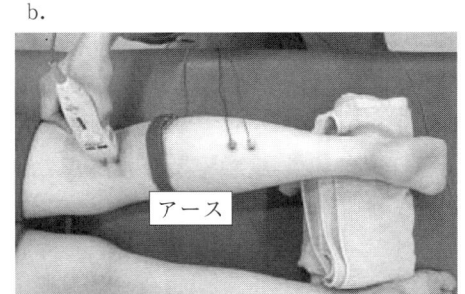

図3.23　H反射の計測
　　a．H反射の計測肢位．測定肢位はセミファーラ肢位の腰かけ座位で体幹，下肢を安定させ，膝関節は30°程度屈曲させる．電気刺激は，刺激電極に皿型表面電極を用いて，陰極を膝窩部の脛骨神経刺激部，陽極を膝蓋骨部に置いている．
　　b．ヒラメ筋からH反射を導出する場合の電極の設置部位と電気刺激部位．1つの探査電極を腓腹筋のアキレス腱移行部より2cm下の正中線上あるいはやや内側に設置し，それより3cm下方にもう1つの探査電極を設置する．電気刺激は，脛骨神経の神経の走行に沿って刺激する．

3.23b)．アキレス腱移行部より2 cm下の正中線上に設置した電極を電極差し込みジャックのG_1（-）に，もう1つをG_2（+）に接続する．H反射は，ヒラメ筋，橈骨手根屈筋では安静時にも観察できるが，その他の筋では，軽度の随意収縮を加えなければ誘発することはできない．

3）電気刺激部位，条件を設定する

陰極と陽極が固定された刺激電極を用いる場合は，電気刺激は，神経の走行に沿って置く（図3.23b）．脛骨神経を膝窩部で電気刺激しヒラメ筋からH反射を誘発する場合，刺激電極に皿形表面電極を用いて，陰極を膝窩部の脛骨神経刺激部，陽極を膝蓋骨部においても良い．刺激波形は，持続時間1 msの矩形波が用いられることが多い．電気刺激を行う部位は，できるだけ正確に定める必要がある．もっとも低い電流で反応がみられる部位を選択し，刺激電極を刺激する神経方向に適度に圧迫し，位置がずれないように固定する．

電気刺激を連続して行いH反射を誘発したとき，最初の刺激によるH反射の振幅より，2発目，3発目のH反射の振幅は徐々に低下し，その後，徐々に一定の値を示すようになる．このH反射振幅の低下の程度は，刺激頻度が高くなるほど顕著になる（図3.24)[10]．この現象の原因は，Ia線維終末部における伝達物質の枯渇や，シナプス前抑制，長潜時反射性抑制効果が考えられている．この先行刺激による振幅低下の影響を除くためには，刺激間隔を10秒以上（刺激頻度0.1 Hz以下）にすることが望ましいが[10]，刺激間隔が5秒以上となるとかなり計測時間が長くなり被検者が刺激に対してかまえてしまうことや，2秒以下だと各種の刺激後効果があることなどから0.3 Hz前後での刺激が推奨されている．

4）H反射を同定

ヒラメ筋からH反射を誘発する場合，膝下部で脛骨神経を電気刺激し，刺激強度を少しずつ上げていくと，まず最初に，潜時20～30 msに現れる波形がH反射である．次に徐々に刺激強度を高めると潜時5～10 msのところにM波が現れる．Ia線維の閾値は運動神経より低いため一般にM波が現れる刺激強度より弱い強度でH反射が誘発できる．さらに，刺激強度を高めるとM波振幅の増加とH反射振幅の低下が起こり，M波振幅が最大に達する以前にH反射は消失する．これは，刺激強度が高くなるにつれ，運動神経を逆行性にインパルスが上行するようになる．Ia線維は運動神経より伝導速度が速いため，いち早く脊髄運動ニューロンに達し，運動神経に下降性インパルスが生じ，逆行性インパルスと衝突し，H反射が消失してしまうと説明されている．H反射の同定は，①被検筋とその脊髄節までの距離に見合った潜時であること，②閾値がM波の閾値より低いこと，③M波振幅の増加に伴い，H反射振幅が減少，消失すること，などから行われる[11]．

第 2 部　計測デザインの実際

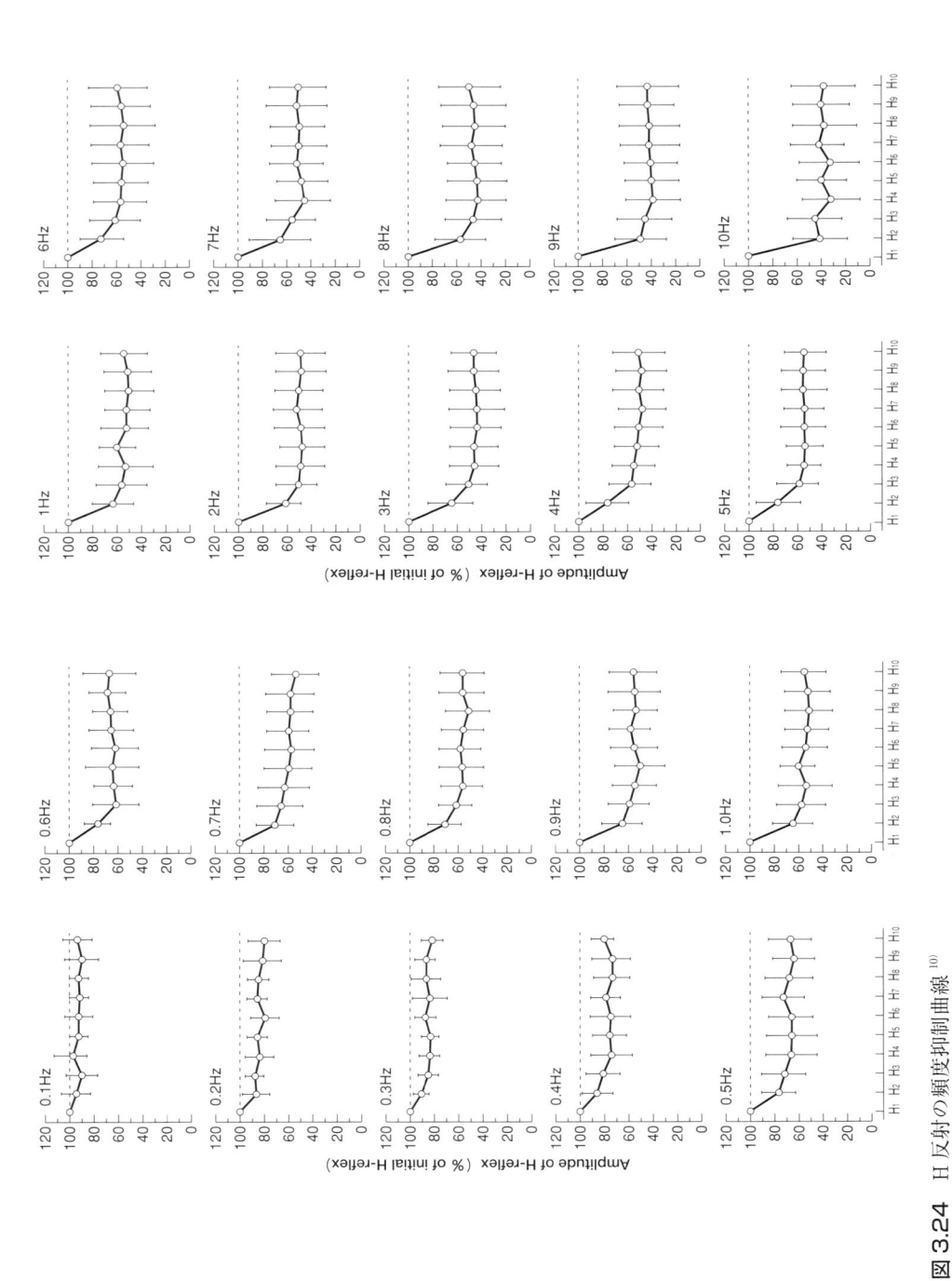

図 3.24　H 反射の頻度抑制曲線[10]

電気刺激を連続して行い H 反射を誘発したとき，最初の刺激による H 反射の振幅より，2 発目，3 発目の H 反射の振幅は徐々に低下し，その後，徐々に一定の値を示すようになる．この H 反射振幅の低下の頻度は，刺激頻度が高くなるほど顕著になる．

5．利用できるパラメータ

①**潜時**：電気刺激から H 反射が始まるまでの時間である．
②**振幅**：H 反射の陰性ピークと陽性ピークとの差を測定する．
③**面積**：H 反射を整流し，さらに積分して面積を求める．

■F 波

4．計測手順

1）電極の設置

筋腹—腱導出法を用い，表面電極を用いて目的とする筋の筋腹に探査電極，腱部に基準電極を置く方法が用いられる．探査電極を電極差し込みジャックの G_1（−）に，基準電極を G_2（＋）に接続する．

2）増幅感度を設定する

増幅感度は，M 波記録時の 2～5 倍にする必要がある場合が多いが，必要に応じて増減する．

3）電気刺激

刺激強度は最大上刺激を用い，刺激頻度 0.5 から 2 Hz，持続時間 0.2～0.5 ms の電気刺激がよく用いられる．刺激は通常とは逆に陰極を陽極よりも中枢部に設置する．

4）F 波の同定

F 波と H 反射を区別する特徴としては，①電気刺激の閾値は，H 反射や M 波に比べ常に高い，②F 波は骨格筋のほとんどすべての筋で導出できる．H 反射はヒラメ筋やいくつかの近位"姿勢保持"筋から容易に導出できる[12]．③刺激を一定に保てば，H 反射は安定した波形を示すが，F 波は刺激ごとに波形や潜時の変動する[8]，などがある．

5．利用できるパラメータ

①**潜時**：電気刺激から F 波の始まるまでの時間である．1 つの刺激部位で刺激をくり返し，少なくとも 10 個以上の F 波を導出し，一般的には得られた F 波の最小の潜時をもってその部位の F 波潜時とする．
②**出現頻度**：安静状態の F 波の出現は不安定である．そのため 20～50 回電気刺激して，F 波

の出現する数を電気刺激の回数で除し%で表したものをF波の出現頻度という．
　③**振幅**：F波の陰性ピークと陽性ピークとの差を計測する．
　④**F波潜時のばらつき（chronodispersion）**：出現したF波潜時の最小と最大との差．

計測デザイン

【筋電図を用いた誘発筋電図計測結果の解釈】
（1）神経伝導検査（M波）
①末梢神経障害の病態の理解
　末梢神経の病理組織学的変化を大別すると，軸索変性と脱髄に分けられる．軸索変性は軸索そのものの障害で脱髄はSchwann細胞および髄鞘の障害である．さらに軸索変性は，ワーラー変性と求心性軸索変性の2つに分類される．臨床的にはこれら軸索変性と脱髄病態が混在していることもしばしばある．
　a．軸索変性
　ワーラー変性；外傷や切断による軸索の離断が生じた場合にみられる病変である．末梢神経がある部位から切断されると，その部位より中枢，末梢側ともに軸索の変化が起こる．この局所の断端の早期変化を一次変性という．その後，断端末梢部では時間経過とともに全長にわたる均等な変性が生じる．これを2次変性（ワーラー変性）という．
　求心性軸索変性；一般的には代謝障害や中毒の患者にみられる．ニューロン全体の代謝が障害され軸索の末梢部から変性が起こり，神経細胞体に向かって変性が進行する．
　b．脱髄
　ギランバレー症候群や慢性炎症性脱髄性多発神経炎などが代表的であるが，原因としては，圧迫から髄鞘構成物質に対する特異抗体や毒物などさまざまなものがある．Schwann細胞の変性によって髄鞘の破壊が起こるが，軸索は残存する．破壊されたSchwann細胞の部分に，つまり節単位で脱髄が生じるため，節性脱髄といわれている．
　脱髄に陥った神経では，髄鞘の破壊に伴い電気抵抗が減少し電気容量は増大する．その結果，隣接する絞輪部を興奮させる駆動電流が脱髄部から流れ出し，次のRanvier絞輪部を脱分極するのに時間がかかるようになり，伝導の遅延が起こる．さらに状態が悪化すると，伝導ブロックが起こる．
②複合活動電位の特徴
　神経伝導検査を理解するためには記録される電位が単一の活動電位ではなく，多くの活動電位の集合である複合活動電位（compound action potential；CAP）であることを充分に考慮することが重要である．複合活動電位には一般に次の特徴がある．①潜時はもっとも伝導速度の速い線維により決定される．②電位の持続はもっとも速い線維と遅い線維の伝導時間差で決まる．③振幅は主に参入単一活動電位数が規定するが，この単一活動電位の伝導時間差による打ち消し（phase cancellation）の影響も受ける（図3.25）．

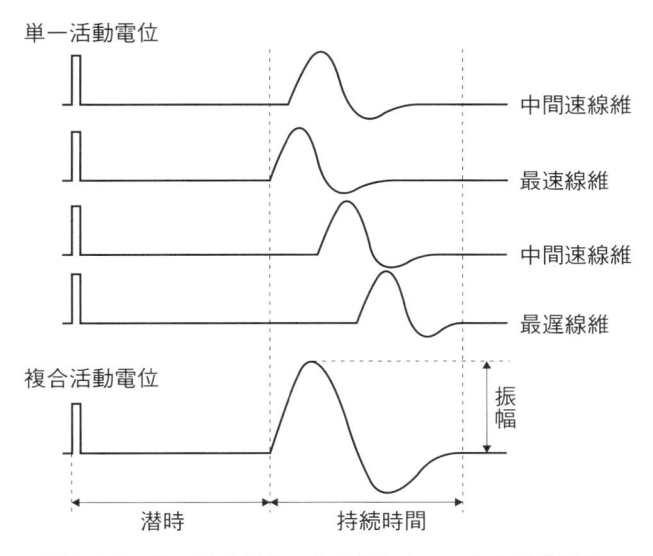

図3.25 単一活動電位の集合体としての複合活動電位

③単一の活動電位からみた各病態の特徴

軸索変性：障害部位より遠位は軸索変性に陥っているため，図3.26aに示す刺激①，②のどちらの部分で電気刺激しても活動電位の導出されない．（図3.26aの単一活動電位の点線は正常であった場合の反応を示す）．ワーラー変性が障害部位から神経の末梢まで進行するには1週間から10日かかるといわれているため，この間は，脱髄による伝導ブロックの所見と変わらないため注意が必要である．

脱髄による伝導遅延：図3.26bの破線部で脱髄が起こると，遠位の刺激①では正常な反応が得られないが，近位の刺激②では，点線で示す正常の反応より遅れて電位が観察される．

脱髄による伝導ブロック：図3.26cの×印の部位で脱髄による伝導ブロックが起こったと仮定すると，その部位より遠位の刺激①では正常な活動電位が導出されるが，近位の刺激②では活動電位は導出されない．

（2）H反射

中枢神経障害では，伸張反射の亢進，拮抗筋抑制の減弱，運動単位の同期発射などのため円滑な随意運動が障害されている．H反射の大部分は，脊髄における単シナプス性反射として考えられていることから，脊髄運動ニューロンの興奮性を表す指標として，痙性および中枢神経障害の評価に用いられている．

①**潜時**：末梢神経中枢部を含む神経全長の伝導時間である．

②**振幅**：H反射の振幅は脊髄運動ニューロンの興奮性の指標となる．振幅は，M波の振幅との関係から評価される場合が多く，H反射の最大の振幅と最大上刺激を加えたときのM波の振

(a) 軸索変性の場合

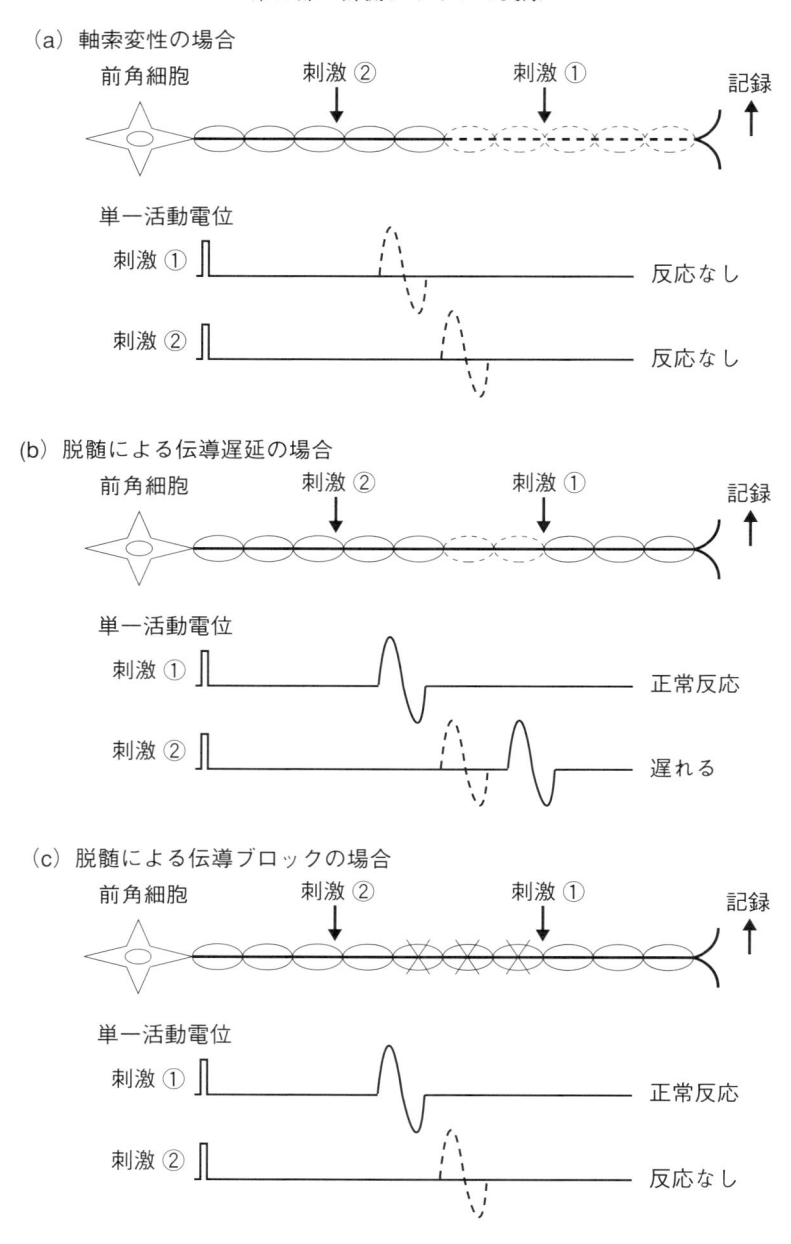

図 3.26 単一の活動電位からみた各病態の特徴

幅の比である H/M 比（Hmax/Mmax）や H 反射と M 波の閾値比（Hth/Mth）などが用いられている．腱反射亢進に対応して H 反射の振幅の増大が考えられることから，痙縮の評価として検討がなされてきた．また，H 反射が亢進すれば，H 反射の閾値刺激は低下すると考えられる．それに対し，M 波は中枢神経障害の有無にかかわらず一定と考えられるため，H 反射と M 波の閾値の比（Hth/Mth）は，痙縮で低下することが考えられる．

(3) F波

F波は，その潜時を計測することにより，電気刺激部位から前角細胞までの運動神経伝導速度を測定することができる．また，F波の潜時や波形が変動するのは脊髄運動ニューロンの興奮性に起因するため，F波の出現率や平均振幅は脊髄運動ニューロンの興奮性の評価に用いられる．

①**潜時**：F波は，運動神経への刺激が逆行性に中枢側に伝達され，脊髄運動ニューロンを興奮させ，その再発射で生じる活動電位と考えられているため，電気刺激部位から前角細胞までの運動神経伝導速度を測定することができる．

②**出現頻度**：脊髄運動ニューロンの興奮性が亢進した場合，出現頻度は上昇する．

③**振幅**：平均振幅は，脊髄運動ニューロンの興奮性の指標となり，平均振幅の増大は興奮性の亢進を示し，上位運動ニューロン障害例では，平均振幅が増大する．

1．末梢神経障害の病変，障害部位を検査するために末梢神経伝導速度検査を行う

1）計測の目的

末梢神経伝導速度検査は，末梢神経障害の病態を把握することである．以下に代表的な神経の実際の計測について述べる．

2）計測の具体的方法

①運動神経伝導速度検査

a．正中神経（図3.27）

電極の設置：探査電極を短母指外転筋，基準電極を同筋の末梢腱部に置く．アースは，手背か手掌に置く．

刺激部位：末梢部刺激は，手根管の中枢部で橈骨手根伸筋腱と長掌筋腱の間，中枢部刺激は，肘関節前内側，上腕二頭筋付着部内側である．より中枢部の刺激は，腋窩部もしくはErb点を刺激する．

b．尺骨神経（図3.27）

電極の設置：探査電極を小指外転筋，基準電極を第5MP関節部に置く．アースは，手背か手掌に置く．

刺激部位：末梢部は尺側手根屈筋腱の手関節部，中枢部は肘関節尺骨神経溝の末梢部と中枢部，より中枢部の刺激は，腋窩部もしくはErb点を刺激する．

c．橈骨神経（図3.27）

電極の設置：探査電極は示指伸筋筋腹，基準電極は尺骨茎状突起に置く．

刺激部位：末梢部は前腕やや中枢側，中枢部は上腕筋と腕橈骨筋の間で肘関節部顆上突起外側を刺激する．

第 2 部　計測デザインの実際

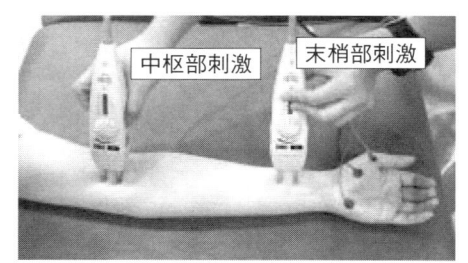

正中神経

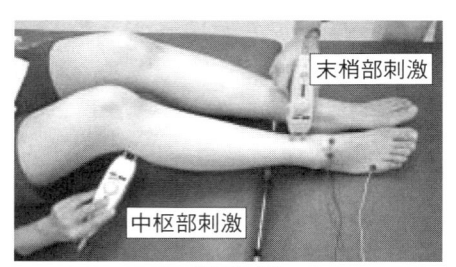

腓骨神経

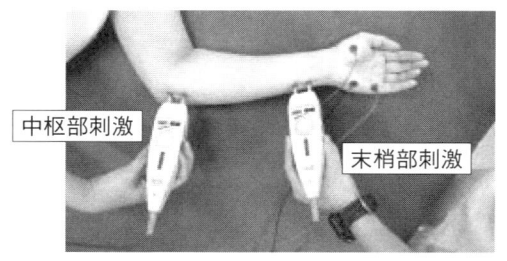

尺骨神経

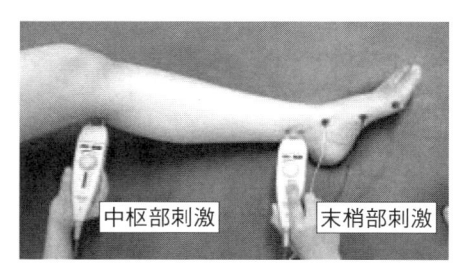

脛骨神経

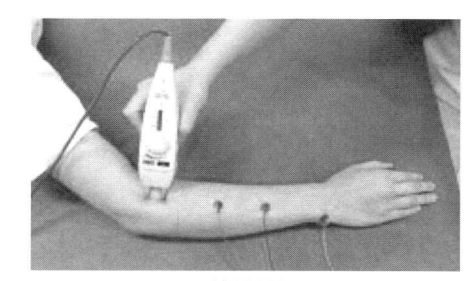

橈骨神経

図 3.27　運動神経伝導検査の例

　d．**腓骨神経**（図 3.27）
　電極の設置：探査電極を短指伸筋筋腹，基準電極は第 5MP 関節部に置く．アースは足関節前外側に置く．
　刺激部位：末梢部は足関節前方，中枢部では膝窩外側部．腓骨頸部での障害の有無を検査する場合は，腓骨頸部を挟んだ末梢部と中枢部で測定する．
　e．**脛骨神経**（図 3.27）
　電極の設置：探査電極を母指外転筋の筋腹，基準電極を第 1MP 関節に置く．アースは足関節内側に置く．
　刺激部位：末梢部は内果後方，中枢部は膝窩外部．
　f．**大腿神経**
　電極の設置：探査電極は内側広筋の末梢部，基準電極は大腿四頭筋腱部に置く．
　刺激部位：鼠径靱帯の上部と下部および内側広筋中枢端．

第3章　神経─筋機能の計測

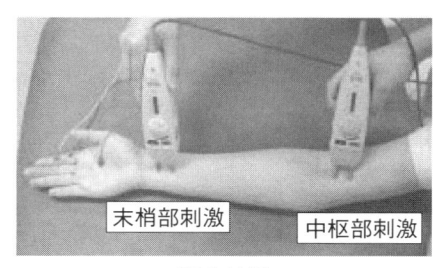

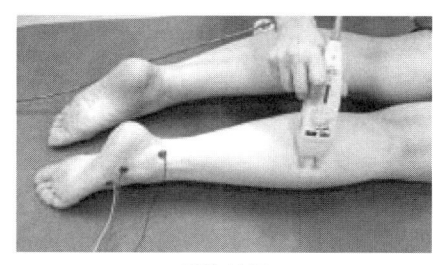

正中神経　　　　　　　　　　　　　腓腹神経

図 3.28　感覚神経伝導速度検査の例

g．顔面神経
電極の設置：探査電極は鼻筋，基準電極を鼻背に置く．
刺激部位：外耳孔前下部で行い，潜時，振幅を反対側と比較する．

②感覚神経伝導速度検査（逆行性測定法）
a．正中神経（図 3.28）
電極の設置：探査電極を示指の近位部，基準電極はその遠位部に置く．アースは，手掌に置く．
刺激部位：MCV 時と同様に手関節と肘関節部にて行う．

b．尺骨神経
電極の設置：探査電極を小指の近位部，基準電極はその遠位部に置く．アースは，手掌に置く．
刺激部位：MCV 時と同様に手関節と肘関節部にて行う．

c．腓腹神経（図 3.28）
電極の設置：探査電極を足関節部外果約 1 cm 末梢部，基準電極はその約 3 cm 末梢に置く．アースはアキレス腱上もしくは外側に置く．
刺激部位：腓腹筋の筋腱移行部正中上もしくはやや外側の皮膚上に行う．

3）解釈と考察（異常所見の解釈）
①振幅の低下・消失
　軸索変性の場合，軸索数の減少に伴う活動電位の数の減少により，複合活動電位の振幅の減少がみられる．さらに，障害が重度であれば消失する場合もある．脱髄病変で伝導ブロックを伴う場合で，刺激部位と導出部位の間に脱髄部がある場合，軸索変性の場合と同様に活動電位の振幅低下や消失がみられる．しかし，脱髄に伴う伝導ブロックでは，刺激部位と導出部位の間に脱髄部がなければ，振幅は低下しないため，軸索変性とは区別できる．また，一部の神経線維のみに脱髄による伝導遅延がに起こった場合，時間的分散（temporal dispersion）による位相のずれが打ち消し（phase cancellation）を起こし，振幅が低下する場合がある．また，神経が正常でも筋に異常がある場合でも振幅低下がみられる．

②伝導速度の低下

伝導速度が正常と比較して遅延している場合，末梢神経の検査した区間内に，主として，脱髄性変化があると考えられる．伝導速度の遅延は，軸索変性でもみられることがあるがその頻度は少ない．また，仮に速い伝導速度の神経線維が残っていれば伝導速度の遅延は認められない．

③持続時間の変化

持続時間は，刺激した神経の個々の伝導速度のばらつきを反映して変化する．たとえば，伝導速度の遅い線維の伝導速度が遅延した場合，複合活動電位の持続時間は延長し時間的分散がみられる．

2．痙縮をH反射を用いて評価する

1）計測の目的

理学療法における痙縮の評価は，日常の臨床の中で頻回に行われるもので，安静時であれば，筋の他動的伸張時の抵抗感や腱反射の観察などで行われ，動作時であれば主には動作分析の中で行われる．痙縮の程度は，Ashworthスケールや軽度，中等度，高度の3段階の評価が用いられるがことが多いが，一般的な定量的な方法はほとんどない．H反射は，腱反射とほぼ同一の現象であることから，H反射を痙縮の評価に用いようとする試みが，多く行われてきている．H反射を用いた痙縮の評価は，H反射の振幅とM波の振幅との関係から評価され，H/M最大値比（Hmax/Mmax）とH/M閾値比（Hth/Mth）が用いられる場合が多い．

また，H反射の最大値は，Ib抑制，反回抑制，collision effectなどの影響を受けることから，必ずしも脊髄運動ニューロンの興奮性を正しく反映するとは限らない．Funaseらは，この問題を解消するためにH反射とM波との増員曲線の最大傾斜の比率（Hslp/Mslp）を用いる方法を報告した[13,14]．その方法についても簡単に述べる．

2）計測の具体的方法

①用いるパラメータ

Hmax/Mmax，Hth/Mth，Hslp/Mslpを用いる．

②計測条件

Hmax/Mmax，Hth/Mth：測定方法は，H反射の計測手順に準じて行う．脛骨神経への電気刺激の強度を少しずつ上げていくと，まず最初に，潜時20から30 msに現れる波形がH反射である．この時の刺激強度がH反射の閾値刺激である．次に刺激強度を高めると潜時5から10 msのところにM波が現れる．このときの刺激強度のM波の閾値刺激である．H反射の振幅は，M波が出現し，振幅が増大するに従い低下するため，H波が低下し始める直前の最大振幅を計測する．M波振幅が最大に達する以前にH反射は消失する．M波の最大振幅が得られるまで刺激強度を上げ，M波最大振幅を求める．

Hslp/Mslp：計測肢位は，安楽座位とし，H反射は，ヒラメ筋より導出した．脛骨神経を持

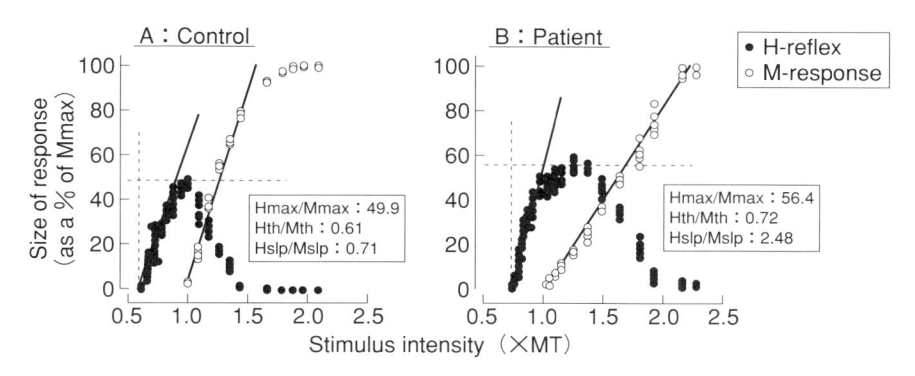

図 3.29 H 反射，M 波の振幅を計測し横軸を刺激強度，縦軸を振幅で表し，H 反射，M 波の閾値刺激から最大振幅までの回帰直線を求める．両者の回帰係数の比（Hslp/Mslp）から，運動ニューロンの興奮性を評価する方法．左は健常者，右は痙性麻痺患者[13]．

続時間 1 ms，刺激頻度は 1 回／3 秒で電気刺激した．刺激強度は，H 反射の閾値刺激から M 波の最大振幅が得られる強度まで徐々に上昇させ，各刺激強度で 7 回の刺激を行い，H 反射，M 波を記録した．H 反射，M 波の振幅を計測し横軸を刺激強度，縦軸を振幅で表し recruitment curves を作成した．このグラフの H 反射，M 波の振幅は，M 波の最大振幅で標準化し，刺激強度は，M 波の閾値刺激の刺激強度を 1 として標準化している．次に，H 反射の閾値刺激から最大振幅までの回帰直線を求める．M 波も同じように M 波の閾値刺激から最大振幅までの回帰直線を求め，両者の回帰係数の比を求める（図 3.29）．

3）解釈と考察（Hmax/Mmax，Hth/Mth）

Hmax/Mmax と Hth/Mth は，痙縮の程度をある程度反映するという報告はあるものの[7]，変動が大きいことや臨床所見とあまり一致しないなどの報告もなされている．そのため，臨床で痙縮の評価法として有用とは考えられていない．

Funase ら[14]，Hslp/Mslp，および Hmax/Mmax と Hth/Mth を，健常人と HTLV-I 関連脊髄症（HAM）患者の痙縮麻痺側と比較した結果，Hmax/Mmax と Hth/Mth は，両者間に差はなかったが，Hslp/Mslp は，HAM 患者で有意に高い値を示したと報告している．しかし，Hslp/Mslp の病理生理学的意義は充分に検討されておらず，今後もさらに検討が必要である．

3．末梢神経の神経根の病変を F 波を用いて検査する

1）計測の目的

F 波は，運動神経への刺激が逆行性に中枢側に伝達され，脊髄運動ニューロンを興奮させ，その再発射で生じる活動電位と考えられている．そのため，電気刺激部位より中枢部，運動神経伝

導速度測定に有用であるといわれており，神経根，神経近位分節の病変の検索，特にギランバレー症候群患者の神経根病変の検査として有用性が報告されている．

2）計測の具体的方法
①計測条件

尺骨神経，正中神経，腓骨神経，脛骨神経に対して行うことが多い．電極の設置は，各神経のMCV測定時と同様の部位に行う．電気刺激は，各神経の遠位と近位の2箇所に行う場合，正中神経で手関節と肘，尺骨神経で手関節と肘上，腓骨神経で足関節と膝上部，脛骨神経で足関節と膝に行う．

各刺激部位で最大上刺激を反復刺激し，モニタに10回前後のF波を同時に表示し，最小の潜時のF波を探し，潜時を計測する．F波は，刺激が刺激部位からα運動神経を逆行した後，前角細胞で反転しα運動神経を順行し筋活動電位をもたらす．そのため，単一刺激のM波とF波の潜時差は，刺激が刺激部位からα運動神経を逆行した後，前角細胞で反転しα運動神経を順行し刺激部位に到達するために必要な時間となる．前角細胞の反転時間を1msとし，計測したF波の最小潜時とM波の潜時を，以下の式に代入して，F波伝導速度を求める．表3.3は木村[8]が報告した，F波伝導速度の基準値を示している．

$$\text{F波伝導速度(m·s}^{-1}\text{)(FCV)} = \frac{\text{刺激点とその神経の脊髄に入る髄節の棘突起までの距離(mm)} \times 2}{(\text{F波潜時} - \text{M波潜時} - 1)(\text{ms})}$$

表3.3 F波伝導速度 (m·s^{-1})[8]

刺激部位	FCV (m·s^{-1})	F波最短潜時 (ms)
正中神経		
手関節	65.3 ± 4.7	26.6 ± 2.2
肘	67.8 ± 6.2	22.8 ± 1.9
腋窩		20.4 ± 1.9
尺骨神経		
手関節	65.3 ± 4.8	27.6 ± 2.2
肘	65.7 ± 5.3	23.1 ± 1.7
腋窩		20.3 ± 1.6
腓骨神経		
足関節	49.8 ± 3.6	48.4 ± 4.0
膝上	55.1 ± 4.6	39.9 ± 3.2
脛骨神経		
足関節	52.6 ± 4.3	47.7 ± 5.0
膝	53.7 ± 4.8	39.6 ± 4.4

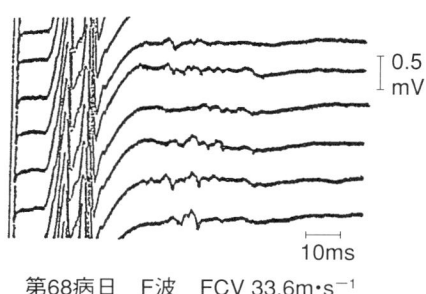

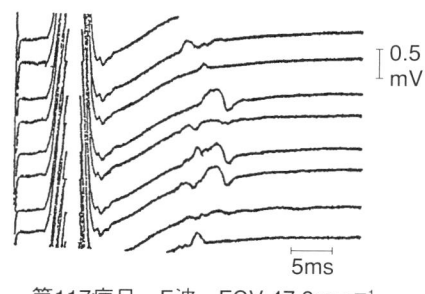

第3章 神経―筋機能の計測

図3.30 中角ら[15]が報告したギランバレー症候群患者のF波およびFCV結果

発症後第68病日のF波は，図のように著しく多相性で，FCVは33.6 m・s^{-1}と著しく低下し，F波のChronodispersionは14 msと延長し，振幅も低く，末梢神経近位部の著しい末梢神経障害を示している．第117病日には，F波の波形，振幅は正常化したが，FCVは47.9 m・s^{-1}とわずかに低下がみられている．

刺激点とその神経の脊髄に入る髄節の棘突起までの距離は，上肢では，刺激部位から腋窩までと腋窩から鎖骨中央を通り棘突起までの距離を計測する．下肢では，刺激点から大転子までと大転子から棘突起までの距離を計測する．

②用いるパラメータ

FCVおよびその他のF波パラメータ．

3) 解釈と考察

図3.30は，中角らが[15]報告したギランバレー症候群患者のF波およびFCVである．発症後第68病日にはじめて出現したF波は，図のように著しく多相性で，FCVは33.6 m・s^{-1}と著しく低下し，F波のchronodispersionは14 msと延長し，振幅も低く，末梢神経近位部の著しい末梢神経障害を示している．第117病日には，F波の波形，振幅は正常化したが，FCVは47.9 m・s^{-1}とわずかに低下がみられている．

筋疲労（muscle fatigue）

着目する生体現象

さまざまな運動を生体に負荷する場合，負荷した運動が生体にとってどの程度の負荷となって

いるのか，筋疲労の状況はどうなのか，については常に注意がはらわれる点の一つである．対象者に運動負荷を行ううえで筋の疲労の有無，さらにその程度が把握できれば，運動負荷強度，量の決定に非常に有用な指標となることに間違いはないであろう．

しかし，筋疲労の定量的な評価方法を運動療法に活かしている例はあまり多くない．たとえば大腿四頭筋の筋力トレーニングを筋疲労を起こさない範囲で行いたいと考えた場合，大腿四頭筋単独の筋疲労性を客観的に計測し，筋力トレーニングの指標として用いている例はほとんどない．現在，このような局所の筋疲労を計測する方法としてさまざまなものが用いられているが，ほと

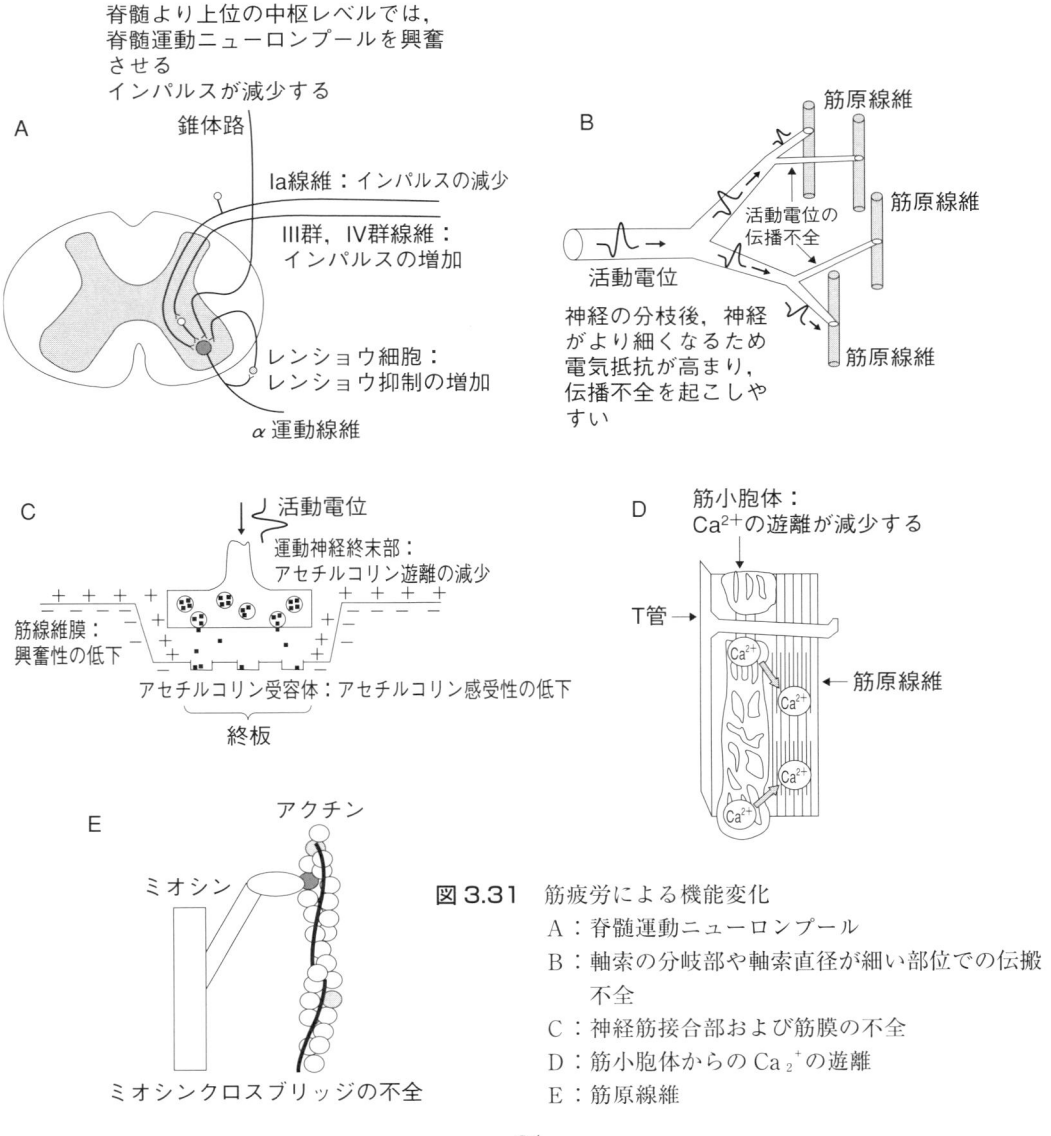

図 3.31　筋疲労による機能変化
　A：脊髄運動ニューロンプール
　B：軸索の分岐部や軸索直径が細い部位での伝搬不全
　C：神経筋接合部および筋膜の不全
　D：筋小胞体からの Ca_2^+ の遊離
　E：筋原線維

んどの場合，主観的な方法を用いる場合が多い．主観的な方法としては，自覚的運動強度，筋痛，筋肉のはり，振戦，脱力感などの自覚症状の計測がある．客観的な方法としては，血中の乳酸値，pH，血中酸素飽和度を計測する方法，Phosphorus-31 nuclear magnetic resonance spectroscopy により筋内 pH 変化などの代謝変化を非侵襲的に計測する方法などがある．このようにさまざまな方法があるなかで，表面筋電図を用いた電気生理学的な方法は，非常に簡便で非侵襲的に筋疲労の情報を得ることのできる有用な方法の一つである．

筋疲労とは，運動能力を障害してしまう運動による急性の影響の一部分を包括する言葉であり，おおまかにいえば運動の持続により起こる筋機能の一時的な機能不全が筋疲労である．筋疲労のメカニズムは非常に複雑で，運動の持続に伴う代謝的変化により脳から筋線維に至る運動に関与するほとんどの部位で機能変化が起きるといわれている．筋疲労によるそれぞれの部位で起きる変化を簡単にまとめると以下のようになる（図3.31）．①脊髄より上位のレベルでは，筋疲労により脊髄運動ニューロンプールを興奮させるインパルスが減少する．②脊髄レベルでは，筋から脊髄への求心性インパルスの中で脊髄運動ニューロンプールを興奮させる Ia 線維のインパルスは減少し，代謝変化に伴い脊髄運動ニューロンプールの興奮性を抑制するⅢ，Ⅳ線維のインパルスの増加，さらにレンショウ細胞によるレンショウ抑制により脊髄運動ニューロンプールの興奮性は低下する．③末梢神経では，高頻度で神経を電気刺激すると，特に軸索の分岐部や軸索直径が細い場合，活動電位の伝導不全ひいては伝導ブロックが起こると報告されている．④神経筋接合部では，運動神経終末部からアセチルコリンの遊離が充分に起こらなくなり，終板ではアセチルコリンに対する感受性が低下し，神経筋接合部の不全が起きる．⑤筋線維鞘，T管では，膜の興奮性は低下する．⑥筋小胞体からの Ca_2^+ の遊離が低下する．⑦筋原線維では，ミオシンクロスブリッジの不全が起こり，筋原線維の筋力産生能力は低下する．筋疲労中の筋電図にはこの中で①から⑤の情報を含んでいることになる．

機器特性

1．機器の原理

総論を参照．

2．センサの種類と特性

総論を参照．

3. 機器の構成

総論を参照.

4. 計測手順

1) 負荷方法を選択する

筋電図で筋疲労を観察するための負荷方法としては，随意収縮と電気刺激の2つの方法がよく用いられる．

①随意収縮中の筋電図より筋疲労を観察する方法

随意収縮中の筋電図波形から筋疲労を観察する場合，筋収縮方法は，等尺性収縮を用いることが多い．これは，解析やその結果の解釈に都合が良いからである．ここでは，等尺性収縮中の筋疲労の観察する場合の負荷方法について述べる．等尺性収縮中の筋疲労を観察するための負荷方法は，おおまかに筋収縮時間を一定にする方法と筋出力を一定にする方法の2つがある．

筋収縮時間を一定にする方法は，筋出力がいくら低下しても一定時間筋収縮を持続させ，経過中の筋疲労過程を計測する方法である．短時間で筋出力低下がみられる最大筋力で行う場合が多い．筋出力を一定にする方法は，設定したある一定の筋出力を可能な限り持続させ，筋力を維持できなくなれば終了させ，経過中の筋疲労過程を計測する方法である．この方法は，ある程度の時間筋出力を維持させることが必要なため，最大筋力よりかなり低い筋出力で行う場合が多い．

随意収縮中の筋疲労を計測する場合，計測中の対象者のcentral driveが充分でないと計測結果の信頼性が大きく低下するため，central driveが問題となることが多い．計測中に充分なcentral driveが得られない理由としては，①モチベーションの低さ，②運動方法に慣れていない，③人間そのものが，充分なモチベーションと練習をしても，長時間適切なcentral driveを維持することは難しい，④運動方法によって，central driveに差が生じる．たとえば非常にゆっくりとした速度の求心性収縮では，速い求心性収縮に比べcentral driveは低くなるとされている．そのため，計測前に計測方法を体験させることや充分な協力を得られる対象者を選択することなどが必要となる．また，筋収縮を行うときに，たとえば端座位にて膝関節伸展筋の筋疲労を計測するとき，頸部，体幹，上肢の関節角度の違いによっても，計測される筋電図，筋力は明らかに変化する．計測時には，可能な範囲で四肢，体幹を固定することが必要である．しかし，どのような固定器具を用いても，四肢体幹の動きをすべて完全に固定することは難しい．そのため，目的とする運動を被検者によく説明し，さらに，行ってほしくない運動の具体例を示しておくことが必要である．

②誘発筋電図を用いる方法

末梢神経を電気刺激し，導出されるM波の変化から筋疲労を観察するのが一般的である．M波は運動単位活動電位の合計であるため，筋疲労に伴う変化は，筋疲労による個々の活動電位の

変化を反映したものとなる．電気刺激の刺激強度は最大上刺激を用いることが多い．一定の刺激頻度で行う方法と筋疲労進行に伴い刺激頻度を漸減させる方法がある．誘発筋電図を用いる方法は，随意収縮を用いる場合と違い，中枢神経系の影響をまったく受けない．そのため随意収縮時によくみられる中枢性疲労の影響を削除できる利点がある．

2）電極設置部位，導出方法，電極間距離を決定し，皮膚の前処理，増幅器の調整，アーチファクトの確認を行う

筋疲労を計測する筋を決定し，総論で述べた計測方法に従い，電極設置部位，導出方法，電極間距離を決定し，皮膚の前処理，増幅器の調整，アーチファクトの確認を行う．

3）筋電図の校正電圧を記録する（動作筋電図の場合と同様）

その後実際の測定に入る．

5．利用できるパラメータ

現在までに考えられている筋疲労に伴う筋電図上の変化は，振幅の変化，徐波化，筋線維伝導速度の低下が主なものである．振幅変化を反映するパラメータとしては，整流波，筋電図積分値（integrated EMG；IEMG），実効値（RMS），平均振幅などがよく用いられる．徐波化を反映するパラメータとしては，周波数分析により求められるMPF，MDFが代表的である．それぞれのパラメータの詳細は，動作筋電図の項を参照されたい．また，筋線維伝導速度は，筋疲労により遅延することが知られている．

計測デザイン

【筋電図を用いた筋疲労計測結果の解釈】

筋疲労により起こる筋電図の振幅変化，徐波化，筋線維伝導速度の変化をまとめると以下のようになる．

（1）筋電図の振幅変化により観察できる筋疲労

整流波，筋電図積分値，実効値（RMS），平均振幅などの振幅変化を反映するパラメータで，筋疲労を観察すると主には以下のように筋疲労を観察することができる．

運動を持続して筋が疲労してくると，疲労する前に比べ，より多く力を入れようとしないと同じ運動ができなくなるのを経験する．たとえば肘関節の屈曲の筋力トレーニングを5kgのダンベルを用いて行っているとき，最初は軽くできていたものが，繰り返し行っていると少しずつ肘を曲げづらくなる，といった場合である．このようなとき筋電図の振幅はどのように変化しているのだろうか．図3.32bは，筋にMVCの50％を維持させた場合の筋力と筋電図である．筋電図は，筋収縮持続に伴い徐々に振幅が高くなる．50％MVCのような最大筋力以下の筋出力を維持させ

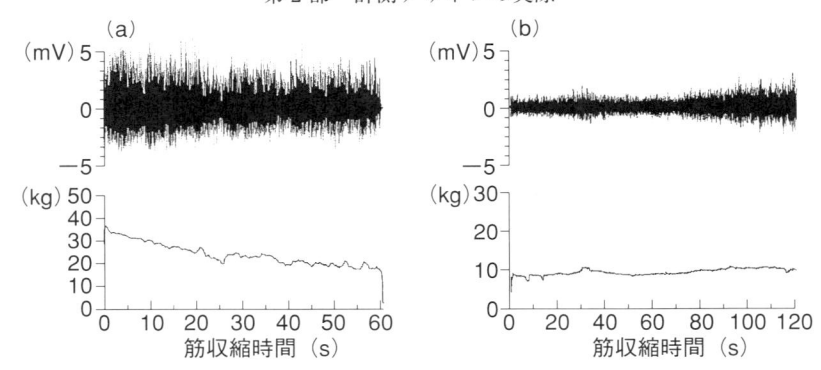

図 3.32 上腕二頭筋の1分間の最大等尺性収縮および50%MVCを可能な限り持続した場合の筋電図と筋力の変化
(a) 1分間の最大等尺性収縮，(b) 50%MVCを可能な限り持続した場合

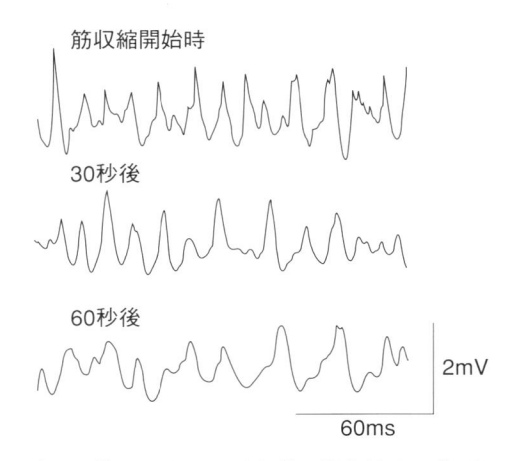

図 3.33 上腕二頭筋の1分間の最大等尺性収縮中の筋電図波形の変化

た場合，筋収縮開始時から活動をしている運動単位は疲労により単収縮で発生する筋力は疲労前に比べ低下するが，この筋力低下を補い50% MVCを維持するために，活動している運動単位がさらに放電頻度を増加させ，かつ，新たな運動単位が動員される．そのため50% MVCを維持させた場合の筋電図は，筋疲労進行に伴い振幅が高くなる．この一定の張力負荷に対する筋電図の振幅の増加が，筋電図の振幅変化により観察できる筋疲労である．筋力のみの変化をみているだけではこのような筋疲労過程を捉えることはできない．

もう一つの，筋電図の振幅により観察できる筋疲労は，もうこれ以上力を入れることはできない最大筋力を持続させたときのように，最大努力をしているにもかかわらず，筋力が低下していく場合である．この場合の筋電図は，筋力の減少に伴い筋電図の振幅も減少していく（図 3.32a）．最大筋力を持続した場合，随意的には筋の電気的活動は最大であるため，50% MVCを持続させ

た場合のように筋疲労による筋力低下を補うために，運動単位が放電頻度を増加させることや新たな運動単位を動員することはほとんどできず，筋疲労に伴う運動単位の放電頻度の低下や活動の休止に伴い，筋電図の振幅は全体的に低下してしまう．

(2) 筋電図の徐波化

図 3.33 は上腕二頭筋に最大等尺性収縮を持続させた場合の筋電図の変化である．筋収縮開始時に比べ 30 秒後，60 秒後では，筋電図の電気的変化が緩やかになり，ややまるみを帯びた波形に変化しているのがわかる．筋電図がこのような徐波化を示す主な要因としては，①運動単位の放電頻度の減少，②筋線維伝導速度（muscle fiber conduction velocity；MFCV）の低下，③同期性（synchronization）の増加，などがあげられている．この同期性の増加は，筋電図を徐波化する要因の一つと考えられるが，あまり影響しないという報告もみられる．

筋電図の徐波化を反映する代表的なパラメータである MPF，MDF で，筋疲労を観察すると主には以下のように筋疲労を観察することができる．

筋電図を利用して筋疲労を把握するためのパラメータとしては，周波数分析がもっともよく利用される．その理由としては，周波数分析により求められる MPF や MDF は，筋電図の振幅が極端に減少する場合を除いて，疲労進行に伴い必ず徐々に低下し，その低下度は，そのまま筋疲労度を表すといわれているからである．それに対し，振幅変化はその変化度がそのまま筋疲労度を表さない場合が多い．代表的な例が上述した 50% MVC を持続的に行わせた場合と MVC を持続した場合の筋疲労に伴う振幅変化の違いである．50% MVC では，一定筋力に対する振幅上昇が筋疲労を表すが，MVC 時は振福の減少が筋疲労を表す．それに対し，周波数パワースペクトルは，50% MVC および MVC を持続的した場合と共に，筋疲労進行に伴い高い周波数のパワーの減少と低い周波数のパワーの増加がみられ，MPF や MDF は，筋疲労進行に伴い一貫して徐々に低下する（図 3.34）．

周波数分析の測定結果に影響を与える因子と筋電図計測上の注意点として以下のことがあげられている．

①電極の設置部位

筋電図を周波数分析する場合，電極の設置位置はきわめて重要な要素である．電極の設置部位により周波数分析の結果は大きな影響を受け，神経筋接合部付近に 2 つの探査電極を置いた場合 MPF は，高い値を示す．そして，探査電極を神経筋接合部から少しずつ 筋腱移行部の方向にずらし，MPF を算出すると，MPF はわずかに低下しながら徐々に一定の値を示すようになる．さらに，筋腱移行部周囲に近づくと，MPT は徐々に上昇し，高い値を示すようになる．

②筋長

筋長の増加に伴い筋電図の周波数パワースペクトルは，低い周波数のパワーが増加し，高い周波数のパワーが減少し，低周波化が起きるといわれている．

③電極間距離，電極の形状

電極間距離，電極の形状や大きさにも影響されるため，さまざまな比較を行うためには同じものを使用することが必要である．

第 2 部 計測デザインの実際

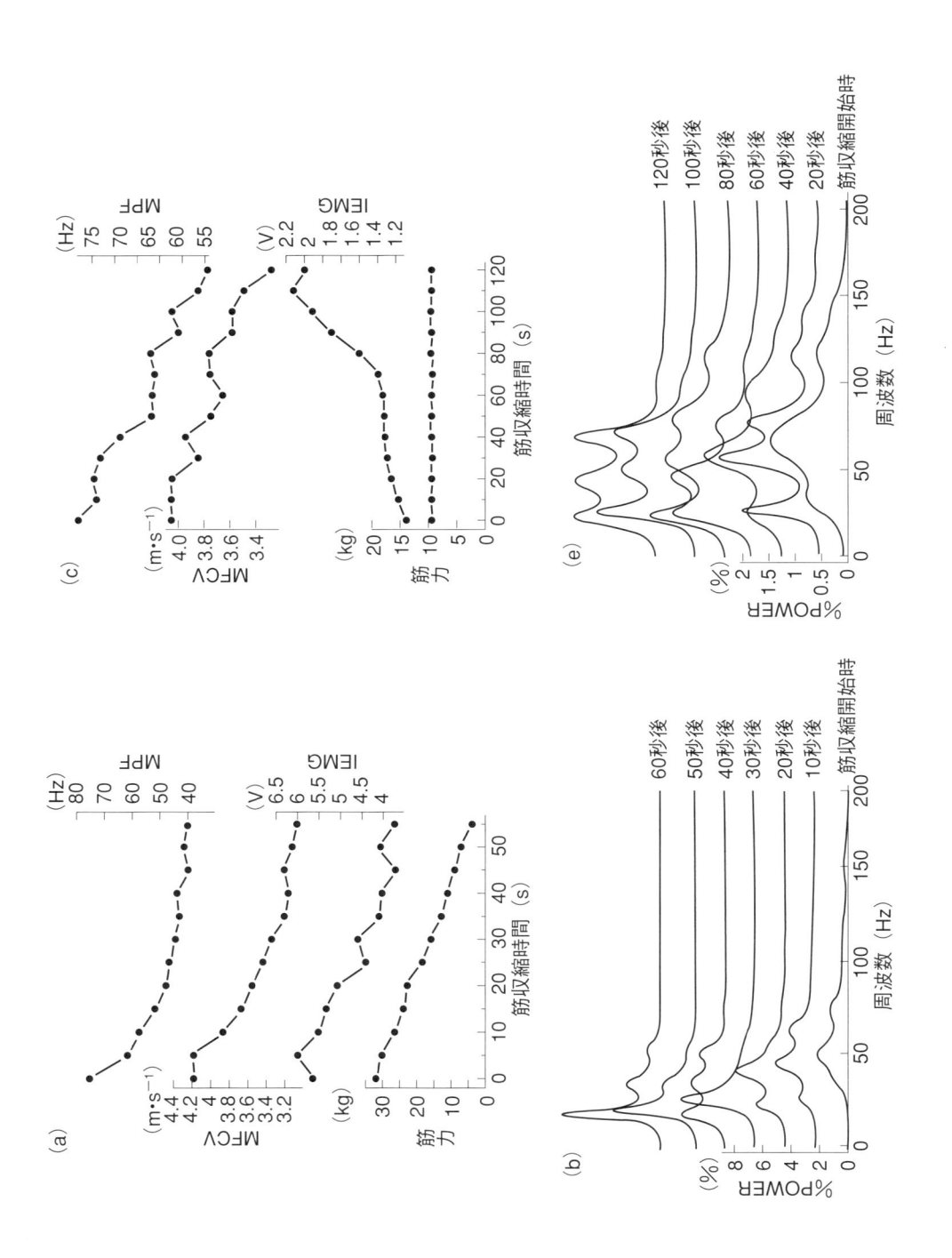

第3章　神経—筋機能の計測

(左ページ図) 図 3.34 1分間の最大等尺性収縮時および50%MVCを持続させた場合の筋力，IEMG，MFCV，MPFの変化
肩関節中間位，肘関節屈曲60°，前腕回内位にて測定，筋電図は微小表面電極列を用いて導出した．
(a) 上腕二頭筋の1分間の最大等尺性収縮中の筋力，IEMG，MFCV，MPFの変化
(b) 上腕二頭筋の1分間の最大等尺性収縮中の周波数パワースペクトルの変化
(c) 上腕二頭筋の50%MVC中の筋力，IEMG，MFCV，MPFの変化
(d) 上腕二頭筋の50%MVC中の周波数パワースペクトルの変化

④筋出力

筋出力を短時間の間に直線的に上昇させた場合，筋出力を増加させるために生じる運動単位の放電頻度の上昇やより大きな運動単位が動員されることを反映しMPFも増加するといわれている．

(3) 筋線維伝導速度の低下

筋線維伝導速度の項で述べる．

1．筋電図を用いて筋疲労からの回復程度を観察する

1) 計測の目的

さまざまな運動を生体に負荷する場合，筋の疲労の有無，できればその程度が把握できたら負荷する運動の強度，頻度決定に有用なことであることに間違いはない．また，ある運動から次の運動に移るとき，疲労が回復してから次の運動に移りたい考える場合，休息時間をどの程度とるのかについては，運動を行った筋の疲労回復状況が把握できれば良い目安となる．また，このような把握ができれば，筋の疲労回復に何が有効なのかというような検討も可能となる．このような場合，筋電図による筋疲労評価は有効となる．この計測デザインは，筋電図を用いてエクササイズ後の疲労回復過程を計測しようとするものである．

2) 計測の具体的方法

被検者の非筋疲労時の筋の電気的活動を把握するためにトレーニング前に最大等尺性収縮を行わせ，最大筋力と目的とする筋の筋電図を導出する．導出した筋電図を周波数分析し，周波数パワースペクトルおよびMPFを算出する．

次に実際のトレーニングを行わせ，トレーニング終了後は，15秒後，30秒後，1分後，2分後，3分後，5分後，7分後にトレーニング前と同様の計測を行い，経過中の最大筋力とMPFを求める．

a 周波数パワースペクトル　　　　　b MPFの変化

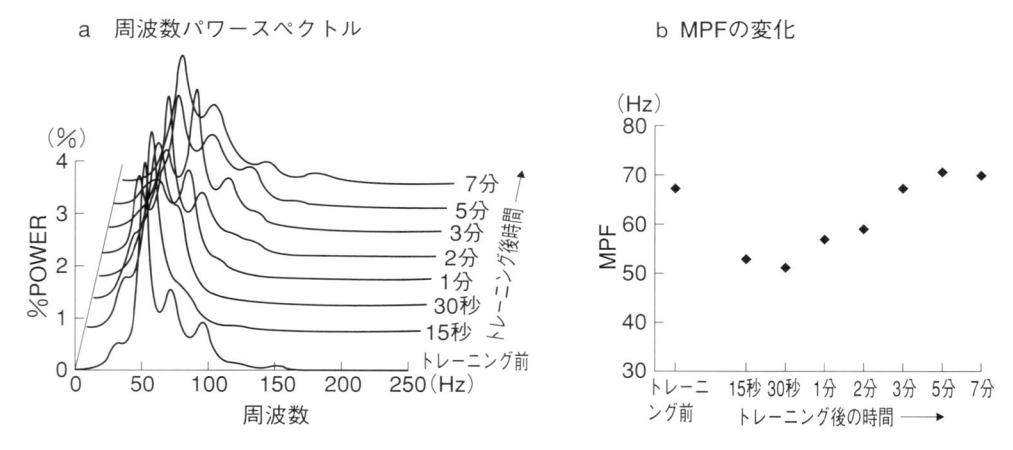

図3.35 症例Aのトレーニング前および終了後に計測した周波数パワースペクトルの変化
　a) トレーニング前後の周波数パワースペクトルの変化
　b) トレーニング前後のMPFの変化

3) 解釈と考察

図3.35は，1例の計測結果である．トレーニング終了15秒後の周波数パワースペクトルは，明らかな徐波化がみられMPFはトレーニング前に比べ低く，明らかな筋疲労が観察される．しかし，その後MPFは徐々にトレーニング前の値に近づき，トレーニング終了5分後ではMPFはほぼトレーニング前の値にまで回復しており，この時点で，筋疲労により生じる筋電図の低周波化は，ほぼ改善したといえる．このように，筋電図の周波数分析を用いることにより，疲労の回復過程を計測することが可能である．

2．筋電図を用いて神経筋疾患患者の筋の疲労性について観察する

1) 計測の目的

神経筋疾患患者は筋疲労性が高く，過度な負荷により筋力低下や症状増悪を招きやすいといわれている．この過用による筋力低下は，1915年，ポリオ患者においてはじめて提唱して以来，末梢神経障害，筋疾患，ギランバレー症候群，筋萎縮性側索硬化症患者などで多くの臨床報告がなされている．このような患者に運動療法を行う場合，その患者の筋疲労性について把握することが重要となるが，筋疲労性についての定量的な評価方法は，現在のところ見あたらない．この計測デザインは，神経筋疾患患者の1分間の最大等尺性収縮中の筋電図を計測することにより，神経筋疾患患者の筋疲労性を正常人と比較することにより，客観的に評価しようとするものである．

第3章　神経—筋機能の計測

2) 計測の具体的方法
①計測条件
　大腿四頭筋の筋疲労性を計測するテストを例にとると，計測姿勢は，座位で，股関節，膝関節90°屈曲位で行う．被検者に1分間の膝関節最大等尺性伸展を行わせ，その間の筋力，筋電図の変化から筋疲労性について観察した．膝関節伸展筋力は被験者の下腿下部1/3で圧センサを介して計測した．筋電図は，外側広筋より双曲導出法を用いて導出した．

②用いるパラメータ
　筋疲労を把握するパラメータとしては，筋力，筋電図積分値（IEMG）を利用し，1分間の最大等尺性収縮中5秒毎に各値を求め，その変化度を正常人と比較し，筋疲労性について把握した．

3) 解釈と考察
　図3.36の（図形，囲み中網）部分は，正常人36名（男性21名，女性15名，21歳から50歳）より求めた，各値の標準偏差の2倍の範囲（正常範囲）を示している．実線は，ニューロパチー患者32名の筋力，筋電図積分値の変化示している．ニューロパチー患者では，1分間の筋収縮中，筋力，筋電図積分値の減少率が正常人に比べ高く，高い筋疲労性を示すことがわかる．また，筋力低下が著しい患者ほど1分間の最大等尺性収縮終了時の筋力減少率，筋電図積分値減少率は高く高い筋疲労性がみられる（図3.37）．周波数分析を行いMPFやMDFを算出し筋疲労度を表す

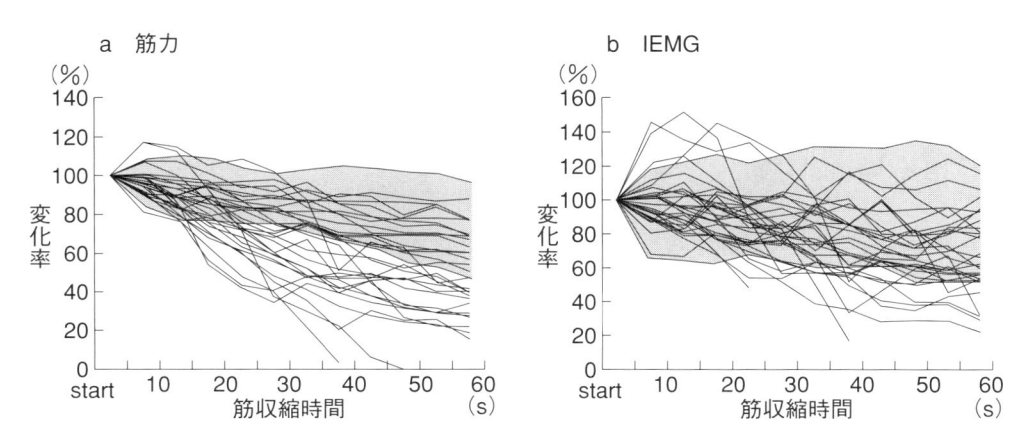

図3.36 ニューロパチー患者32名の1分間の最大等尺性収縮中の筋力，IEMG，MPFの変化率
アミフセ部分は正常人36名（男性21名，女性15名，21歳から50歳）より求めた正常範囲である．実践は，ニューロパチー患者（ギランバレー症候群15名，筋萎縮性側索硬化症13名，慢性脱髄性多発性神経炎2名，多発性神経炎1名，糖尿病性末梢神経障害1名）
a) 筋力変化率は，32名中18名が正常範囲を越えて減少，b) IEMG変化率は32名中9名が正常範囲を越えて減少し，高い筋疲労性がみられる．

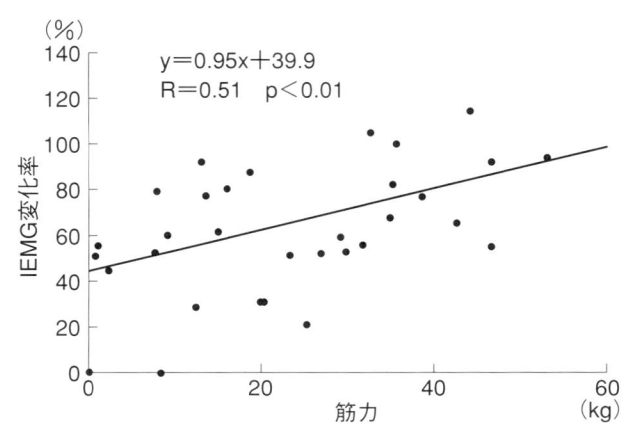

図 3.37 ニューロパチー患者における1分間の膝関節伸展最大等尺性収縮中の筋力と IEMG 変化率との関係．筋電図は外側広筋から導出した

こともできるが，ニューロパチー患者の場合のように1分間の筋収縮により筋電図積分値が著しく減少し，筋電図の振幅が極端に低下する場合，周波数分析結果より求める MPF，MDF は筋疲労の進行を充分に反映しなくなる．

筋線維伝導速度 (muscle fiber conduction velocity ; MFCV)

着目する生体現象

　筋線維伝導速度とは，神経筋接合部から筋線維の走行に沿って流れる活動電位の伝播速度のことである．言葉だけだと何となくわかりづらいが，筋線維上の活動電位の伝播を，図 3.5 に示すような，微小表面電極列で記録した筋電図から視覚的に観察すると理解しやすく，図 3.5 に現れる波形の伝搬する速度が筋線維伝導速度である．
　現在，筋線維伝導速度が生体の機能評価に応用されている例はほとんどない．筋線維伝導速度は，いくつかの生体の機能変化を反映し変化することがわかっているが，その中で応用できる可能性があると考えられるものとしては，①運動単位の性質により値が変化する，②筋疲労に伴い低下する，③筋線維直径と相関関係を示す，などがあげられる．

第 3 章　神経―筋機能の計測

機器特性

1．機器の原理

総論を参照．

2．センサの種類と特性

総論を参照．

3．機器の構成

総論を参照．

4．計測手順

1）電極設置部位を決定する

　表面筋電図は容積伝導に影響を受ける．神経筋接合部より離れた位置での筋電図は，神経筋接合部周囲の筋電図に比べなめらかで，図3.5に示したように筋線維の走行に沿ってほぼ形状が同じ波形が一定の時間差をもっているのが観察される．しかし，神経筋接合部がある程度の広がりをもっているため，神経筋接合部付近の筋電図は，反対方向に向かう波形が重なり合い，明らかな伝播が観察されない．筋線維膜の筋線維伝導速度は，筋線維全長にわたり一定と考えられているが，これらの理由により，表面筋電図で計測する場合，神経筋接合部の筋線維伝導速度は速い値を示す．そのため，表面筋電図より筋線維伝導速度を計測する場合は，神経筋接合部周囲は避ける必要がある．

2）筋線維の走行角度に沿って電極を設置する

　筋線維の走行角度と電極の設置角度が合っていない場合，計測される筋線維伝導速度の値は，実際の値より速い値を示す．図3.38は，筋線維の走行に対し電極を平行に設置した場合を基準として，電極を筋線維の走行に対し左右に5°ごとにずらした場合の筋線維伝導速度の変化を示したもので，筋線維の走行に対し電極の設置角度がずれるに従い計測上の筋線維伝導速度が速くなっているのがわかる．これは明らかに計測の誤りにつながる．この誤りを極力少なくするには，計測前に電気刺激，もしくは随意収縮を行わせ，隣り合う電極から計測した筋電図がある一定の時間差をもち，かつ波形がもっとも近似する電極の設置角度を決定し，そのうえで計測を行う必要

第 2 部 計測デザインの実際

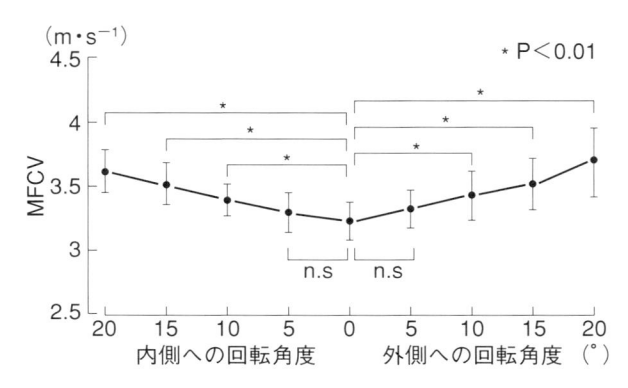

図 3.38 電極の設置角度のずれによる MFCV の変化
測定筋は上腕二頭筋で，測定肢位は背臥位，肩関節 90° 外旋位，肘関節 20° 屈曲位，前腕 90° 回外位で測定した．基準軸を上腕骨結節間溝と橈骨粗面を結んだ線，移動軸を微小表面電極列の中央線として，筋線維の走行と電極の設置角度が平行と考えられる基準軸と移動軸が平行になるよう電極列を設置した場合を 0°，基準軸に対し移動軸末端を内・外側方向へ各 5° ずつ 20° まで回転させた場合の MFCV 測定結果を示す．内・外側ともに電極の設置角度が 5° 以上ずれると MFCV が有意に速くなっている．

がある．また，筋線維の末端を電気刺激すると刺激された筋線維上の皮膚が収縮時にわずかに陥没するため，皮膚上に現れる陥没部の線がほぼ筋線維の走行と考える方法もある．

3）筋線維伝導速度計測法を選択する

筋線維伝導速度計測に用いる電極は，表面筋電図測定によく用いられる皿電極でも可能だが，微小表面電極列を用いた方が容易である．筋線維伝導速度は，筋線維の走行に沿って設置した電極より 2 つの筋電図を導出し，2 つの筋電図を導出した電極の距離を導出した 2 つの筋電図波形に観察される遅延時間で除して求められる．筋線維伝導速度の計測方法は，大きく分けると，随意収縮中の活動電位より計測する方法と，筋線維を電気刺激して得られる誘発電位より計測する方法[16]がある．計測上の難しさでいえば，随意収縮による方法に比べ誘発電位による方法は簡単であり，再現性も良い．誘発電位による計測方法で，1 週間の間隔をあけて 2 度計測しその変動をみた結果，最大でも 7% 以内の範囲であった．また，随意収縮時の計測により得られる筋線維伝導速度は，電気刺激時に比べ速い値を示し，かつ，計測値のばらつきが大きいと報告されている．そのため，比較検討する場合はどちらかの測定方法に統一する必要がある．

①随意収縮による方法

随意収縮中，表面電極により導出した干渉波より，筋線維伝導速度を計測する方法である．基本的に等尺性収縮中の計測となる．関節運動を伴う筋収縮では，電極の位置に対する神経筋接合部の位置が大きくずれ，また，筋長も変化するため筋線維伝導速度の計測は困難である．

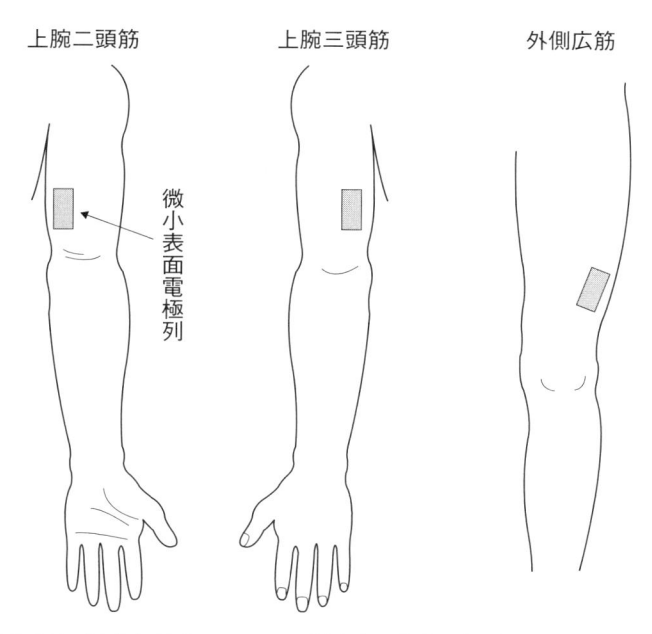

図 3.39 随意収縮中の MFVC 計測時の微小電極列の設置部位の例

　現在までに表面電極で随意収縮中の筋線維伝導速度が計測可能と考えられている主な筋は，上腕二頭筋，上腕三頭筋，外側広筋，僧帽筋，前脛骨筋などである．表面電極で計測するためには，筋線維が最低でも数 cm 直線的に走行し，かつ，随意収縮中の計測では，その間に神経筋接合部がないことが必要であるため，計測されている筋は比較的少ない．また，脊柱起立筋やヒラメ筋など表面電極列を使用しても，神経筋接合部の明確な位置や神経筋接合部からの双方向への波形の伝播が観察できない筋もあり，この場合筋線維伝導速度の計測は非常に困難である．

　図 3.39 に，上腕二頭筋，上腕三頭筋，外側広筋の筋線維伝導速度測定時の微小表面電極列設置位置の例を示す．上腕二頭筋，上腕三頭筋は，筋線維の走行が上腕骨の長軸とほとんど平行なため，電極設置は比較的容易である．しかし，外側広筋は，筋線維の走行が大腿骨の長軸に対し，ある程度の角度をもち，個人差もあるため電極設置角度に注意を要する．どの筋の場合でも，神経筋接合部を避ける必要がある．神経筋接合部の分布の形は，個人により，また，筋により異なるので注意が必要である．

②誘発電位による方法

　筋線維の末端に電気刺激を加え，筋線維を直接刺激して得られる誘発電位から筋線維伝導速度を計測する方法である．図 3.40 に上腕二頭筋と内側広筋の筋線維伝導速度計測時の，電気刺激部位，微少表面電極列設置部位の 1 例を示す．アース電極は，電気刺激部位と電極の中間に置く．

　電気刺激に関しては，筆者は，持続時間 $0.2\,\mathrm{m\cdot s^{-1}}$ の矩形波を使用し，刺激頻度は 1 Hz としている．筋を直接電気刺激して筋線維伝導速度を計測する場合，筋線維伝導速度は，刺激強度の

第 2 部　計測デザインの実際

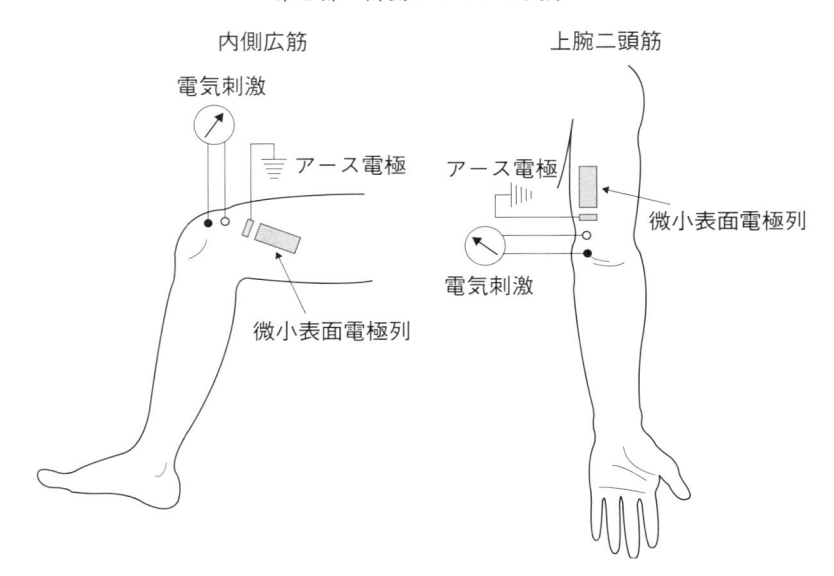

図 3.40 上腕二頭筋と内側広筋の電気刺激部位と電極設置部位

変化に影響されない[16]．そのため，刺激強度は電気刺激部位にもっとも近位に位置する電極から導出した筋電図からもっとも遠位に位置する電極から導出した筋電図にかけて，一定の潜時差をもった陰性ピークをもつ波形が得られる強度とする場合が多い．

4）遅延時間算出法を選択する

　筋線維伝導速度は，電極間距離を 2 つの筋電図の遅延時間で除して算出する．ここで問題となるのが，筋電図の遅延時間の算出方法である．遅延時間の算出方法は，陰性ピークの時間差を計測する方法，zero-crossing 法，相互相関法などが用いられている．算出は，コンピュータ上で行うことになるが，遅延時間が 100 μs 単位になることが多いため，この場合のサンプリング周波数は 10000 Hz 以上が望ましい．

①陰性ピークの時間差より算出する方法

　筋電図の陰性ピークの遅延時間を算出する方法で，主に誘発電位を用いた場合や運動単位電位を導出し，運動単位の筋線維伝導速度を計測する場合に用いられる．図 3.41 は，誘発電位を用いた方法で得られた筋電図である．もっとも上の筋電図（第 1 波形）が電気刺激部位にもっとも近い電極より導出したもので，もっとも下の筋電図（第 7 波形）が電気刺激部位からもっとも遠い電極から導出したものである．第 1 波形の陰性ピークの潜時と第 7 波形の陰性ピークの潜時差を両波形間の遅延時間とする．第 1 波形と第 7 波形の電極間距離は 3 cm である．この場合の筋線維伝導速度は次ページの式より算出することになる．

第3章 神経―筋機能の計測

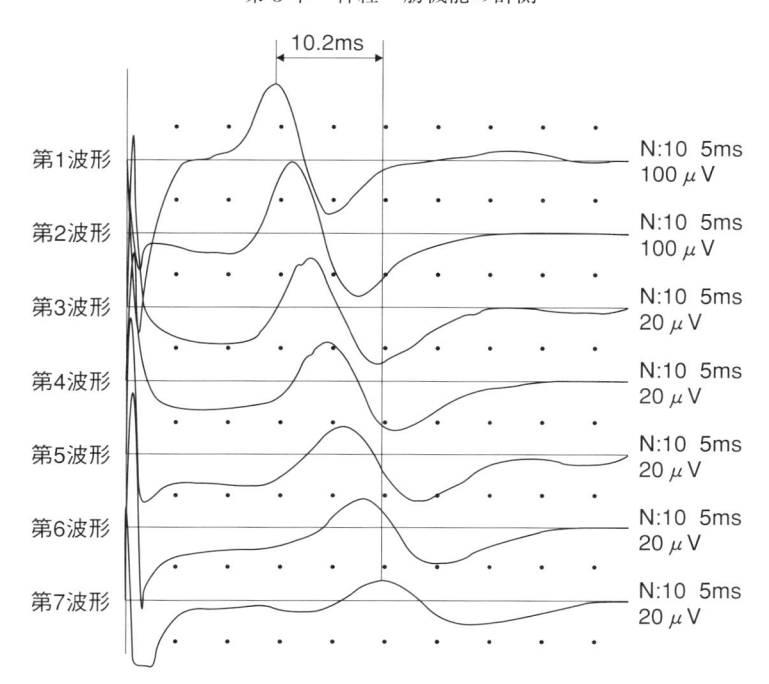

図 3.41 左変形性膝関節症患者（70歳，女性）の内側広筋 MFCV 計測結果
第1波形と第7波形の電極間距離 3 cm を遅延時間 10.2 ms で除すことにより，2.94 m・s^{-1} という結果が得られる．

$$筋線維伝導速度(\mathrm{m \cdot s^{-1}}) = \frac{第1波形と第7波形の電極間距離}{(電気刺激から第7波形陰性ピークまでの時間) - (電気刺激から第1波形陰性ピークまでの時間)}$$

② **zero-crossing 法**

2つの筋電図間の基線を横切る時点の遅延時間を算出する方法である．随意収縮による方法でMFCV を測定する場合に用いられることがある．

③ **相互相関法**

相互相関演算を用いて，波形の遅延時間を算出する方法である．もっとも用いられる頻度の高い方法である．図 3.42 は相互相関法による，波形間の遅延時間算出の概要を示したのもである．筋線維に沿った異なる2つの場所より導出された筋電図をそれぞれ x(t)，y(t) とし，この波形間の遅延時間を相互相関関数を用いて算出する．もし2つの波形がまったく同じ波形で，ただ時間的なズレをもつ波形であるなら，相互相関関数の最大値は1となり，その最大値の x 軸の値が，2つの波形間の遅延時間となる．しかし，実際の測定上，2つの波形がまったく同じであることはほぼなく，標準化した相互相関関数は1以下となる．そして，この値は筋線維伝導速度計測の正確性を示すことになる．たとえば，電極の設置位置が筋線維の走行と合っていなければ，2つの波形の形状はあまり似ていないものとなり，相互相関関数は低い値を示し筋線維伝導速度計測

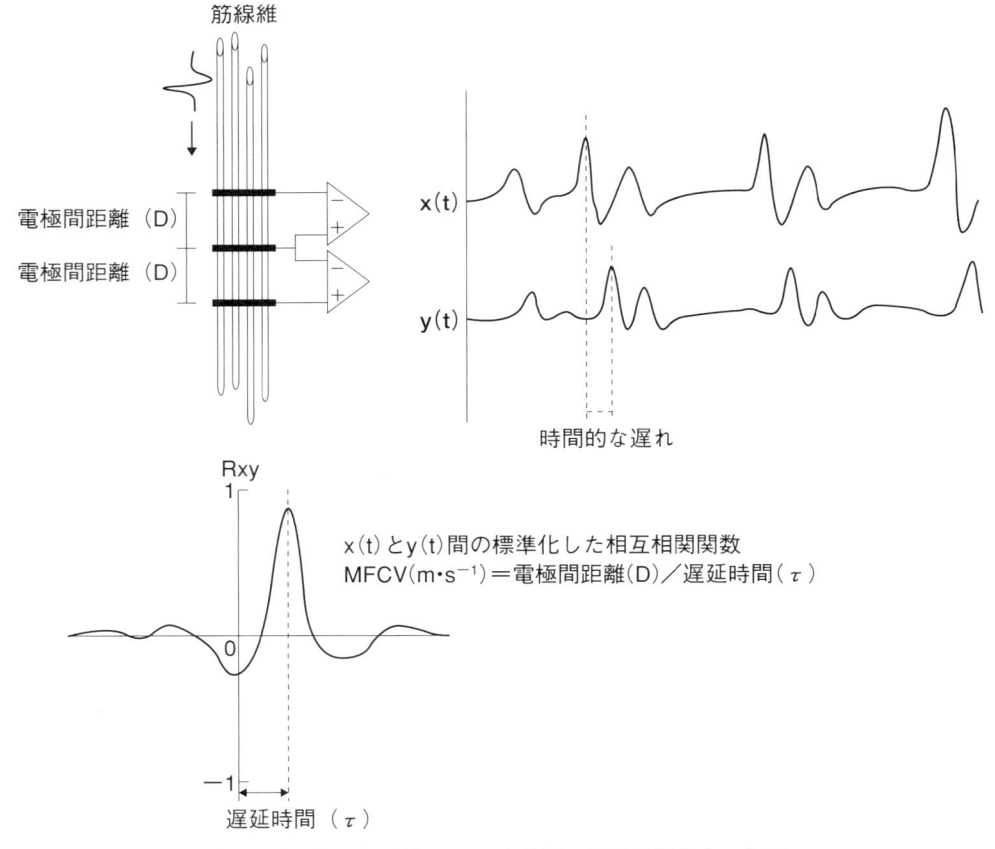

図 3.42 相互相関法による波形間の遅延時間算出の概要

の正確性も低いということになる．筋線維伝導速度を計測するうえで相互相関関数は随意収縮による方法で 0.7 以上，電気刺激による方法で 0.9 以上であることが望ましい[17]．

5）その他の測定上の注意点
①温度
　温度の上昇に伴い筋線維伝導速度は上昇する．報告により異なるが，温度 1° の上昇により，筋線維伝導速度は $0.08\,\mathrm{m\cdot s^{-1}}$ から $0.2\,\mathrm{m\cdot s^{-1}}$ 上昇するといわれている．筆者の施設で行った実験では，皮膚温が 15° から 32° の間では，温度 1° の上昇により，筋線維伝導速度は平均 $0.09\,\mathrm{m\cdot s^{-1}}$ 速くなった．

②筋長
　筋長が長くなるに従い，筋線維伝導速度は遅くなるといわれている．そのため，筋線維伝導速度計測時は，筋長を一定にすることが必要であり，そのため関節角度は一定とするのが望ましい．

第 3 章　神経―筋機能の計測

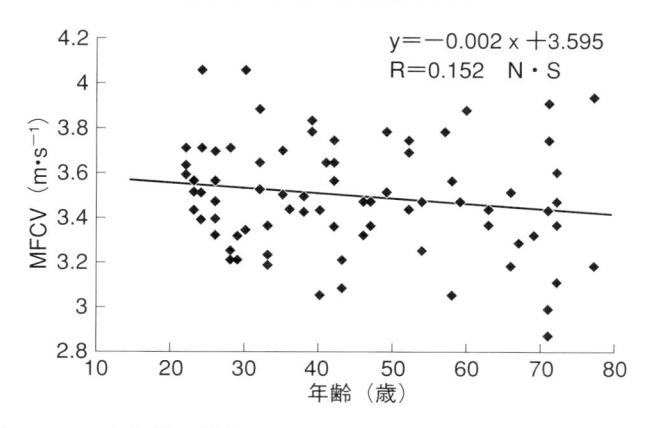

図 3.43　MFCV と年齢の関係
健常成人 80 肢（男性 36 肢，女性 44 肢），平均 44.5±16.8 歳，20 歳代 21 肢，30 歳代 15 肢，40 歳代 15 肢，50 歳代 10 肢，60 歳代 8 肢，70 歳代 11 肢を対象としている．計測筋は内側広筋で，計測方法は，誘発電位による方法を用いて計測している．

③年齢

年齢により筋線維伝導速度が低下するという報告と年齢とは関係ないという報告がある．図 3.43 は，筆者らが行ったもので内側広筋の筋線維伝導速度と年齢との関係を示したものである．筆者らが行った実験では，年齢と筋線維伝導速度との間に関係はなかった．

5. 利用できるパラメータ

筋線維伝導速度の単位は，$m \cdot s^{-1}$ が用いられる．

計測デザイン

【筋電図を用いた筋線維伝導速度計測結果の解釈】
一般的に使用されている基準値は現在のところほとんどないため，各施設で作成する必要がある．電気刺激を用いて内側広筋の筋線維伝導速度を計測した場合，筆者らが作成した基準値は，$3.01 \sim 3.97 \, m \cdot s^{-1}$（健常成人 80 肢，男性 36 肢，女性 44 肢，年齢 22～77 歳を対象とした）である．しかし，随意収縮時に計測される筋線維伝導速度は，電気刺激時に計測されるものに比べ速い筋線維伝導速度を示すため，計測結果も異なる．上述したように筋線維伝導速度は，いくつかの生体の機能変化を反映し変化することがわかっているが，その中で応用できる可能性があるものについて説明すると以下のようになる．

（1）運動単位の性質を推測する
筋線維伝導速度は，運動単位の性質により異なった値を示すとされる．運動単位は，支配している筋線維の収縮時間，収縮張力，組織・生化学的特性（ATP 分解酵素活性，エネルギー代謝

特性，筋疲労耐性）などにより，FF（Fast, Fatiguable），FR（Fast, Fatigue-resistant），S（Slow, Fatigue-resisitant）に大別される．一般にFFの運動単位の筋線維伝導速度は速く，FR，Sの順に筋線維伝導速度は遅くなる．そのため，筋線維伝導速度が速ければFFやFRの運動単位の割合が多く，遅ければSの運動単位の割合が多いことを示す．

（2）筋疲労を把握する

筋線維伝導速度は，筋疲労進行中に見られる細胞内や間質のpHの低下により遅延することやイオン濃度の変化によっても影響を受け，筋疲労の進行に伴い遅くなることはよく知られている．

（3）筋線維の直径変化を把握する

筋線維伝導速度は筋線維の太さと関係し，筋線維が太いほうが筋線維伝導速度は速くなると報告されている．また，筋線維伝導速度の測定部位の周径と筋線維伝導速度が相関するという報告も多い．筋線維伝導速度は筋の廃用状態を非侵襲的に評価できる可能性のあるパラメータである[16]．

1．筋電図を用いて骨関節疾患患者の内側広筋筋線維伝導速度を計測し，廃用性筋力低下の程度の評価としての妥当性を検討する

1）計測の目的

筋線維伝導速度が筋の廃用状態を電気生理学的に評価できる可能性をもつ1つの方法であることはすでに述べた．しかし，筋の廃用状態の評価として筋線維伝導速度が広く使用されているわけではない．この計測デザインは，主に廃用性筋萎縮により筋力低下が生じると考えられる下肢の骨関節疾患患者の膝関節最大等尺性伸展筋力と内側広筋の筋線維伝導速度の関係について観察し，筋の廃用状態の評価としての筋線維伝導速度の臨床評価としての有効性について検討するものである．

2）計測の具体的方法

計測方法は，誘発電位による方法を用い，遅延時間は，陰性ピークの時間差を測定して算出する方法を用いる．具体的な計測方法は，上述した計測方法に準ずる．また，遅延時間を算出する波形は，10～20回加算平均した波形を用いた．皮下脂肪の多い例，浮腫が認められる例，著しい筋萎縮を示す例などでは，誘発電位が観察できない場合も多い．このような場合は，刺激電極を少し強く筋に対して押しつけたり，刺激部位を移動させ誘発電位が観察できる刺激部位を探すことが必要となる．

3）解釈と考察

図3.44は，下肢の骨関節疾患患者の膝関節最大等尺性伸展筋力と内側広筋の筋線維伝導速度との関係を示しており，両者の間に有意な相関関係が認められる．また，図3.45は対象例の中で

第 3 章　神経—筋機能の計測

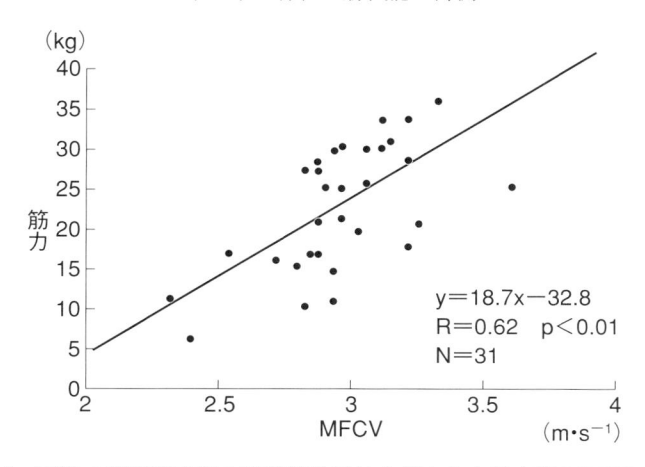

図 3.44　下肢の骨関節疾患の膝関節伸展最大筋力と内側広筋 MFCV の関係
　下肢の骨関節疾患患者，女性 31 名，平均年齢 72.6 歳（70 歳から 77 歳），内訳は変形性股関節症 25 名，変形性膝関節症 4 名，膝蓋骨骨折 2 名である．MFCV と筋力の間に有意な相関関係が認められる．筋力計測時には，関節痛を伴わない例のみを対象としている．

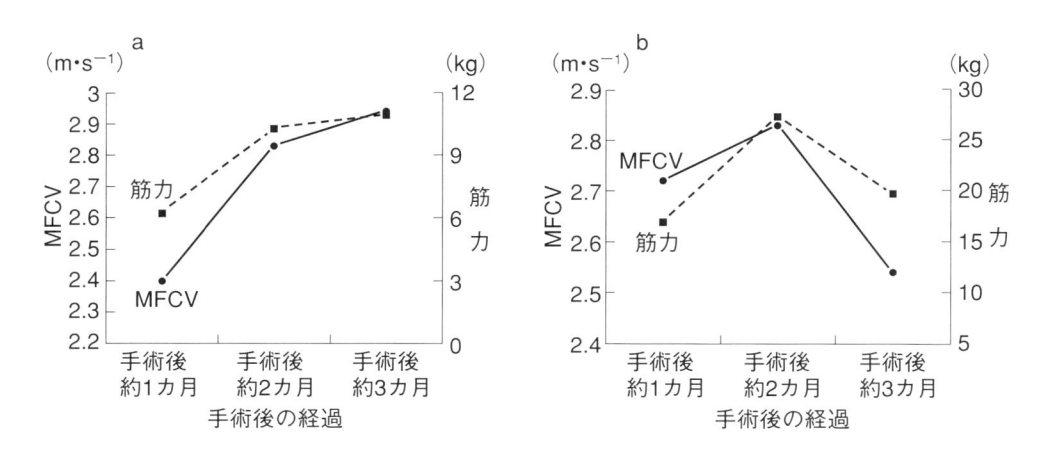

図 3.45　人工股関節術後の内側広筋 MFCV と膝関節伸展筋力の経過
　a) 70 歳，女性，左変形性股関節症，b) 71 歳，女性，左変形性股関節症の人工股関節置換術後の内側広筋 MFCV と膝関節伸展筋力の経過を示している．MFCV の変化は手術後の筋力の経過と同じような経過を示している．

　内側広筋の筋線維伝導速度と膝伸展筋力の経時的変化を観察できた 2 症例で，共に変形性股関節症で人工股関節置換術術後の変化を示している．2 症例の内側広筋の筋線維伝導速度と膝伸展筋力は，経過中同じような変化を示し，筋線維伝導速度は筋の廃用性筋力低下を反映し変化している可能性がある．

2. 筋電図を用いて神経筋疾患患者の1分間の膝関節伸展最大等尺性収縮中の筋線維伝導速度の変化を観察し，神経筋疾患患者の筋疲労性について観察する

1) 計測の目的

筋線維伝導速度は，筋疲労の進行に伴い遅延するため，筋疲労を観察できる1つのパラメータであることはすでに述べた．この計測デザインは，その特徴を利用して，神経筋疾患患者の筋疲労性を観察するためのデザインである．

2) 計測の具体的方法

計測姿勢，運動負荷方法は，筋疲労の項で述べた筋電図で神経筋疾患患者の筋疲労性について観察する計測デザインと同じである．筋線維伝導速度の計測は，外側広筋より行った．外側広筋の随意収縮中の筋線維伝導速度測定における微小表面電極列設置位置は，膝蓋骨より数 cm 上である．

微小表面電極列で持続的に筋収縮を行わせた場合の神経筋接合部の位置を観察していると，関節のわずかな動きや筋収縮力の変化により，神経筋接合部が皮下で移動していることが観察される．そのため，計測時には，計測している筋電図の中に神経筋接合部上の波形をモニタし，神経筋接合部の位置を確認しながら行い，分析時に神経筋接合部周囲のその前後の波形を完全に除去できるようにしておくことが望ましい．サンプリング周波数は 10000 Hz とした．

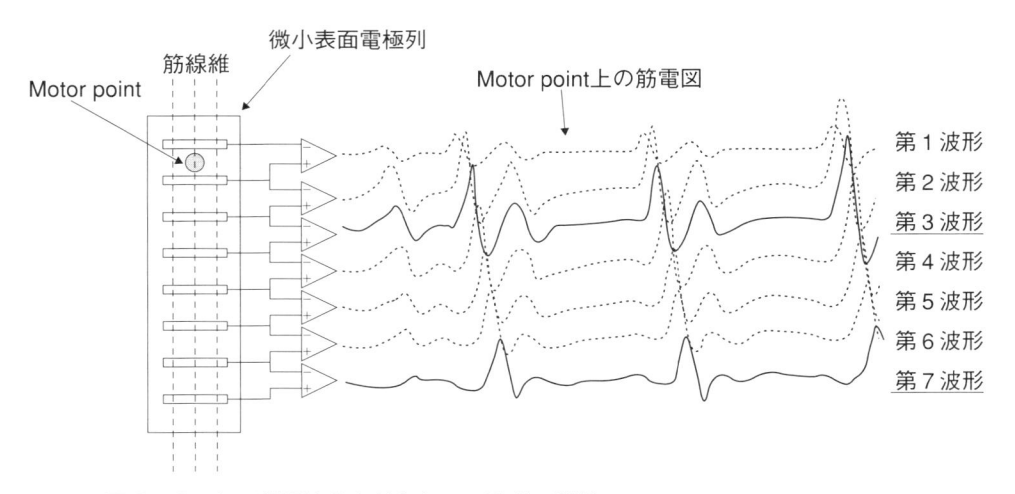

図 3.46 相互相関演算を行うための波形の選択
第1波形が神経筋接合部上の波形と考えられるため，この場合，神経筋接合部周囲の第1，第2波形を分析対象から避け，第3波形ともっとも離れた位置の電極から導出した第7波形を対象として相互相関演算を行う．

第3章 神経—筋機能の計測

波形間の遅延時間の算出は，相互相関法を用いる．筋収縮開始から5秒ごとに筋線維伝導速度を算出し，1分間の最大等尺性収縮中の筋線維伝導速度の経時的変化を求めようとした場合，次のような分析を行う．微小表面電極列で測定した筋電図の中で，神経筋接合部周囲の波形を除いた2つの波形を選択する．図3.46は，1分間の最大等尺性収縮開始直後の筋電図であるが，この場合，第1波形が神経筋接合部の波形と考えられるため，遅延時間の算出は第3波形と第7波形間より求めることにする．この場合，電極間の距離差は20 mmとなる．筋収縮開始から筋電図の振幅が最大になる点から5秒間ごとに筋線維伝導速度を算出するために相互相関演算を行うが，サンプリング周波数が10000 Hzで5秒間，つまり50000ポイントのデータを一度に相互相関演算を行うとかなりの時間を必要としてしまうため，5秒間の中でランダムに1000ポイント前後（時間では0.1秒となる）を10区間選択し，その区間ごとに相互相関演算を行い，10区間の遅延時間の平均値を，5秒間の平均的な遅延時間とする．

3）解釈と考察

図3.47は，神経筋疾患患者8例の計測結果である．1分間の膝関節伸展最大等尺性収縮中，全例筋疲労進行に伴い，筋線維伝導速度が低下しているのがわかる．このように分析すると，神経筋疾患患者にみられる高い筋疲労性を筋線維伝導速度の変化から観察することができる．

筋電図から筋疲労を把握できるパラメータは，筋線維伝導速度の他に，周波数分析，筋電図積分値などがある．筋線維伝導速度は，その中で唯一，筋疲労に伴う生体の純粋な生理的な変化を示すパラメータで，その意味では，非常に重要なパラメータである．しかし，筋疲労進行に伴う変化量としては，筋線維伝導速度に比べMPFや筋電図積分値の方が大きく，筋線維伝導速度は，MPFや筋電図積分値より筋疲労の進行の程度をやや捉えづらい欠点をもつ．

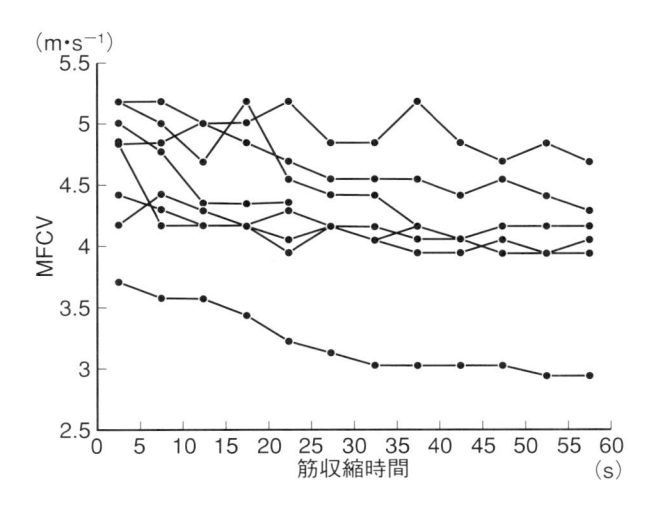

図3.47 ニューロパチー患者8名（ギランバレー症候群4名，筋萎縮性側索硬化症3名，多発性神経炎1名）の1分間の膝関節伸展最大等尺性収縮中の外側広筋のMFCV変化

第 2 部　計測デザインの実際

引用文献
1) 石川陽事，他：ME 早わかり Q & A 7．南江堂，1993．
2) 鈴木良次，佐藤俊輔，他：生体信号―計測と解析の実際―．コロナ社，1989．
3) 大西秀明・八木　了，他：歩行および立位保持中の膝窩筋筋活動について．理学療法学 26：226-230，1999．
4) 中馬孝容，真野行生：パーキンソン病．総合リハ 28：805-810，2000．
5) Cavanagh PR, Komi PV：Electoromechnical delay in human muscle under concentric and eccentric contractions. Eur J Appl Physiol 42：159-163, 1979.
6) Taylor AD, Bronks R, et al：Myoelectric evidence of peripheral muscle fatigue during exercise in severe hypoxia：Some references to m. vastus lateralis myosin heavy chain composition. Eur J Appl Physiol 75:151-159, 1997.
7) 柳沢信夫，柴崎　浩：神経生理を学ぶ人のために．医学書院，1990．
8) 木村　淳：誘発電位と筋電図―理論と応用―．医学書院，1990．
9) 村上忠洋，下野俊哉，他：神経伝導検査を理解するために．愛知県理学療法士会会誌 12：23-30，2000．
10) Imura S and Kishikawa M et al：Changes in the H-reflex amplitude caused by fluctuation of stimulus frequency. J Phys Ther Sci. 9：111-119, 1997.
11) 千野直一：臨床筋電図・電気診断学入門，医学書院，1997．
12) 藤原哲司：筋電図．誘発電位マニュアル．金芳堂，1992．
13) Funase T and Imanaka K et al：Excitability of the soleus motoneuron pool revealed by the development slope of the H-reflex as refex gain. Electromyor Clinic Neurophysol. 34：477-489, 1994.
14) Funase K and Higashi T et al：Evident differece in the excitability of the motoneuron pool between normal subjects and patients with spasticity assessed by a new method using H-reflex and M-response. Neurosci lett. 203, 127.
15) 中角祐治，広瀬和彦，他：急性期血漿交換療法が有効であった Guillain-Barre 症候群．神経内科 23：257-261，1985．
16) 近藤国嗣：脳卒中片麻痺患者の筋線維伝導速度と筋萎縮に関する研究．リハ医学 36：477-484，1999．
17) Merletti R and Fnaflitz et al：Electrically evoked myoelectric signals：CRC Critical Reviews in Biomedical Engineering. 19：293-340, 1992.

筋力計測機器

　筋力計測はリハビリテーション医療に携わる臨床家が行う種々の計測の中でも頻度が高く，かつ専門職としての高度な知識・技術が必要とされる代表的な計測である．現在もっとも普及している筋力測定法は徒手筋力検査（manual muscle testing；MMT）であり，わが国では Daniels らや Kendal らの MMT が広く用いられている．MMT は，対象者が重力や検者の徒手抵抗に抗して発揮しうる筋力を検者の主観によって順序づけする方法である．MMT の利点は器具を必要としないため計測場面を選ばないことと，グレードが定義づけされており筋力の大きさを具体的にイメージしやすいことである．欠点は，順序尺度であるためグレード間の間隔が一定ではなく，

4（Good）以上のグレードに相当する筋力の幅がそれ未満のグレードに比して非常に広いこと，そしてグレード判定の正確性と客観性に欠けることである．そのため実際には筋力が増加しているにもかかわらず，MMTではその変化を捉えられないという現象が起こったり，検者によって判定結果が異なってしまうなどの不具合が生じる．

現在，筋力計測法の世界標準は等速性筋力評価訓練機器（以下，トルクマシン）を用いる方法である．関節を運動中心とした肢節の角運動の強さを機械的に計測し，それを物理量で表示するため，計測値は連続尺度であり，かつ検者の主観的な判定によらないという利点をもつ．しかしこれらの機器は高価であり多くの施設で利用されているとは言い難い．また計測する関節運動ごとに機器の設定を変更する必要があること，そして大きく重いために，機器が設置されている場所でのみ計測が可能であり，ベッドサイドや在宅で使用することは不可能である．hand-held dynamometer（以下，HHD）は操作の簡便さに加えて，トルクマシンに比べ安価で可搬性に優れ，測定値が力の大きさという物理量で示されるなど，MMTとトルクマシンの欠点を補い得る計測器具である．しかし，検者が手に持って計測する機器であるために，計測者の技術に計測値の信頼性が左右されてしまう可能性がある．

本項では計測という観点から，筋力計測機器として計測値が物理量で得られるトルクマシンとHHDを取り上げ，それぞれの計測法について解説する．

着目する生体現象

1．筋張力と関節トルク

筋力とは筋が収縮することによって発生する張力，あるいはそれを生み出す筋の能力のことである．筋単体の収縮張力はその横断面積に比例する．$1\,cm^2$ あたりの筋収縮力は約60Nあるいは5〜6kgfといわれており，これを筋の絶対筋力という．生体では直接的に筋の張力を計測することは不可能であるから，筋収縮によって引き起こされる関節を運動中心とした体節の角運動の大きさを関節トルクとして計測することで間接的に筋張力を推定しなくてはならない．

2．筋力と筋持久力

一般に「筋力（muscle strength）」という場合は瞬間的に発揮できる最大筋力を示し，「筋持久力（muscular endurance）」は一定の筋力をどれだけ長い時間維持できるかという能力を示す．筋力が低下した病態は筋力低下，筋持久力の低下は易疲労性という．

3. 筋収縮の種類

　筋張力によって運動が起こったり，運動を停止させたり，また一定の姿勢を保持することが可能となる．筋張力は筋収縮が産み出す力のことであるから，筋の長さが変わらなくとも（等尺性収縮），あるいはそれが短縮しながらでも（求心性収縮），また伸張しながらでも（遠心性収縮）筋張力は関節運動を調節している．そしてそれらの関節運動が巧みに協調し合うことでヒトの運動が成立する．
　筋収縮の分類は筋の長さの変化という観点から以下のように分類される．
①求心性または短縮性収縮（cocentric contraction）
　筋が短縮しながら張力を発生させる収縮様式のこと．与えられた抵抗に打ち勝つだけの張力を発生させ，結果として筋の短縮が起こる．
　例：重錘を持ち上げるときの上腕二頭筋の収縮．
②遠心性または伸張性収縮（eccentric contraction）
　筋が伸張しながら張力を発生させる収縮様式のこと．与えられた抵抗が筋張力よりも大きい場合，筋は収縮しても伸びる．
　例：持ち上げた重錘をゆっくりテーブルに戻すときの上腕二頭筋の収縮．
③等尺性収縮（isometric contraction）または静止性収縮（static contraction）
　筋が収縮しても筋の全長に変化のない（あるいは関節運動が起こらない）状態．
　例：持ち上げた重錘を一定の高さに保持しておくときの上腕二頭筋の収縮．
　この他，筋にかかる抵抗量と関節運動速度の観点から以下の様式がある．
④等張性収縮（isotonic contraction）
　筋の張力が変化しない収縮をいう．
⑤等速性収縮（isokinetic contraction）
　可動域にわたって一定角速度で関節運動が行われる場合をいい，機械的な制御が必要である．筋力評価や筋力増強練習の場面で主に用いられる．

4. 速度—張力関係

　筋収縮によって筋の長さが短縮するとき，筋に加えられた負荷が大きくなれば短縮する速度は遅くなり，負荷が小さければ短縮速度は速くなる．そして筋張力と負荷の大きさが等しい場合は筋は短縮も伸張もせず速度は0となる．筋張力よりも負荷が大きくなれば筋は伸張され，負荷が大きいほど伸張速度が速くなる（図3.48a）．これは摘出筋の場合であるが，生体筋では若干異なることが知られている．たとえば膝関節筋群の求心性収縮では速度の増加に伴い筋力は減少するが，遠心性収縮では速度の増加に伴う筋力の増加はわずかとなる[1]（図3.48b）．

a. 摘出筋

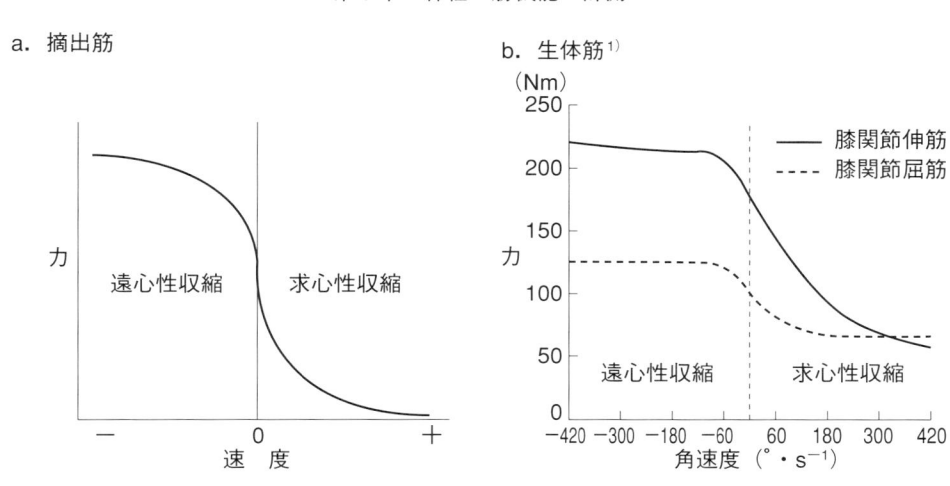

b. 生体筋[1]

図 3.48 速度—張力関係[1]
速度は筋が短縮する場合を (+)，伸張される場合を (−) とした

5．長さ—張力関係

　摘出筋を静止状態におき徐々に伸張すると，自然長（筋収縮のない状態の長さ，人体ではおよそ関節可動域の中間位の長さに相当する）付近から急激に張力の増加をみる．これは静止張力と呼ばれ，主として筋の結合組織や膜構造の弾性によって起こる．また筋の長さを変えて強縮を行ったときに得られる全張力から静止張力を引くと，筋収縮により発生した活動張力となる．活動張力は自然長までなら筋が長くなるにつれ増加するが，それを越えると徐々に減少する[2]（図 3.49）．このように筋はもっとも伸長された位置で最大張力を発生するとされている．もっともこれは筋単体の場合であり，人体の関節運動の大きさとは異なることに注意が必要である．関節運動の大

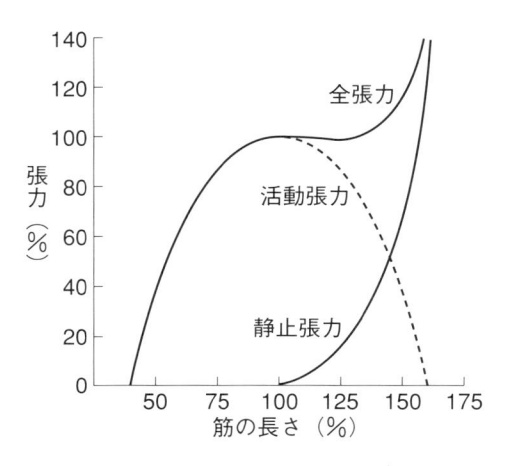

図 3.49 長さ—張力関係[2]

きさは理論的に筋（腱）の骨への付着角度が直角の場合に最大となり，それはおおよそ関節可動域の中間位付近にあたる．

機器特性

■トルクマシン

わが国では種々の製品が市販されているが，普及度が高い製品として Cybex Medical 社製 CYBEX 770 NORM（以下，サイベックス）と Biodex Medical Sytems 社製 BIODEX SYSTEM 3（以下，バイオデックス）が知られている（図 3.50）．

1．機器の原理

レバーアームの回転中心を該当関節の運動中心に合わせ，体節をレバーアームに固定することで，体節運動をレバーアームの運動に置き換えて，当該関節の角度・角速度・角加速度，および当該関節中心の関節トルクを計測するものである．任意の角速度を設定すると，サーボモータはそれ以上の角速度でのレバーアーム運動を抑制する．つまりレバーアームにいかなる大きな力を与えても，設定角速度を超えた角運動は起こりえず，レバーアームは設定された角速度運動を続けることになる．そのときのレバーアームの角度変化と，レバーアームの回転中心にかかる力の大きさ，言い換えるなら設定角速度以上の運動を行わせようとする力の大きさを計測する．臨床場面で計測対象となるのは，開放運動系（open kinetic chain；OKC）の関節運動が多いが，上下肢の屈曲・伸展時の足底面あるいは手掌面にかかる荷重力を計測することで閉鎖運動連鎖

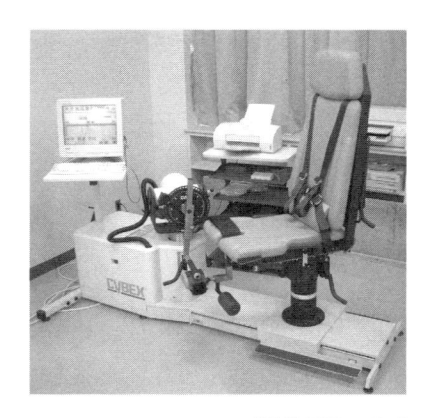

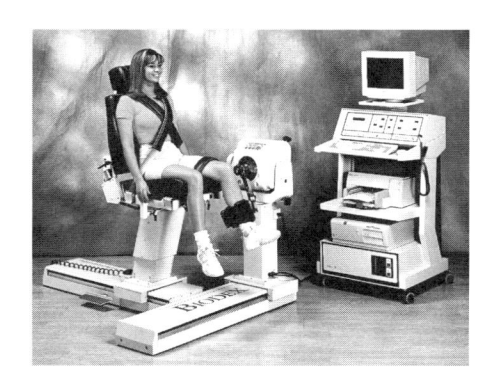

図 3.50 サイベックスとバイオデックス

第3章 神経—筋機能の計測

(closed kinetic chain；CKC) による運動の大きさも計測できる．ただし，体幹部を固定しているため厳密には CKC とはいえない．

トルクマシンによる筋力計測の計測姿勢は基本的に重力を除した運動ができるような設定になっていない．そのため求心性収縮を用いた筋力計測では，少なくとも対象とする体節と使用するアタッチメントの重量を重力に逆らって運動させることができる筋力，すなわち MMT で 4 (GOOD) 以上の筋力が必要とされる場合がある．

2．センサの種類と特性

トルクマシンによって計測されるパラメータはレバーアームを介してダイナモメータの回転中心軸に伝わる力の大きさ，そして回転中心軸の回転角度（＝レバーアームの角度）と回転角速度（＝レバーアームの角運動速度）である．力の大きさは中心軸に生じるせん断応力をひずみ計により検出し軸回りのトルクとして表示する．サイベックスの角度・角速度センサはサーボモータ軸に取り付けられたエンコーダ（図 3.51）であり，バイオデックスの角速度センサはサーボモー

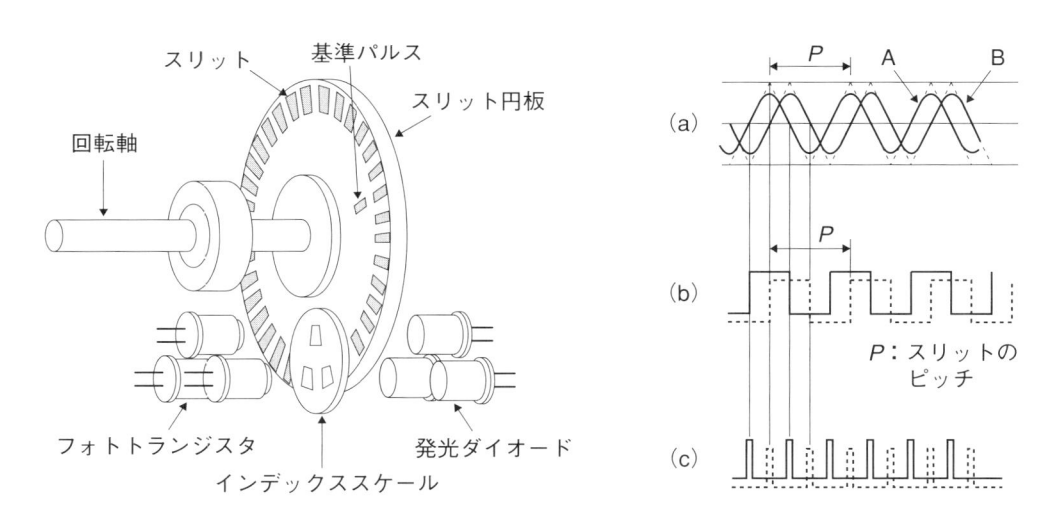

図 3.51　エンコーダ
　　　　　エンコーダは角度というアナログ量をデジタル量に変えるための変換器である．
　　　　　発光ダイオードから出た光は，スリット円板，インデックススケールを通過してフォトトランジスタで受光される．得られた波形は (a) のような位相が 90°ずれた波形であり，これを (b) のように整形すれば 1 つのスリットを通過するたびに (c) に示すような 4 倍の出力パルスを得ることができる．スリット間隔は一定であるから，出力パルス数をカウントすれば角度変化量がわかり，時間の要素を加味すれば角速度，角加速度が算出できる．
　　　　　（図は「名真英司：センサ活用図絵ブック．オーム社，1993，p66)

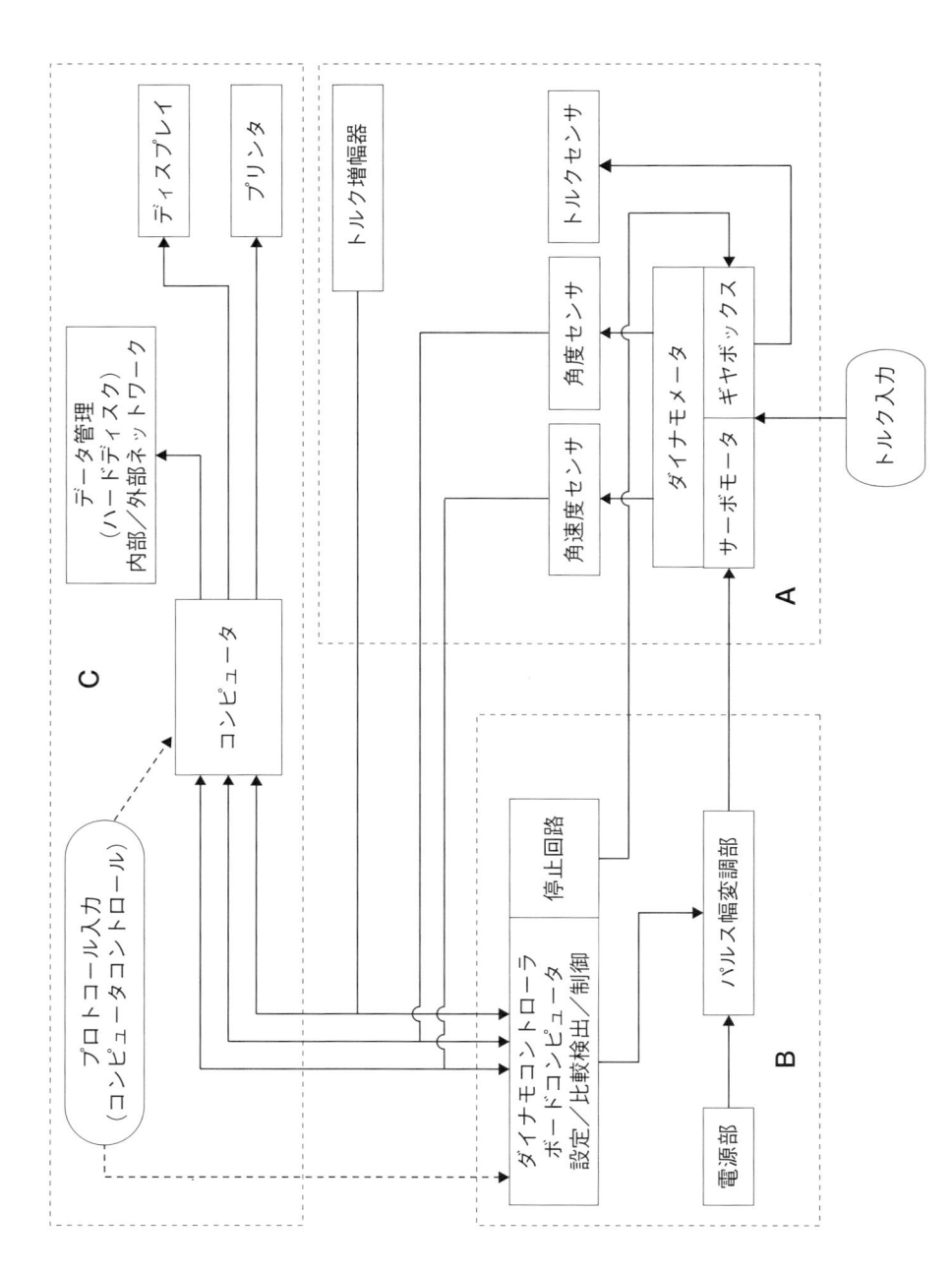

図3.52 バイオデックスの構成ブロック図

タ軸に取り付けられたタコメータ，角度センサは回転中心軸に連結されたポテンショメータ（可変抵抗器）である．

計測精度はトルクで±1%以内，角度は±1°以内の誤差が保証されている．トルクの最小単位はサイベックスで1 Nm，バイオデックスで0.1 Nmである．

サンプリングはサイベックスでは角度，トルクとも角度0.5°に1回の取り込みを行っているため，設定した角速度によって単位時間あたりのサンプリング数が異なってくる．たとえば角速度$30°\cdot s^{-1}$に設定すると1秒あたりのサンプリングデータ数は60データ，角速度$120°\cdot s^{-1}$では240データとなる．

3．機器の構成

対象者が座るシート部分，サーボモータや角度・角速度・力センサが内蔵されたダイナモメータ部分，ダイナモメータの制御と計測データの保存・解析用のコンピュータ（ディスプレイ，プリンタを含む）部分，体節の運動をダイナモメータに伝えるための各種アタッチメント，そしてパソコンを用いずにダイナモをコントロールするマニュアルコントローラ（バイオデックス）部分などから構成されている．図3.52にバイオデックスの構成図を示した．

1）シート

対象者の体型にフィットさせるため，あるいは計測する関節運動に適した姿勢に合わせるために，シートの高さや座面の奥行き，背もたれの角度，などが調整可能となっている．また代償運動防止のため，骨盤や体幹，大腿部に固定ベルトが備わっている．シートはレールが内蔵されたフレーム上に取り付けられており，水平方向の移動を少ない力で行うことができる．

2）ダイナモメータ

ダイナモメータ（図3.53）はトルクマシンの中心部分であり，サーボモータやトルクセンサ，角速度センサ，そして角度センサなどが内蔵されている．サーボモータによって等速性運動や等尺性運動，等張性運動，そしてcontinuous passive motion（CPM）などの運動が可能となり，各種センサによって運動中の情報を捉える仕組みになっている．またソフトウェアによる可動域制御の他に安全のために機械的可動域ストッパが備わっている．ダイナモメータのヘッド部分は水平ならびに垂直方向の角度調整が可能で，計測対象関節によって最適なポジションを設定できる．バイオデックスではダイナモメータもレール内蔵フレーム上に取り付けられており，水平方向の移動が容易である．

3）コンピュータ部

コンピュータはPC/AT互換機でWindowsをオペレーションシステム（OS）としたものが主流であり，そのうえでダイナモメータを制御するソフトウェアと検出したデータを表示・解析す

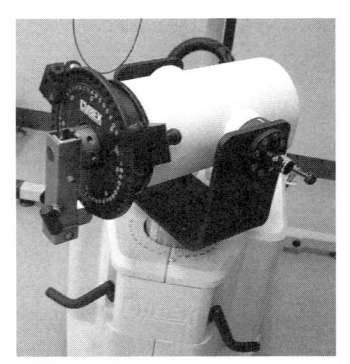

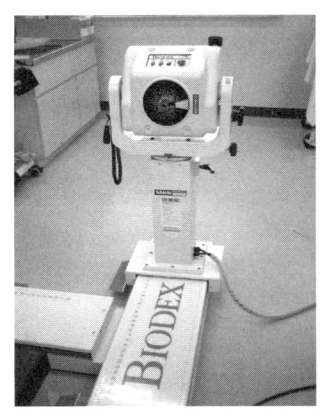

サイベックス　　　　　　　　　バイオデックス

図3.53　ダイナモメータ部分

る独自の制御・解析ソフトを動作させている．計測や訓練のみならばOSの知識はほとんど必要としないが，計測データをテキストファイルに書き出し，表計算ソフトなどで解析する場合はOSを含めた若干のパソコン知識が必要である．対象者データの入力やプロトコールの作製，解析ソフトの操作にはキーボードとマウス（バイオデックス），あるいはキーボードとタッチペン（サイベックス）を用いる．現在の機器は測定データをパソコンのハードディスクに保存し，解析ソフトで計測データの経時的な比較が可能となっている．フロッピーディスクやテープストリーマなどの外部メディアへのデータバックアップやlocal area network（LAN）経由で他のパソコンへのデータ転送も可能である（LANボードが必要）．

4）アタッチメント

種々の関節運動に対応するためのアタッチメントが用意されている．アタッチメントは体節を固定する固定パッドと，固定パッドにかかる力をダイナモメータに伝達する金属製のレバーアームから構成されており，ダイナモメータの中心軸（バイオデックス）あるいは入力アーム（サイベックス）に取り付ける．

5）マニュアルコントローラ（バイオデックス）

バイオデックスはコンピュータを用いずにダイナモメータをコントロールできるマニュアルコントローラが装備されている．操作はタッチパネルで行い，運動モード，スピード，運動範囲，トルクリミッタなどが短時間で設定可能である．

6）オプション

サイベックス，バイオデックスはオプションの専用のハードウェアを追加することでアナログデータ出力が可能であり，筋電図データなどと同期させた分析などに利用される．また前十字靱

第3章 神経—筋機能の計測

帯（ACL）損傷者のためのアタッチメントや体幹筋力計測用アタッチメントもオプションとして用意されている．

4．計測手順

一般的な計測手順は，対象者情報入力→計測プロトコール選択・入力→対象者の計測姿勢と機器の設定→重力補正→練習（ウォーミングアップ）⇆計測→データ解析の順である．以下に計測手順を示すが，製品により若干の違いがあることをお断りしておきたい．

1) 校正

校正は基本的にトルクとスピードについて行う．サイベックスを例にとると，トルク校正は定められた長さのレバーアームに規定の重さの重錘（サイベックスの場合は100 lbs）を載せ自然落下させ，その時に発生するトルクを校正に用いるものであり（図3.54a），スピードの校正はダイナモメータを上向きにセットし，プログラミングされた回転速度と実際のサーボモータによる入力アームの回転速度を補正する（図3.54b）．いずれもコンピュータの指示に従って操作するだけであり，時間も30分以内で終了する．

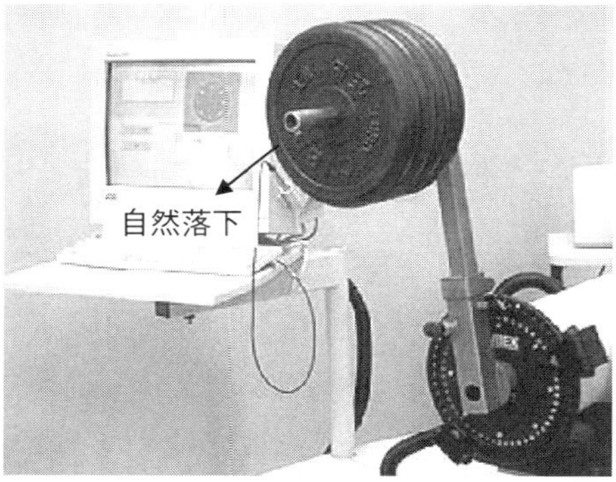

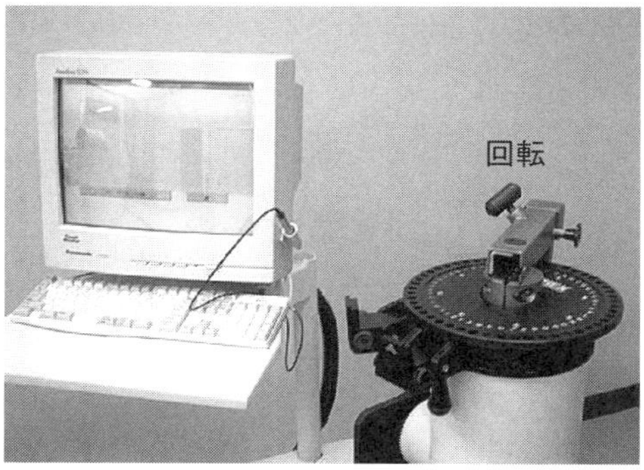

図 3.54 キャリブレーション
a) 100 lbsの重錘を用いたウエイトキャリブレーション
b) スピードキャリブレーション

2) 対象者データの入力

対象者IDや氏名，性別，生年月日，身長，体重，効き側，患側などをキーボードを用いて入力する．追加情報として診断名や入・退院日などのメディカルデータを入力できる．

3）計測プロトコール

設定内容は以下の項目を含む．

① 計測する関節運動の選択（例：膝関節屈曲伸展運動）
② 運動モードの選択（例：等速性）
③ 筋収縮様式の選択（例：伸展—求心性，屈曲—遠心性）
④ 1セットで行う運動の反復回数の指定（例：5回反復/1セット）
⑤ セット数の指定（例：3セット）
⑥ 休息時間の指定（例：60秒）
⑦ 計測側の選択（例：両側）
⑧ 運動方向別の角速度（例：例：伸展— $60°\cdot s^{-1}$，屈曲— $60°\cdot s^{-1}$）
⑨ 練習の有無と反復回数（例：有り—3回）
⑩ クッションの設定（例：10°）この場合は運動方向の最大可動域に対して10°手前から減速をかけることになる．クッション機能を使用しない場合，最終可動域で計測された角速度運動から瞬時に運動が停止することになり，測定肢や当該関節に大きな衝撃を与えてしまう．
⑪ その他，計測中のグラフ表示に関してXおよびY軸のスケール設定や関節トルクのグラフィック表示（トルク曲線，可変棒グラフ，など）の選択，そして角度・角速度情報の表示・非表示などの設定が可能である．

4）対象者の計測姿勢と機器の設定

対象とする関節運動ごとに対象者の計測姿勢を設定するため，シートとダイナモメータの調整が必要である．各機器のマニュアルに詳細な設定方法が記載されている．またコンピュータで設定手順を解説したヘルプ画面や動画を表示することができる．

注意すべき点は，ダイナモメータの中心軸を可能な限り関節の運動中心に合わせることと，体節を固定するパッドの位置をなるべく長く設定すること，そして体節とレバーアームの長軸をなるべく平行にセットすることなどである．膝関節屈曲伸展の計測であるならば，大腿骨の両顆部を通る直線がダイナモメータの中心軸を通過するように調整し（図3.55a），パッドの位置は足関節を背屈しても足背がパッドを圧迫しない程度に下腿遠位部に装着すること，そして下腿長軸とレバーアームが前方から見て平行になるように調整することが必要である（図3.55b）．ただし膝関節前十字靱帯（ACL）損傷者の計測ではパッドの位置を下腿近位にセットするか，あるいはオプションのACL用アタッチメントを使用する．立位・座位バランスが充分獲得されていない対象者では，シートへの移乗時の転倒や計測姿勢の変化に注意を払う必要がある．

計測姿勢とダイナモメータの位置合わせの後，計測対象となる関節の運動範囲と解剖学的0°の位置を設定しソフトウェアに登録する．これがソフトウェア上のストップ位置となる．同時に，ダイナモメータに装備されている機械的（ハード）ストッパの位置をセットする（図3.56）．ソフトウェアの暴走など，万一の事態に備え機械的ストッパは必ず指定された位置に固定することを

第3章 神経—筋機能の計測

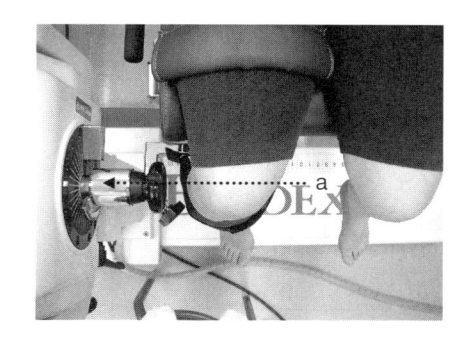

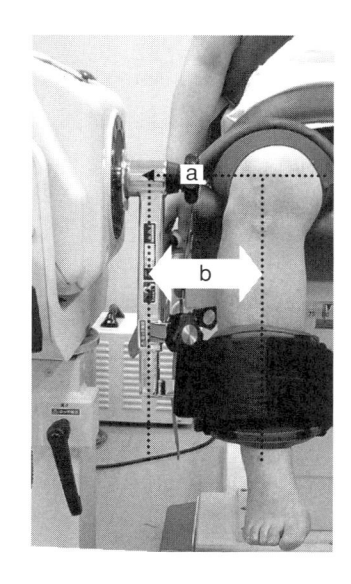

図 3.55 計測姿勢の設定
　　a) 関節運動中心をダイナモメータの中心軸を合わせる
　　b) 体節の長軸とレバーアームを平行にセットする

a. バイオデックス

ストッパ機構

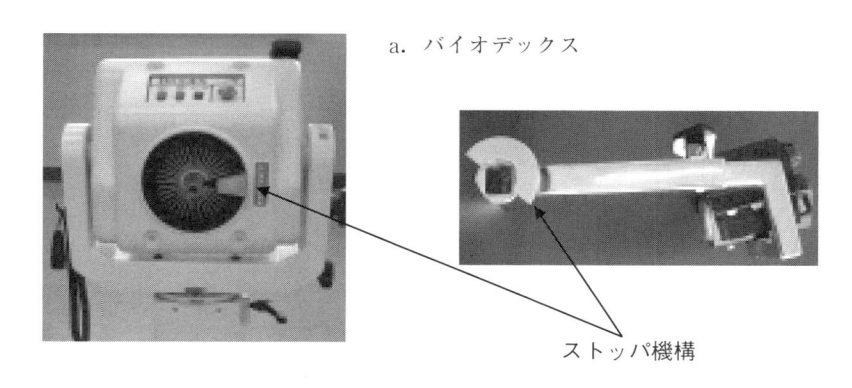

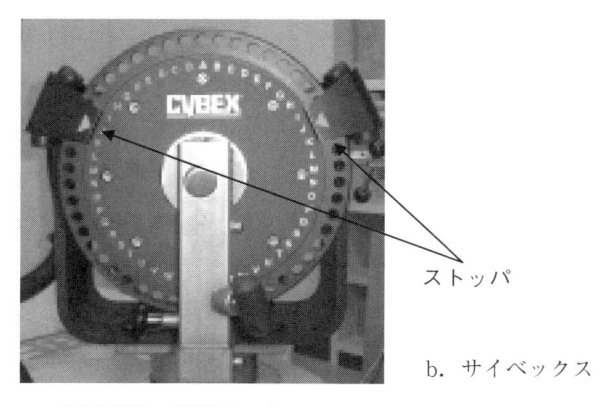

ストッパ

b. サイベックス

図 3.56 機械的ストッパ

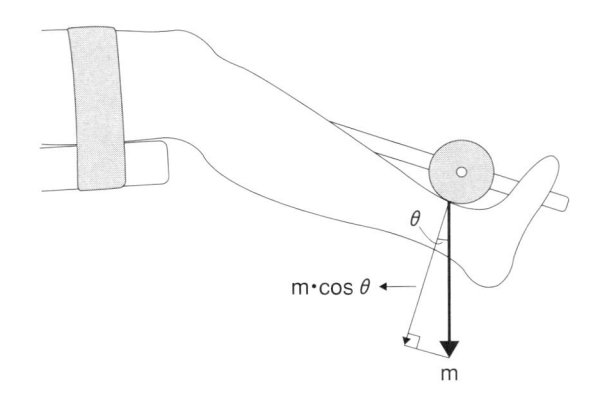

図 3.57 重力補正
可動域全般において下腿とアタッチメントの重さ（m）は m・cos θ 分だけ関節トルクに影響する．重力補正はあらかじめ下腿とアタッチメントの重さの影響（m・cos θ）を計測・補正するものである．

忘れてはならない．バイオデックスではアタッチメント自体にストッパ機構が付いている．

この段階で忘れてはならないことは，ダイナモメータの中心軸から体節を固定しているレバーアームのパッド中心までの長さを計測・記録することである．コンピュータに入力する欄が用意されているので必ず記録する．最近の機器はダイナモメータの中心軸のひずみを直接計測し関節トルクとして表示するため，レバーアームの長さが変われば，当然計測データも影響を受けることになる．特に経時的計測では毎回同じレバーアーム長を設定するべきである．

5）重力補正（図 3.57）

膝関節の等速性屈曲伸展運動時のトルクを重力補正なしに計測したとすると，伸展運動は抗重力運動となるためその計測値は下腿とアタッチメントの重量ベクトルの $\cos\theta$ 分だけ少なく計測し，また屈曲運動は重力方向への運動となるため，それらの重量ベクトルの $\cos\theta$ 分だけ大きな計測値となる．このような不具合を補正するための機能を重力補正機能と呼ぶ．すなわち，補正後のトルクを（T），補正前のトルクを（t），下腿とアタッチメントの重さを（m），角度を（θ）とすると以下のような単純な処理をソフトウェアが行うのである．

伸展トルク　$T = t + m \cdot \cos\theta$
屈曲トルク　$T = t - m \cdot \cos\theta$

実際の重力補正の手順は非常に簡単である．膝関節屈曲伸展計測の場合では，まず最初に完全伸展位でアームをロックさせ，膝関節周囲筋を完全にリラックスするよう対象者に説明する．検者は対象者が完全にリラックスしていることを確認し，ディスプレイ上のチェックボックスをクリックして終了である．これはバイオデックスでの手順であるがサイベックスもほぼ同じである．重力補正データはトルクデータ全般にわたって利用されるので，結果レポートに出力されるトルク値やトルク曲線・棒グラフなどはすべて重力補正されたものである．

6) 練習

練習は実際の運動がどのように行われるか，あるいは行うべきかを対象者に理解していただくうえで重要である．実際は練習→計測→練習→計測→・・・のように，次に行う計測を前もって練習するわけである．初めての計測である場合や求心性収縮でも特に角速度が速い場合，あるいは遠心性収縮を用いるときには練習の反復回数を若干多く設定したほうが良いようである．計測に慣れた対象者ならば，これを省略することもできる．

7) 計測

設定した運動モードによる計測の際，開始と終了の視覚・聴覚的合図や反復回数，そして休息時間経過などの時間割情報や計測中のトルク・角度のリアルタイム情報などがコンピュータディスプレイに表示される（プロトコールの設定内容による）．

計測中であっても休息時間などを利用してバイタルサインや自覚症状をチェックするなど，リスク管理に留意すべきである．

8) データ解析

計測されたデータはコンピュータに取り込まれ，専用のソフトウェアで種々の解析ができる．詳しくは各機器のマニュアルを参照されたい．また前述の通り，記録時間やトルク，速度，角度データをテキストデータとして書き出し可能なため，表計算ソフトに取り込めば任意の範囲におけるトルク，角速度・角加速度平均や移動平均処理などの計算，ならびに任意のグラフ作製ができるなど，自由度の高い解析ができる．

5．利用できるパラメータ

現在のトルクマシンはコンピュータ処理によって多くのパラメータを得ることができる．代表的な項目を以下に示した．

1) 角度データ
① 最大関節可動域（°）（図3.58）
② 最大トルク発揮角度（°）（図3.58）

2) 筋力データ
① 最大トルク（Nm）（図3.58）
② 最大トルク体重比率（％）：最大トルクを体重で正規化したデータ
③ 任意関節角度におけるトルク：あらかじめ設定した角度における関節トルク
④ 任意時間におけるトルク：あらかじめ設定した運動開始からの時間における関節トルク
⑤ 主働筋／拮抗筋比率（％）：主働筋最大トルクに対する拮抗筋最大トルクの比率

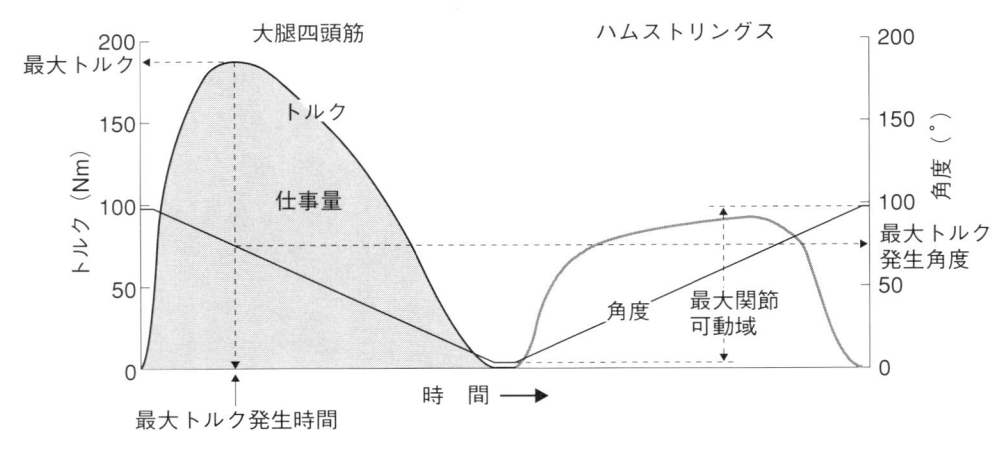

図 3.58　パラメータの概略図

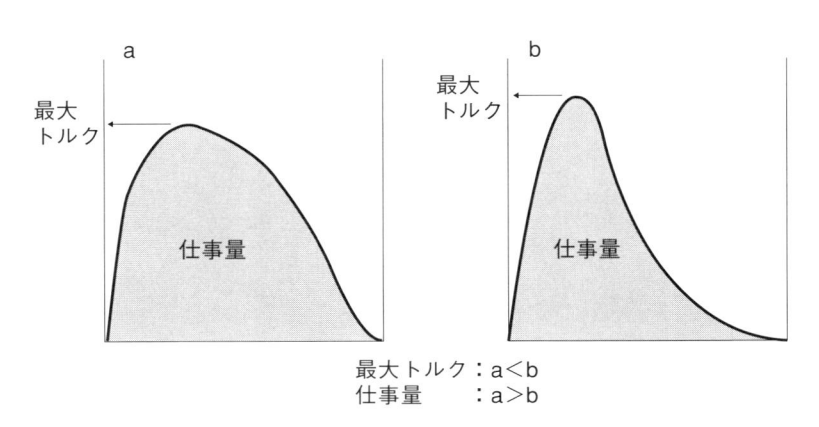

図 3.59　最大トルクと仕事量

最大トルク：a＜b
仕事量　　：a＞b

3) 仕事量とパワー

仕事量は可動域全体にわたって生み出される力と距離の積で表される．図 3.58 では，大腿四頭筋のトルク曲線と時間軸（X 軸）で囲まれた領域の面積（グレーで塗りつぶされた部分）に相当する．パワーは仕事量を時間で除したもので単位時間あたりの仕事量，すなわち仕事率を表す．

① 最大仕事量（J）：複数回の反復計測の中で最も大きな仕事量を発揮した 1 回の仕事量．最大トルクが大きくてもトルクカーブの沈み込みが大きければ仕事量は小さくなる（図 3.59）．
② 最大仕事量体重比率（％）：最大仕事量を体重で正規化したデータ
③ 総仕事量（J）：1 セッション中に行った仕事量の総和
④ 仕事量初回 1/3 回（J）：総仕事量を時間で 3 等分したときの最初の 1/3 の時間に発揮した仕事量
⑤ 仕事量初最終 1/3 回（J）：総仕事量を時間で 3 等分したときの最後の 1/3 の時間に発揮した仕事量

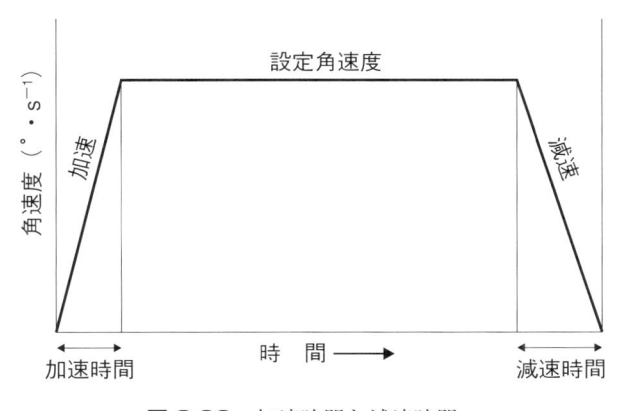

図 3.60　加速時間と減速時間

⑥　仕事量疲労（％）：cとdの差をcで除し100を乗じて算出する．
⑦　平均パワー（W）：最大仕事量をそれにかかった時間で除したもの
⑧　平均パワー体重比率（％）：平均パワーを体重で正規化したデータ

4) 時間データ

①　最大トルク発生時間（ms）：運動開始から最大トルクが発生するまでの時間（図3.58）
②　加速時間（ms）：運動開始から指定した角速度に達するまでの時間（図3.60）
③　減速時間（ms）：可動域の最終域で指定した角速度運動から角速度0（停止）になるまでの時間（図3.60）

5) トルク曲線の形

6) その他

変動係数：各角度で発揮されたトルク値の標準偏差を平均値で除し100を乗じて算出する．データの信頼性を表す指標である．

■HHD

　日本で市販されているHHDは，OG技研社製GT-10，HOGGAN HEALTH INDUSTRY製MICROFET 2，JTech Medical Industry製Power Track II（いずれも日本での販売は日本メディックス社），アニマ社製μTas MT-1，そして酒井医療社製EG-230などがある．各機器の写真を図3.61に，そして特徴・性能を表3.4に示した．

表 3.4 HHD 一覧

	GT-10	MICROFET2	Power Track II	μTAS MT-1	EG-230
電源	6V乾電池UM-3×4本 ACアダプタ	3.5V 1/2AAタイプ リチウム電池×2本	9Vアルカリ電池	9Vアルカリ電池	AC100V電源
計測範囲	定格荷重0〜30kg 絶対最大荷重70kg	high mode:14〜440N low mode:2.7〜440N	4.4〜556N	0〜80kg	0〜600N
計測単位	kgf（固定）	N（固定）	N, lbs（切替）	N, lbs, kgf（切替）	kgf（固定）
最小単位	0.1kgf	0.1N (low modeのみ)	0.1N (100N未満に限る)	0.1kgf	1N
精度	±1.5kgf		1%以内	±1%full scale (80kgfで±1%の誤差)	0.5%以内
機器構成	計測部と表示部は別	計測部と表示部が一体	計測部と表示部は別 表示部を前腕に固定可能	計測部と表示部は別 表示部を前腕に固定可能	計測部と表示部は別 （表示用機器は別売）
オプション	プリンタ接続		プリンタ接続 パソコンへのデータ転送	プリンタ接続 パソコンへのデータ転送	プリンタ接続 パソコンへのデータ転送 解析ソフトウェア

第3章 神経─筋機能の計測

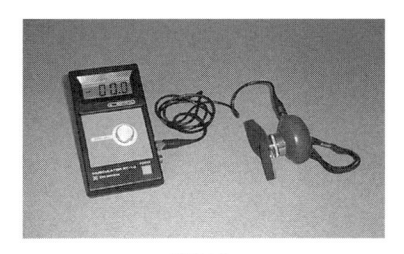

GT-10

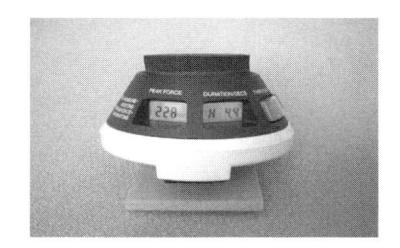

MICROFET 2

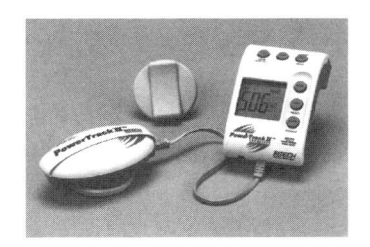

Power Track II

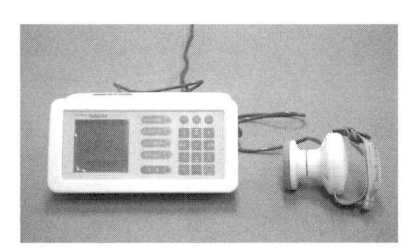

EG 230

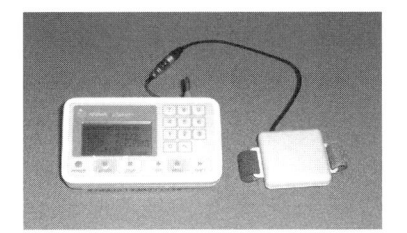

μTAS MT-1

図 3.61 市販されている HHD

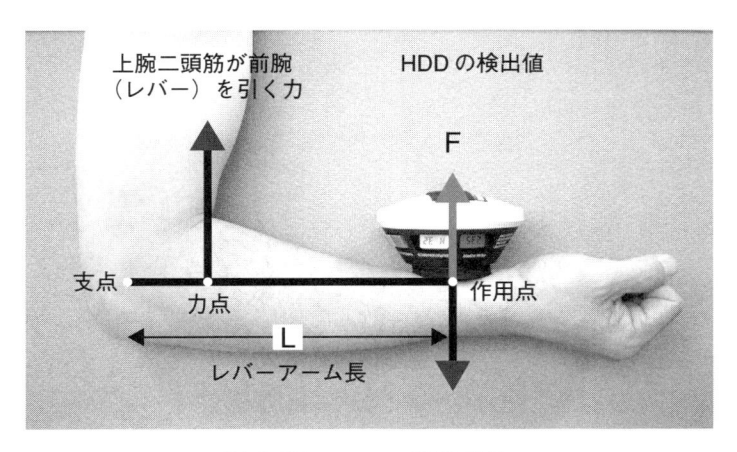

図 3.62 HHD の測定原理

第 2 部　計測デザインの実際

1．機器の原理

　HHD はトルクマシンに比べて非常に単純な筋力計測機器である．
　筋の張力が骨に伝達されることにより，関節を運動中心とした体節の角運動が起こるが，これをてこに当てはめてみると，筋の張力はてこの力点にかかる力の大きさであり，それが関節を支点としてレバーを介して作用点に伝達され，その作用点で発揮された力の大きさを HHD への荷重力の大きさとして計測するのである（図 3.62）．運動・動作時の筋収縮様式は等張性であったり，等尺性であったりするが，HHD で計測できる筋力は基本的に等尺性筋力である．

2．センサの種類と特性

　日本で市販されている HHD はひずみ計を圧力センサとして用いており，電池や AC 電源で作動させる．HHD の計測原理は，受圧部から把持部内の金属剛体に伝えられた圧力によって，剛体にごくごくわずかなひずみが発生する．そのひずみ量をひずみ計の電気抵抗の変化として捉え，ホイートストンブリッジ回路を用いて電圧に変換しデジタル表示するものである．詳細は第 3 部を参照されたい．
　製品別の計測最小単位と精度は表 3.4 の通りである．最小単位は 0.1 N～1 N であり，精度はメーカーの公表値で 1% 以内という製品が多い．Bohannon は 0.2 kg 単位の感度があれば微少な筋力の変化にも充分対応可能であると述べている．
　最近の製品は受圧部への力の入射角が若干偏位しても（斜めに力がかかっても），あるいは力の中心が受圧部中心部から若干ズレていても正しい値が検出されるような工夫がなされている．

3．機器の構成

　手に持って圧を計測する測定部は，便宜的に被計測者に接触し直接力を受ける受圧部と，受圧

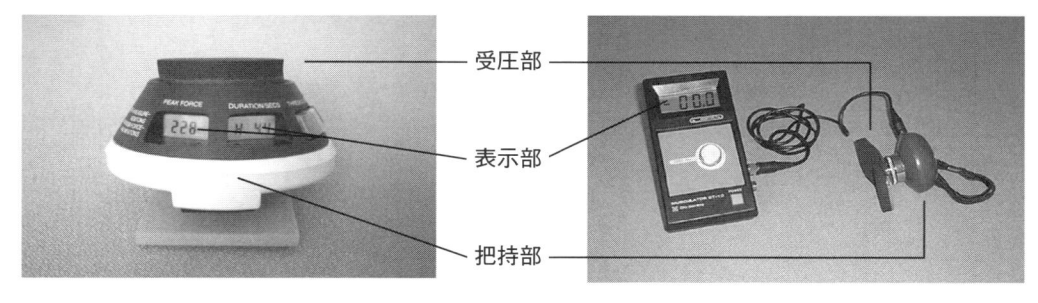

図 3.63　HHD の構成

部で受けた力に抗するために計測者が手掌で把持する把持部に分けることができる[3]．そして計測部で計測した力の大きさを数字やグラフとして表示する表示部から構成されている（図3.63）．

1）計測部

受圧部は頑丈な金属パーツの上に硬質スポンジなどの緩衝材が貼ってあり，圧迫される人体部分が痛みを生じないような工夫がなされている．しかし骨が皮下に触れるような計測部位（大腿骨顆部など）では痛みを生じてしまうことがあり，その場合はポリ塩化ビニールのパッドや発泡ポリエチレンなどの緩衝材を介在させると良い．

把持部は半球状に加工されている製品がほとんどであり，広く手掌面に接触し荷重圧を分散させる工夫がなされている．しかし受圧部と把持部との距離が大きい場合，荷重方向がわずかにずれただけで測定値が低くなってしまったり，計測部位が受圧部からはずれてしまうことがあるため，それらの距離が短い方が使い勝手が良いようである．

2）表示部

機器によって把持部に計測値を表示するタイプと把持部とは別に表示部が独立しているタイプがある．また表示部が独立していても計測者の前腕などに装着できる製品がある．

検者に計測結果を知られないような配慮が必要なときなどはEG-230やGT-10のように表示部が独立している製品が良いが，臨床で用いる場合は機器の取り回しの容易さからMICROFETのように計測部に内蔵されているか，あるいはPower Track IIやμ Tas MT-1のように計測者の前腕に装着可能な製品が良い．臨床で最大筋力を計測するのみならば計測値が大きく表示され視認性に優れる製品が適しており，それ以外の情報は最小限でもかまわない．また持続的な筋力発揮状態や被動的関節運動の抵抗力を把握する目的であればμ Tas MT-1やEG-230のように計測値をグラフ表示できる製品が適している．

3）オプション

計測値をメモリに蓄え，計測終了後にテキストファイルとしてパソコンに転送できる機能や専用の解析ソフトウェアが用意されている製品，また計測筋や左右の順，計測回数などをあらかじめ設定できる機能をもつ製品もある．HHDで筋力計測を行い，筆記用具に持ち替えて計測値を記録し，またHHDに持ち替える手間を考慮すると，メモリ機能の付いた製品は便利であろう．また荷重圧の変化をグラフ表示できる製品もある．

4．計測手順

1）計測姿勢，固定部位，HHDの配置の諸条件

HHDによる筋力計測の方法は種々行われているが，なかでも肢節の重量による影響を最小限にするための計測姿勢と運動方向が考慮されているBohannonらの方法を表3.5に示した．単関

表 3.5 測定姿勢と固定部位，HHD の配置

筋群		測定体位	構え	固定部位	HHD の配置
肩関節	屈筋群	背臥位	肩関節 90° 屈曲，肘関節伸展位	腋窩から肩関節後部	上腕骨顆部近位の上腕腹側面
	伸筋群	背臥位	〃	肩関節上部	上腕骨顆部近位の上腕背側面
	外転筋群	背臥位	肩関節 45° 外転，肘関節伸展位	〃	上腕骨外側上顆近位部の上腕外側面
	内転筋群	背臥位	〃	〃	上腕骨内側上顆近位部の上腕内側面
	外施筋群	背臥位	肩関節 45° 外転，肘関節 90° 屈曲位 前腕中間位	肘関節部	手関節近位部の前腕後面
	内施筋群	背臥位	〃	〃	手関節近位部の前腕前面
肘関節	屈筋群	背臥位	肩関節 45° 外転位，前腕回外位 肘関節 90° 屈曲位	肩関節前部あるいは上腕前面	〃
	伸筋群	背臥位	肩関節 45° 外転位，前腕中間位 肘関節 90° 屈曲位	肩関節前部あるいは上腕前面	尺骨茎状突起近位部の前腕外側面
手関節	背屈筋群	背臥位	肩関節中間位，前腕中間位 肘関節 90° 屈曲位，手関節中間位	前腕遠位部	MP 関節近位部の手部背側面
	掌屈筋群	背臥位	〃	〃	MP 関節近位部の手部掌側面
股関節	屈筋群	背臥位	股関節 90° 屈曲位，膝関節は楽な屈曲位 対側下肢は中間位	骨盤	膝関節近位部の大腿前面
	伸筋群	背臥位	股関節 90° 屈曲位 下腿は検者の測定側上肢で支える 対側下肢は中間位	〃	膝関節近位部の大腿後面
	外転筋群	背臥位	両側股関節中間位，膝関節伸展位	対側下肢	大腿骨外側上顆近位部の大腿外側面
	内転筋群	背臥位	〃	〃	大腿骨内側上顆近位部の大腿内側面
膝関節	屈筋群	座位	股・膝関節 90° 屈曲位 手部を大腿上に置く	他の検者による肩関節部の固定あるいは大腿	足関節内外果近位部の下腿後面
	伸筋群	座位	〃	他の検者による肩関節部の固定あるいは大腿	足関節内外果近位部の下腿前面
足関節	背屈筋群	背臥位	股・膝・足関節中間位（0°）	下腿遠位部	MP 関節近位の足部背面
	底屈筋群	背臥位	〃	〃	MP 関節近位の足部底面

節運動の場合，随意的最大筋力を等尺性収縮を用いて計測するのであるから，肢節の固定を確実に行うと同時に，当該関節に運動が起こらないように抵抗の与え方などに充分配慮する必要がある．

2）計測時間と休憩時間，計測回数

1回の計測は4～5秒以内とし，対象者の状態によって計測間に10～30秒の休息を入れる．開始から2～3秒後に最大筋力に達し，そのまま約2秒間最大筋力を維持するようにあらかじめ指導・練習すると良い．対象者の負担を考慮すれば，計測回数は1回が理想である．しかし，検者あるいは対象者がHHD計測の経験に乏しい場合は2～3回の繰り返し計測を行うべきである．その中の正しい運動で計測された数値の最大値を代表値にする．

3）make test と brake test

等尺性収縮を用いた筋力計測にはmake testとbrake testの2種類がある．make testは検者が固定しているHHDに対して，対象者が積極的にそれを押すことによって生じるHHDへの圧を計測する．対象者へのかけ声は「押して！，もっと押して！，強く押して！・・・」となる．対してbrake testは，対象者が一定の構えをとり，検者がその構えを崩すようにHHDを介して力を加え，構えが崩れる瞬間のHHDへの圧を計測する．対象者へのかけ声は「動かさないで！，止めて！，そのまま止めて！・・・」となる．

一般的にbrake testでの等尺性筋力は等張性収縮で行われる遠心性収縮の要素をもち，またmake testは求心性収縮の要素をもつといわれている．実際brake testでの随意的最大筋力はmake testよりも1.3倍ほど大きくなることが報告されている[4]．臨床場面でどちらの手技を用いるかについて定説はなく，障害像によって使い分ける他はない．ただし，brake testは遠心性収縮の要素をもつことから，筋への負荷がmake testよりも大きく，また筋力が大きい場合は検者への負担が大きくなり測定信頼性に影響を与えるため，あらかじめ大きな筋力を計測することが明らかならば，make testを選択したほうが良いと思われる．

4）注意事項

HHDによる筋力計測は等尺性収縮を利用する場合がほとんどであるため，特に血圧上昇には注意が必要である．

また計測開始と同時に瞬間的に最大筋力を発揮させると，受圧部から計測部位が外れる場合があり危険であるため，開始から2～3秒後に最大筋力が発揮されるよう指示すべきである．

HHDによる筋力計測は検者の技量によって計測信頼性が左右されるため，あらかじめ健常者を相手にある程度の練習を行うことを勧めたい．最初HHDの扱いに慣れるまで，比較的計測しやすい肩関節外転筋力や肘関節伸展筋力などを対象に練習し，段階的に股関節外転筋などの大きな筋力を発揮する筋群の計測に進んでいくのが良いと思われる．私見であるが3回の計測値が±5%程度になれば充分臨床で実施できると思われる．

5) 基準値

日本人を対象とした年齢・性別の HHD による筋力基準値はまだ提示されていない．アメリカでは Bohannon らが精力的にデータ収集を行い，1997 年に健常人（20～79 歳）の基準値を発表している[5]．体格や身体組成が異なるため，日本人に適応するわけにはいかないが，一定の指標にはなりうるであろう．

臨床での基準値は非計測肢の同一筋の値とするのが一般的である．いわゆる健側の筋力に対する比率（対健側比率%）を算出し，相対的な筋力評価とする．この場合，レバーアームの長さに大きな左右差がなければ，HHD への荷重力（N）そのものを用いて算出しても差し支えない．

6) MMT との比較

図 3.66 に MMT（MRC scale）と HHD とで計測した上腕二頭筋筋力の対応を示した[6]．MMT のグレード 5 は HHD 計測値の 250 N 以上に相当し，重力に抗して運動が可能なグレード 3 はわずか 3～5 N であり上腕二頭筋最大筋力の約 2% の筋力と対応していた．そしてグレード 4 は 5～250 N と非常に広い範囲に対応していた．このことから MMT のグレード間隔がいかに不均一であるかがわかる．

7) 校正の方法

HHD には定められた校正方法がなくメーカーに依存しているのが現状である．トルクマシンを用いた校正方法がいくつか行われているが[7,8]，トルクマシンのない施設では施行できない．そこで計測機器としての HHD 単体の計測精度を以下のように検証した．

①**方法**

・**計測対象製品**：GT-10，MICROFET2，Power Track II，μ Tas MT-1 の 4 製品．

・**計測台の作製**：μ Tas MT-1 以外の製品は把持部が半球状であるため，そのままでは安定した精度確認ができない．そこで図 3.64 のような計測台を製品別に作製した．

・**基準荷重量**：床反力計キャリブレーション用の金属重りとバーベルプレートを用い，1 kg 刻みで 1 kg～30 kg の範囲（30 階級）とした．

・**計測回数**：5 施行/階級，計 150 施行/HHD．

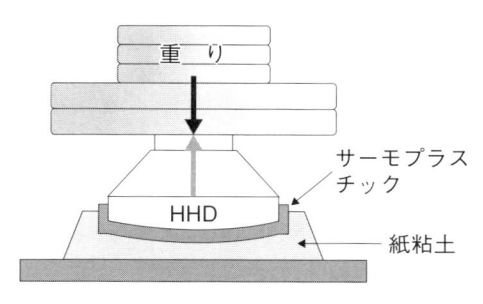

図 3.64　HHD の校正方法

第 3 章　神経—筋機能の計測

・**水平確認**：水準器を使用，10 施行に 1 回の割合で確認．
・**計測順序**：各階級の計測順はランダム，ただし HHD 間では各階級の計測順序を統一．
・**HHD の単位**：kg で計測できる機器はそのように設定，N で計測される機器は計測値を 9.8 で除し単位を kg に変換した．
・**解析方法**：基準荷重量と HHD 計測値との相関分析と差分（誤差）を算出．

②結果

荷重量と HHD 計測値との相関は 4 種の HHD すべてで $r \geq 0.999$ と高い正の相関が認められた（図 3.65）．誤差範囲はすべての HHD で，20 kg 以下の荷重量では ±1 kg 以内に，そして 30 kg 以下の荷重量であれば －1.0〜1.5 kg の範囲内に収まっていた．

③考察

機種間で差があるものの，±1.0〜1.5 kg の誤差であれば，HHD は臨床計測で用いる機器として充分な測定精度を有しているものと考える．本手法自体の信頼性について綿密な検討を行ってい

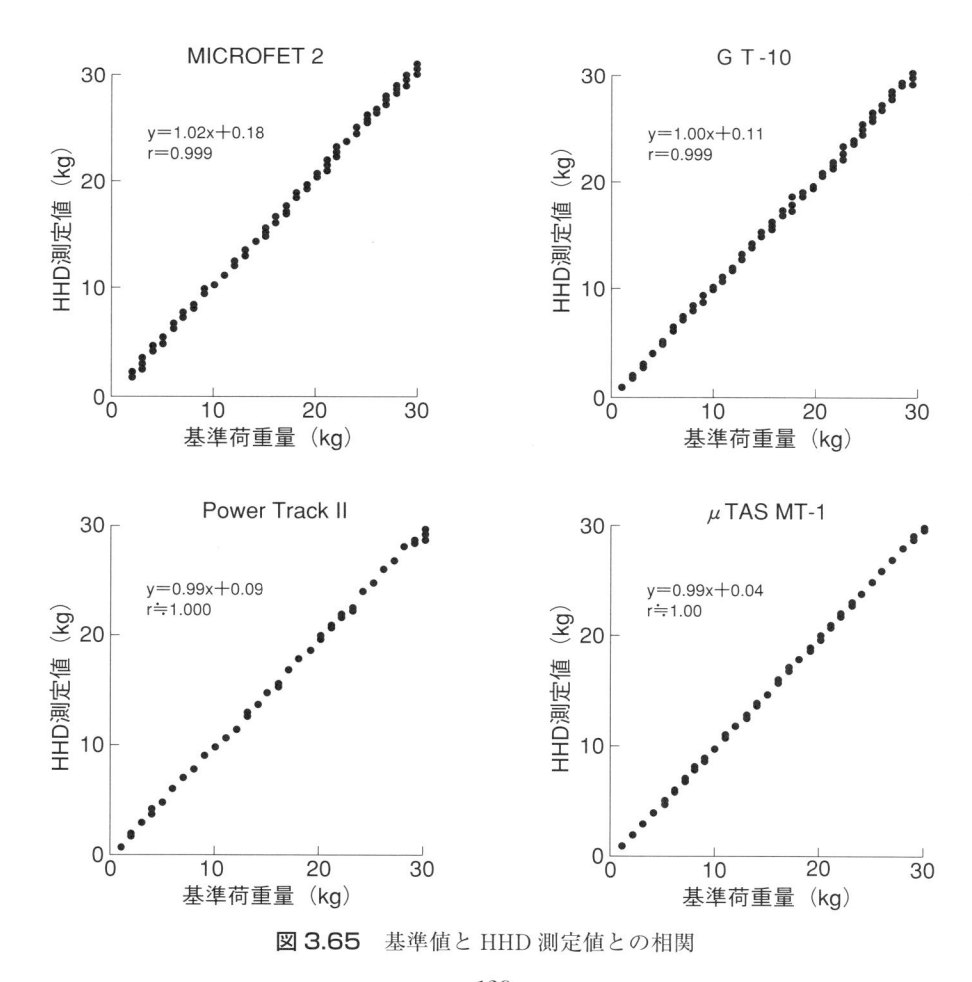

図 3.65　基準値と HHD 測定値との相関

第 2 部　計測デザインの実際

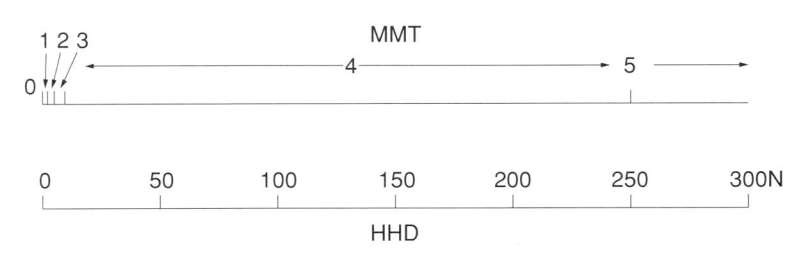

図 3.66　MMT と HHD の測定値比較

るわけではないので，あくまで臨床の場で安価で手軽に行える精度確認法の一提案であると受け止めていただきたい．

5．利用できるパラメータ

　HHD で計測できる物理量は力の大きさであることは先に述べたとおりである．力を表す単位とその換算値を表 3.6 に示した．日本では cgs 単位系の「kgf」が多く用いられているが，最近は SI 単位系の「N」の使用が多くなっている．HHD 機器の中には単位切り替え機能をもつ製品も

表 3.6　単位換算表（小数第 4 位を四捨五入した）

1. 力（F）

N	kgf	lbs
1	0.102	0.225
9.807	1	2.205
4.448	0.454	1

2　長さ（L）

m	ft
1	3.281
0.305	1

3．トルク（T）

N・m	kgf・m	ft・lbs
1	0.102	0.738
9.807	1	7.233
1.356	0.138	1

あり，単位換算の手間が省ける．HHDによる筋力計測で用いられるパラメータとその単位を整理すると以下のようになる．

① HHDへの荷重力（N）
② 関節トルク（N・m）
　＝荷重力（N）×レバーアームの長さ（m）
③ 関節トルク体重比率（%）
　＝関節トルク（N・m）/体重（N）×100
④ 荷重力体重比率（%）
　＝HHDへの荷重力（N）/体重（N）×100

計測デザイン

【筋力計測装置を用いた計測結果の解釈】
（1）トルクマシン

臨床でのトルクマシンを用いた筋力測定対象は膝関節周囲筋がもっとも多いように思われる．図3.67と図3.68は30歳代後半の男性を対象とした等速性モードを用いた右側膝関節屈曲伸展筋力の計測結果である．対象者に膝関節の外傷・疾患等の既往はない．屈曲伸展運動は角速度$60°\cdot s^{-1}$で5回，$300°\cdot s^{-1}$で30回である．

角速度$60°\cdot s^{-1}$では屈曲・伸展筋力とも5回反復の中で最初の1回目に最大トルクが発揮されており（図3.67上図グレー塗りつぶし部分），伸展最大トルクは運動開始後530 msで151.9 Nm（最大トルク体重比率227.6%）が膝関節伸展角度−71°で発揮されていた．最大トルク発生時間がやや遅いように思われるが，運動時間の最初の1/3の中で発揮されているので正常範囲の遅れといえる．トルク曲線の波形も大きな乱れはない（図3.67左下図）．また前述のように瞬間的な最大トルクのみでなく，仕事量やパワーの要素を取り入れて総合的に筋の収縮能力を評価することが望ましい．左右の比較で，左側の最大トルクが右よりも若干大きかったとしても，右側の最大仕事量がより大きな値であれば，右側は左に比較して関節可動域のより広い範囲にわたって安定した筋力発揮が可能であることを示している．単純には最大トルク値が低値であることはおおよそ筋の発揮張力自体が小さいことを意味しているので，対象筋に筋力低下が存在すると解釈できる．最大トルク発生時間の遅れは，痛みの発生やその不安などの要素，拮抗筋の筋緊張の影響，そして関節面不適合などの関節構成要素の病変などが原因となる．トルク曲線の形は正常であれば時間軸や角度軸に対して単峰性のスムースな曲線となるが，痛みや関節面の不適合などがあると小刻みな揺れなどの曲線の乱れや瞬間的な曲線の落ち込みが出現する．またACL損傷であれば最大トルク値の低下とともに，最大トルク発揮前のトルク曲線の瞬間的な減少や，最大トルク発生から完全伸展までのトルクの落ち込みが大きくなる．比較的大きな揺れ（2峰性のトルク曲線など）は固定されるべき体幹や肢節の固定が不充分な場合などに起こる．

角速度$300°\cdot s^{-1}$では伸展最大トルクが3回目，そして屈曲最大トルクが2回目に出現してい

第2部 計測デザインの実際

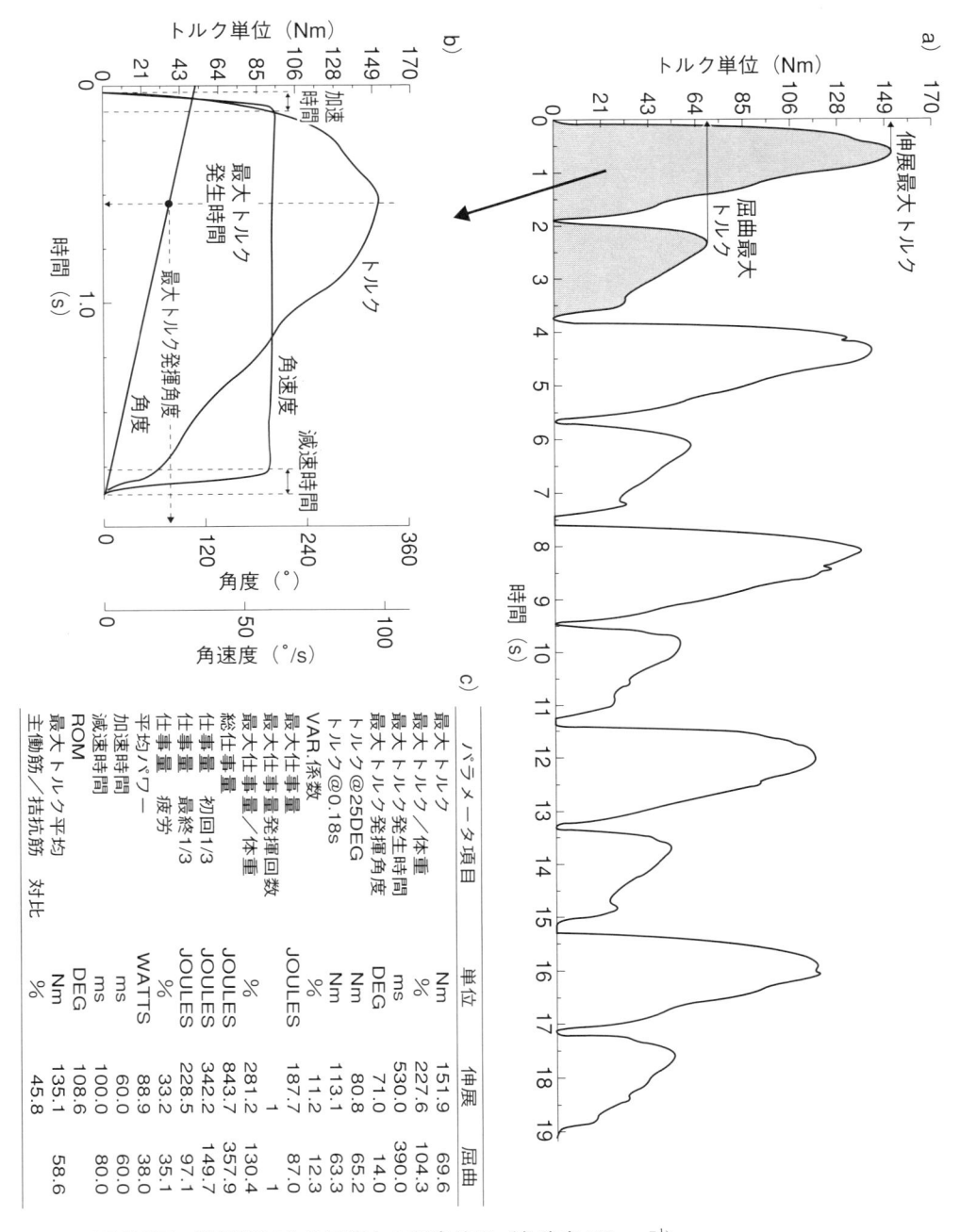

パラメータ項目	単位	伸展	屈曲
最大トルク	Nm	151.9	69.6
最大トルク/体重	%	227.6	104.3
最大トルク発生時間	ms	530.0	390.0
最大トルク発揮角度	DEG	71.0	14.0
トルク@25DEG	Nm	80.8	65.2
トルク@0.18s	Nm	113.1	63.3
VAR.係数	%	11.2	12.3
最大仕事量発揮回数		1	1
最大仕事量/体重	%	187.7	87.0
総仕事量	JOULES	281.2	130.4
仕事量 初回1/3	JOULES	843.7	357.9
仕事量 最終1/3	JOULES	342.2	149.7
疲労	%	228.5	97.1
平均パワー	WATTS	33.2	35.1
加速時間	ms	88.9	38.0
減速時間	ms	60.0	60.0
ROM	DEG	100.0	80.0
最大トルク平均	Nm	108.6	
主働筋/拮抗筋 対比	%	135.1	58.6
		45.8	

図 3.67 膝関節屈曲伸展筋力の測定結果（角速度 $60° \cdot s^{-1}$）
 a）生波形
 b）最大トルク発揮時の伸展筋トルク波形と角度・角速度データ
 c）計測・算出されたパラメータ一覧
対象者は37歳の成人男性，体重67 kg，外側膝関節裂隙から固定パッド中心までの距離 0.31 m であった．

第3章 神経―筋機能の計測

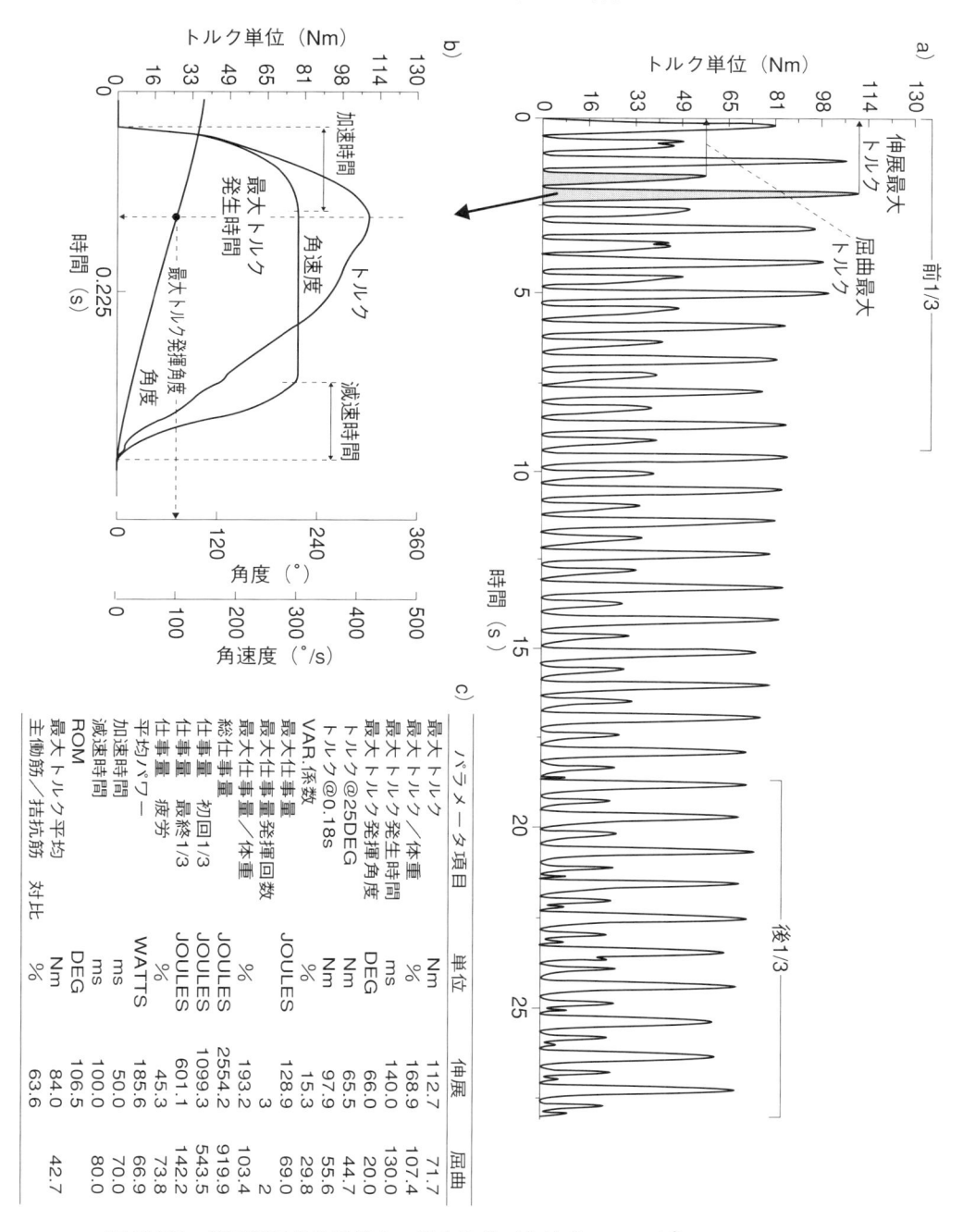

パラメータ項目	単位	伸展	屈曲
最大トルク	Nm	112.7	71.7
最大トルク/体重	%	168.9	107.4
最大トルク発生時間	ms	140.0	130.0
最大トルク発揮角度	DEG	66.0	20.0
トルク@25DEG	Nm	65.5	44.7
トルク@0.18s	Nm	97.9	55.6
VAR.係数	%	15.3	29.8
最大仕事量	JOULES	128.9	69.0
最大仕事量発揮回数		3	
総仕事量	JOULES	193.2	103.4
仕事量 初回1/3	JOULES	2554.2	919.9
仕事量 最終1/3	JOULES	1099.3	543.5
仕事量 疲労	%	601.1	142.2
平均パワー	WATTS	45.3	73.8
仕事量	JOULES	185.6	66.9
加速時間	ms	50.0	70.0
減速時間	ms	100.0	80.0
ROM	DEG	106.5	
最大トルク平均	Nm	84.0	
主働筋/拮抗筋 対比	%	63.6	42.7

図 3.68 膝関節屈曲伸展筋力の測定結果（角速度 $300° \cdot s^{-1}$）
a) 生波形
b) 最大トルク発揮時の伸展筋トルク波形と角度・角速度データ
c) 計測・算出されたパラメータ一覧
対象者は37歳の成人男性，体重67kg，外側膝関節裂隙から固定パッド中心までの距離0.31mであった．

た（図 3.68 上図グレー塗りつぶし部分）．伸展最大トルクは運動開始後 140 ms で 112.7 Nm（最大トルク体重比率 168.9%）が膝関節伸展角度 −66°で発揮されていた．伸展最大トルクは速度─張力関係のとおり，角速度 $60°・s^{-1}$ に比較し低値となった．高速の角速度を用いた反復運動は筋の持久力を評価する目的でも利用される．図 3.68 上図では，屈曲伸展とも最大トルク値が出現してから運動の反復回数が増すにつれ若干の上下があるものの，全体として発揮トルクが下降傾向にあることがわかる．この下降の程度を数値化して持久力（疲労）の指標にする方法が考案されている．バイオデックスでは全反復回数の前 1/3 に対する後 1/3 の仕事量の比率（仕事量　疲労（%））を用いることで筋の持久力を数値化している．他の方法のいくつかを後述の「2. 筋持久力（muscle endurance）を計測する」の項で紹介する．

(2) HHD

HHD で計測できる筋力は基本的に等尺性筋力である．単関節運動では，作用点での HHD にかかる力の大きさを経時的に計測することで個人内の筋力推移を把握することが可能になるが，それだけではてこのレバーの長さが考慮されないため，個人間の比較ができない．個人間の比較を行うためには，作用点で計測した力の大きさにレバーの長さである対象関節の関節中心から HHD の計測点中心までの距離（レバーアームの長さ（m））を乗じて関節トルクを計算する．さらに体重に対する比率を求めるならば，関節トルクを体重で除し 100 を乗じる必要がある．

具体例を以下に示す．ただし HHD の計測値 = 254.3 N，レバーアーム長 = 0.185 m，体重 = 64.0 kg（627.2 N）とした．

関節トルク = 荷重力（N）×レバーアームの長さ（m）
　　　　　= 254.3 N × 0.185 m = 47.0 Nm

関節トルク体重比率 =（47.0 Nm/627.2 N）× 100 = 7.5%

また関節トルクを算出せず，HHD 計測値の体重比率をもって個人の代表値とする場合もある．この場合は以下のような計算となる．

荷重力体重比率 =（254.3 N/627.2 N）× 100 = 40.5%

1．治療的介入の効果をトルクマシンの最大トルクをパラメータにして検証する

1）計測の目的

計測対象の筋力が大きい場合，基本的に徒手抵抗に頼る HHD の使用は難しいため[9]，計測機器としてトルクマシンが選択される．本デザインは筋力の維持・増強を目的とした理学療法の効果をトルクマシンを用いて検証することを目的とする．

2）計測の具体的方法

①計測条件

計測姿勢や機器の設定はトルクマシンの等速性求心性運動モード時の設定に従う．角速度は一

第3章 神経—筋機能の計測

般的に低速から高速（たとえば 30，60，180，300°・s^{-1}）まで数段階を設定する．

②用いるパラメータ
- **最大トルク**（Nm）
- **最大トルク体重比**
- **主働筋/拮抗筋比率**（％）：主働筋最大トルクに対する拮抗筋最大トルクの比率
- **非障害側比率**（％）：非計測側に対する対象側計測値の比率
- **筋力増加率**（％）：トレーニング前に対するトレーニング後の最大トルク値の比率

3）解釈と考察

最大トルク値（N）はもっともよく用いられる筋力の指標であり，この値を継続的にあるいは治療的介入の前後で計測し主働筋/拮抗筋比率（％）や非障害側比率，筋力増加率などを算出・比較して治療的介入の効果判定に用いる．黄川ら[10]は膝関節伸展トルクを体重で除した値を体重支持指数として，筋力と動作レベルの関係を紹介している（表3.7）．また筋力の大きさの指標と角速度との関係も検討する必要がある．特にスポーツ競技者では高角速度の関節運動が必要なため，30～300°・s^{-1}以上まで数段階の角速度で計測することが必要である．以下に具体例を示す．

宮川ら[11]は closed kinetic chain を用いた大腿四頭筋筋力増強トレーニングの効果を検討するために 60，180，240°・s^{-1} の等速性求心性モードを用いて最大トルク値を計測し，すべての角速

表3.7 体重支持指指数

$$WBI = \frac{大腿四頭筋最大筋力}{体重}$$

※ WBI（weight bearing index）の算出には筋力と体重の値に同じ単位を用いる必要がある。

WBI	運動機能
1.2 以上	競技スポーツの選手やトップクラスのスポーツ選手レベル
1.0～1.2	健康不安がほとんどなくなりあらゆる活動に積極的に参加できる
0.8～1.0	家庭生活を越えて，生活活動やレクリエーションスポーツをこなせる．翌日の活動にも支障はない．ただ，肉体的，精神的疲労が気になり，不安感に悩まされがちである．
0.6～0.8	階段昇降が支障なく可能．しかし疲れやすく，スポーツでは思い切った動作ができないうえ，筋肉痛を伴う．
0.4～0.6	歩行可能だが，日常生活活動が困難で痛みを伴う．
0.4（未満）	平地歩行の限界となる筋力．0.4 未満では歩行に杖などの補助が必要

文献[10]を改変

度で有意な最大トルク値の増加があったとしている．また，森ら[12]は膝前十字靱帯再建術後のリハビリテーションによる筋力改善特性を検討するために60，120，180，240°・s^{-1}の等速性求心性モードを用いて最大トルク値を計測し，宮川らと同様にすべての角速度で有意な最大トルク値の増加を認めた．また彼らの研究では高角速度において筋力増大効果がより大きかったと報告している．術式の違いによる人工膝関節全置換術（total knee arthroplasty；TKA）の長期的な筋力予後を検討した報告[13]では，後十字靱帯を温存したTKA患者と切除したTKA患者の膝関節屈筋と伸筋の等速性求心性筋力を計測し主働筋／拮抗筋比率（%）を算出した結果，術後6～13年の長期的フォローでは術式によって有意差は認められず，筋力バランスに差がなかった．

2．筋持久力（muscle endurance）を計測する

1）計測の目的

筋持久力（muscle endurance）は一定の筋力をどれだけ長い時間維持できるかという能力であり，動作の持続性を保証する指標である．理学療法では第一に瞬間的に発揮できる最大筋力（maximum musculer strength）の増大を目標とし，ある程度の筋力が得られたならば可及的早期より筋持久力を向上させるトレーニングを導入すると共にその評価を施行する．本デザインは筋持久力の評価法を提示するものである．

2）計測の具体的方法

①計測条件

トルクマシンを用いた筋持久力の評価にはいくつか方法があるが，いずれも運動モードは等速性求心性モードあるいは等尺性モード，角速度は中～高速レベル（180，240°・s^{-1}）が用いられることが多い．

②用いるパラメータ

a．トルクマシンのソフトウェアによって算出される疲労指数

b．最初の数回の反復で得られた最大トルクの50%に減少するまでの反復回数

c．strength decrement index（SDI）[14]

$$SDI\ (\%) = \frac{最初のトルク値 - 最後のトルク値}{最初のトルク値} \times 100$$

d．endurance ratio（EDR）

$$EDR\ (\%) = \frac{最後の20\%回分の仕事量}{最初の20\%回分の仕事量} \times 100$$

e．Nicklinらの疲労指数（fatigue index；FI）

等尺性モードを用いて最大トルクを10回計測し，以下の式で算出する．

$$FI\ (\%) = \frac{最初の2回の平均 - 最後の2回の平均}{最初の2回の平均} \times 100$$

3) 解釈と考察

疲労の様態は身体面と精神面とに大きく2つに分けることができる．また身体面の疲労では神経疲労と筋疲労を統合し，α運動ニューロンの一部と運動神経終板，筋線維の各要素からなる末梢性疲労と意欲や判断力を担う大脳前頭前野から前角細胞に至る中枢性疲労の2つに分ける考え方がある．筋の反復収縮による疲労は前半部分が末梢性疲労，後半部分が中枢性疲労であるとおおまかに捉えることができる[15]．よって純粋な末梢性疲労が筋の反復収縮のどの時点までなのかの正確な判断は難しく，純粋な筋疲労のみの計測は難しい．つまり反復収縮による疲労は中枢性疲労の影響を必ず含んでいることになる．

b. のパラメータは計測値が大きくなるほど（反復回数が多くなるほど），そしてa. b.～e. では各算出値が大きいほど筋持久力が高い＝筋疲労が少ないと解釈される．以下に具体例を示す．

宮崎ら[16]は脳卒中片麻痺患者の非麻痺側膝関節屈伸筋を対象として，$180°\cdot s^{-1}$の等速性求心性モードを用いた35回の屈伸運動時の最大トルク（Nm）と最大仕事量（J），そして持久力の指標として10，15，20，25，30回/時の各総仕事量（J）とEDRを算出し，自由歩行速度と最大歩行速度との関係を検討した．その結果最大トルクと歩行速度との間に，またEDRならびに総仕事量と歩行速度との間に有意な相関関係を認めたと報告している．また電気刺激によって誘発される筋収縮の刺激周波数の違いによる筋疲労を検討した研究がある[17]．パルス幅0.2 m秒の矩形波による電気刺激を20 Hzと100 Hzの2つの周波数を用いて大腿四頭筋を収縮させ，2つの周波数の違いによる筋疲労を比較した．筋疲労はトルクマシンの等尺性モードによって計測したトルク値を用いSDIを算出・指標とした．その結果，周波数20 Hzのほうが100 HzよりもSDIが高値を示し，筋疲労が少ないことが明らかとなった．

3. トルクマシンの遠心性運動モードを用いて被動的関節運動時の抵抗感を定量化する

1) 計測の目的

臨床での筋緊張評価は検者の徒手による他動運動時の抵抗感をもって判定する方法が一般的で

表 3.8 Modified Ashworth Scale

0	：筋緊張に増加なし
1	：軽度の筋緊張の増加あり．患部の屈曲または伸展運動をすると，引っかかりとその消失，あるいは可動域の終わりに若干の抵抗がある．
1+	：軽度の筋緊張の増加あり．引っかかりが明らかで，可動域の1/2以下の範囲で若干の抵抗がある．
2	：さらにはっきりとした筋緊張の増加がほぼ全可動域を通して認められるが，患部は容易に動かすことができる．
3	：かなりの筋緊張の増加があり，他動運動は困難である．
4	：患部は固まっていて，屈曲あるいは伸展できない

潮見泰蔵：第7章検査バッテリー・評価表．内山靖（編）：理学療法評価学，奈良勲（監）：標準理学療法シリーズ，p312，医学書院，2001 より引用

ある．筋緊張の大きさの判定は低緊張（hypotonus），正常（normal tonus），そして高緊張（hypertonus）という3段階であり，高緊張の質的な判定は痙縮（spasticity）か固縮（rigidity）の2種類である．また筋緊張の大きさを順位づけする方法としてAshworthスケール（表3.8）がある．筋緊張の変化は「痙縮（固縮）が落ちた（増した）」というような表現や，Ashworthのスコアが下がったなどで表現されるが，いずれにしてもその判定は検者の主観的判断による．ここでは筋緊張評価の主観的判断をトルクマシーンの客観的データで裏づけることを目的とする．

2）計測の具体的方法
①計測条件
計測姿勢や機器の設定は，トルクマシンの等速性遠心性運動モード時の設定に従う．計測角速度はたとえば15，60，120°・s^{-1}のように筋緊張状態に合わせて数段階を設定する．
②用いるパラメータ
最大トルク値と仕事量．

3）解釈と考察
左右で麻痺・非麻痺側が明確に識別できるならば当該関節の非麻痺側をコントロールとして，また脊髄損傷ではコントロールをおいて計測値を比較するとともに，経時的なあるいは治療的介入前後や課題の有無による筋緊張比較なども行われている．麻痺筋の筋緊張が高い場合はコントロールに比較して最大トルク値・仕事量の指標はより大きな値となる．またジャックナイフ現象がある場合は速い角速度でトルクカーブの形がより鋭利になる．以下にいくつかの具体例を示す．
　Akmanら[18]は脊髄損傷による痙性麻痺者とコントロール群に対して，角速度15，30，60，90，120°・s^{-1}の等速性遠心性運動モード時の最大トルク値とトルク値総計（仕事量）を計測し，両パラメータともコントロール群に比較して痙性麻痺群で有意に高い値を示したが角速度とトルク値との間には正の相関関係が認められなかったこと，またAshworthのスコアと最大トルク値との間に正の順位相関が認められたと報告している．Framzoiら[19]も脊髄損傷による痙性麻痺者に対して角速度30，60，120°・s^{-1}の等速性他動運動モードを用いた筋緊張計測を行い，最大トルク値がコントロール群に比較して有意に高い値となったと報告している．またMuirら[20]は，健常男性を対象として足関節底屈筋への静的伸張運動が筋伸張性に与える影響を明らかにするために，6°・s^{-1}の等速性他動運動モードを用いて足関節背屈10°と0°の角度時の最大トルク値を計測したが，いずれもコントロールに対して有意な効果を見出せなかった．辛島ら[21]は片麻痺患者と健常者の非計測側下肢に運動負荷を行い，足関節背屈に対するトルクを角速度20°・s^{-1}の等速性他動運動モードを用いて計測した結果，健常群では運動負荷による影響はみられなかったが，片麻痺患者では運動負荷が大きいほど計測トルクが大きくなり筋緊張の亢進が認められたと報告している．
　これらの研究はトルクマシンの遠心性モードを用いて対象とする筋を一定角速度で伸張し，その際に計測される関節トルクの大きさを計測している．同じ原理を用いてプラスチック短下肢装

具（AFO）の可橈性を評価している報告もある．臨床で行われる被動テストに当てはめてみると，検者の徒手によって行われる他動的関節運動（筋の伸張）をトルクマシンの遠心性モードを用いて代用させ，また他動運動の速さを角速度の変化で実現し，そして検者が感じとる抵抗感の強さを関節トルクとして計測していることになる．

4．股関節形成術後の筋力回復状態をHHDを用いて評価する

1）計測の目的

股関節形成術後まもない症例の股関節周囲筋筋力は外科的侵襲の影響と廃用性筋萎縮，そして痛み等の影響を受け術前よりも低下する．術後理学療法が再開されると，ほとんどの症例で筋力増強運動が処方・実施される．股関節筋力の計測は対象者や機器の設定の手間を考えるとトルクマシンよりもHHDのほうが簡便に行える．しかしMMTを筋力判定に用いる場合はグレード5（Normal）を目標値に設定する他はないが，HHDの場合は目標値と呼べる値がない．よってデータを蓄積しデータベース化することにより，各施設で行われる理学療法によって達成される筋力回復の推移を明確にするとともに，そのデータ群との比較によって各人の筋力回復の進行具合を判断する必要がある．ここでは実際の臨床蓄積データを紹介し筋力評価の一指標とする方法を示す．

2）計測の具体的方法

①計測条件

基本的にはBohannonの方法に準じるが，股関節伸展筋は腹臥位で計測しても良い．測定頻度は1回/1〜2週であるが，術後理学療法開始早期は筋力の変動が起こりやすいため，痛みなどの制限因子が重度でなければなるべく頻回に計測を行うほうが良い．

②用いるパラメータ

関節トルク体重比率（％）あるいは荷重力体重比率（％）．それらの術前の値に対する比率（％）．

3）解釈と考察

筋力の指標は非術側の同名筋群の筋力であったりするが，特に予防的な股関節形成術の対象者は2次性の変形性股関節症の方々が多く，そのような場合は非術側股関節が少なからず正常な状態とはいえないため非術側筋に対する比率を求めるよりも，単位体重あたりの筋力比率である関節トルク体重比率（％）あるいは荷重力体重比率（％）を指標とすると良い．そしてHHDの蓄積データと個々の症例データとを照合することによって筋力評価を行う．以下に実際のデータを示す．

これは平成7年1月から平成12年5月までに東北大学医学部附属病院で股関節形成術を施行された方々のうち，週1回のHHDによる筋力計測を術後少なくとも連続して3回以上受けた120人を対象としたデータである．対象の平均年齢は49.5±14.7歳，性別は1人を除いてすべて女性

表 3.9 術側股関節筋力の体重比率

経過週(週)	屈筋群 人数(人)	屈筋群 平均値±標準偏差(%) 95%信頼区間(%)	伸展筋群 人数(人)	伸展筋群 平均値±標準偏差(%) 95%信頼区間(%)	外転筋群 人数(人)	外転筋群 平均値±標準偏差(%) 95%信頼区間(%)
術前	64	19.1 ± 8.9 16.9〜21.3	55	31.4 ± 15.5 27.3〜35.5	67	29.0 ± 10.4 26.5〜31.5
4	60	12.7 ± 5.0 11.4〜14.0	25	22.5 ± 8.1 19.3〜25.7	66	18.1 ± 8.0 16.2〜20.1
5	75	14.0 ± 6.1 12.7〜15.4	37	26.1 ± 13.4 21.8〜30.5	84	20.8 ± 8.4 19.0〜22.6
6	86	15.4 ± 7.2 13.9〜16.9	48	29.0 ± 14.3 25.0〜33.1	91	22.2 ± 8.7 20.4〜24.0
7	93	16.0 ± 8.0 14.4〜17.6	53	29.4 ± 14.2 25.5〜33.2	96	23.8 ± 9.3 21.9〜25.6
8	96	16.2 ± 7.5 14.7〜17.7	61	30.4 ± 14.5 26.8〜34.1	98	23.8 ± 8.4 22.1〜25.4
9	93	17.7 ± 8.8 15.9〜19.5	54	32.0 ± 15.5 27.9〜36.1	93	26.3 ± 9.7 24.3〜28.3
10	82	18.4 ± 8.2 16.6〜20.2	57	32.4 ± 16.3 28.2〜36.6	83	27.6 ± 10.9 25.3〜30.0
11	75	18.2 ± 7.6 16.5〜19.9	53	33.7 ± 15.0 29.6〜37.7	76	28.5 ± 10.8 26.1〜30.9

第 3 章　神経—筋機能の計測

であった．術後の理学療法開始（再開）週は平均 4.7±1.8 週，退院は手術から平均 11.0±2.8 週後であった．HHD の計測者はほぼ 1 年ごとに交代した（最長で 2 年）．計測した筋群は股関節屈筋群，伸筋群，外転筋群であり，屈筋・外転筋群の計測方法は Bohannon の提唱する方法に従い，伸筋群は腹臥位で計測側の骨盤を固定し大腿遠位部後面に HHD を当てて計測した．使用機器は OG 技研社製 GT-10 であった．理学療法は集団体操として体幹および下肢筋の持続伸張と筋力増

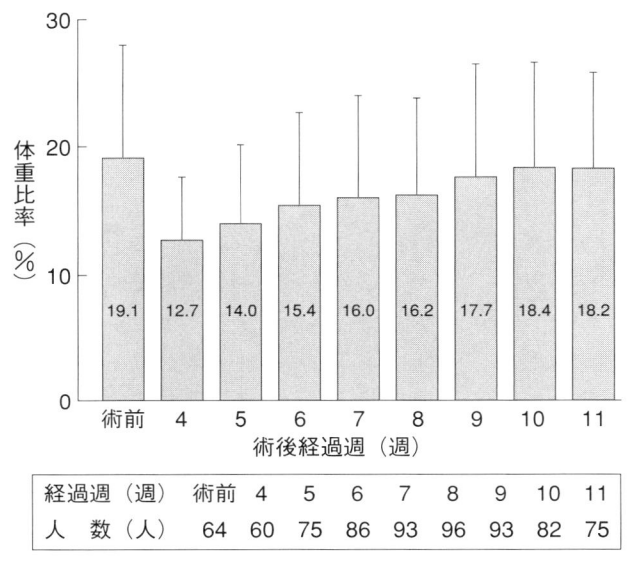

経過週（週）	術前	4	5	6	7	8	9	10	11
人数（人）	64	60	75	86	93	96	93	82	75

図 3.69　股関節屈筋

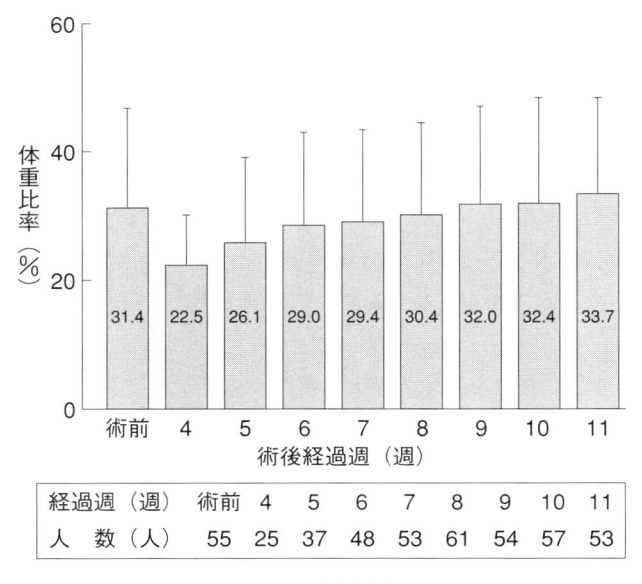

経過週（週）	術前	4	5	6	7	8	9	10	11
人数（人）	55	25	37	48	53	61	54	57	53

図 3.70　股関節伸筋

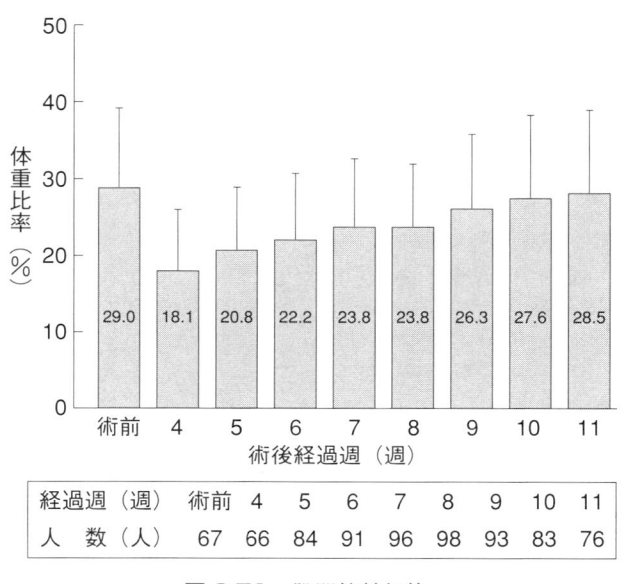

経過週（週）	術前	4	5	6	7	8	9	10	11
人数（人）	67	66	84	91	96	98	93	83	76

図 3.71 股関節外転筋

強練習，運動耐容能の向上とダイエットを目的とした自転車エルゴメータ駆動，個別対応として関節可動域拡大運動と筋力増強運動，ならびに痛みへの対応などを行った．

結果は表 3.9 と図 3.69 ～図 3.71 の通りである．体重比率（%）は体重（kgf）に対する HHD 計測値（kgf）の比率である荷重力体重比率（%）を表している．グラフは経過週ごとの体重比率の平均値と + 1 標準偏差を示している．平均理学療法開始（再開）週である術後 4 週目のデータは術前に比較して，屈筋 66.5%，伸筋 71.7%，そして外転筋 62.4% と約 30 ～ 40% 減少しているが，

その後徐々に回復し，平均退院週である術後 11 週ではそれぞれ術前の値の 95.3%，107.3%，そして 98.3% と術前の筋力が再獲得されていた．

変形性股関節症では体重に対する比率として筋力を表現することにより，その変化が捉えやすく，またデータ蓄積用途にも適している．筋力が体重比率の 1SD になかなか達しない症例には，

その原因を究明するために種々の評価が必要になる．残念ながらここに示したデータは例数が少ないため，年齢階級別あるいは術式別に分類することができなかった．しかし「股関節形成術を施行された人々」という大きい括りではあるが，筋力回復の一指標として，あるいは行った理学療法が効果的であったのか否かを判断するための道具としての利用価値は充分にあるものと考える．

（データの使用を許可いただいた東北大学大学院医学系研究科障害科学専攻運動障害学講座肢体不自由学分野の岩谷力教授，東北大学医学部付属病院中央リハビリテーション部の半田健壽技師長に深謝いたします．）

引用文献
1) 高柳清美：筋力・持久力．理学療法ハンドブック第 1 巻「理学療法の基礎と評価」．細田多穂，柳澤

第3章 神経—筋機能の計測

　　健（編）．協同医書出版社，2000，p73.
2) 真島英信：生理学（改訂18版）．文光堂，1989，pp64-65.
3) 植松光俊，井上和久・他：小型反力計を応用した受圧部・受感部—体形ハンドヘルドダイナモメーターの臨床的意義．埼玉大学立大学紀要1：165-171, 1999.
4) Bohannon RW：Make tests and break tests of eelbow flexor muscle strength. Ther 68 2:193-194, 1988.
5) Bohannon RW：Reference values for extremity muscle strength obtained by hand-held dynamometry from adults aged 20 to 79 years. Arch Phys Med Rehabil 78 1：26-32, 1997.
6) Van der Ploeg RJO：Oosterhuis HJGH, et al.:Measuring muscle strength. J Neurol 231 200-203, 1984.
7) 三浦尚子，半田健壽，他：Cybexとハンドヘルドダイナモメーターの検出値の比較検討．東北理学療法学8：6-9, 1996.
8) 三浦尚子，半田健壽，他：ハンドヘルドダイナモメーターにおける信頼性・妥当性—許容荷重量・指定測定範囲を超えた値の検討—．理学療法のあゆみ8：43-49, 1997.
9) Bohannon RW：携帯用筋力計による筋力検査，筋力検査マニュアル，Amundsen LR（編）高橋正明，乗安整而（訳）．医歯薬出版，1996, p62.
10) 黄川昭雄，他：リハビリテーションにおけるトレーニング処方の実際．トレーニング科学1：79-81, 1989.
11) 宮川博文，中田昌敏，他：closed kinetic chain exerciseによる大腿四頭筋筋力増加法．運動・物理療法9：275-281, 1998.
12) 森　淳，白井康正，他：当施設における膝前十字靭帯再建術後スポーツリハビリテーションの筋力改善効果の検討．運動・物理療法8：76-80, 1997.
13) Huang CH, Lee YM, et al：Comparison of muscle strength of posterior cruciate-retained versus cruciate-sacrificed total knee arthroplasty. J Arthroplasty 13:779-783, 1998.
14) 藤原　誠：疲労の測定．理学療法6：37-44, 1989.
15) 白山正人：疲労の神経・筋生理—身体性・精神性疲労—．理学療法6：21-27, 1989.
16) 宮崎貴朗，山本　摂，他：片麻痺患者の非麻痺側下肢筋持久力．理学療法科学10：21-23, 1995.
17) Matsunaga T, Shimada Y, et al：Muscle fatigue from intermittent stimulation with low and high frequency electrical pulses. Arch Phys Med Rehabil 80:48-53, 1999.
18) Akman MN, Bengi R, et al：Assessment of spasticity using isokinetic dynamometry in patients with spinal cord injury. Spinal Cord 37:638-643, 1999.
19) Franzoi AC, Castro C, et al：Isokinetic assessment of spasticity in subjects with traumatic spinal cord injury (ASIA A). Spinal Cord 37: 416-420, 1999.
20) Muir IW, Chesworth BM, et al：Effect of a static calf-stretching exercise on the resistive torque during passive ankle dorsiflexion in healthy subjects. J Orthop Sports Phys Ther 29:106-113; discussion 114-105, 1999.
21) 辛島修二，後藤伸介，他：筋緊張の評価．理学療法8：361-367, 1991.

参考文献
1) 木村貞治：理学療法機器「1.トルク測定装置（1）トルク測定の原理および装置の基本的性能比較」．理学療法9：61-73, 1992.
2) 木村貞治：理学療法機器「2.トルク測定装置（2）トルクマシーンを用いた基礎的および臨床的研究と今後の課題」．理学療法9：141-148, 1992.
3) Bohannon RW：携帯用筋力計による筋力検査，筋力検査マニュアル．AmundsenLRs（編）高橋正明，乗安整而（訳）．医歯薬出版，1996, pp59-75.

第4章
姿勢・運動機能の計測

重心動揺計

　平衡機能は，柔軟性（関節可動・筋伸長性），瞬発性（筋力），持久性（呼吸循環）とともに行動体力の一要素であり，姿勢の保持や変換を円滑に行うとともに効率的な上下肢の運動を保証している．その機能系は，視覚・前庭・体性からの感覚を得て小脳・脳幹をはじめとする中枢神経系で統合した情報を筋へ出力する一連の過程として捉えられる．実際に出力された結果は，筋トーヌスの調整と重心位置の制御として観察することができ，これらは脳の各レベルでの立ち直りや姿勢反射・反応として分類することが可能である．

　平衡機能を物理的な現象として抽出するには，支持基底面に対する圧中心の位置とその変化を捉えて分析することが有力な手段となり，調節機構を非侵襲的に計測することが可能となる．実際には，①座圧・足圧中心点の前後左右方向の偏倚（へんい）と，②圧中心点の連続した変化として表される移動軌跡（重心動揺と称する）の2つの要素を抽出して定量的に解析することができる．

着目する生体現象

1. 重心，圧中心，支持基底面

　重心（center of gravity；COG）は3次元の重心位置を指し，質量中心（center of mass）とも呼ばれる．また，地球上では常に重力（1G）を受けていることから，物体は一定の支持基底面（base of support；BOS）のなかに重心を投影させた圧中心（center of pressure；COP）をもたなければ物理的に安定していることはできない．なお，重心と圧中心は異なるものであるので厳密に区別する必要がある．したがって，圧中心と支持基底面の関係は，重力の小さなスペースシャトル内や月面上などではその位置づけが大きく異なる．

健常人では，重心は第2仙椎のやや前方に位置しており，直立立位における支持基底面は両側の足底で囲まれた外周面積に相当する．その際の圧中心点は，左右方向でほぼ正中，前後方向では踵から足長の約43％に位置している．重力下におけるすべての動物は，縦方向の重力を横方向の力（床反力による前後左右方向への分力の生成：詳細は3次元動作解析装置の項を参照）に変換することによって力源を作り出し，3次元のベクトル合成によって種々の運動方向を実現している．そのため，鉛直方向の重力をいかに安定力と駆動力とに分散させるのかを解析することは，ヒトの随意運動の理解とともに調節機構を推し量るために本質的な意味がある．特に，支持基底面の狭い立位時の姿勢調節における圧中心の位置と支持基底面の関係を観察することは，身体全体の調節機構を代表する指標の一つとしての意味がある．

具体的な指標として，(1)支持基底面の大きさ，(2)圧中心の位置，(3)両者の相対的な関係は，身体の安定性を決定している．安定が大きければ姿勢の保持は容易となるが，それが過剰となれば移動を伴う随意運動は非効率となる．逆に安定性が低下すれば転倒の危険が増加し，安楽な姿勢の保持や身体の固定が不充分となって四肢の随意性が低下する．

2．中心点の偏倚と揺らぎ

圧中心点は2次元の相対的な位置で表され，健常人の基準範囲から逸脱した位置をとることは偏倚と呼ばれる．偏倚をきたす背景には，左右前庭入力の不均衡，筋トーヌスの非対称性，脳内空間定位の統合不全，筋出力への調節障害，骨関節のアライメント異常などがあげられる．

一方，圧中心点の連続的な位置の変化は揺らぎ（移動軌跡）として捉えられる（図4.1）．揺ら

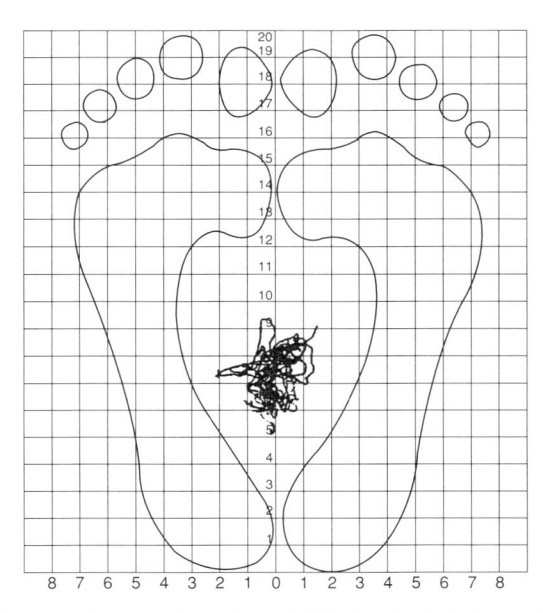

図 4.1 足底（支持基底面）に投影された圧中心点の揺らぎ

ぎが増大する主な原因には，(1)偏倚を感知する感覚情報が低下した場合と，(2)立ち直りにかかわる調節が非効率な場合がある．なお，前者では立ち直りまでの時間が延長するため全体としては大きな揺らぎが観察され，後者では速度の速い（すなわち高周波）成分の占める割合が高いことから両者を鑑別できる．

このように，圧中心の空間的な表出である偏倚と，圧中心の時間的な表出である揺らぎを観察することで，平衡機能の時間的・空間的な機能状態とそれを調節している神経機構の状態を抽出しようとする試みに臨床的な意味が生じる．なお，生体現象の抽出において圧中心を指標とすることは，侵襲・拘束の程度が少ないために年齢・疾患・重症度において広い対象が適応となる．一方，多くの生理的背景を含んだ指標であるため，個体差と個体内での変動が大きく，検査結果の絶対値の再現性に劣り解釈にはその他の所見を総合的に勘案する必要がある．また臨床領域では，機能診断や評価には有用ではあるが，詳細な病巣の予測や病態診断には限界がある．

機器特性

1．機器の原理

複数（通常は3～4箇所）点で計測された荷重の釣り合いから圧中心の位置を求める．

測定板が1枚であれば身体全体から1つの圧中心点を算出し，2枚であれば左右おのおのの中心点とその総和としての代表値が得られる．

また，圧中心点を一定のサンプリング周期（通常は50ミリ秒）で一定時間にわたり連続的に取り込めば（通常は60秒間ないし30秒間），移動軌跡として身体の揺らぎを観察できる．

1987年にJIS規格により，これらの機能を併せもつ圧中心点の解析装置を「重心動揺計」と称することが定められている．

2．センサの種類と特性

抵抗線ひずみ計（ワイア・ストレンゲージ）を用いた荷重センサが用いられる．これは安定した状態での釣り合い位置の検出に優れる．一方，動的な運動を解析する場合には，加速度を検出するピエゾ型センサが合目的である．そのため，重心動揺計ではワイア・ストレンゲージ，反力計ではピエゾ型センサが合理的であるが，市販されている機器のなかには異なるセンサで計測を相互に代用しようとする場合もある．ピエゾ型センサを用いて圧中心の位置を計ろうとする場合には，センサの特性からドリフト（緩やかなゼロ基準の変動）を生じて位置精度が低下しやすいので注意が必要である．

ワイア・ストレンゲージは通常±1mm未満の誤差で圧中心を計測できる．ただし，測定板（センサで囲まれた面積内）からはみだした場合や，荷重範囲（通常は100Nから1500N程度の範

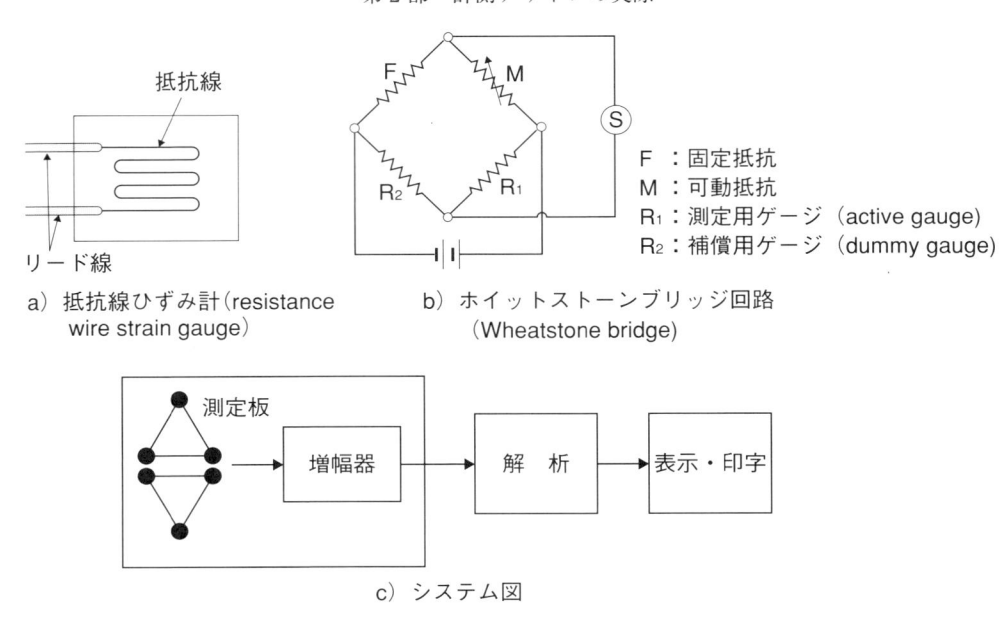

a) 抵抗線ひずみ計(resistance wire strain gauge)

b) ホイットストーンブリッジ回路 （Wheatstone bridge）

F：固定抵抗
M：可動抵抗
R_1：測定用ゲージ（active gauge）
R_2：補償用ゲージ（dummy gauge）

c) システム図

図4.2 重心動揺計の基本構成

囲内）を越えた計測ではその精度が低下する．

3．機器の構成

センサ，センサを取り付けた測定板，増幅器，コンピュータ（解析と表示）からなる（図4.2）．
また，直接の計測機器ではないが，視標（通常は一辺または直径が2〜5 cmの明確な四角・円形のもの）および接面（座面または足底面）が必要となる．また，計測の目的によっては，接面の形状を変化させる（柔らかい椅子座面，足底面の凹凸刺激やラバーフォームなどの刺激・外乱シート）器具を用いる場合もある．

4．計測手順

1）校正

通常の計測では，計測開始前に測定板上を無負荷な状態にしてゼロ補正を行う．
計測精度に対する校正は，既知の重量を測定板上に載せたときの誤差と，一定の距離に重量負荷をした際に表示される位置のずれの双方を確かめる．
前者は計測のつど行うが，後者は定期的なメインテナンスとして行えばよい．

第4章　姿勢・運動機能の計測

2）姿勢

計測では，検査条件に応じた姿勢を明確に告げる．主な点には，構え，視標注視（閉眼の場合には必要に応じて遮眼とする），支持面の取り方（椅子への腰掛け方，開脚の程度），課題（なるべくじっとしているのか，できるだけ動くのかなど）があげられる．また，通常の検査時には対象者の視野や聴覚に外乱となるような刺激が入らない静寂な環境を確保する．

なお，姿勢保持の際にあまりに"正しい姿勢での不動"を意識させ過ぎると動揺が大きくなるので注意を要する．

3）計測開始

対象者に計測を開始する旨を伝えると，位置の変化や大きな揺らぎを含んだ初期応答が現れる．そのため，実際の記録は計測の開始を告げた10秒程後から開始すると良い．検査中は対象者の転倒に充分注意し，すぐに介助可能な位置にいる（ただし，開眼検査時には対象者の視野に入らないように注意する）．

4）計測終了，解析・表示

設定時間が過ぎると計測は自動的に終了し，あらかじめ設定されたパラメータが計算される．計測が安定した環境で行われたことを確認する必要がある．

5．利用できるパラメータ

位置，長さ，大きさ，大きさに対する長さ，周波数に関するパラメータに大別できる（表4.1）．

1）位置・型

座標点の位置を表示し，足長を計測することで生体における位置に当てはめる．また，あらかじめ定めた基準値からの偏倚を表示できる．

また，位置の時間的なずれを視覚的に捉えた動揺の型を分析する．中心型，前後・左右型，多中心型などに大別できる．

2）長さ

総軌跡長として表示する．

3）面積

矩形面積，集中面積，囲繞面積，包絡面積として表示できる．

4）大きさに対する長さ

単位面積軌跡長として，総軌跡長を面積で除した値で計算する．これは長さ，面積とは相関せ

表 4.1　利用できるパラメータの算出法

軌跡長	$\sum_{i=1}^{n}\left(\sqrt{\Delta x_i^2 + \Delta y_i^2}\right)$	(1) 式
左右方向の標準偏差	$\sqrt{1/n \cdot \sum_{i=1}^{n}(x_i - x_{mean})^2}$	(2) 式
前後方向の標準偏差	$\sqrt{1/n \cdot \sum_{i=1}^{n}(y_i - x_{mean})^2}$	(3) 式
動揺面積（矩形）	$(x_{max} - x_{min}) \cdot (y_{max} - y_{min})$	(4) 式
動揺面積（集中）	$\pi \cdot (2)$ 式 $\cdot (3)$ 式	(5) 式
動揺面積（包絡）	$\sum_{i=1}^{120}(r_i \cdot r_{i+1} \cdot \sin\theta/2)$	(6) 式
実効値	$\sqrt{1/n \cdot \sum_{i=1}^{n}\{(x_i - x_{mean})^2 + (y_i - x_{mean})^2\}}$	(7) 式
相互相関（理論値）	$\lim_{T} 1/T \cdot \int_0^T \times(t) \times (t+\tau)dt$	(8) 式
（演算式）	$1/(N-r) \cdot \sum_{i=1}^{n} x_n x_{n+r}$	(9) 式

ただし，サンプリング周期ごとに取り込まれた座標を（X_i，Y_i）としてサンプリング数を積算する．
(6) 式では $r_i = \sqrt{X_i^2 + Y_i^2}$ として $\theta = 3$ で計算．
(9) 式では N ＝データ数，X_n ＝データ値，r ＝遅れデータ数．

ず，立ち直りの緻密さを反映する独立したパラメータであることが確かめられている．

5）周波数

帯域ごとの周波数成分が表示される．健常人では 1Hz 以下の低周波成分が優位となる．

計測デザイン

【重心動揺計を用いた結果の解釈】

図 4.3 には，健常成人と患者（小脳性，体性感覚性，前庭性）の座位および立位重心動揺の特徴的な波形を示した．

量的成分を比較すると，健常成人では一定範囲に収束しているが，患者では軌跡長，動揺面積の双方ともに増大している．動揺の方向に注目すると，健常成人では中心域が密であり，小脳性障害では前後方向への動揺が顕著で前庭性障害では左右方向への動揺が優位に観察される．座位では小脳性障害で顕著な増加がみられ，立位との相対的な動揺の程度は小脳性障害で大きく体性感覚性障害では小さい．立位での動揺軌跡は，小脳性障害でもっとも密で鋭く（高周波成分が多い），前庭性障害や体性感覚性障害ではそれに比較して疎である．

上記は病変部位の生体機構の特徴を反映している．小脳性の病変では，躯幹失調による座位重心動揺の増加と，立ち直りの非効率的な運動が動揺軌跡の密で鋭い波形に反映されている．また

第4章　姿勢・運動機能の計測

	健常人	小脳性障害	体性感覚性障害	前庭性障害
座位	0.1cm²　195.4mm	4.3cm²　868.1mm	1.7cm²　444.6mm	1.1cm²　378.7mm
立位	0.8cm²　186.4mm	11.0cm²　1,597.6mm	13.6cm²　846.6mm	5.8cm²　262.4mm

前　
左←→右　
後

10mm
10mm

上段：動揺面積，下段：総軌跡長
サンプリング周期50ミリ秒，測定時間30秒

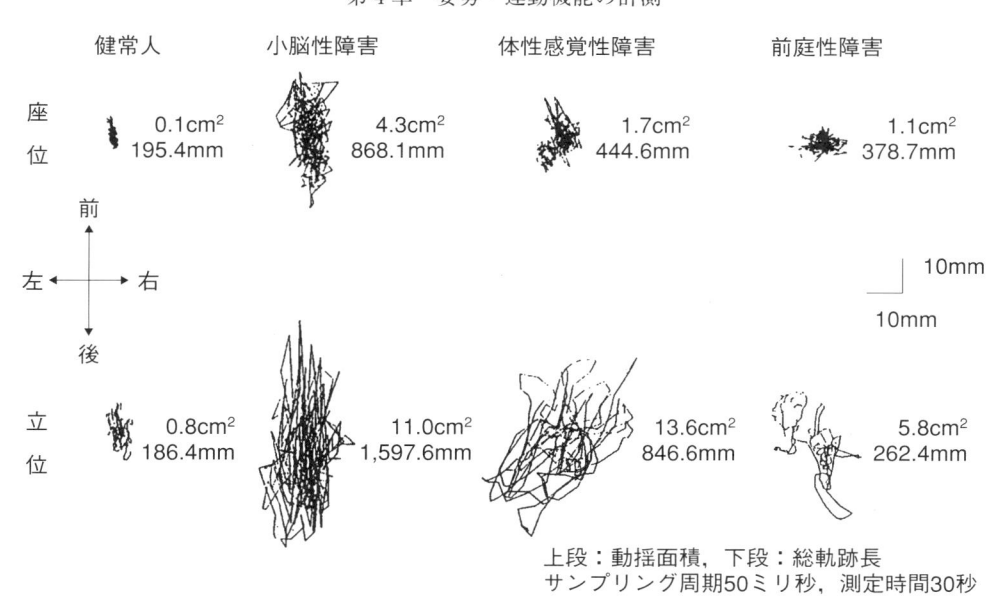

図4.3　健常者および疾患者の代表的な座位および立位重心動揺の波形
（内山靖：平衡障害，理学療法ガイド．文光堂，1997，p178，一部改変）

前後に動揺する体幹の機能不全の様子が前後方向優位の動揺軌跡によく表れている．一方，前庭性障害では，左右への不安定性と偏倚の障害が，左右優位で比較的疎な波形に表現されている．体性感覚性障害では立位での不安定性が顕著で偏倚の障害であることが立位時の波形から捉えられる．また，図にはあげていないが感覚性障害では閉眼時の動揺が著しく増大する（Romberg徴候陽性）点も特徴である．

1．転倒傾向のある高齢者・患者の障害特性を明らかにするために重心動揺を計測する

1）計測の目的

　転倒の原因は多岐にわたり，その危険度を判断することは必ずしも容易でない．転倒の予防には，身体的要因，精神的要因，環境要因に大別したリスク評価と介入が行われるが，軽度な感覚障害や中枢神経系の機能不全は個々の検査では顕在化しにくく，静的な姿勢保持の検査のみでは明確な特徴を抽出できない場合が多い．そのため，種々の外乱を与えた際の姿勢調節の応答を観察することで潜在的な機能不全を明らかにする必要がある．外乱負荷には，物理的外力，感覚の制限や攪乱，随意運動による干渉があるが，臨床的に有用かつ簡便な検査法として足底面の物理・感覚条件を変化させた際の反応を計測する方法がある．
　ここで紹介するデザインは，刺激装置などその他の特別な機器を用いずに行えるものである．

2）計測の具体的方法
①計測条件
15 cm 開脚立位における姿勢保持を検査課題とする．計測は安定した 30 秒間をサンプリング周期 50 ミリ秒で解析する．

外乱条件は，閉眼による視覚情報の遮断，ラバーフォームによる物理的・足底感覚への外乱，足底刺激による感覚増強とした．

②用いるパラメータ
通常用いられるパラメータによる．

3）解釈と考察
通常の足底面での計測結果は，静的姿勢保持力を示している．この結果は大数による基準値との比較が可能であり，絶対値にも重要な意味がある．開眼での動揺面積が増加していれば姿勢調節機能が低下している．この際，総軌跡長の増加が軽度で単位面積軌跡長が低値を示せば，緻密な立ち直り機能の低下を示すと考えられている．動揺面積，総軌跡長ともに増加した場合には，小脳機能不全や脊髄疾患などの中枢神経機能の低下を疑う場合もある．ロンベルグ比から，体性・前庭感覚の機能を類推することができる．ロンベルグ比が 2 倍以上に増加していれば，視覚依存度が通常よりも高いといえる．特に総軌跡長が 2 倍以上となる場合には体性感覚の低下が疑われる．一方，動揺面積が 2 倍程度の場合にはその判断には慎重さが求められる．

ラバーフォーム上では，いかなる対象者も通常の足底面に比して動揺は増加する．これは物理的な不安定性のためであるが，その増加度から動的な姿勢バランス機能の一部を評価できる．不安定性に適応できない例では単位面積軌跡長が著しい低値を示す（立ち直りの低下・消失）．通常の足底面では顕著な増加を示さない例が，本条件で初めて著しい機能不全を認める場合が少なくない．

足底刺激の条件下では，健常人はフィードバック効果が働き動揺が減少する場合と逆に積極的な立ち直りを誘発して見かけの動揺が大きくなる場合とがある．疾患を有する者の場合，特に末梢性の体性感覚障害では有意な動揺の減少がみられることがある．一方，脳卒中片麻痺などの中枢障害や運動障害を伴う例では足底刺激が感覚情報として有効であっても身体動揺の減少には結びつかない場合もある．

上記の結果は運動療法を展開する場合の具体的な着眼点ともなり，足底刺激が有効な例では積極的なフィードバックを促すような運動療法をすすめられる．また，ラバーフォーム上での運動を治療介入としてくり返すことによって，前庭代償や視覚—四肢・体感の協調性の向上によって身体適応を増大させることができるかもしれない．

第4章　姿勢・運動機能の計測

2．小脳性運動失調の障害特性を明らかにするために重心動揺を計測する

1) 計測の目的

　小脳性運動失調では躯幹および下肢に協調運動障害が現れる．これらの機能障害の部位を明らかにして，その程度を定量的に抽出することは効果的な運動療法を行ううえでも不可欠である．ところが，従来の立位重心動揺では躯幹と下肢の複合された調節機能を捉えているために，躯幹と下肢の両者を分離することは困難であった．

　本デザインでは，座位による重心動揺を計測することによって躯幹協調障害を相対的に抽出し，立位重心動揺と相互に比較することによって躯幹と下肢の障害特性を明らかにしようとするものである．

2) 計測の具体的方法

①計測条件

　足指を浮かせた座位および15 cm開脚立位での姿勢保持を検査課題とする．計測は安定した30秒間をサンプリング周期50ミリ秒で解析する．

②用いるパラメータ

　躯幹失調の程度として，座位重心動揺の絶対値（特に動揺面積）および立位に対する座位動揺の大きさ（座位/立位）による躯幹失調成分を算出する．また，座位および立位での動揺方向および動揺型の相似度，周波数解析での1 Hz以上の成分の比率を指標とする．

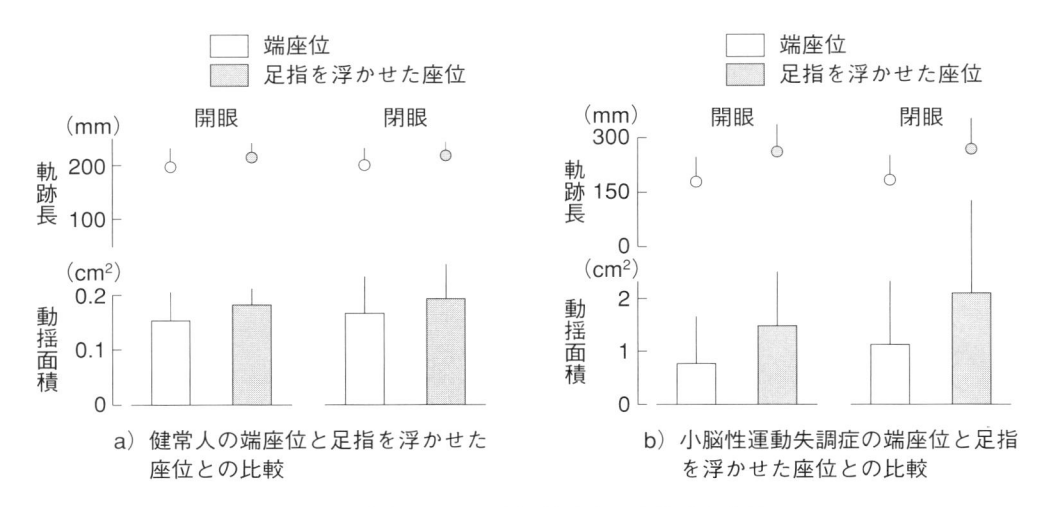

a) 健常人の端座位と足指を浮かせた座位との比較

b) 小脳性運動失調症の端座位と足指を浮かせた座位との比較

図4.4　健常人および小脳性障害の座位重心動揺

3）解釈と考察

　協調運動障害のうち，特に躯幹機能を抽出するためには，足指を浮かせた座位での圧中心の揺らぎを記録することが肝要である．足底をつけた端座位では支持基底面が大きく，躯幹機能を充分に抽出できない（図4.4）．小脳性運動失調では静的姿勢保持での立ち直りの増大が動揺の主たる要因であり，動揺面積の増加が顕著に観察される．また，一側の小脳半球病変を除けば動揺は前後方向が優位となる．足指を浮かせた座位動揺と歩行能力との間には高い相関がみられることも報告されている．

3．パーキンソン病の障害特性を明らかにするために重心動揺を計測する

1）計測の目的

　パーキンソン病では姿勢反射障害（特に外乱に対する立ち直り反射の低下）がみられるが，静的な姿勢保持では健常人と同じかむしろ動揺は少ない傾向にある．臨床的には肩や胸骨部への物理的外乱刺激による pulsion を観察する方法が優れているが，このような刺激を定量化できる実用的な装置は開発されていない．一方，支持基底面内での随意運動を相互に観察することで，姿勢調節機構の一側面を定量的に捉えることができる．

2）計測の具体的方法
①計測条件

　15 cm 開脚立位での姿勢保持を検査課題とする．計測は安定した30秒間をサンプリング周期50ミリ秒で解析する．

　また，同一肢位で前後・左右方向への圧中心の最大移動を検査課題とする．計測は40〜60秒間をかけてゆっくりと行う．具体的には計測開始後10秒程度の静止保持後，最大前方位に移動し3秒以上静止した後に正中位に戻り，次に最大後方位へ移動して3秒以上静止した後に正中位に戻る．同様に，最大左方位，最大右方位での圧中心点を計測する．

②用いるパラメータ

　姿勢保持ではこれまでのパラメータと同じ．なお，患者の状態によっては圧中心の後方偏倚を捉えるために位置を評価パラメータに加えることもある．

　随意運動では，最大移動距離を運動方向ごとに算出する．必要に応じて支持基底面の大きさ（足長，足幅）で標準化する．

3）解釈と考察

　パーキンソン病では，静止立位時の重心動揺のみでは姿勢調節機能を推測することは困難である．随意運動の範囲は重症度を示す一つの因子になるが，すくみや転倒の危険を直接示す指標ではない．その点では，臨床的な物理的外乱負荷時の姿勢反射障害や歩行開始・方向転換時の動作の観察と勘案した解釈が不可欠で，重心動揺計による評価は補助的手法の一つに過ぎない．

第4章 姿勢・運動機能の計測

4．健常人・高齢者の重心動揺を計測する

1）計測の目的

行動体力の一つとして平衡機能を広く計測するには，片足立位保持時間をストップウォッチで計測する方法と，重心動揺を計測する方法とがある．簡便性では前者が優るが，情報の大きさと生体機構の解析には後者が優れる．

これまでは病態の検出や障害の重症度および特性の解明に資するデザインであったが，最後に大数としての計測デザインを示す．

2）計測の具体的方法

①計測条件

閉脚立位での姿勢保持を検査課題とする．計測は安定した60秒間をサンプリング周期50ミリ秒で解析する．

②用いるパラメータ

総軌跡長，動揺面積，単位面積軌跡長．

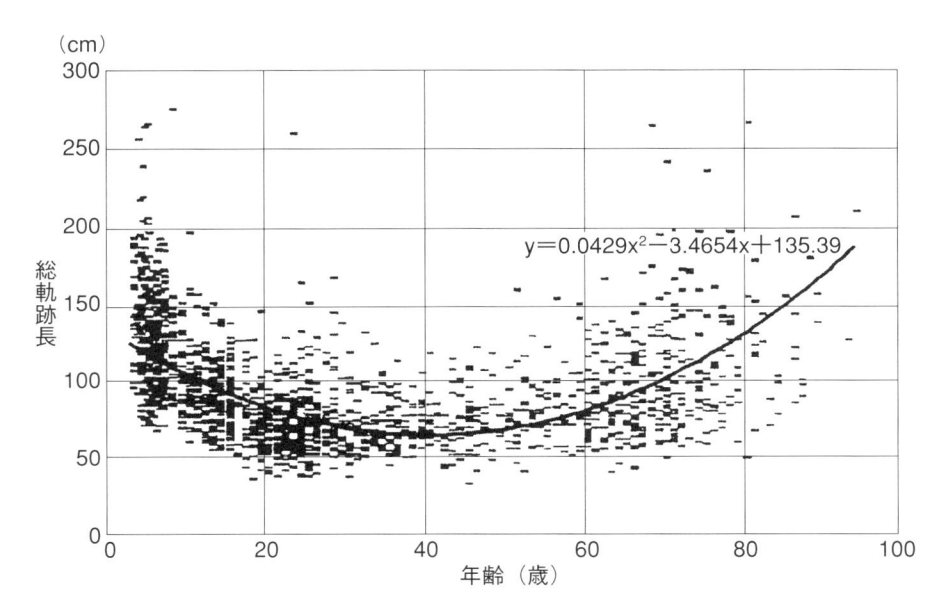

図4.5 年齢別にみた総軌跡長
　　　全国15施設2,201名の結果．発達・加齢の年齢変化にbath tub curve様の2次回帰で近似されている．男女間の差については表4.2を参照．
　　　(今岡薫，他：重心動揺検査における健常者データの集計．Equilibrium Res sup12, 1997, p12より)

グラフ中の回帰式: $y = 0.0429x^2 - 3.4654x + 135.39$

表 4.2 年齢別にみた重心動揺の平均値（図 4.5 今村の文献より筆者が作成）

		男 (n = 1,013)				女 (n = 1,188)			
		矩形面積		総軌跡長		矩形面積		総軌跡長	
		(開眼)	(閉眼)	(開眼)	(閉眼)	(開眼)	(閉眼)	(開眼)	(閉眼)
年齢	0〜4.9	21.21	31.38	150.00	228.61	16.99	22.92	127.92	175.18
	5〜9.9	16.11	26.66	120.95	179.71	13.27	19.61	112.83	158.69
	10〜14.9	10.76	16.62	95.52	126.60	9.72	13.55	88.91	118.83
	15〜19.9	10.51	13.70	84.79	115.59	7.27	10.14	72.13	95.74
	20〜24.9	6.26	8.31	71.02	97.06	6.47	8.64	67.47	89.25
	25〜29.9	6.80	10.80	78.70	112.70	6.46	8.19	67.65	91.39
	30〜34.9	6.78	8.97	74.01	109.98	5.18	7.37	64.24	84.38
	35〜39.9	6.38	9.44	77.13	108.43	5.87	7.56	69.48	97.67
	40〜44.9	7.93	12.41	82.86	125.25	5.84	7.05	63.78	88.01
	45〜49.9	7.42	12.19	80.65	139.99	6.38	8.50	70.20	104.56
	50〜54.9	7.86	11.53	86.32	131.73	7.35	9.54	74.03	102.47
	55〜59.9	6.56	9.63	98.25	144.52	7.77	10.28	78.93	109.02
	60〜64.9	9.46	13.41	102.32	148.61	8.67	11.31	83.29	118.61
	65〜69.9	10.99	15.16	109.85	162.14	9.23	12.32	87.98	124.02
	70〜74.9	11.65	19.54	116.36	202.65	11.96	14.75	101.26	128.90
	75〜79.9	11.50	17.65	113.01	150.79	11.53	15.58	105.93	134.46
	80〜84.9	11.29	14.88	132.34	194.84	10.60	13.15	112.97	133.25
	85〜89.9	14.81	18.45	132.93	201.01	11.64	16.79	137.52	166.11

測定条件：60秒間・閉足位　単位：矩形面積（cm^2），総軌跡長（cm）

3）解釈と考察

図 4.5，表 4.2 は年齢ごとの平均値を示している．大数としては bath tab curve を描くが，個々にはばらつきが大きく，加齢とともに標準偏差が大きくなる．健常人では多くの背景要因に影響を受けるために，重心動揺が小さければ即座に平衡機能が高いというよりも一定の基準範囲に収まっているかのスクリーニングとしての意味が大きい．また，母集団の大きな比較においては経年比較や地域差を検証するのに優れた指標となりうる．一方，健常人個々の縦断・介入研究などでの判定には再現性に劣る点もあり，病態の重症度や回復過程の指標のように利用するには一定の限界がある．

3次元動作解析装置・床反力計

近年の飛躍的なエレクトロニクスの発展によって，臨床家が行う動作分析手法にも大きな変化があった．従来の観察・記録による主観的な運動学的動作解析から，計測・算出による客観的な運動学的・運動力学的動作解析へと解析手法が展開されてきた．すなわち3次元動作解析装置を用いた画像解析により関節運動の角度と時間，加速度などの運動学的要素が数値化され，筋電図

第4章　姿勢・運動機能の計測

学的には参加する筋の同定やその活動タイミング，また筋放電の大きさから発揮筋力の推定が可能になった．さらに床反力計との同期によって床面から受ける力のベクトルが計測可能となり，画像解析による関節位置と関節運動方向・加速度のデータに床反力ベクトルを加味することで関節モーメントやパワーなどの運動力学的解析が行われるようになった．

本項では身体運動の運動学的・運動力学的解析に使用される3次元動作解析装置と床反力計について，計測対象となる生体現象を示し，次いで各機器の機器特性と利用可能なパラメータを述べ，最後にこれらの機械の活用事例を計測デザインとして例示する．

着目する生体現象

1．姿勢と運動

姿勢は体位と構えからなる．体位とは身体軸と重力との位置関係であり，構えは身体の各部分の相対的位置関係を示す．運動は姿勢の連続的時間的変化であり，体位や身体の動きの方向と構えの変化として表現される．3次元動作解析装置では身体の標点に複数のマーカを設置しそれらの位置を連続的に計測することで身体運動を捉えるのである．

2．身体に働く力

人間の姿勢や運動は，重力と床反力からなる外力（外部から身体への働きかける力），筋収縮によって発生する内力（身体自身から発する力による外部へ働きかける力）によって規定される．

これらの力の中で内力である筋力は非常に重要な役割を担っているが，今のところ歩行のような運動中の筋力を直接的に計測する方法はない．ここで，身体を一塊の物質とみなした運動を考えることにする．そうすると内力である筋力を無視することができる．これは身体（物質）の運動状態を変化させる力が外力のみとなるからである．外力はその加わる方向によって身体を推進させたり制動させたりする．身体に影響を及ぼす外力には重力と床反力があるが，このうち重力は一定であるので，身体の重心（質量中心）の運動は床反力によって把握することが可能となる．

3．床反力

歩行時には足底を介して床に力が生じるが，その力は足底と接した床面のすべてにかかる．この力の反作用として方向が正反対で同等の大きさをもった力，いわゆる反力が生じている．反力は無数であるが，無数の力のままでは力学的な解釈がしにくいので，ベクトルの合成という方法でこれらの反力を1本のベクトルで表してみる．これが床反力である（図4.6）．床反力を3つの方向に分解すると，垂直（鉛直）分力，側方分力，前後分力の3分力として表現できる（図4.7）．

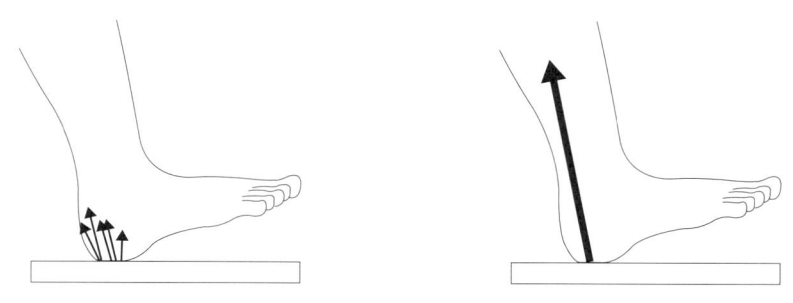

図 4.6　実際の反力と床反力
足が床に接すると，床には無数の反力が生じる．これを力学的に 1 本にまとめあげたのが床反力である．

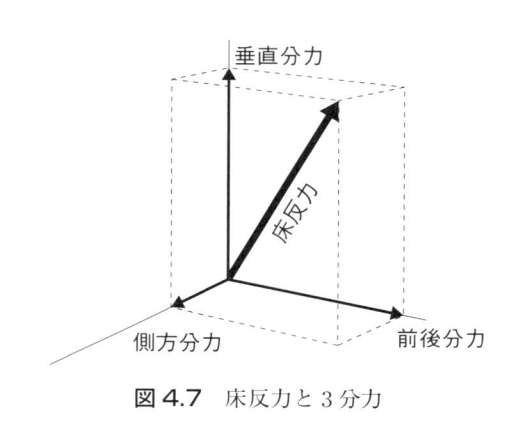

図 4.7　床反力と 3 分力

3 分力の方向の基準は進行方向なので，前後分力は身体の推進と制動に，側方分力は側方への安定性に，垂直分力は身体の支持にかかわっている．

4．重心，質量中心

すべての物体は質量をもっている小さな固まり（質点）の集合体であり，地球上であればそれぞれの質点は重力に引っ張られ重量をもつ．各質点の重量を 1 つにまとめた合力の作用点を重心（center of gravity；COG）と呼ぶ．ある大きさと重量をもった物体をあたかも重心の一点だけに全体の重量が集中しているかのように捉えることができる．重心は質量中心（center of mass；COM）と同じである．静止立位時の成人の重心位置は第 2 仙椎の前面付近にあるが，体型によっても若干変化する．姿勢が変われば当然ながら重心位置も変化する．たとえば，運動学的基本姿勢から両側肩関節を 90°屈曲させた構えをとると，重心位置は上前方へ移動する．

第 4 章　姿勢・運動機能の計測

5．支持基底面と床反力作用点（圧中心）

　支持基底面と重心には密接な関係がある．静止時の平衡では，重心線（重心から地球の中心に向かう線）は支持基底面内になければならないが，支持基底面が広いと重心線が多少移動しても安定が保てる[1]．

　静止立位では左右足底面とそれに囲まれた範囲の面積が支持基底面になるのに対し，単脚支持では一側の足底面が唯一の支持基底面となる．足底には反力があり，この反力をまとめたものが床反力であることは先ほど述べた通りである．この床反力が床面から立ち上がる位置は床反力作用点もしくは圧中心（center of pressure；COP）と呼ばれる．床反力作用点は力（反力）の平均位置を示しており，身体を支持する力の中心である．

6．接地のパターン

　正常歩行での足底接地パターンをみると，踵から接地し，重心が前方に移動するにつれ足底面のほぼ全面が接地し，その後踵が挙上（離床）し，母趾の挙上（離床）へと進む．片麻痺歩行では，全面同時接地，足底外側部からの接地，足底外側部から踵へと後方へ順次接地するなどのさまざまなパターンが生じる．

　床反力作用点を接地領域の代表点として扱えば，一側下肢の作用点の経時的変化は接地のパターンを示すことになる．作用点の軌跡は足跡と同時に表示するとより理解しやすくなる（図 4.8）．足跡の採取には，アルミホイルの下に金網やそれに類したものを敷きその上を踏む方法，水やチョークの粉をしみ込ませたフェルトソールで歩行させる方法などがある[2]．

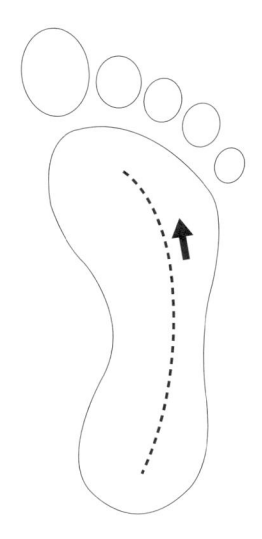

図 4.8　床反力作用点（足圧中心）の軌跡

7. 関節モーメント

身体を剛体（変形しないと仮定した物体）とみなすとその運動は並進運動と回転運動に分けられる．身体全体（重心）がある地点から別の地点に移動するのは並進運動であるが，それは体節が関節を軸として生じる回転運動がもとになっている．回転運動を力学的に捉えるには，力だけを考えては不充分である．同じ力でも回転中心との距離によって物体を回転させる力は変わってくるからである．このように物体を回転させる「まわす力」は回転力（トルク）といわれ[3]，関節モーメントとも呼ばれる．臨床の場面での筋力とは，力（筋張力）ではなく関節モーメント（回転力）をさしている．

関節モーメントは歩行などの運動中の筋力を推定する方法の1つである．身体の各体節を剛体とみなしたリンクモデルに基づいて，関節点位置の変位データと床反力データから関節モーメントは算出される．その他に各体節の重心位置ならびに質量のデータも必要であるが，屍体や生体のデータから推定した値を使用している[4]．

関節モーメントの値には，拮抗筋が活動して逆方向のトルクが発生するとその値も含まれる．つまり計測方向とその逆方向のトルクの差が関節モーメントとして算出されるのであり，伸展モーメントが必ずしも伸展筋力と等しいわけではない．

機器特性

〈3次元動作解析装置〉

1．機器の原理

3次元動作解析システムは3次元空間内の身体各部の位置を計測する機器である．対象とする身体部位のマーキング方法（マーカの種類など）やマーキングした身体部位の位置計測に使用するセンサ（カメラなど）の種類によって，位置計測の原理は以下の2つの方法に大別される．

1）標点の位置を光学的に認識する方法

この標点位置計測では3次元計測を可能とするために最低2台のカメラが必要となる．カメラの台数が増えればそれだけ位置を決定するための情報が多くなるため，計測精度が上がる．1台のカメラで撮影された空間は2次元の画像として計測されるため，対象とする動作に対するカメラの配置に工夫が必要である．現在では2台以上のカメラを用いて，三角測量の原理に基づいたDLT（direct linear transformation）法を用いて多方面から計測したマーカの位置を三次元座標に再構築する方法が一般化している[5]．簡単に説明すると，1台のカメラのレンズとマーカの位置

第4章 姿勢・運動機能の計測

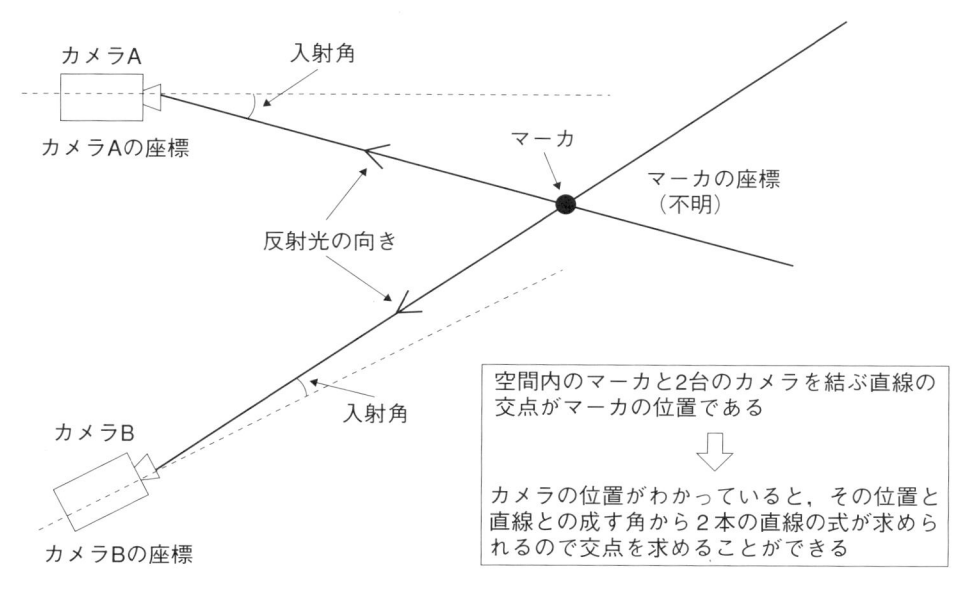

図4.9 カメラがマーカの位置を認識する方法

を結ぶと直線ができる．もう1台のカメラで同じマーカを捉えると，同じようにもう1本の直線ができる．マーカはこの2本の直線の交点に位置しているので，各カメラの位置関係がわかっていればマーカの3次元位置を計算で求めることが可能となるのである（図4.9）．

カメラから検出したマーカの位置を3次元座標化するためには，計測空間内に固定された座標と各カメラの位置関係をあらかじめコンピュータに認識させておく必要がある．この作業を校正と呼ぶが，詳細については後述する．

2）標点の位置を磁気で認識する方法

磁気センサを用いて標点との距離を計測する方法である．光学的手法では，マーカがカメラの死角となってしまう場合その位置が検出できないが，磁気センサではその問題は解決される[6]．原理は，発信，受信2種類のコイルを用いて，発信コイルにより発生した磁場の中を身体に取り付けた受信コイルが移動したときに発生する誘導電流を検出し，発信コイルに対する受信コイルの位置を計測するものである．

2．センサの種類と特性

1）半導体カメラ

標点認識の原理は光学的な方法である．

標点に使用するマーカは，LED（light emitting diode）である．その名のとおり自ら光を発す

る物質である．発する光は赤外線であり，この赤外線を特殊な半導体を内蔵したカメラで捉えてマーカの位置を検出するものである．

複数のマーカを使用する場合はマーカを順次発光させて，発光と同期させてカメラで位置を検出する．どの時点でどのマーカが発光するのか事前にわかっているので，マーカが身体のどの部分を示しているのかということをコンピュータに認識させる作業（トラッキング作業）が不必要である．また，非常に多数のマーカで，高頻度のサンプリング周波数での計測が可能であるという長所がある．しかし，マーカの発光には有線で電流を流す必要があるため，移動範囲や運動に影響を与えやすいこと，また床面に赤外線が反射しやすく反射の影響が誤差となるなどの短所がある．

2）ビデオカメラ

標点認識の原理は光学的な方法である．ビデオカメラでの標点計測では計測対象の画像データとマーカの位置データを同時に捉える．また特にマーカを使用しない画像も解析可能である．計測上の長所としては，マーカを単体で身体に取り付けることができ，運動を制限する線でつなぐ必要はない．また，ビデオ画像取り込みはコンピュータとオフラインであるため，計測室での計測に限らず，フィールドで撮影した画像を利用することができる．しかし，カメラの台数を増やすと，コンピュータでの処理時間が長くなること，マーカ位置の認識精度が低いこと，多くのマーカを付けると誤認識しやすいこと，サンプリング周波数に限度があること，そしてトラッキング作業が必要であるなどの短所がある．

標点には，a）反射マーカ，b）カラーマーカを使用，もしくはc）マーカなしで身体上のランドマークをポインティングする方法が用いられる．

（a）反射マーカ

反射マーカの表面はミクロのガラスビーズで覆われている．球形のガラス球では入射した光は屈折と反射により再びその方向へ帰っていく．この方式では運動を撮影するカメラに光源となるライトなどを取り付ける必要がある．光源から出た光はこの原理に従い大部分がカメラに戻ることになる．これに対して被験者の他の身体部分や部屋の壁などに向かった光は乱反射して一部のみがカメラに戻る．そのため反射マーカは他の部分に比べて圧倒的に明るくなり，認識しやすくなる．すべてのマーカが同じ形状のために，計測後にトラッキング作業が必要である．

（b）カラーマーカ

複数の色付きマーカを使用し，カメラによって撮影された画像内から指定した色のマーカを検出する．対象となる運動物の背景の色との区別をつけるために，現行では使用できる色が限られる．また，色を認識するための撮影空間内の照明調節が容易でない．各マーカを色によって識別できるため，トラッキング作業は不要である．

（c）マーカなし

コンピュータに取り込まれた画像において操作者が目視でポインティングする方式である．マーカを使用せずにできるため，スポーツなどマーカの貼り付けが困難な場合や，実写のVTRか

第4章　姿勢・運動機能の計測

らもデータを取ることができる．また，ソフトウェアによってはポインティングした点を追跡できる．

3）光電子カメラ

標点認識の原理は光学的な方法である．ビデオカメラと光電子カメラの特徴に大きな違いはなく，マーカを単体で身体に取り付けることができ，運動を制限する線でつなぐ必要はないという長所がある反面，多くのマーカをつけると誤認識しやすいこと，サンプリング周波数に限度があること，そしてトラッキング作業が必要であるなどの短所がある．標点認識の精度はビデオカメラよりも高い傾向にある．

標点には反射マーカを用いる．

カメラのレンズの周りから発光した赤外線を被写体に取り付けた反射マーカで反射させ，その光をカメラのレンズで取り込む．通常ビデオカメラで撮影するムービー画像は外部から入力する．このためムービー画像を必要とする場合はデジタルビデオをシステムの中に取り入れることになる．

コンピュータへのマーカ位置のデータ取り込みはオンラインであり計測結果の表示までの処理速度は速い．この方法では前項で説明した反射マーカを使用するためにトラッキング作業が必要であるが，最近は1コマのデータについてトラッキングを行えば，残りはソフトウェアによって自動判別できる機能が充実してきている．

4）磁気センサ

標点認識の原理は磁気を利用した方法である．

標点には発信された磁場の中を移動することで電流を発生する受信コイルを用いる．

計測と同時に標点の位置と角度を得ることができるという，高速度応答特性をもっている．受信コイルを複数にすることで多関節運動も解析可能であるものの，その数には制限があること，発信コイルから発生する磁気の範囲に制限があること，受信コイルは有線であるため動作に影響するなどの制限事項が多い．また，計測空間内に強磁性体や金属類があると磁場がゆがんで精度が低下するなどの理由から，歩行など，広い空間を移動する計測は困難である．

5）機器の精度

空間内で移動する物体の指定と，その物体の位置検出方法について述べたが，計測を行うシステムとしての精度は，それぞれの方法によって異なる．臨床場面で3次元動作解析システムを用いて運動分析に用いる場合には，計測機器をどの程度信用するかによって，分析の対象となる運動や動作を選択する必要がある．たとえばゆっくりと粗大な動作を分析する場合にはカメラの画像を取り込む頻度（サンプリング周波数）も少なくてよいであろうし，逆に，非常に速い運動を分析したいときにはカメラのサンプリング周波数を大きくしないとマーカの細かな移動は追いきれない．また，マーカの認識精度に関しては，マーカ認識誤差範囲が非常に大きく，マーカの変

位がその誤差範囲の中に入ってしまうと，その機器によって計測された運動は非常に信用できないものとなる．具体的な例として，認識の誤差範囲が非常に大きく，5 cm の誤差範囲がある場合を考える．静止立位において 10 cm の間隔で外果と第 5 中足骨頭にマーカを取り付けたとする．足部の位置は変化せず，静止立位保持のため足関節で細かな関節運動が生じることによるマーカ間の距離変動も 0.5 cm 以下であった．しかしマーカの位置が真値よりも大きくずれて認識されてしまうと，動作中 2 点のマーカが 1 点としか認識されなかったり，マーカ間距離に大きな誤差を生じたり，また，マーカの位置が前後に移動しているといった結果を得ることがある．さらにその結果，静止立位であったはずが明らかな足関節運動を伴い，重心の位置も実際の動揺範囲から大きくずれて計算されることになる．すなわち，対象とする動作に対して，3 次元動作解析システムがどの程度の精度を保証しているか，ということは計測を行ううえで知っておくべき重要な要素であるし，機器の購入の際に参考にすべき重要な指標であるといえるだろう．

近年歩行計測のための 3 次元カメラシステムの性能が向上し，臨床への活用事例も幅が広がってきた[7]．それに伴いさまざまなシステムが開発されている．これらの 3 次元動作分析システムに関して計測機器としての精度を比較するデータが，臨床歩行分析研究会主催で 1999 年 7 月に開催された「臨床歩行計測 3D カメラシステム比較検討会」の報告書[8]として世に知らされた．この報告書では「距離精度検定」「処理時間の検定」「角度精度検定」「静止雑音の検定」が，比較検討されている．距離精度に関しては一部の機器を除いて，運動する 2 点間の距離の真値に対して概ね 5 mm 以内の誤差となっている．また，処理時間に関しては，10 個のマーカを取り付けた 3 秒間の歩行計測を 3 次元化するまでの処理時間に関しては，0 秒から 12 分まで大幅な差があった．機器の選定には外部による比較データと，メーカー各社の提示する精度を参考にし，分析の対象である動作に関してどこまでの分析が可能なのかを踏まえて計測を行うのが望ましい．

3．機器の構成

近年急速に利用されつつある 3 次元動作解析システムの構成は以下のとおりである．本稿では BTS 社製エリートプラスを参考とするが，光学的な標点計測を行う製品に関しては概ね同様であるといえる（図 4.10）．

① 設置するための空間
② カメラ
③ 画像プロセッサ
④ カメラモニタ
⑤ A/D 変換ボード
⑥ データ集積のためのコンピュータ（データロガー）
⑦ 解析のためのコンピュータ
⑧ 校正に用いるゲージ
⑨ 赤外線反射マーカ

第 4 章　姿勢・運動機能の計測

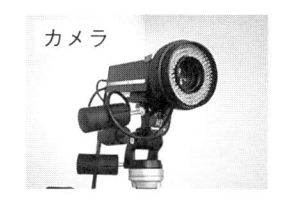

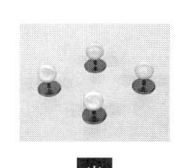

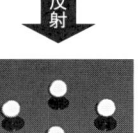

カメラ

光反射

赤外線反射マーカ

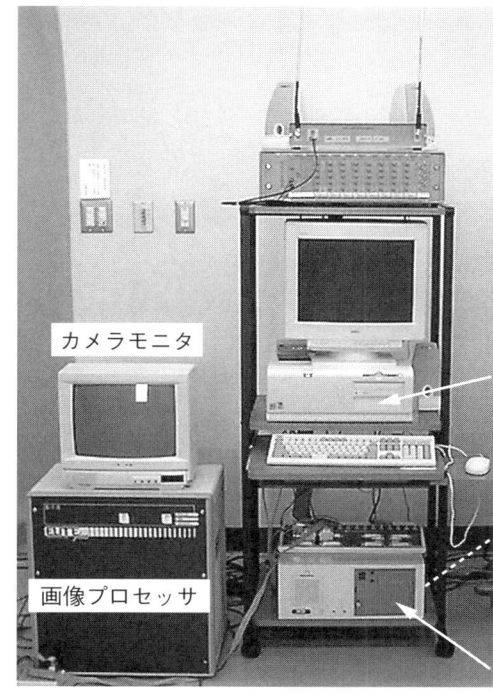

カメラモニタ

画像プロセッサ

解析用コンピュータ

A/D 変換ボード
裏面拡張スロットに装着

データロガー

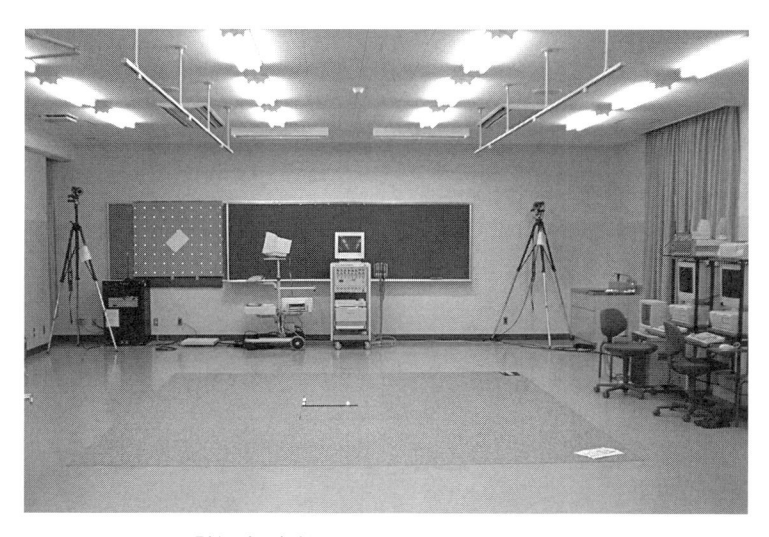

計測室（計測するための空間）の一例

図 4.10　機器構成

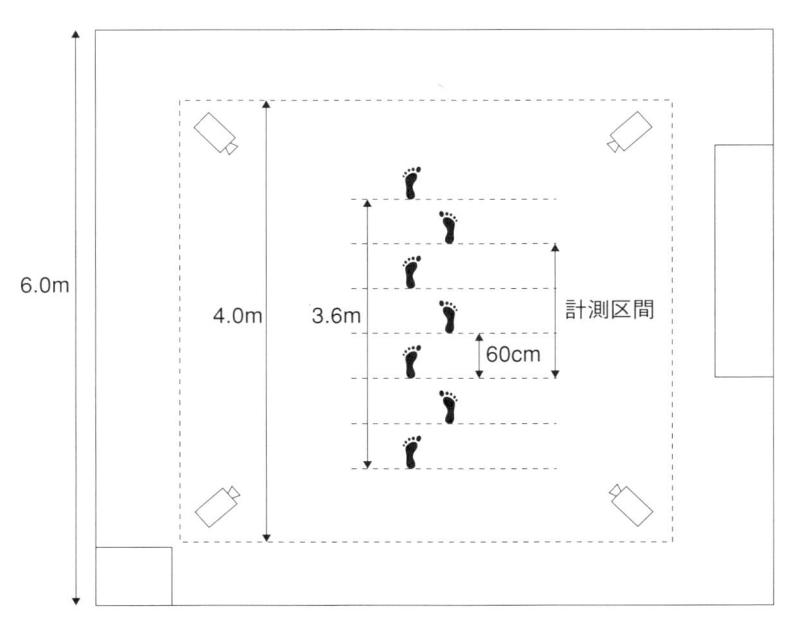

図 4.11　計測室の一例

1）設置するための空間

　計測するためのシステムは主に屋内に設置される．したがって計測を行うための計測室を必要とする．計測室の広さは計測対象の動作によってさまざまであるが，歩行計測を対象とするのであれば，計測したい歩数と歩行周期，また身体の片側の計測か両側の計測を行うのかに応じて広さを決定する[7]．以下にメーカー提示の例をあげる．たとえば，最低限度の計測として自然歩行の一歩行周期を計測したいとする．加速と減速に必要な距離を2歩くらいずつとると，歩幅を60 cm としたとき対象者が歩行する距離は3.6 m となる．これを両側からカメラで計測を行うとき，万が一歩行中に転倒した場合，機器にあたってケガをしない程度の幅をとる必要があり，概ね4 m 程度となる．さらに各辺ごとに1 m の余裕をとると，6 m 四方の部屋が歩行分析に必要な最低の基準と考えることができる（図 4.11）．

2）カメラ

　使用するカメラの台数は設置するための空間と密接に関係する[7]．カメラの配置と，カメラに使われているレンズがどの範囲まで記録できるかによって計測可能な空間が決定されるため，目的とする動作がカメラの計測空間内に収まるように配置される．

　設置の方法には三脚を使用する方法と，室内に固定する方法がある．カメラの位置は校正から計測を通して一定に保たれている必要があるため，固定性を考えれば室内に固定するほうが有利である．三脚を利用した場合は計測する動作に応じて有利な位置にカメラを配置することが可能である．

第4章　姿勢・運動機能の計測

3）画像プロセッサとカメラモニタ

何台かのカメラで捉えた画像から，標点の位置を各カメラの2次元座標として計算する．この機械にはモニタが直結されており，現在カメラが捉えている画像を各カメラごとにチェックすることができる．

4）A/D変換ボード

外部から入力する床反力計や，筋電計などのアナログ信号をデジタル信号に変えて計算機に入力するための媒介する機械であり，次のデータロガーに取り付けられている．

5）データロガー

カメラによって作り出された標点の2次元位置のデータと，デジタル信号化された床反力や，筋電位のデータを，一度とりまとめて次のホストコンピュータへと送り出す機械である．

6）解析のためのコンピュータ（ホストコンピュータ）

検者の操作するインターフェースとなるコンピュータである．

データロガーで一度取りまとめられたデータは，このコンピュータにインストールされたソフトウェア「BTSwin」によって計算され3次元化される．校正によって得られた3次元空間の基準となるデータ（校正値）もこのコンピュータに記憶されており，カメラから得られた2次元データと校正値を元に3次元データを計算するのである．

7）校正に用いるゲージ

3次元空間内の座標を決定するためには原点と原点からの距離と水平面を機械に覚えさせる作業が必要であり，これに関しては後に述べる．

8）赤外線反射マーカ

身体のランドマークに取り付け，光電子カメラで感知するためのマーカである．

4．計測手順

1）校正

3Dカメラシステムの校正としては一般的に，a）カメラレンズのゆがみ補正のためのキャリブレーション，b）3次元空間を作るための基準位置，方向，平面を同定するキャリブレーション，c）床反力計を用いた場合，床反力計の位置と3Dカメラシステムの座標の関係を規定するためのキャリブレーション，などがあげられる．

（a）カメラレンズのゆがみ補正のためのキャリブレーション

ビデオカメラやフィルム仕様のカメラを用いて撮影した画像は，2次元平面として表される．光

第2部　計測デザインの実際

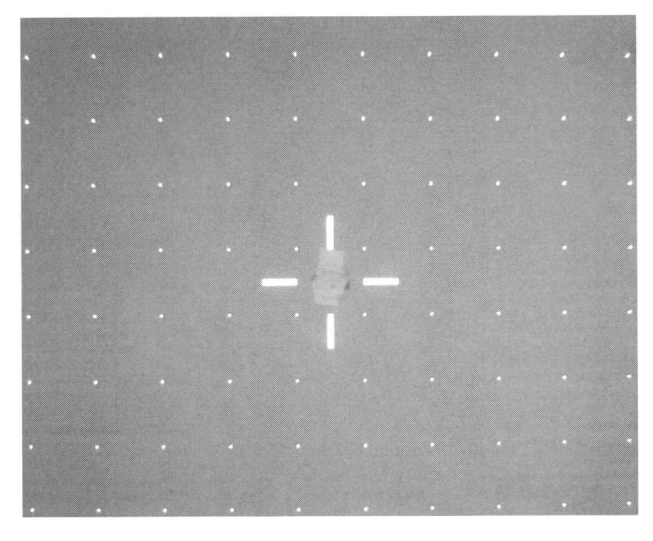

図 4.12　カメラのリニアライゼーションに用いる校正用ゲージ

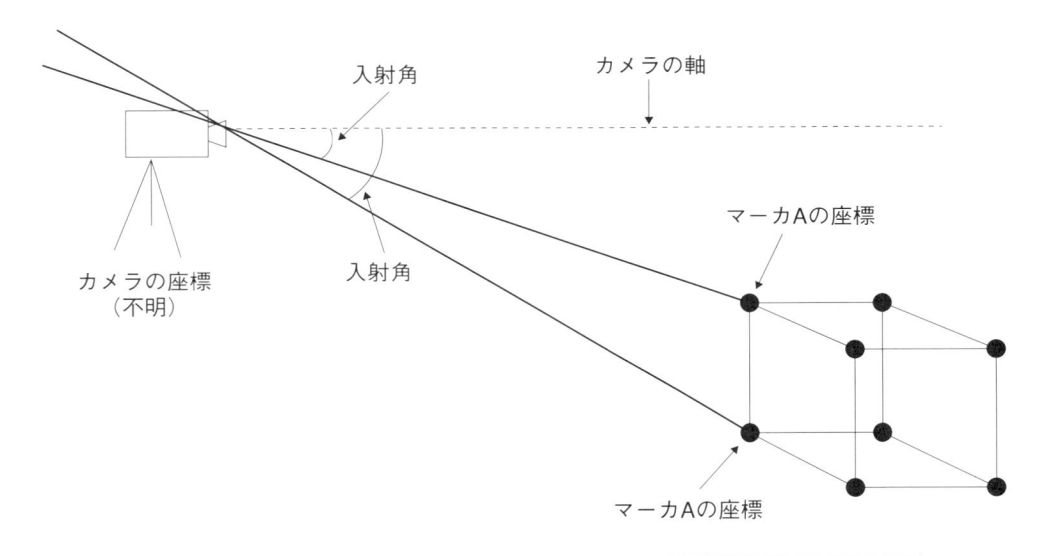

キャリブレーションでは，あらかじめ座標のわかっている2点とカメラの中心を結ぶ直線の交点としてカメラの位置を割り出す作業をしている．（マーカ認識と逆の原理）

図 4.13　3次元空間を作るためのキャリブレーション

学的分析装置に使用するカメラで捉えたデータもあくまでも2次元平面内のデータである．この2次元平面を捉えるためのカメラレンズは，その周辺ほど映像がひずみ，直線が曲線となってしまう性質をもっている[7]．つまり，カメラで捉える実際の2次元座標はレンズの中心から遠くに

第 4 章 姿勢・運動機能の計測

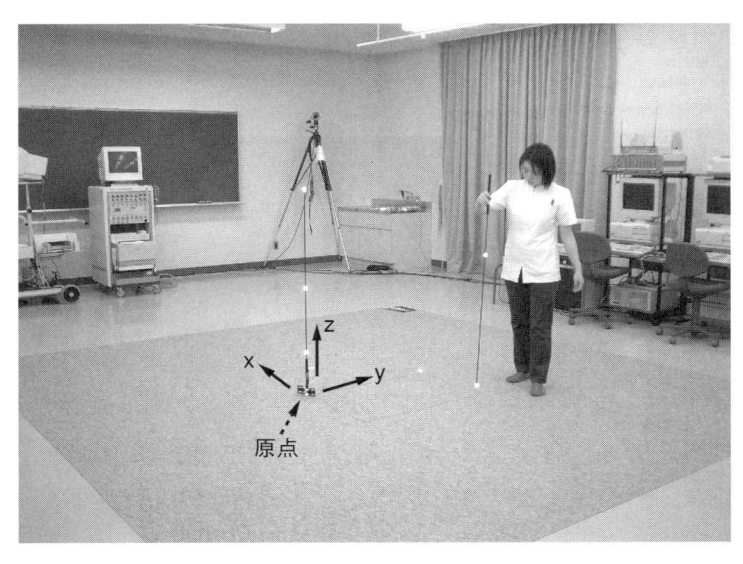

図 4.14 3 次元空間を構成するためのキャリブレーション

行くほど軸がゆがんでしまうため誤差が大きくなる．このひずみを補正するための処理を行うのが，カメラのキャリブレーション（リニアライゼーション）である．リニアライゼーションに用いる校正用ゲージを写真に示す（図 4.12）．通常では焦点距離や絞りなどレンズの調節を行わない限りは再度のリニアライゼーションをする必要はない．

(b) 3 次元空間を作るための基準位置，方向，平面を同定するキャリブレーション

マーカを捉えたときにその位置を座標として表すためには，原点と，3 軸の方向，原点からの単位距離の情報から作り出される 3 次元空間が必要である．3 次元計測の校正とは，これら原点，軸，軸上の単位長さの測定を行うことを意味する．現在用いられるカメラシステムでは，あらかじめ 3 次元座標を設定してあるマーカのついたフレームを計測空間内においてキャリブレーションを行うことが一般的である．原点に対する座標値がすでにわかっているので，2 点のマーカと 1 台のカメラレンズを結ぶ 2 直線の交点としてカメラの位置を同定することができるので，どんなにカメラの位置を変えても同じ座標空間を作ることができる（図 4.13）．すなわち，3 次元空間を作るためのキャリブレーションとは，作り出したい 3 次元空間と，カメラの位置の関係をコンピュータに認識させることであるといえる．エリートプラスを用いて 3D キャリブレーションを行っている様子を図 4.14 に示す．

(c) 床反力計と 3 次元空間の位置関係を規定するためのキャリブレーション

床反力計用いて関節モーメントの算出など運動力学的分析を行うためには，床反力ベクトルを示す座標系と，3 次元画像の座標系の原点と方向，単位距離が一致していなければ計算できない．この補正を行うためのキャリブレーションが必要である（図 4.15）．

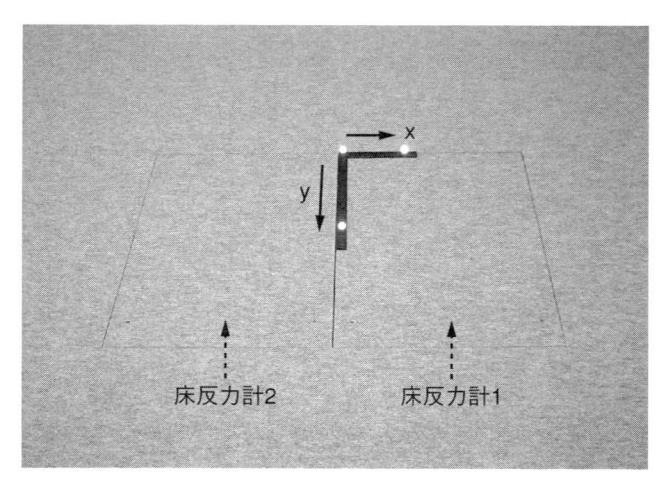

図4.15 床反力計のキャリブレーション

以下の手順はエリートプラスの場合を例にとって示す．

2）対象者は，なるべく身体のランドマークを露出できるような服装に着替える

3）身体のランドマーク部にマーカを取り付ける

4）コンピュータに対象者の情報を入力する．（氏名，性別，生年月日）

5）測定条件を入力する
サンプリング周波数，カメラの使用台数，外部入力機器（床反力計，筋電計）の選択と条件設定

6）測定開始，終了
検者は計測をスタートさせ，対象者に動作開始の合図をする．
動作終了後，計測を終了する．

7）トラッキング作業
データとして取り込んだマーカの座標を3次元画像化し，各マーカが身体のどのランドマークを示しているかラベル付けを行う．ラベル付けが終わったらこのデータを保存する．

8）各種処理
マーカの3次元座標から関節角度を計算するためのプログラムが組み込まれている．
また，外部入力として筋電計のデータを同時に取り込んだ場合これらに簡単なフィルタ処理を

行うプログラムも組み込まれている．分析方法によってデータの処理方法を選択する．

9) データのアスキー化

トラッキングして得られた各マーカの3次元位置座標は，テキストファイルとして出力することが可能である．サンプリング周波数に応じて一定の間隔の時系列データとして出力される．

このデータを表計算ソフトウェアを用いて読み込み，その後各マーカとマーカを結んだ線同士の角度を計算したり，身体分節の質量比と質量中心データを用いて体重心位置の計算を行うことで，運動学的分析へと発展させることができる[9]．

また，現在臨床歩行分析研究会が報告した DIFF 形式のデータ変換も行うことができる．床反力データを同期して計測し，研究会で作成されたプログラムを利用することにより，関節角度の計算，体重心位置の計算のみならず，各関節に生じる関節モーメント，パワーの計算を行うことができる．詳細に関しては臨床歩行分析研究会編のマニュアルをご参照いただきたい[10]．

〈床反力計〉

1．機器の原理

床反力計は反力を計測する装置で直接荷重が加わるプレート（板）とそれを支える4つの柱からなる（図4.16）．柱には力を感知する装置（センサ）があるが，センサはトランスデューサもしくは変換器とも呼ばれる．電圧の変化から，進行方向に対して垂直方向，前後方向，側方方向の力の大きさが感知できる．特に垂直方向の力のみを検出し，作用点の位置を求める計測装置を重心動揺計と呼ぶ．作用点の位置はてこの原理で求められるがそれは前述（重心動揺計の章を参照）のとおりである．

2．センサの種類と特性

プレートに力が加わるとそれを支える4つの柱にあるセンサがこの力を感受する．主に2種類

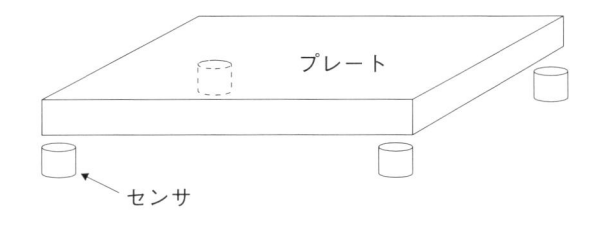

図4.16 床反力計
床反力計はプレート（板）と柱（センサ）からなる．

第 2 部　計測デザインの実際

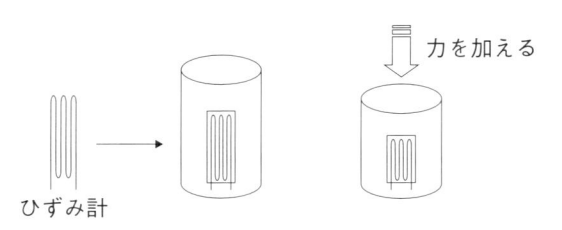

図 4.17　ひずみ計
柱の上から力が加わると，柱と同時にひずみ計も縮まる．

のセンサが使われている．

1）ピエゾ素子式

物質の中には力が加わると電気的な特性が変わるものがある．水晶やロッシェル塩などである．身近な例ではライターの石も同様の原理を利用している．これらの物質は力が加わると原子構造が変形して電気的特性（電荷の量）の変化をもたらす（圧電効果，またはピエゾ効果）．電荷の量は加わった力に比例するために，これを適切な電気信号に変換し，力の変化として表示する．ピエゾ素子式は精度は高いが室温などの影響を受けやすい．そのため設定場所での室温の管理が重要となる．

2）ひずみ計式

床反力計の 4 つの柱のそれぞれに対して電気的に抵抗をもった金属線（ゲージ）を図 4.17 のようしっかりと貼り，そこに流れる電圧の変化を知る方法である．柱の上方から力が加わると柱は太くなり，それに伴って柱に貼られたゲージも太くなるが，ゲージが太くなると流れる電気の量も増えてくる．このように力が加わると流れる電気の量が増えるという関係を利用して力が測定される（詳しくは第 3 部「計測法の物理・工学的基礎」を参照）．このゲージを柱に対して貼り付けるとき，その貼り付ける方向を工夫することで，垂直，前後，側方の 3 方向からの力を感知できる．

力がかかると柱は変形するが，計測では力に比例して柱が変形することが前提となっている．しかし，この前提は力が大きすぎると成立しない．それゆえ力の測定可能範囲はひずみ計式とピエゾ素子式では異なっており，前者がより小さい．スポーツなどの衝撃的な荷重を精度良く計測するにはピエゾ素子式が適している．ただ，ピエゾ素子式は高価であり室温管理に配慮する必要があるといわれている．測定対象が歩行もしくは同程度の運動であればどちらを用いても計測可能である．

3）プレートの特性

プレート（板）の大きさは，足の大きさや歩幅を考慮して進行方向は 45 cm 以上，左右方向は

第 4 章　姿勢・運動機能の計測

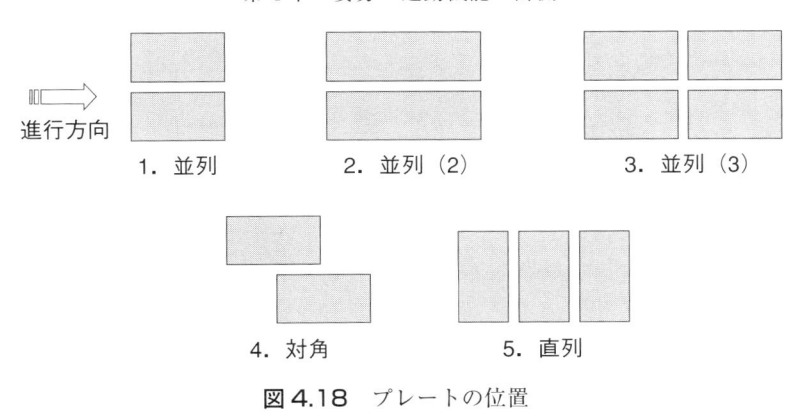

図 4.18　プレートの位置

1. 並列　　2. 並列（2）　　3. 並列（3）
4. 対角　　5. 直列

進行方向

30 cm 以上が必要である．床反力計を意識しない自然な歩行での計測を行うにはプレートは大きいほうが良いが，固有振動数および作用点の位置精度の問題を考慮する必要がある．

　プレートに力がかかるとプレートそのものがたわみ，ゆれる．そのときのゆれ（振動）はプレートの長さや重さに依存して固有の値をとるが，それを固有振動数（共振周波数）という．歩行における着地時の衝撃による振動は最高 25 Hz 程度であるが，床反力計の固有振動数がこれに近いと共振を起こしてしまい，データにノイズが混入する[11]．プレートの固有振動数は計測したい現象の最高振動数（この場合は 25 Hz）の 3 倍以上が必要とされるため，歩行時の床反力を計測するには少なくとも 100 Hz 以上の固有振動数を有することが望ましい．この値はセンサの種類にも依存され，ピエゾ素子式で 400 Hz，ひずみ計式では 100 Hz 程度である．

　プレートの大きさが異なると位置精度の誤差範囲が同等でも，大きいプレートでは実際の誤差の値は大きくなる．たとえば誤差の範囲を 1% とすると，長さ 60 cm では 6 mm だが，250 cm では 25 mm となる．

　プレートが 2 枚以上あるときにはその配置にも工夫が必要である．歩行データの収集では，1 つの床反力計に両足が同時に乗ると解析できなくなるからである．小型のプレート（例；40 cm×60 cm）では前後や並列の配置が考えられる（図 4.18）．この大きさのプレートの位置精度や固有振動数などの性能は良いが，歩幅によっては計測しづらくなることがある．大型のプレート（例；40 cm×250 cm）を並列に配置すると，歩幅に関する問題は少なくなるが，位置精度や固有振動数などの性能は落ちる．また片麻痺患者など歩隔がゼロに近い症例で左右の踏み分けが難しい場合に計測が困難になることがある．結局，計測の対象を考慮してから，センサの種類やプレートの大きさを決めるのが望ましい．

3. 機器の構成

　プレートと柱（センサ）からなる床反力計，微弱な電圧を増幅するための増幅器，センサからの信号（アナログ信号）をコンピュータが理解可能な信号（デジタル信号）に変える A/D 変換

第 2 部　計測デザインの実際

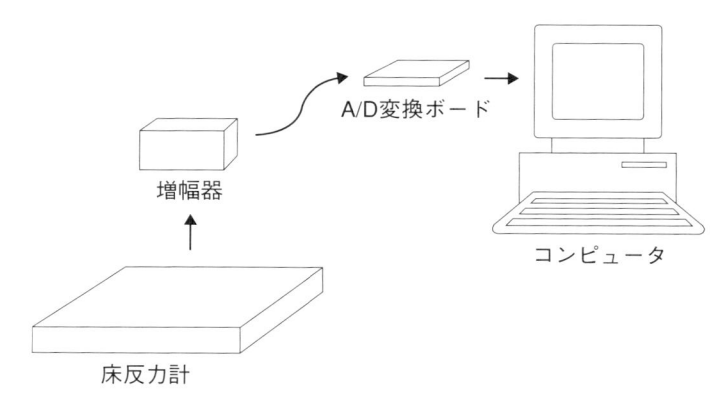

図 4.19　床反力を測定するための機器

ボード，そしてコンピュータから構成される（図 4.19）．床反力計には埋め込み式と可搬式がある．埋め込み式の場合，強固な土台上に行い，可能ならば周囲の振動と絶縁するための独立基礎とするのが望ましい．可搬式は埋め込み式よりも精度は落ちるが，計測条件に合わせた配置が可能なことが利点である．

4. 計測手順

1) 校正

日常業務の中では，計測開始前と直後の無負荷時に分力がゼロであることを確認する．既知体重者を計測して算出された値との照合も行う．荷重誤差が 1% 以上であれば再校正を行う．また，ときおり健常歩行を計測し波形が正常に表示されるか否かを確認することも大切である．

荷重精度と比較して作用点の位置精度は検証しにくく，精度が悪いままに計測を継続してしまうことがある．簡易な精度確認としては，先端にゴムのついた棒で床反力計上の基準点を押し，算出された作用点の位置との照合を行う方法がある[11]．

2) 服装と練習

服装は運動しやすいものでよい．プレートへの足合わせのため何回か試行する．床反力計の位置がわからないようにして心理的な拘束を与えない工夫をする場合もある．

3) 計測開始

歩き出しの 3 歩目以降から定常歩行状態となるが，歩数が多すぎるとプレートに足が合わせることが難しくなる．4，5 歩目でプレートを踏めるように工夫したい．通常の計測でのサンプリング周波数は 100 Hz 程度とする．ドリフト（緩やかなゼロ基準の変動）防止のため，直前にリセットを行ってから計測を開始するとよい．

第4章　姿勢・運動機能の計測

4）計測終了，解析，表示

　コンピュータに床反力計からのデータを取り込む．床反力計からのデータを処理するため波形解析用のソフトを使用する．テキストファイルとして書き出すことも可能である．事後処理の問題として荷重の小さな範囲ではノイズの影響を大きく受ける．その結果，立脚期の最初ならびに最後で作用点に誤差が生じる場合がある．垂直分力に適当な閾値を設け，垂直成分の値がその閾値を超えた値を採用するなどの対策が必要である．ちなみに作用点の不自然な値の原因には，作用点位置精度の低下やプレートの踏み方の問題も含まれる．歩幅の狭い対象者では1枚のプレートを同時に踏むことがあり，この場合は1歩データとしては使えない．そのため日頃の点検や測定時の観察も重要である．

5．利用できるパラメータ

1）3次元動作解析装置のみ
① 標点の3次元座標の経時的変位，速度，加速度
② 関節角度，角速度，角加速度
③ COGの位置，速度，加速度
④ スティックピクチャ

2）床反力計のみ
① 時間因子（立脚期間の算出）

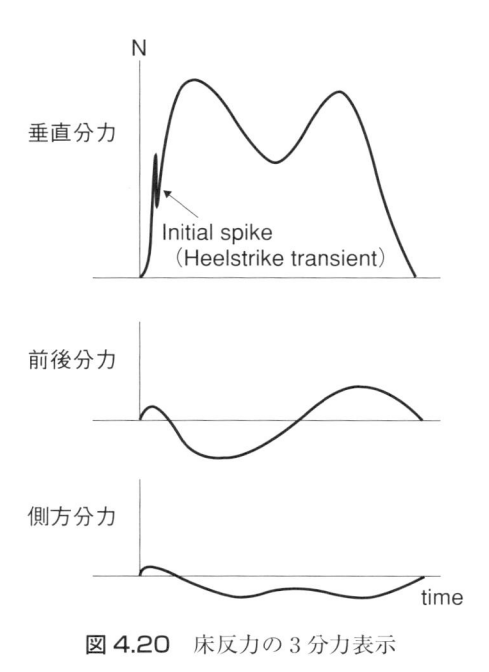

図4.20　床反力の3分力表示

2次元床反力ベクトル表示　　　　　　　　　　3次元床反力ベクトル表示

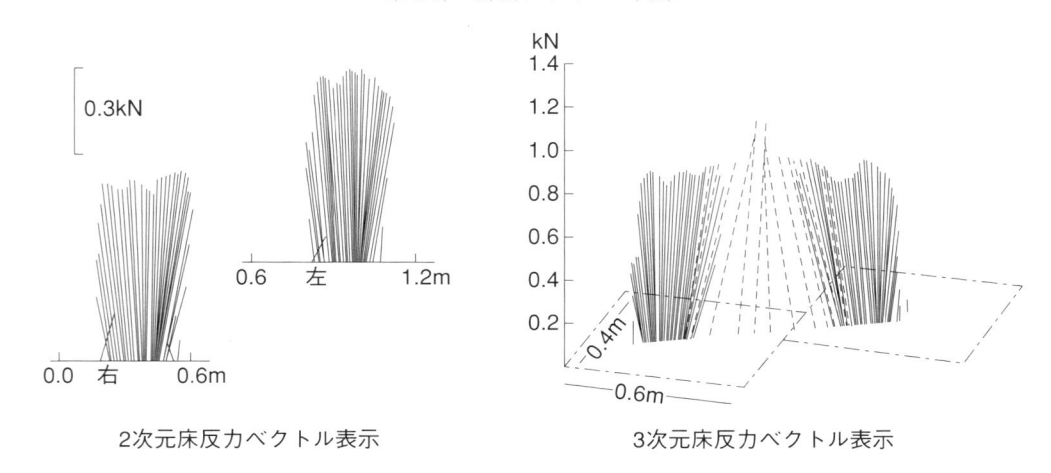

図4.21　ベクトル表示
（Soussan Khodadadeh：Vector (butterfly) diagrams for Osteoarthritic gait: a preliminary report. J Medical Eng & Tech 12(1):15-19, 1988 より引用）

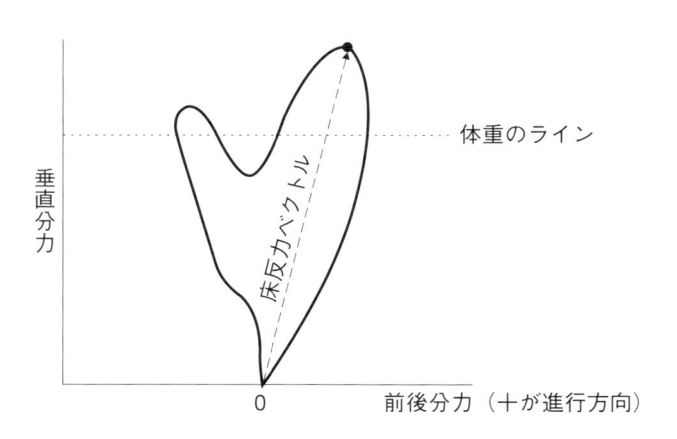

図4.22　α線図
縦軸と横軸のスケールが同じなら，任意の点と原点を結ぶと矢状面での床反力ベクトルを示す．

② 床反力3分力の表示　時間軸による床反力値の表示（図4.20）
③ 床反力ベクトル表示（図4.21）
④ α線図（図4.22），β線図，γ線図
⑤ 作用点（圧中心）の軌跡（図4.8）

3）3次元動作解析装置と床反力計の組み合わせ
① 関節モーメント
② 関節のパワー

計測デザイン

【3次元動作解析装置・床反力計を用いた計測結果の解釈】
(1) 椅子からの立ち上がり動作

ここでは椅子からの立ち上がり動作について3次元動作解析装置を用いて分析した．最初に本動作が左右対称の運動であり，かつ矢状面内で生じると仮定した．すなわち計測は3次元で行うが，身体運動の解析は2次元平面内での運動学的分析とした．分析対象関節は股関節，膝関節，そして足関節とし，それぞれ標点に設定した肩峰，大転子，大腿骨外側上顆，外果，第5中足骨

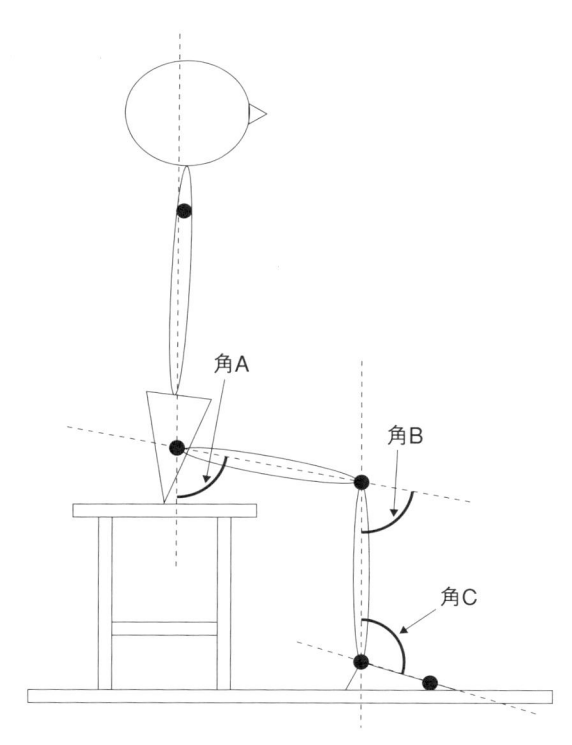

図 4.23 標点位置と関節角度の関係
股関節屈曲角度 = 角 A
膝関節屈曲角度 = 角 B
足関節背屈角度 = 90° − 角 C *
＊ただし，図の標点配置ではROM測定における足関節底背屈0°の肢位が底屈角度として計算されるので足関節背屈0°を基準位置として補正する必要がある．

第 2 部 計測デザインの実際

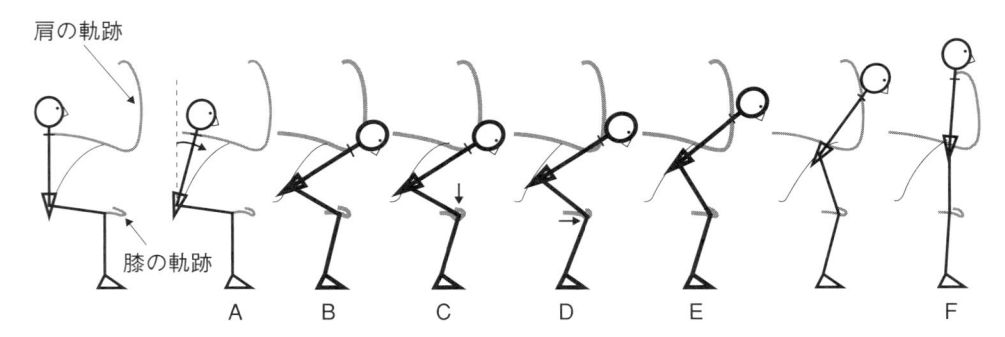

図 4.24 立ち上がり動作とマーカの軌跡
足部はほとんど動かないため，肩峰と股関節，膝関節のマーカの軌跡を示す．
A：動作開始点，B：肩峰最下ピーク点，C：膝最下ピーク点
D：膝前方最大ピーク点，E：肩峰前方最大ピーク点，F：動作終了点

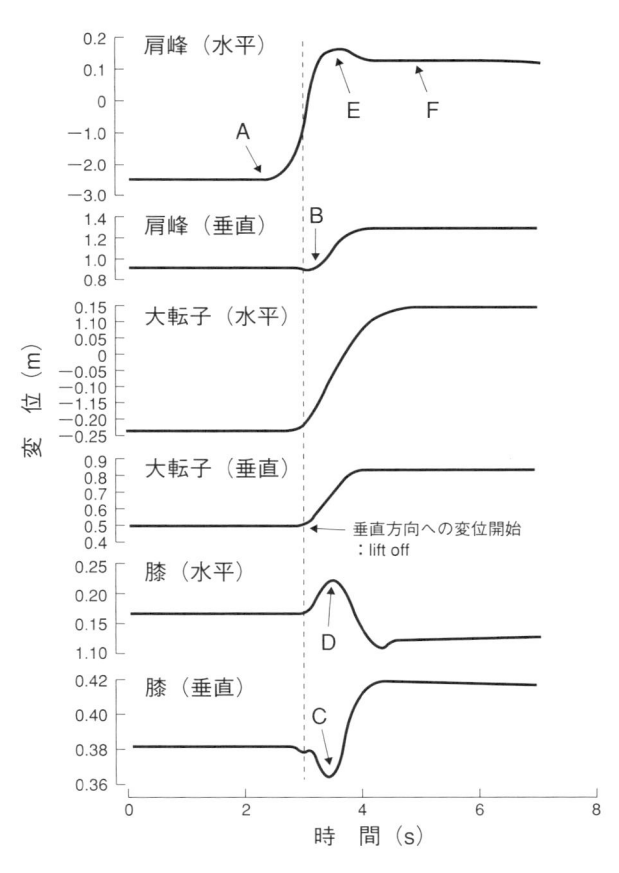

図 4.25 肩峰，大転子，膝マーカの水平・垂直方向移動軌跡
図中の A〜F は図 4.24 のスティックピクチャの時点を示す．

第4章　姿勢・運動機能の計測

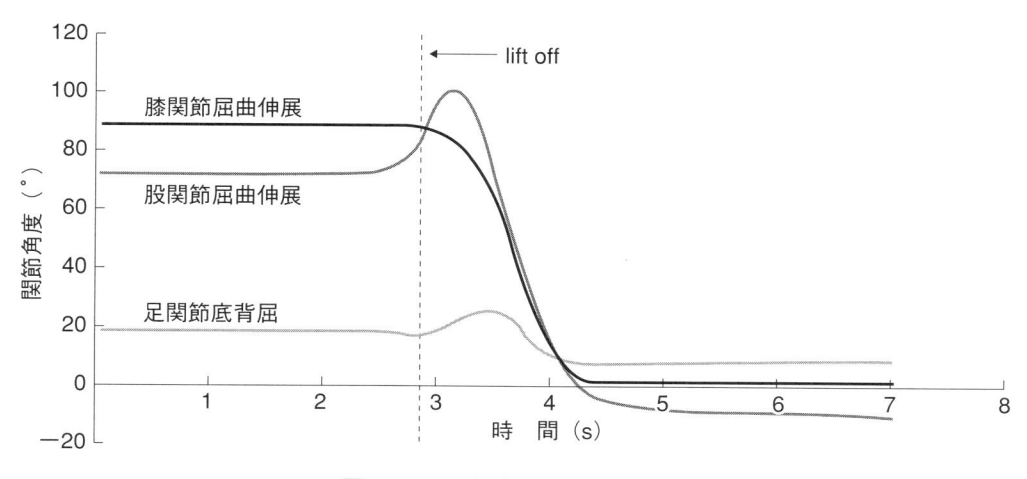

図4.26 関節角度の経時的変化

頭に反射マーカを取り付けた（図4.23）．合図とともに椅子からの立ち上がりを任意の速さで行うことを運動課題とした．

解析する項目は，各マーカの軌跡と関節角度変化である．マーカの軌跡は身体運動を示すスティックピクチャに重ね書き（図4.24）するとともに，横軸に時間，縦軸に水平方向・垂直方向のそれぞれの変位量をとりグラフ表示した（図4.25）．関節角度変化は横軸に時間を，そして縦軸に股・膝・足節の角度を設定しグラフ表示した（図4.26）．

図から読みとれることは以下のごとくである．大転子のマーカが上方への変位を開始した時点を殿部が座面を離れた時点（lift off）と規定すると，この時点を境に肩峰と膝（大腿骨外側上顆）が下方へ沈み込みを開始していることがわかる．膝関節伸展運動，足関節背屈運動もこの時点から開始されている．これらの運動に先立って，肩峰の前方変位，股関節の屈曲運動が起こっている．すなわち，lift offよりも前の段階では体幹が前傾することによって生じる股関節屈曲運動が主な運動である．lift off後は膝関節伸展と足関節背屈によってさらに身体を前方へ移動した後，肩峰のマーカは上方へ大きな変位を示している．これは股関節の伸展運動とともに，その開始に少し遅れて膝関節の伸展運動が加わることで生じている．ここではマーカの変位と関節運動から椅子からの立ち上がり動作のパターンを定性的に分析した．定量的には各関節運動のピーク値や，マーカ変位のピーク値，またはそれぞれの運動の速度，加速度の値も算出し比較検討が可能である．

(2) 床反力計を用いた計測結果の解釈
①正常歩行

歩行時の床反力の3分力を示す場合，縦軸は力の物理単位であるニュートンか対象者の体重に対する割合（％）で表示するのが一般的である．横軸は時間軸であり，実時間で表示する場合の開始は接地時とする．歩行周期や立脚時間で正規化する方法もあり，時間の情報を失うが他データとの比較が容易となる．

正常歩行において垂直分力は踵接地直後に接踵による衝撃を示す鋭い峰のinitial spike が認められた後になだらかな2峰性を示す．この分力は立脚側下肢の支持性を表すとされている．速度が遅いと2つの峰は低く，谷も浅くなり，歩行速度が速いと峰は高く，谷も深くなる．このように歩行時の床反力では歩行速度の影響が大きいことを考慮する必要がある（図4.20）．前後方向分力は2相性を示し，基線と交差するまでの前半部分は後方への分力を，後半部分は前方への分力を示し，それぞれ制動性と駆動性に対応している．側方分力では接踵の衝撃を示す鋭い峰に続き，なだらかな波形を示すとされているが，垂直，前後分力に比べて値が小さく，誤差，個人差，左右差，再現性の問題のために充分な検討はなされていない[12]．

床反力を視覚的に把握したい場合にはベクトル表示がある．作用点の移動に伴うそれぞれの時点でのベクトルの大きさと方向を示すため，横軸に作用点の進行方向位置をとり，おのおのの時刻の作用点の位置を原点として垂直分力と前後分力との2次元ベクトルを表示する．垂直分力と側方分力，前後分力と側方分力でも表示できる．3分力を同時に表示した疑似3次元ベクトル表示もある（図4.21）．

横軸に前後分力，縦軸に垂直分力の値をプロットしたものを α 線図（前後-垂直成分）と呼ぶ．同様に側方分力と垂直分力の組み合わせを β 線図，側方分力と前後分力の組み合わせを γ 線図と呼ぶ．これらの図は1歩行周期で閉じた形となり，重ね書きもしやすい．縦と横軸が同じスケールならば，原点と各時刻の点からベクトルの方向を知ることができる（図4.22）．反面，物理的な意味は考えにくい．これらは床反力のパターン認識を容易にする目的で考案されたものである．

両足にかかる床反力を合成すると重心の加速度と速度および位置の関係が理解できる．これら3者の関係は「②」のしゃがみ動作のところで改めて説明する．ただ静止した状態からの運動と違って歩行のような運動時の重心の位置を床反力だけから求めるのは実際には困難である．

②しゃがみ動作と立ち上がり動作

身体を質量はあるが大きさをもたない点（質点）と仮定すると質点（重心）の動きは外力に依存することになる．この場合に影響する外力とは床反力と重力である．重心が動くためには力が必要であるが，この場合の力とは2つの外力の合力を意味する．合力がゼロのときは，力がつり合っていて重心は動かない．力とは質量と加速度の積で示されるが，体重が一定なので，力とは重心の加速度を知ることでもある．別の言い方をすると，重心に加速度があれば力が働いているのである．

ここで立位からのしゃがみ動作を例に重心に対する重力と床反力との関係を解説する（図4.27）．重力と床反力が等しいと重心は動かない．これが安静立位の状態である．しゃがむとは重心を下方へ動かすことであり，重心に下方への速度を与えなくてはいけない．重心の速度を上げるには加速が必要で，加速には力が必要である．力は床反力と重力の関係で生じるが，重力は一定なので床反力が減少すると下方への力が生じる．この力を利用して重心は下方へ加速される．実際にしゃがみ動作開始時の床反力をみてみると減少しているのがわかる．重心がいったん加速されると慣性（惰性）のため力を入れ続けなくても減速しない．この時期の床反力はすぐに動作開始時の値（体重レベル）に戻っているが，力を抜いたままでは重心は下降し続けてしまうので反対の

第 4 章　姿勢・運動機能の計測

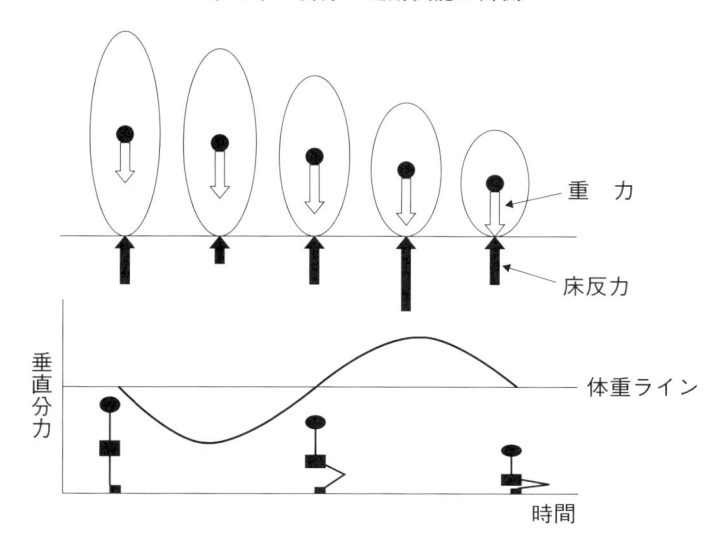

図 4.27　しゃがみ動作における重力と床反力の関係

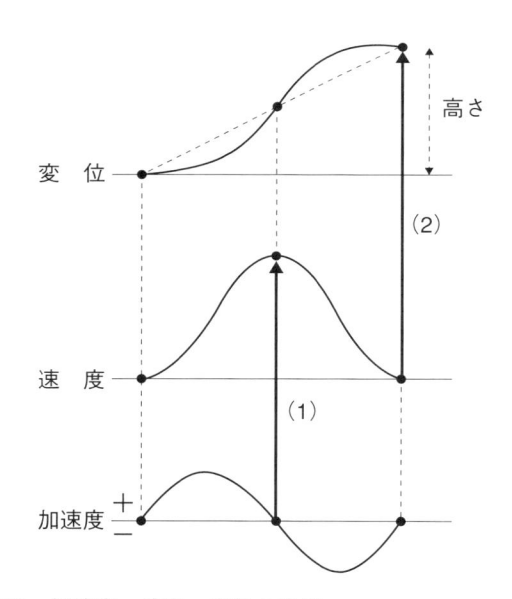

図 4.28　加速度・速度・変位の関係
　(1) 加速度が基準線に戻るとき，速度は最大となる．
　(2) 速度が基準線に戻るとき，位置は最大となる．

力，つまりブレーキ（加速度）を加えなくてはならない．しゃがみ込み動作の後半では，重心の動きを止めるために床反力（力）の値は大きくなっている．これとまったく逆のことがしゃがみから立ち上がり動作に生じている．

このように，加速度と動き（位置）との関連は理解し難いものである．それは重心の位置は速

度によって変化するが，速度は力によって変化するという二重の関係でつながっているためであり，位置と力が直接的に結びついていないからである（図4.28）．

③作用点軌跡を用いた接地パターンの分析

作用点の軌跡を利用すると接地パターンをみることができる．正常歩行における作用点は踵の中心から始まり，その後円滑に前方へ向かってやや外側凸の弧を描きながら移動し足尖離地時には第1趾の方向に移動している．正常歩行では途中で後方へ作用点が戻ることはなく，踵から足尖へなめらかに前方移動している．正常なCカーブからの逸脱の程度に着目することで装具などの効果判定も可能となる．

1．端座位側方重心移動動作における動き始めのメカニズムの解析

1）計測の目的

端座位側方重心移動動作における動き始めのメカニズムを明らかにし，体幹機能評価へと応用すること．

2）計測の具体的方法

①計測条件

対象者にセンサを貼り付けた後，床反力計上に設置した台に端座位となり胸の前で腕を組んでもらう．静止状態を確認した後，合図（光・音）と同時になるべく速く体幹右側屈によって右方へ重心移動してもらう．マーカは左右肩峰，左右上前腸骨棘（ASIS）に貼り付け，左右の外腹斜筋，脊柱起立筋の表面筋電図を3次元動作解析装置ならびに床反力計と同期させ計測する．サンプリング周波数は3次元動作解析装置が50 Hz，床反力計および筋電図はおのおの1 kHzとする．

②用いるパラメータ

各マーカの3軸方向における軌跡（経時的変化）を求める．床反力計からは側方分力および圧力中心（COP）を求める．表面筋電図は全波整流した後，51 msの移動平均値を算出し，筋活動の指標とする．

3）解釈と考察

合図の約100 ms後に右方への側方分力が出現する．これと同期してCOPはいったん移動方向とは逆の左側方へ移り，その後急速に右側方へ移動する．このときの体幹運動としては，右ASISが左上方へわずかに移動した後，右下方へ移動する（図4.29）．すなわち，骨盤の挙上運動が生じていることになる．肩峰は骨盤と異なり左右とも右側方へ動く．筋活動は，側方分力とCOPの立ち上がりと同期して右外腹斜筋と右脊柱起立筋の活動が生じる．これらのことから，端座位における速い体幹側屈運動では，側屈側の骨盤をわずかに挙上することによって，COPと重心の水平面への投影点との差（モーメントアーム）をつくりだし，あたかも傾いた棒が倒れるがごと

第4章　姿勢・運動機能の計測

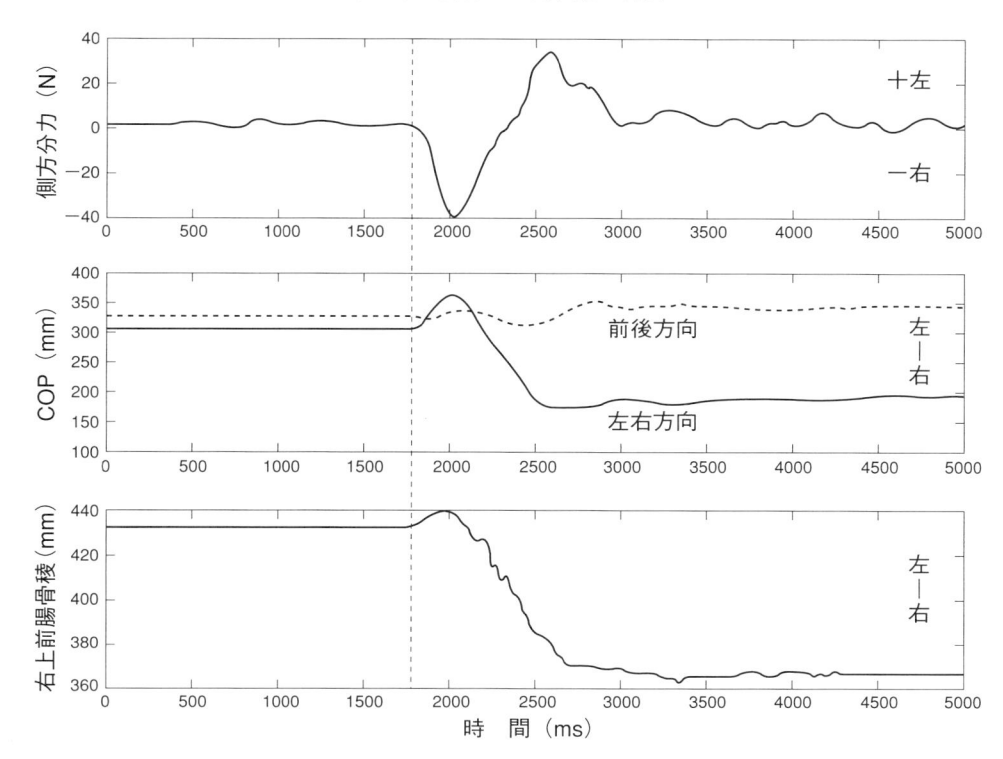

図4.29 端座位側方重心移動（体幹側屈）における各指標の変動
1段目は側方分力，2段目は圧中心（COP），3段目は右上前腸骨棘の変動を示している．動き始めにおいて，COPが体幹側屈方向（右）と反対へ移るのと同期して側方分力は右に作用する．上前腸骨棘の動きから，骨盤の移動側を挙上することによって重力のモーメントをつくりだし，倒れこむ形で速い体幹側屈を可能にしていると考えられる．

く側方へのすばやい移動を可能にしていると考えられる[13,14]．すなわち，速い体幹側屈運動を行えない場合には，このようなメカニズムを発現できない状況にあると思われ，体幹機能の低下と関連すると推測される．そこで，脳卒中片麻痺患者を対象に動き始めにおける移動方向とは反対側へのCOP変化量と頸・体幹・骨盤機能検査[15]（以下NTPと略す）の関係を検討したところ，COP変化量とNTPステージに有意な相関関係がみられた[16]．このことは，端座位における側方重心移動動作の動き始めの解析により，体幹機能評価が可能であることを示している．別の見方をするならば，臨床で用いられてきた順序尺度評価法に科学的な裏付けを与えることにもなり，これらは相互に補完されうるものであろう．これまで臨床で行われてきた基本動作に関する運動学および運動力学的検討は必ずしも充分とはいえず，近年急速に発達した計測機器を臨床研究へ応用することが望まれているのではないだろうか．

2. 椅子からの立ち上がり動作における体重心（COG）位置と支持基底面（BOS：base of support）の関係

1) 計測の目的
殿部が座面から離れる瞬間（lift off 時）の COG と BOS の位置関係，および関節モーメントにより，高齢者と若年者のバランスのとり方の違いを明らかにし，高齢者の動作能力改善につながる指標を探ること．

2) 計測の具体的方法
①計測条件
座面の高さを各被験者の腓骨頭の高さに設定し，4枚の床反力計の上に設置する（図 4.30）．対象者にマーカを貼り付けた後，椅子上に端座位をとり，膝関節屈曲 90°，股関節屈曲 90°，内外転 0°で，足底を全面接地し，両腕を胸の前で組んだ構えとなる（図 4.30）．静止状態を確認した後，合図とともに立ち上がりやすい速さで立ち上がってもらう．このとき，足底は浮かないようにする．マーカは，左右肩峰，左右大転子，左右膝関節外側上顆，左右外果，左右第5中足骨頭に貼り付ける．3次元動作解析装置と床反力計のサンプリング周波数は 50Hz とし，同期して計測する．

②用いるパラメータ
立ち上がり動作は矢状面内の運動（+Y が進行方向，+Z が上方向）として分析する．lift off 時を，座面下の床反力計の垂直分力が 0（N・m）となった時点と規定する．動作中における体幹傾斜，股，膝，足関節角度，COG，関節モーメントの経時的変化を求める．また，lift off 時における COG の進行方向座標と，足関節マーカの進行方向座標を求める．BOS の後縁の位置は文献[17]

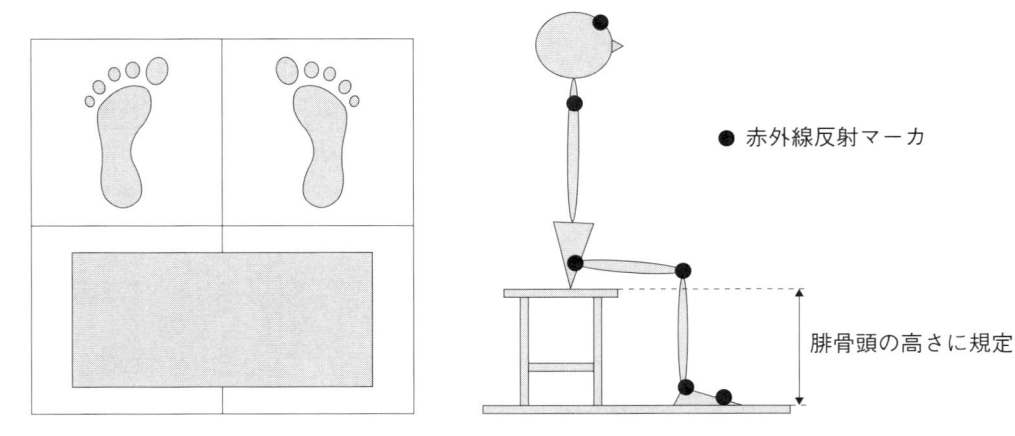

図 4.30 床反力計と椅子の配置，および標点の位置

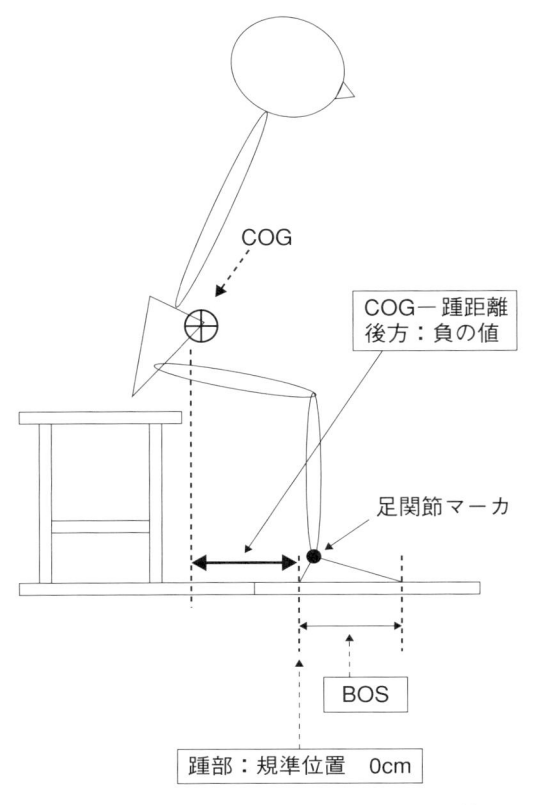

図4.31 lift off 時の COG と BOS の関係

と実測値から足関節のマーカより 4.5 cm 後方と規定し，以下の式から lift off 時の COG と BOS 後縁との距離（COG-BOS 距離）を求める．

COG-BOS 距離 =（COG の進行方向座標(m)）-（足関節マーカの進行方向座標(m) - 0.045(m)）すなわち，COG-BOS 距離が 0 であれば一致，負の値をとれば COG は BOS より後方に位置し，正の値をとれば COG は BOS よりも前方に位置することになる（図 4.31）．

3）解釈と考察

若年者と高齢者の関節モーメントの変化を図 4.32，4.33 に示す．股関節と膝関節の関節モーメントは若年者高齢者ともに lift off 時の前後に最大値をとる．足関節モーメントは，若年者では lift off 時に一度背屈モーメントを示し，その後底屈モーメントを示して動作を終える．高齢者では lift off 前後の背屈モーメントの出現がみられない場合が多く，lift off 時の足関節モーメントは若年者で背屈，高齢者では底屈を示す[18]．

また，lift off 時の COG-BOS 距離は若年者では負の値を示し，高齢者では正の値を示すことが多い．このときの体幹前傾角度は高齢者で有意に大きな値を示す．これらから，膝関節 90°屈

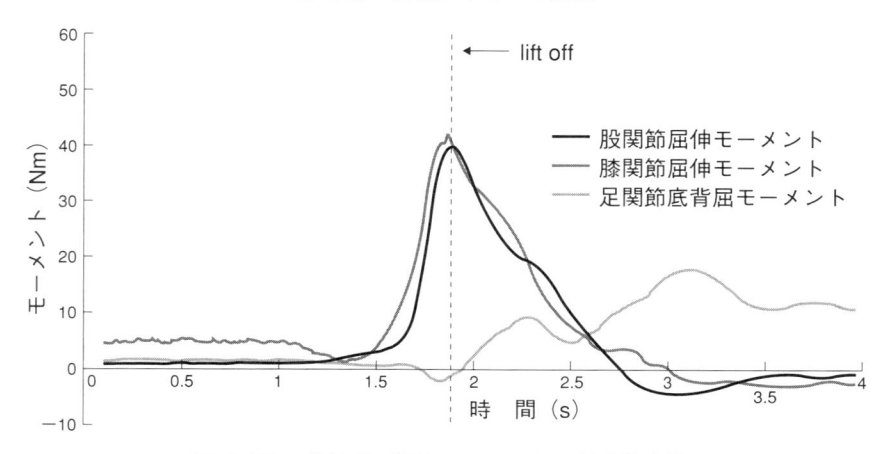

図 4.32　若年者の関節モーメントの経時的変化

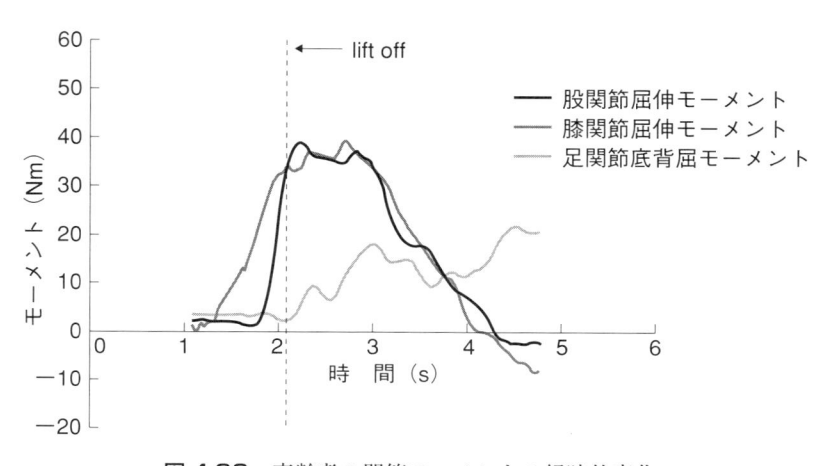

図 4.33　高齢者の関節モーメントの経時的変化

　曲位からの椅子からの立ち上がり動作では，若年者では体幹をそれほど前傾せず，lift off 時に COG が支持基底面内に投影されておらず後方に位置しているために膝関節に大きな伸展モーメントを必要とする．また，身体が後方へ転倒しないために足関節に背屈モーメントを生じて下腿を前傾位に固定していると考えられる．これに対して高齢者では lift off 時には体幹を大きく前傾し，すでに COG は支持基底面内に投影されており，膝関節に生じるモーメントは小さくてすむ．また，lift off の時点で充分に COG が前方に移動しているので足関節では背屈モーメントを生じて下腿を固定する必要がない．若年者と高齢者を lift off の瞬間に焦点を絞って考えると，若年者のほうがよりダイナミックに運動しており，下肢にかかる力も大きく，バランスとしては不安定な状態にあると考えられる．
　ここで，時間的な因子をみてみると，高齢者では動作全体の時間が延長し，特に，lift off 後に時

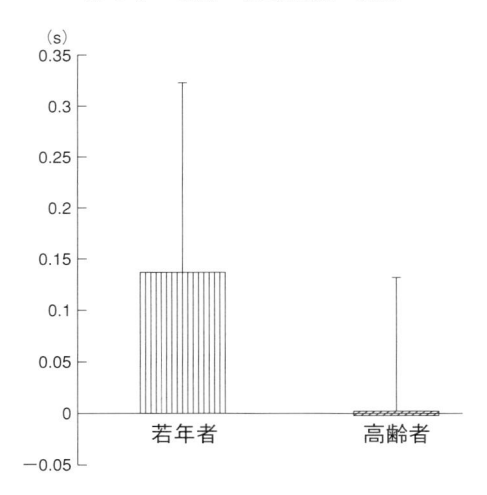

図 4.34 lift off から BOS に入るまでの時間

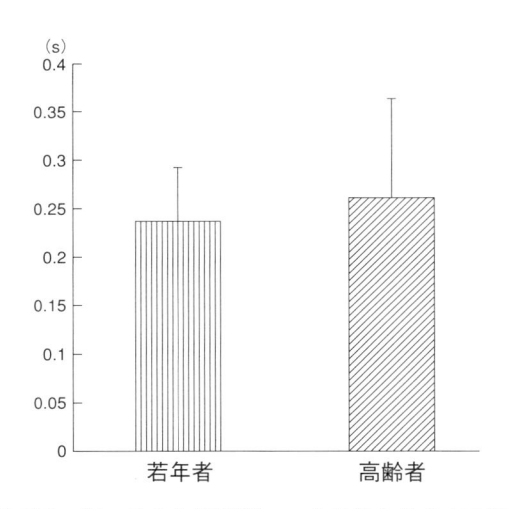

図 4.35 lift off から足関節マーカを越えるまでの時間

間をかけて立ち上がっている．そこで，lift off 後のバランスのとり方の指標として，COG が足関節マーカの位置を越えた時点を安定したとみなして，COG が支持基底面内に投影されてから，足関節のマーカを越えるまでの時間を比較すると，高齢者では若年者に比べてこの時間が延長している[19]（図 4.34, 4.35）．COG の水平方向変位の経時的変化を若年者と高齢者で比較したグラフの一例を図 4.36 に示す．つまり，lift off の瞬間にはバランスとしては不安定な状態にあった若年者は，その後速やかに COG を BOS 内に安定させているといえる．逆に高齢者では，すでに COG を BOS 内に投影させてから立ち上がっているにもかかわらず，その後，COG は BOS の後方にとどまっている時間が長く，より後方へ倒れやすい状態が続いていると考えられる．高齢者では体

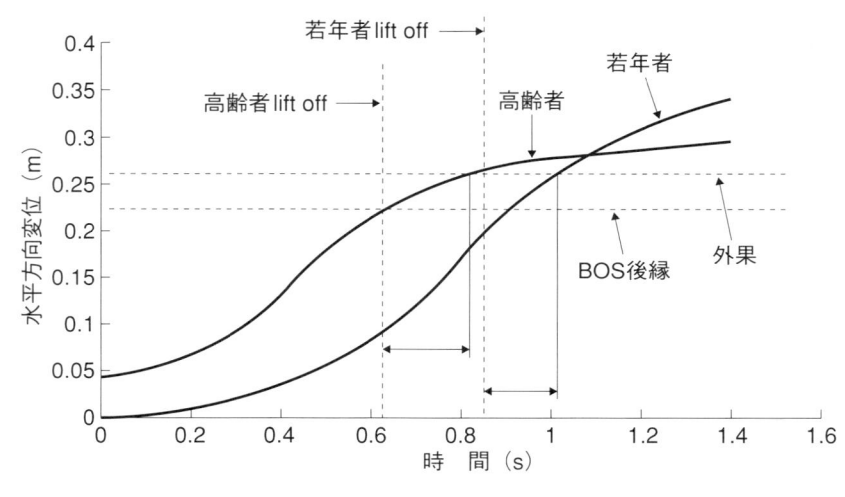

図 4.36 COG の水平方向変位と lift off の関係

幹の前傾により充分に COG を前方に移動させているので，さらに COG を BOS 内で安定させるためには下腿を前傾位にひきつける必要がある（図 4.37）．したがって，高齢者の立ち上がり動作の安定性を増すためには，lift off 後，充分に COG を前方に移動させて安定を得るための膝と足関節の協調運動を高める必要があると考えられる．

3．階段昇降時の関節モーメントを計測する

1）計測の目的

段昇降は日常生活の活動範囲を拡大するうえで重要な動作の1つである．街には縁石程度の高さやバスのステップ程度の高さなどさまざまな高さの段差が存在する．たとえばこのような異なる高さの段差を同じ二足一段のパターンで昇降する場合，段が高くなると各関節のモーメントは一様に大きくなるだろうか．それとも特定の関節のモーメントだけを変えるのであろうか．このような段昇降時の力学的な戦略についての検討を行うため関節モーメントを計測した[20]．この検討は効果的な運動療法プログラムを作成するうえでも参考になると考える．

2）計測の具体的方法

①計測条件

健常者 12 名を対象に 2 台の床反力計と 3 次元動作解析装置を使用して 10 cm，20 cm，30 cm の高さの台で，それぞれ 2 足 1 段の段昇降を計測した（図 4.38）．昇段，降段ともに先に振り出す脚（以下，先脚とする）は右下肢，後から振り出す脚（以下，後脚とする）は左下肢とした．床反力は床反力計上に台を置くことで測定可能であるが，その際には床反力計上に台を乗せたままで床反力の値をゼロにする必要がある．

第 4 章　姿勢・運動機能の計測

lift off 時

若年者
- 足関節背屈モーメントを強く発揮
- 足関節背屈筋により下腿を前方にひきつける

高齢者
- 体幹屈曲により重心を前方に移動
- 足関節は底屈モーメントを発揮

lift off 直後

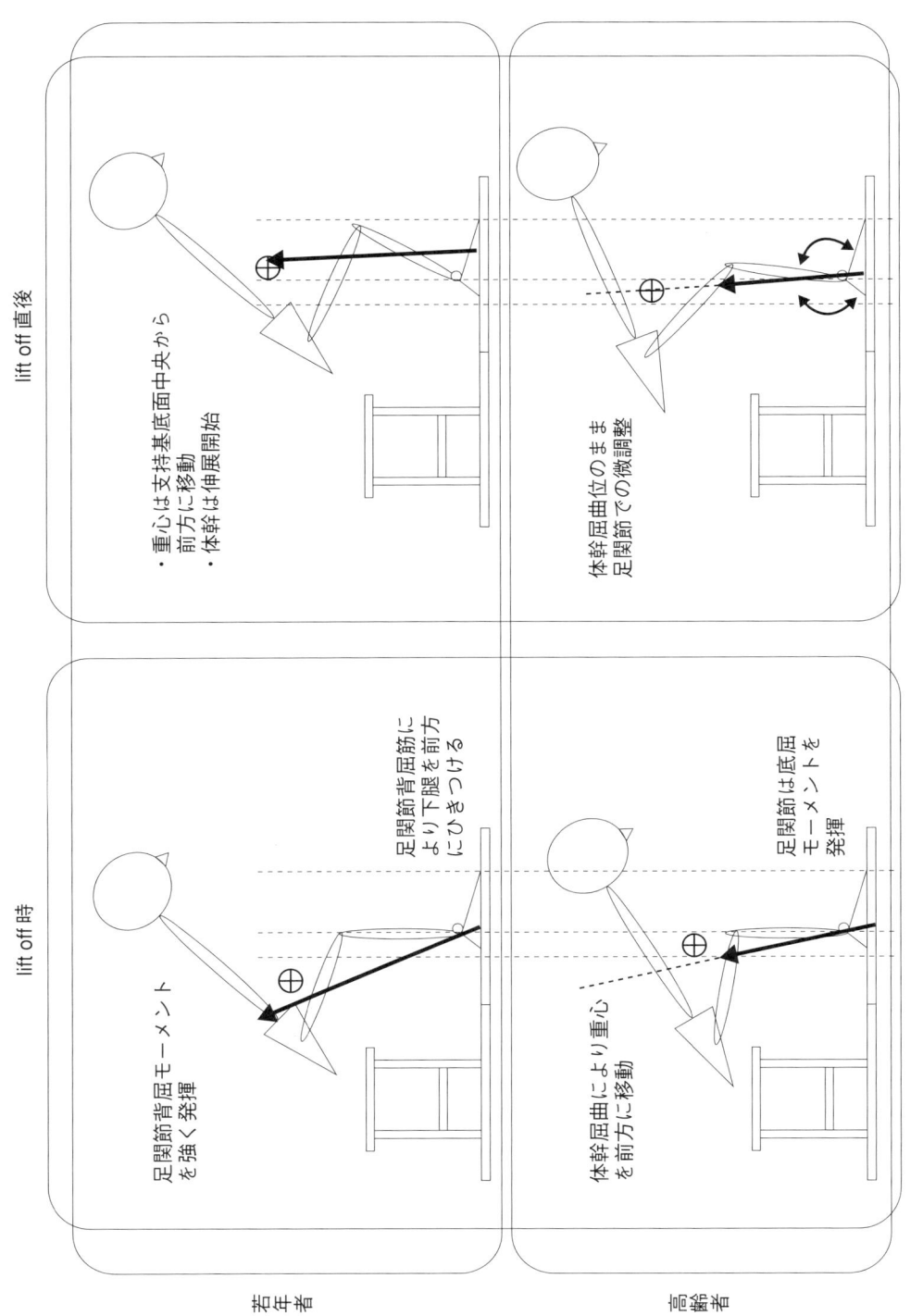

- 重心は支持基底面中央から前方に移動
- 体幹は伸展開始

- 体幹屈曲位のまま足関節での微調整

図 4.37　高齢者における lift off〜lift off 直後の動的バランスのとり方

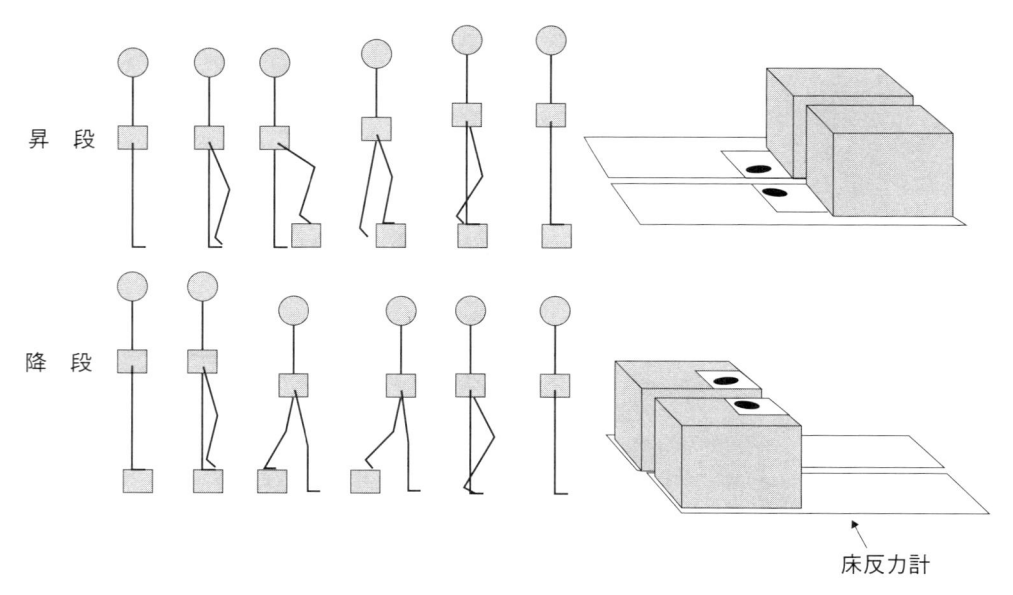

図 4.38 昇降動作と台の設定位置
昇段, 降段とも右脚から振り出す2足1段動作とした.
昇降用の2個の台を床反力計上の図に示した位置に設定した.

②用いるパラメータ
両側の股関節, 膝関節, 足関節の矢状面における関節モーメント.

3) 解釈と考察
　段昇降において段の高さが異なっても各関節のモーメントのパターンには影響はなかった. このことは段の高さが異なった場合でも力の生じるタイミングは同じであり, モーメントの大きさだけを変えていることを示している.
　昇段では, 段の高さが違っても足関節のモーメントには変化がなかった. 10 cm 時と比較し 20 cm 時では先脚が段上にある両脚支時期で先脚の股関節と膝関節の伸展モーメントの最大値が大きくなった. しかし 20 cm 時と比較し 30 cm 時では先脚の膝伸展モーメントは変わらず, 股伸展モーメントの最大値は大きくなった (図 4.39). 昇段では段が高くなるに従って股関節伸展力がより必要になると考えられた. 先脚の膝関節と股関節の伸展モーメントが駆動力として働き, 対処していた.
　降段では, 先脚の足関節底屈, 膝と股伸展モーメントならびに, 後脚の膝伸展モーメントが制動力として働いていた. 後脚の単脚支持期における膝伸展モーメントは 20 cm 時までは制動力として大きくなるが, 30 cm 時では変化がなかった. 一方, 先脚が床上に接地する時期に先脚の足関節底屈と膝伸展モーメントの最大値は 30 cm 時でも大きくなっていた. このことはある程度の高さまで後脚の膝の発する力で制動するが, それ以上の高さでは変わらないため, その衝撃は先

第 4 章　姿勢・運動機能の計測

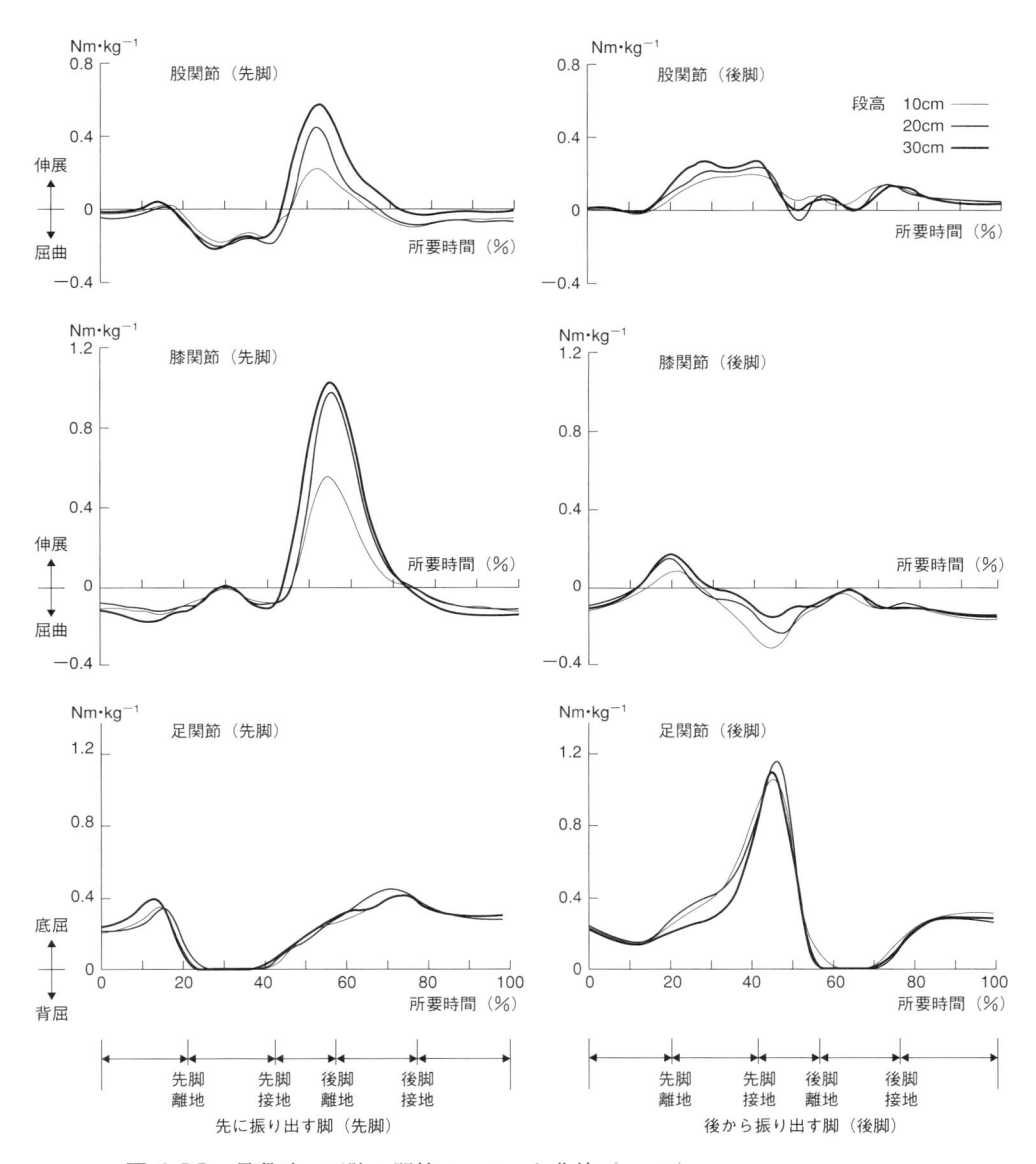

図 4.39　昇段時の下肢の関節モーメント曲線（n = 12）
各グラフとも縦軸はモーメントを体重で除した値，横軸は所要時間．
所要時間は昇段開始時から終了時までを 100% として表示している．

第 2 部　計測デザインの実際

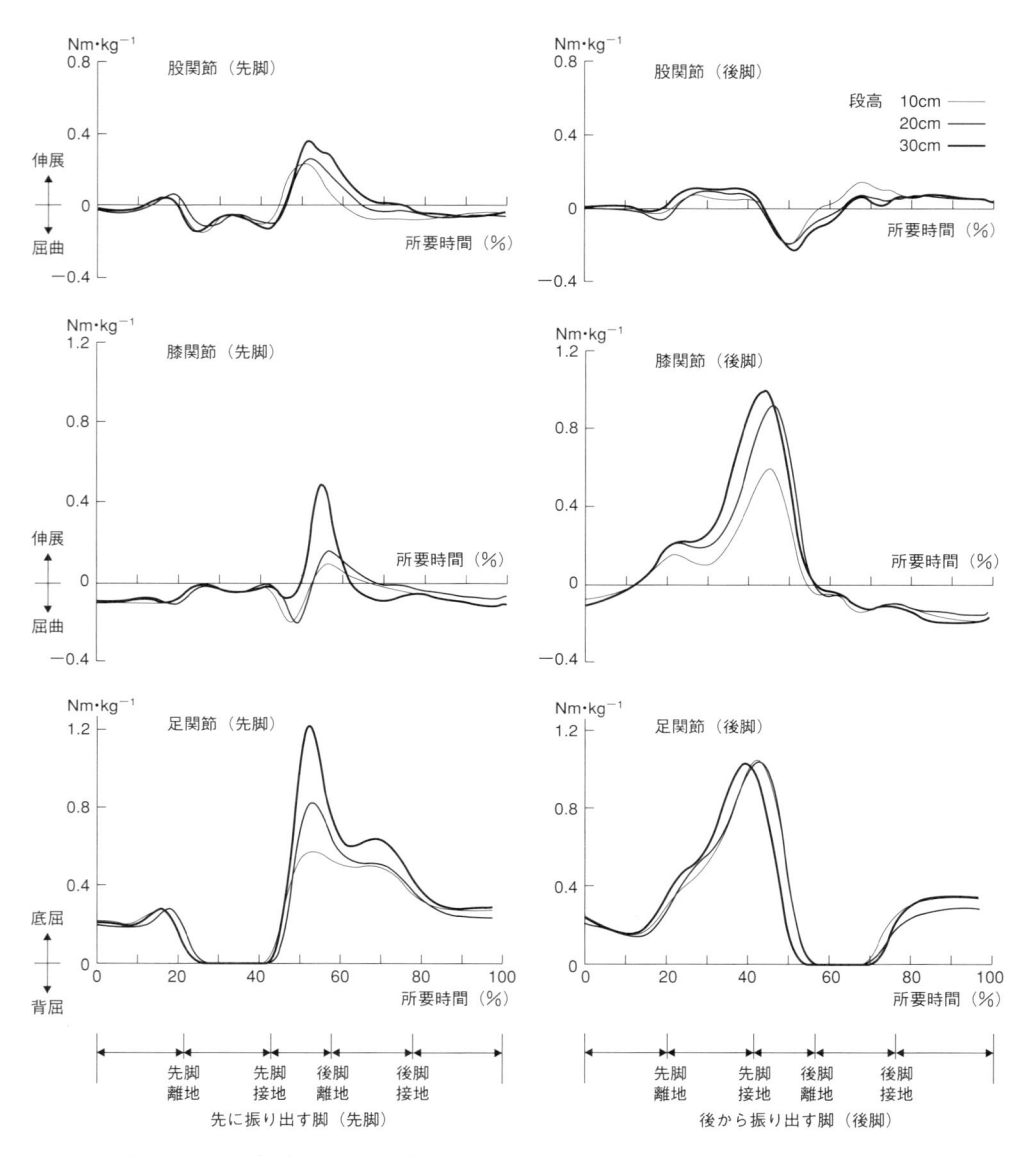

図 4.40　降段時の下肢の関節モーメント曲線（n = 12）
　　　　　各グラフとも縦軸はモーメントを体重で除した値，横軸は所要時間．
　　　　　所要時間は降段開始時から終了時までを 100% として表示している．

脚の足部と膝で受け止めていることを示していると考えられた（図4.40）．

引用文献

1) 金子公宥：スポーツバイオメカニクス入門．杏林書院，1998，p30．
2) 高嶋孝倫：義肢装具のための測定工学（2）速さを計る，周期をはかる，歩幅を計る．義装会誌 17:50-53，2001．
3) ファインマン：ファインマン物理学Ⅰ力学．岩波書店，1996，pp249-259．
4) 江原義弘：新しい運動分析の手法：運動力学的分析―ソフトウエアの立場から―．理学療法MOOK6 黒川幸雄，他（編）．三輪書店，2000，pp33-41．
5) 臨床歩行分析研究会・編：関節モーメントによる歩行分析．医歯薬出版，1997，pp43-44, 57．
6) 持丸正明：新しい運動分析の手法，運動力学的分析，理学療法MOOK6．三輪書店，2000，pp22-32．
7) 大橋正洋：歩行分析の現状とリハビリテーション医療における役割．リハビリテーション医学 38：393-400，2001．
8) Ehara Y, Fujimoto H, Miyazaki S et al：Comparison of the performance of 3D camera systems Ⅱ．Gait and Posture 5:251-255, 1997．
9) Winter DA：Biomechanics and Motor Control of Human Movement．Wiley-Interscience, NY, 1990．
10) 臨床歩行分析懇談会・編：歩行データ・インターフェイス・ファイル活用マニュアル．歩行データフォーマット標準化提案書，1992．
11) 持丸正明：新しい運動分析の手法：運動力学的分析―ハードウエアの立場から―（理学療法MOOK6 黒川幸雄，他，編）．三輪書店，2000，pp22-32．
12) 坂本和彦：歩行，バイオメカニクスよりみた整形外科改訂第2版（島津　晃，浅田莞爾・編）．金原出版，1993，pp87-100．
13) Fujisawa H, Hoshi F, et al：Posture control and activity of erector supinae muscles during lateral shift of center of gravity in sitting．Electrophysiology and Kinesiology（ed. by Mano Y and Okada M），Monduzzi Editore, Bologna, 2000, pp 25-28．
14) 藤澤宏幸，星　文彦，他：端座位における側方重心移動動作の運動学的分析．理学療法学 28（6），印刷中．
15) 吉尾雅春，糠野猛人，他：片麻痺の頸・体幹・骨盤の運動機能検査法の試作．理学療法と作業療法 14：831-839，1980．
16) 阿部千恵，猪狩真紀，他：片麻痺患者患者における端坐位側方重心移動動作．理学療法学 28（Suppl. 2）：140．
17) Huges MA et al：Chair rise strategies in elderly Clin. Biomech. 1994, 9:187-192．
18) 武田涼子，他：高齢者の立ち上がり動作制御．第20回バイオメカニズム学術講演会論文集，1999．
19) 武田涼子，他：椅子からの立ち上がりにおける高齢者のバランス調節．理学療法学 28Suppl. 2：352，2001．
20) 黒後裕彦，飛松好子，他：関節モーメントによる健常者の段昇降分析．リハ医学 37：389-397，2000．

参考文献

1) 臨床歩行分析懇談会・編：臨床歩行分析入門．医歯薬出版，1993．
2) 臨床歩行分析懇談会・編：歩行分析データ活用マニュアル―床反力編―．てらぺいあ，1994．

関節動揺計

着目する生体現象

1. 関節安定性

　関節安定性とは全可動域で適切な機能的位置の保持能力[1]である．保持能力を構成するのは関節の形状，筋，そして靭帯である．関節面の形状での関節安定性は，曲率をもつ接触面の適合の具合で決定される．股関節では臼蓋の被覆角度が大なので関節安定性も大きい，また肩甲骨関節窩は被覆角度が小さいため，関節安定性も小さくなる．筋も関節安定性に寄与している．これは動的状況での関節適合性に影響する．最後に靭帯による関節安定性は関節の適合が通常域より逸脱したときに働く．すなわち靭帯は最終関節可動域の関節安定性を与えている．

　したがって，通例関節安定性の評価では関節の形状をX線撮影で，筋は筋力で，靭帯は徒手検査を用いる．以降では膝関節の靭帯も含めた軟部組織性の関節動揺性について述べていく．

2. 膝関節の動揺性

　前十字靭帯（以下 ACL）損傷例における徒手検査での膝動揺性に現象を絞る．狭い意味での膝動揺性は靭帯の制動機能の評価が主となる．ACL損傷例の膝動揺性は主に前後方向の大腿骨に対する脛骨の移動量が増大する．また膝関節の屈曲角度により前後移動量が異なる．

　屍体膝の実験では健常膝の前方移動量が 5～7 mm であり，ACL 切除例では移動量が 2～3 倍になるが，この変位量は 15～30°膝屈曲位で最大，完全伸展位で最小となる[2]．

　臨床的には Lachman テストなど徒手検査で評価することが多い．このような徒手検査は，膝関節の大腿骨と脛骨とのズレの大きさ（移動量），移動量に対する負荷量の割合（剛性，あるいは stiffness），終末まで引き出したときの最終域感（end feel）を総合的に判断している．ACL 損傷例において多数では，脛骨移動量の増加に伴い stiffness は減少する傾向であるが，ACL が瘢痕，遺存した場合はその限りではなく移動量増加と乖離して stiffness は維持されている例もあり，個体差が大きい[3]．このような各対象者の詳細な病態を把握するために計測機器を用いて，移動量と stiffness の要素から分析する必要がある．

第4章 姿勢・運動機能の計測

機器特性

1. 機器の原理

図 4.41 に機器の種類と原理を示す．膝動揺性計測器機には数種類あるが，代表として KT-2000 Knee Arthrometer（Med metric 社製）（以下，KT-2000）[4] を挙げる（図 4.41）．KT-2000 は Lachman テストの定量化装置である．原理的には膝関節を任意の角度とし下腿に前後方向に負荷を漸増的，連続的に加え，それに伴う力学的挙動，すなわち大腿骨に対する脛骨の前後方向移動量の変化を X-Y プロッタに記録する（図 4.41b）．KT-2000 では脛骨への負荷量は通例，前方に 133 N，後方に 89 N である．得られた力—移動曲線から膝関節の前後方向動揺性を分析する．

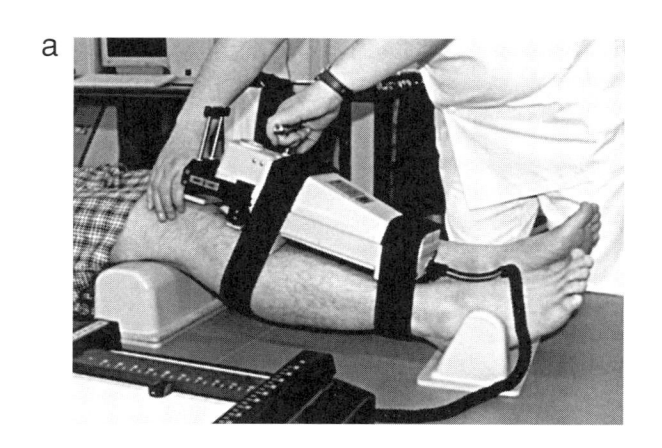

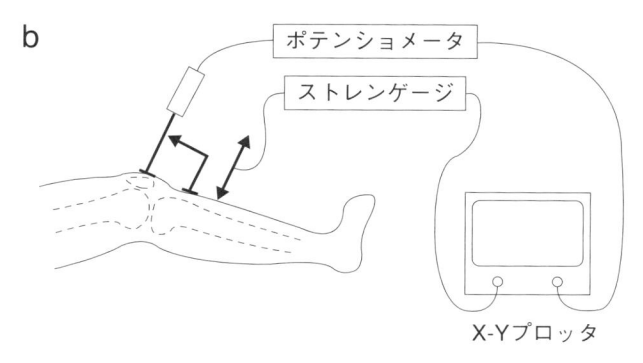

図 4.41 機器の種類と原理
a) KT-2000 Knee Arthrometer
b) ストレンゲージは下腿への負荷量，ポテンショメータは下腿の変位量を測定し，X-Y プロッタへ力—変位曲線として出力する．

第 2 部　計測デザインの実際

2．センサの種類と特性

膝動揺性計測機器のセンサはひずみ計（ストレンゲージ；strain gauge）とポテンショメータで構成されている．ひずみ計は脛骨への負荷量，ポテンショメータは脛骨の移動量を測定する．

波形は，実際の膝動揺性の移動量，負荷量が増幅し描出されている．記録用紙上の実測 1 mm が，移動量では 0.16 mm，負荷量では 2.77 N に相当する．

校正の方法は，波形が紙面全体に描出されることもあるので，事前の試行で X-Y プロッタのペン先の動きを確認し，開始位置を調整する．

3．機器の構成

図 4.42 に KT-2000 の構成を示す．
（A）フォースハンドル：脛骨中枢側に前方引き出し力，後方押し込み力を加える．
（B）膝蓋骨センサパッド：膝蓋骨中央に合わせるパッド．このパッドが脛骨変位の基準点となる．

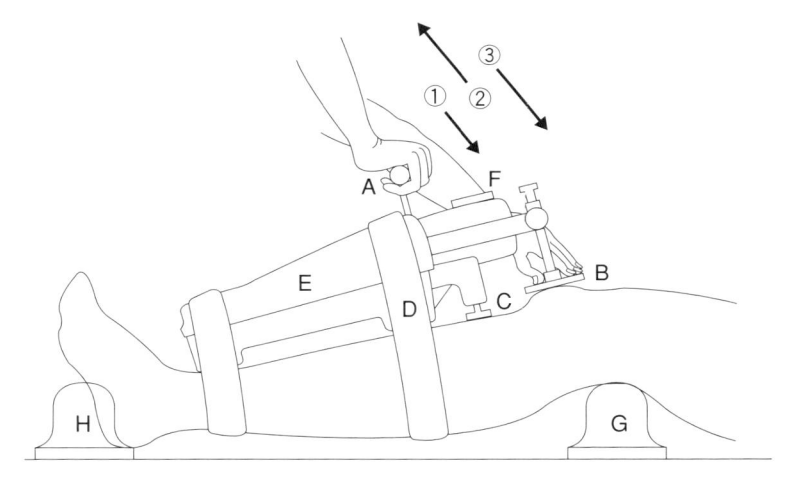

図 4.42　機器の構成と手順
A：フォースハンドル，B：膝蓋骨センサパッド，C：脛骨粗面センサパッド，D：ベルクロストラップ，E：本体，F：ダイヤルインジケータ G：大腿部サポート，H：足部サポート
手順：対象者は仰臥位．膝窩部に大腿部サポート，足首に足部サポートを置く．本体を下腿前面に装着する．膝蓋骨センサパッドは膝蓋骨に合わせる．検者はフォースハンドルを握り，もう一方の手で膝蓋骨センサパッドを固定する．後方にフォースハンドルを押し込み（①），ブザー音を確認してから開始する．フォースハンドルを 133 N で前方に引き出す（②），89 N で後方に押し込む（③）．

(C) 脛骨粗面センサパッド：脛骨の前方引出し，後方押込みに伴い，膝蓋骨センサパッドに対する脛骨粗面の移動量を算出する．
(D) ベルクロストラップ：本体を下腿に固定する．
(E) KT-2000 本体．
(F) ダイヤルインジケータ：脛骨粗面の移動量がアナログで表示される．
(G) 大腿部サポートおよび（H）足部サポート：下腿の中間位に保持する．

その他には，X-Y プロッタや本体と X-Y プロッタを接続するケーブルがある．

4．計測手順 (図 4.42)

(1) 対象者は仰臥位とし，膝窩部に大腿部サポートを置き，膝関節を約 20°屈曲位，足関節後面に足部サポートを置き，下腿を中間位に保持する．
(2) 本体を下腿前面に装着する．膝蓋骨センサパッドは膝蓋骨中央に合わせる．臨床家はフォースハンドルを握り，もう一方の手で膝蓋骨センサパッドを膝蓋骨と密着させて固定する．X-Y プロッタの座標軸の校正を行う．
(3) 後方にフォースハンドルを押し込み（①），ブザー音を確認し，開始する．フォースハンドルを前方に引き出す（②）と，脛骨への外力が 89 N と 133 N でブザー音が鳴る．133 N のブザー音が鳴ったら，後方に押し込む（③）．後方押し込みが 89 N でブザー音が鳴り，今度は前方に引き出して 1 回の計測が終了となる．

5．利用できるパラメータ

X-Y プロッタから描出される力—変位曲線（図 4.43）は，縦軸に脛骨への負荷量（N），横軸に脛骨の移動量（mm）で表示される．力—変位曲線はヒステレシスループを示す．描出された波形から各パラメータを算出する．ACL 損傷膝で用いられる代表的なパラメータは，大腿骨に対する脛骨の移動量（Δd），移動量に対する負荷量（ΔF）の割合（$N \cdot mm^{-1}$），すなわち関節の剛性，あるいは stiffness である．

1）大腿骨に対する脛骨の変位量

①総移動量（total displacement；TD）は 133 N 前方負荷～89 N 後方負荷の前後方向の脛骨移動量を，②前方移動量（anterior displacement；AD）0～133 N 前方負荷の前方脛骨移動量を算出する．

2）脛骨への外力に対する変位量

③ Anterior terminal stiffness（前方終末時剛性，あるいは stiffness；ATS）133 N 前方引き出し時の stiffness を算出する．

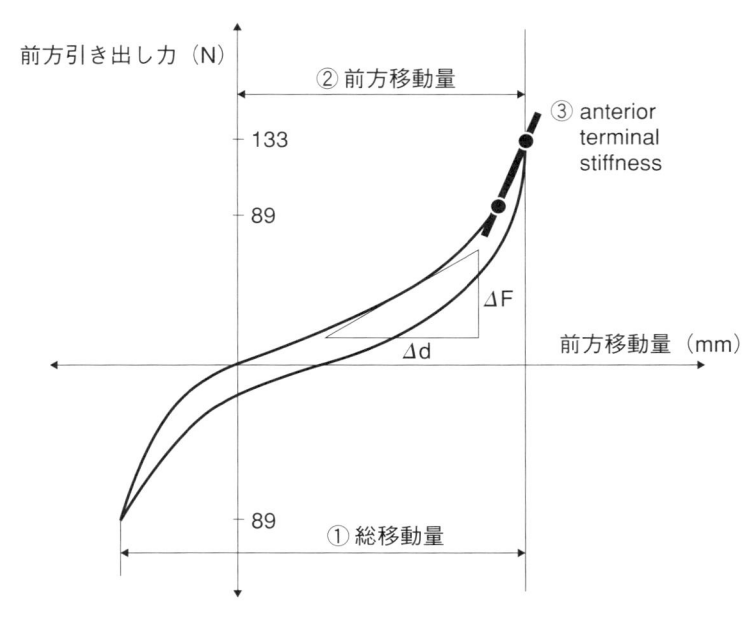

図 4.43 表示法と代表的なパラメータ
力―変位曲線は，ヒステレシスループを示す．縦軸に脛骨への負荷量（N），横軸に脛骨の変位量（mm）で表示される．パラメータは任意負荷量を加えた時点での大腿骨と脛骨の変位量（①，②）と，変位量（Δd）に対する負荷量（ΔF）の変化の割合の stiffness（③）である．
① TD（Total displacement）：133 N 前方負荷～89 N 後方負荷の前後脛骨変位量
② AD（Anterior displacement）：0～133 N 前方負荷の前方脛骨変位量
③ ATS（Anterior terminal stiffness）：133 N 前方引き出し時の stiffness

計測デザイン

　元来は整形外科領域が開発した機器であるため，対象は ACL 損傷を含む複合靱帯損傷という認識がある．しかし，臨床ではそれに限定せず膝動揺性の有する症例はすべて対象として考えてよい．つまり，加齢の退行性要素もある変形性膝関節症や，筋トーヌスが低下している脳血管障害の膝関節などの関節動揺性も対象になりうる．臨床応用でも述べたが膝動揺性という現象に注目するので，あまり疾患にこだわりすぎるべきではない．
　また，デザインにおいては 2 つの形態がある．1 つは膝動揺性自体の特性を明らかにするタイプで，すでに整形外科領域で多くの報告がなされている．すなわち，ACL 損傷例に対する健側と

患側の差などである．もう1つは膝動揺性と他の項目（筋力や重心動揺）を組み合わせて歩行能力やADLなどに与える影響を探るタイプである．臨床では，障害そのものよりも能力低下にアプローチすることを旨とするならば膝動揺性だけを評価するのではなく，能力低下の因子の1つとして捉え，他の因子との関連を考察する．

計測の注意点としては代表値の扱いである．数回測定し，平均値を算出するのが良いかと思われる．たとえば5回測定し，5回のうち最小値と最大値を除外した3回分の平均値を用いるようにしている．また，当たり前のことであるが計測条件は統一すべきであるし，不可能ならばその旨を明記しておく．

【膝動揺計を用いた計測結果の解釈】

図4.44は典型的なACL損傷後の同一対象者の波形である．この対象者はアメリカンフットボールの練習中に受傷後，その後何度か膝折れ現象（giving-way）をくり返していた．受傷後3カ月に関節鏡下にてACL，内側半月板損傷を確認，内側半月板を部分切除した．のち理学療法開始，関節の腫脹がとれ，ROM制限，筋力低下が改善した．理学療法開始1カ月後にACL再建術を施行している．図4.44中のaはACL損傷再建前の健側，bはACL損傷再建前の患側，cはACL再建後3カ月後の患側，dは再建後6カ月後の患側の波形である．対象者はcの時点でADL上の問題なく，筋力も充分であったことからジョギングなどを開始している．またdの時点で，硬性膝装具をつけてスポーツ復帰していた．波形を解析すると表4.3になる．つまり，ACL損傷後ではaよりbで総移動量，前方移動量とも増加，anterior terminal stiffnessは減少した．つまり，脛骨の移動量が大であり，stiffnessも小さくなる．したがって，前方制動要素であるACL損傷の可能性が推測できる．bとcを比較すると，cではACLを再建したことにより総移

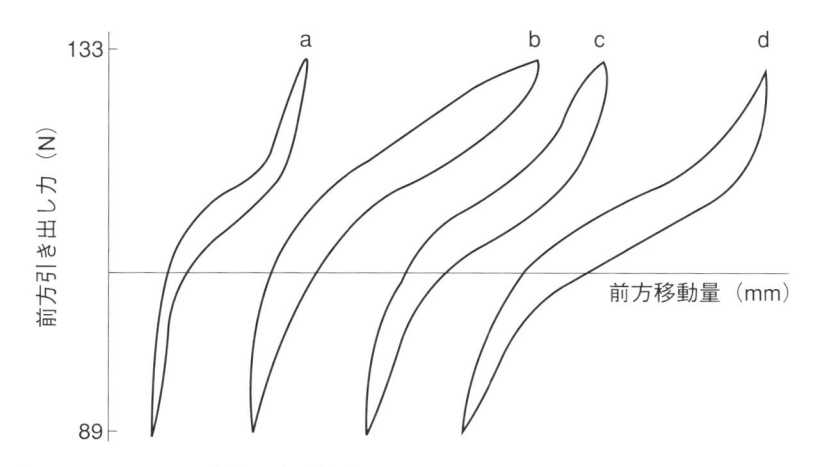

図4.44 ACL再建後の膝動揺波形
a) ACL再建前健側，b) ACL再建前患側，c) ACL再建3カ月後患側，d) ACL再建6カ月後患側

表4.3 ACL再建後対象者経時的データ

	患側			健側		
	TD (mm)	AD (mm)	ATS (N・mm^{-1})	TD (mm)	AD (mm)	ATS (N・mm^{-1})
ACL損傷再建前	17	15	4.9	10	9.5	13
ACL再建後3カ月	13	12	15			
ACL再建後6カ月	17	14	13			

表4.4 膝動揺性の基準値

著者		ACL損傷膝			健常膝		
		TD	AD	ATS	TD	AD	ATS
Highgenboten[5]	1992		10.7 (3.5)			6.1 (2.0)	
今本[6]	1994	15.6 (3.7)		22.3 (10.3)	9.6 (2.5)		43.9 (22.4)
縄田[7]	1995					6.3 (2.1)	
宮尾[8]	1995	18.3			12.4		
伊藤[9]	1995				9.8 (1.9)	7.2 (1.4)	
Myrer[10]	1996					6.2 (1.9)	
軍司[11]	1999	14.0 (3.7)	12.0 (3.3)	10.7 (6.5)	10.6 (3.1)	8.9 (3.0)	13.9 (6.8)

TD：133 N前方引き出し力〜89 N後方押し込み力の総移動量
AD：0 N〜133 N前方引き出しの前方移動量
ATS：133 N前方引き出しのstiffness

動量，前方移動量とも減少し，anterior terminal stiffnessは増加した．またcとdを比較すると，dでは総移動量，前方移動量とも増加，anterior terminal stiffnessは減少した．総移動量，前方移動量では再建前と同程度であるが，anterior terminal stiffnessでは再建前の健側と同程度に維持されている．これは活動量が増大したために，変位量が大きくなったと解釈できるが，対象者によればプレイには支障がないとのことである．anterior terminal stiffnessは膝折れ現象のような前外方回旋不安定性（Anterior-lateral rotatory instability）に関連があるとされ，臨床的には変位量が多少あってもanterior terminal stiffnessが維持されていれば，機能的，能力的に問題とならない例が多いようである．

先行文献[5〜11]からパラメータの基準値を表4.4に示す．

以下の1.〜2.の計測でザインは，膝動揺性自体の特性を明らかにすることが目的になる．

第4章　姿勢・運動機能の計測

1．KT-2000 による膝動揺性計測と徒手検査との関連

1）計測の目的

KT-2000 による膝動揺性計測は Lachman テストの定量化と考えられる．したがって膝動揺性各パラメータと Lachman テストの評価との相関の程度を明らかにすることは，測定の妥当性からも意義がある．

2）計測の具体的方法

対象は ACL 損傷膝．各症例の膝に対して膝動揺性計測と Lachman テストを実施する．またその他の徒手検査として前方引き出しテストや pivot-shift テストを追加しても良い．徒手検査は基本的に左右差を比較しての定性的評価だが，検者の主観的評価尺度に基づき 4～5 段階的に評価する．パラメータは膝動揺性が総移動量と anterior terminal stiffness の絶対値と相対値．徒手検査は 4～5 段階の離散量データ．動揺性と徒手検査の相関は，順位相関を用いる．

3）解釈と考察

豊田ら[12]は KT-2000 の患側総移動量の絶対量，総移動量の健患差（相対値）および anterior terminal stiffness の健患比と Lachman テストの 4 段階評価と関係を報告している．結果は TD の健患差と Lachman テストの間に有意な正相関を，anterior terminal stiffness の健患比と Lachman テストの間に有意な負相関を得ている．Lachman テストだけでなく前方引き出しテストや pivot-shift テストとの相関も明らかにすると良い．両者とも ACL 損傷膝では使用頻度が高い徒手検査である．前方引き出しテストは膝 90°屈曲位で実施されるため Lachman テストと比較して偽陰性になりやすい．したがって全体として相関はあるも Lachman テストほど高い相関は得られない可能性がある．また pivot-shift テストは前外方回旋不安定性の検出が高い検査であるが，前外方回旋不安定性は ACL の終末時の剛性（いわゆる anterior terminal stiffness）と関係があるとされるため Lachman テストと同様に有意な相関になると思われる．

2．運動量と膝動揺性の関連

1）計測の目的

靱帯のような軟部組織は粘弾性の特性（クリープや応力緩和）をもつため，運動後では運動前より膝動揺性が増大する．このことは臨床的あるいは経験的にも知られている．運動量と膝動揺性の関連を明らかにする．

2) 計測の具体的方法

対象は統制群健常者あるいは ACL 損傷者の健側，対照群 ACL 損傷膝に，靱帯への運動負荷を与え膝動揺性がどのように変化を計測する．運動の種類はストレッチングのような静的な運動，自転車エルゴメータのような動的な運動がある．また運動の頻度，強度，時間も膝動揺性変化の因子である．たとえば，運動の種類をストレッチング（静的運動群），自転車エルゴメータ（動的運動群）とする．各群の運動時間を5分，10分，15分とする．膝動揺性計測は運動前，運動後5分，10分，15分に健側，患側に実施する．パラメータは膝動揺性が総移動量と anterior terminal stiffness の絶対値と相対値．膝動揺性が運動の種類，運動時間，健側と患側の各水準で差があるか，分散分析を用いる．

3) 解釈と考察

縄田ら[7]は 各種の運動負荷量（トレッドミル30分走，トライアスロン競技の比較）が膝動揺性に与える影響を報告している．結果では動揺性は負荷量に相関せず，軽度の負荷でも短時間で増加，負荷の中止とともに短時間で負荷前の状態に回復した．筆者が示した例では，運動の種類がストレッチング（静的運動群），自転車エルゴメータ（動的運動群）である．ストレッチは関節可動域の最終域での運動が主であるため，自転車エルゴメータのような中間域の運動よりも総移動量の増加と anterior terminal stiffness の減少の可能性がある．

以下の3.～4.の計測デザインは，膝動揺性と他の項目との関連が能力低下に与える影響を明らかにすることが目的になる．

3. 膝動揺性や筋力低下が重心動揺に与える影響

1) 計測の目的

変形性膝関節症や慢性関節リウマチなどの退行性疾患では膝動揺性も増加する[13]．また加齢に伴う筋力や平衡機能の低下により ADL 上の障害も起こりうる．膝関節の側方動揺性は加速度計を用いて研究されている[14]．ここでは側方動揺性ではないが，前方動揺性を計測して膝動揺性という構造的な破綻と膝関節筋力低下が，重心動揺にどの程度影響を及ぼすのか，明らかにする．

2) 計測の具体的方法

対象は統制群として健常者と，対照群として変形性膝関節症．変形性膝関節症例は JOA スコアや X 線所見で重症度を把握しておく．測定項目とパラメータは，膝動揺性を KT-2000 で計測し，総移動量および anterior terminal stiffness の絶対値，膝関節筋力は大腿四頭筋をハンドヘルドダイナモメータやトルクマシンで計測，ピークトルクやピークトルクを体重で除した体重比を用いる．重心動揺は閉足立位よりも，膝関節の動的制御が困難な片足立位のほうが適切である．またパラメータは軌跡長や単位面積軌跡長を用いる．歩行能力は高齢者の生活体力テストの準拠

3）解釈と考察

　重心動揺や歩行能力を膝動揺性や筋力伸筋力の因子で説明しようという試みである．類似した研究としては水田ら[14]がACL損傷および再建術後の症例を対象に，主観的評価，満足度，膝動揺性，片脚立位での重心動揺，膝関節筋力の項目間の関連性を相関係数で報告している．膝関節動揺はその他の主観的評価，満足度，膝関節筋力と有意な相関ではなかった．今回紹介する対象は，変形性膝関節症や慢性関節リウマチであるが，予想としてはX線所見で重症度が大きいほど膝動揺性，歩行時間も大きくなる傾向がある．ただし，関節腔が狭小化した例では膝動揺性は小さくなる．また比較的筋力が維持されていると歩行時間は減少しやすい．片足立位では膝動揺性が大で筋力が低い例では重心動揺も増す傾向と考える．

4．脳血管障害における麻痺の重症度

1）計測の目的

　脳血管障害の片麻痺では続発性の膝関節障害をしばしば経験する．弛緩性麻痺では立位，歩行時に筋緊張の支持性が得られず骨性，靱帯性の支持が大となる．また痙性麻痺では尖足により反張膝になりやすい．両者とも膝関節動揺性を増加させ，膝動揺性増加は疼痛や歩行能力に影響を及ぼすと思われる．また整形外科疾患以外の膝動揺性評価の例としても意義がある．

2）計測の具体的方法

　脳血管障害例を対象に膝動揺性と麻痺の重症度，歩行能力の関連を明らかにする．測定項目では下肢弛緩性をBrunnstromステージで6段階評価する．膝動揺性は総移動量およびanterior terminal stiffnessの絶対値，相対値．下肢筋力は膝伸筋力．歩行能力は10 m歩行時間．各パラメータ間の相関を求めたり，ステージ別に共分散分析を行う．

3）解釈と考察

　笠井ら[16]は脳血管障害例（BrunnstromステージでⅢ～Ⅴ）を対象に患側の膝関節のストレスX線計測（野沢の移動比）を行った．患側膝関節に動揺性を有する症例は86例中18例であった．そのうち膝関節に疼痛を有する症例は10例であった．患側膝関節ストレスX線計測は野沢の移動比では正常範囲内だが，前方引き出しが大きかった．予想としては，弛緩性麻痺（BrunnstromステージでⅡ以下）であれば膝動揺性は増し，筋力も低く下肢装具を着けていても歩行時間は増大する．また，感覚障害が大な例では膝関節の疼痛も少なくなると考える．

第2部 計測デザインの実際

引用文献
1) 黒沢秀樹, 他・訳：整形外科基礎バイオメカニクス. 南江堂, 1997, p48.
2) 福林　徹：膝の関節機構と安定性のメカニズム. 整・災外 33：309-315, 1990.
3) 豊田　敬, 他：Knee-Arthrometer（KT-2000）による十字靱帯損傷膝の不安定性の評価について. 中部整災誌 36：1431-1432, 1993.
4) Daniel DM et al：Instrumented measurement of anterior laxity the knee. JBJS 67-A:720-726, 1985.
5) Highgenbtoen CL et al：KT-1000 arthrometer：Conscious and unconscious test results using 15, 20, and 30 pounds of force. Am J Sports Medicine 20：450-454, 1992.
6) 今本雅彦, 他：Knee-Arthrometer（KT-2000）による後十字靱帯損傷膝の不安定性の評価について. 臨床整外 29:230-234, 1994.
7) 縄田耕二, 他：膝関節前後弛緩性に及ぼす運動負荷の影響. 日整会誌 69 (2) (3)：S 818, 1995.
8) 宮尾康平, 他：膝前後動揺量よりみた前十字靱帯損傷の評価. 日整会誌 69 (2) (3)：S 356, 1995.
9) 伊藤正明, 他：Knee-Arthrometer（KT-2000）を用いた異なる負荷の前方不安定性. 東京膝関節学会 16：65-68, 1995.
10) Myrer JM et al：Relative and absolute reliability of the KT-2000 arthrometer for uninjured knees：testing at 67, 89, 134, and 178N and manual maximum. Am J Sports Medicine 24:104-108, 1996.
11) 軍司　晃, 他：前十字靱帯損傷患者における膝動揺性計測の信頼性と評価指標. 理学療法科学 14：3-9, 1999.
12) 豊田　敬, 他：膝関節前方不安定性の評価について. 東京膝関節学会 15：37-39, 1994.
13) 和田　真, 他：変形性膝関節症および慢性関節リウマチ患者の膝関節動揺性. 臨床リウマチ 7：22-27, 1995.
14) 安永雅克：加速度解析による変形性膝関節症の関節動揺性の研究. 福岡医誌 87：242-252, 1996.
15) 水田博志, 他：前十字靱帯損傷膝・再建膝の固有感覚評価における片脚立位バランス測定の有用性. 日整会誌 70 (2) (3)：S 771, 1996.
16) 笠井史人, 他：脳卒中片麻痺患者の膝関節回旋動揺性. 東京膝関節学会 17：201-203, 1996.

参考文献
1) 橋本成広：生体計測工学入門. コロナ社, 2000, pp140-141.
2) Markolf KL et al：Measurement of knee stiffness and laxity In patients with documented absence of the anterior cruciate ligament. JBJS 66-A:242-253, 1984.
3) Strobel M et al：膝関節損傷の臨床診断法. シュプリンガー・フェアラーク東京, 1993.

第5章
呼吸・循環・代謝機能の計測

肺機能測定装置

着目する生体現象

　肺機能検査は，手術前の検査の一つとして非常に重要視されている．また，肺疾患の診断，重症度判定，各種疾患に付随する肺合併症の病態把握に重要な検査である．一般的に呼吸器系の機能障害が疑われる場合，肺機能検査，動脈血ガス分析，画像診断，気管支鏡検査などの検査が行われる．これらの中で，肺機能検査は，肺の病理学的変化により生じた肺の生理学的な機能変化を唯一定量的に評価できる方法である．

　スパイロメトリは，呼吸機能の中でもっとも基本的な生理学的なパラメータである肺容積の変化量（肺気量）を計測する方法で，検査機器をスパイロメータ，横軸を時間経過，縦軸を肺の容積変化のグラフで示したものをスパイログラムという[1]．スパイロメータで計測するものは，残気量以外の肺気量分画，努力性呼気曲線，フローボリューム曲線などである．肺気量分画は換気の場，静的肺気量（static lung volume）の計測で，努力性呼気曲線は，換気の効率，動的肺気量（dynamic lung volume）の計測である[2]．

1．肺気量分画

　図5.1は，スパイログラムから計測される肺気量分画を示したものである．肺気量が他の2つの肺気量の和として表されるものは，capacityと表現し，肺活量（vital capacity；VC），機能的残気量（functional residual capacity；FRC），全肺気量（total lung capacity；TLC），最大吸気量（inspiratory capacity；IC）の4つがある．分画上単独の構成要素をvolumeと表現する[3]．

　IC＝予備吸気量（inspiratory reserve volume；IRV）＋一回換気量（tidal volume；TV）
　VC＝IC＋予備呼気量（expiratory reserve volume；ERV）
　FRC＝ERV＋残気量（residual volume；RV）

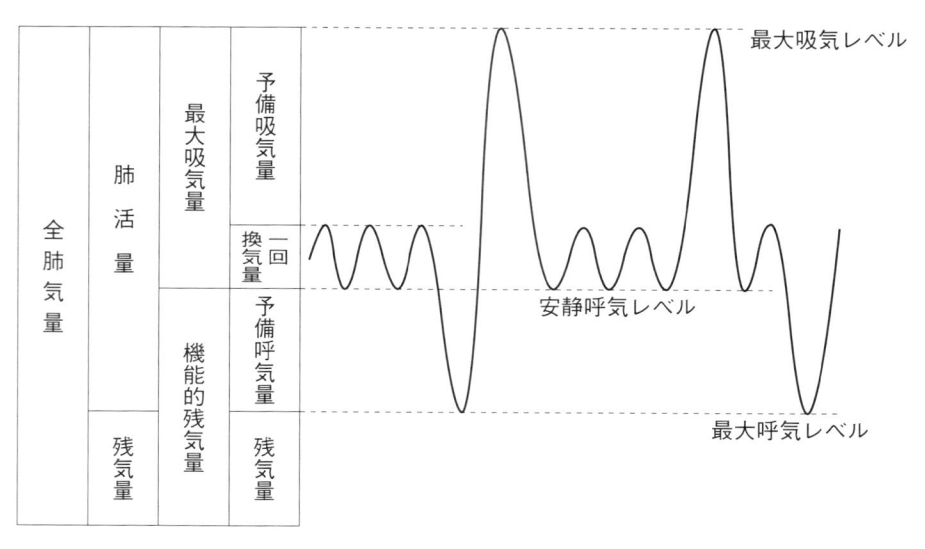

図5.1 肺気量分画

TLC = VC + RV

肺気量の決定には，機能的残気量の計測が必要であり，残気量は機能的残気量から予備呼気量を引いて求める．機能的残気量の計測方法には，ガス希釈法，体プレチスモグラフ法[1]があり，ガス希釈法には，閉鎖回路法と開放回路法の2つの方法がある．

2．努力性呼気曲線

最大吸気位から最大呼気位まで最大努力で可能な限り速く呼気させた肺容量の変化を表した曲線を努力性呼気曲線という．縦軸を肺容量変化，横軸を時間経過を示している．

3．フローボリューム曲線

フローボリューム曲線とは，最大吸気レベルから最大呼気レベルまで最大努力してできるだけ速く呼気させたとき，肺気量の変化をX軸に，流量の変化をY軸に示したものである．流量（フロー）は，単位時間に流れる気体の量（体積）を示している．つまり，肺気量の変化を微分したものが流量であるため，フローボリューム曲線は，努力性呼気曲線とまったく違ったものではなく，努力性呼気曲線を別な見方をしたものと考えることができる．また，最大呼気レベルから最大吸気レベルまで最大努力で吸気させたときのフローボリューム曲線を吸気フローボリューム曲線という．

第5章 呼吸・循環・代謝機能の計測

機器特性

1. 機器の原理

スパイロメータは，後に述べるセンサの原理を応用した流量計により対象者の呼気および吸気の流量を測定し，そのデータを分析し，肺気量分画，努力性呼気曲線などの計測結果を出力するように作られている．そのため，スパイロメータは基本的には流量計と流量計から出力されるデータを処理する部分およびモニタよりなる．現在のスパイロメータでは，データ処理は機器に内蔵されているコンピュータにより行われ，1台で肺活量，1秒量，フローボリューム曲線などを計測できるようになっている．対象者の身長，体重，性別などの基本情報の入力により，検査結果の予測値が計算される．操作性も良く，開始と終了ボタンの操作のみで検査結果を記録し，結果を出すことができる．

2. センサの種類と特性

換気量を計測するセンサには，大きく分けると容積を計測するもの，気流速度を計測するものがある．容積を計測するものはローリングシール式が代表的で，気量を直接測定し，流量は気量の変化を微分回路を通して求める．翼車流量式（タービン式），圧差型流量計（ニューモタコグラフ），熱線流量計は，気流速度を求め，容積は積分回路を通して求める構造になっている．

1) ローリングシール式 （図5.2）

図5.2のように，ガスの取り入れ口で呼気を行うとピストンが圧により押され，図5.2では右に移動する．逆に吸気ではピストンが引かれ，図5.2ではピストンが左に移動する．このピストンの移動をポテンショメータで電圧に変換し容量の変化を計測するのがローリングシール式である．流量の測定は，ポテンショメータで電圧に変換した容量変化を微分して求める．ローリングシール式の短所としては，①流量が高くなると抵抗が大きくなる，②他の方法に比べ感染の危険性が高い，などがあげられている．

2) 翼車流量計（タービン式流量計）（図5.3）

翼車流量計は，羽根車（ロータ）が流路内に置かれており，気流により羽根車が回転する．羽根車の回転速度は，流量が速くなれば多くなり，遅くなれば少なくなり，この回転速度（角速度）と流量は比例関係にある．この関係を利用し流量を計測するのが翼車流量計である．羽根車の回転速度は光学的に検出する．翼車流量計の短所としては，①流量が著しく低いと翼車が回りにくくなり，測定値が低く出やすく，逆に流量が高いと翼車の抵抗が大きくなる，②著しい流量の変

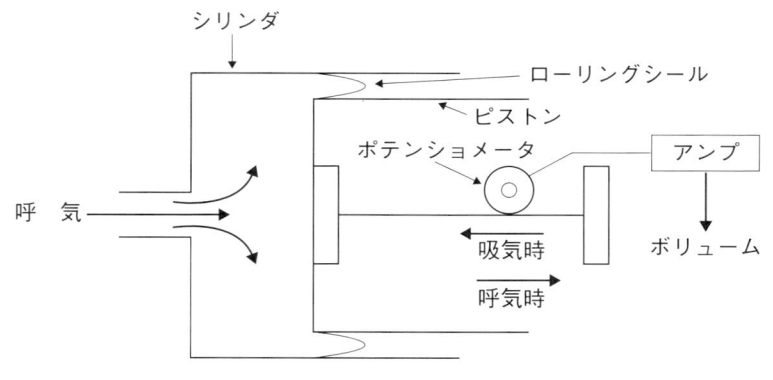

図 5.2 ローリングシール式の構造図

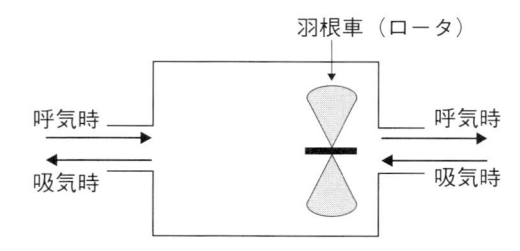

図 5.3 翼車流量計（タービン式流量計）の構造

化に対する反応性が悪い，③ガス組成の影響を受ける[4]，などがあげられている．

3）圧差型気速計（ニューモタコグラフ）

　気体は，圧の高いところから低いところに流れ，圧の高いところと低いところの圧の差が高ければ高いほどその流量は速くなる．この関係を利用して流量を計測するのが圧差型流量計である．圧差型流量計には，Fleisch 流量計，Venturi 流量計，オリフィスの3つの型がある．代表的なものとして Fleisch 流量計を説明する．

　Fleisch 流量計（図 5.4）は，抵抗を計測する部分の流れが層流とみなされる場合，差圧は，流量に比例するという関係を応用して作られたものである．そのため層流計ともいわれている．流路内に細管の束，もしくは細かくらせん状にしたものを詰め込むことにより層流を作り，その前後の圧力差を差圧型圧力センサで計測する．細管に分泌物や結露などが付着するとその部分を通過する気体は正確な層流ではなくなるため測定誤差が生じてしまう．そのため，センサ部分は，結露対策としては加温する構造になっている．

　Fleisch 流量計の短所としては，①流量が遅い場合精度が低く，速い場合抵抗が高くなるため測定範囲が狭い，②気体の温度，ガス組成，水蒸気の影響を受ける[4]，③センサ部分が大きくなるため呼気ガス分析器のように被検者の口元にセンサを取り付ける必要がある場合にはこのセンサを用いることは難しい，などがあげられている．

第5章 呼吸・循環・代謝機能の計測

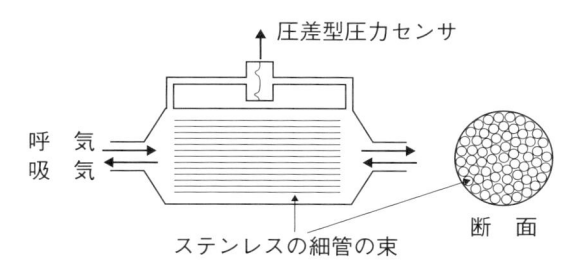

図 5.4 圧差型気速計（ニューモタコグラフ）の構造図

4）熱線流量計（図 5.5）

熱線流量計の原理は，King により研究され，スパイロメータに応用されてきた．流路内に細い熱電線を張り電気を流し熱を持たせておき，その部分にガスが流れると電熱線が冷やされ電気抵抗が変化する．この電気抵抗の変化もしくは電流変化から気流速度を計測するのが熱線流量計である[5]．熱電線としては，直径約 $20\mu m$ の白金線，白金ロジウム線が用いられる．図 5.5 では 3 個の熱線が配置されているが，中心の熱線は流量を計測するためのもので，前後の 2 つは，気流が呼気なのか吸気なのかを検知するため感熱線である．

熱線流量計の短所としては，①水蒸気，特に水滴が熱線に付くと値に影響する[4]，②ほこりなどの付着物が付くことによる熱線のよごれにより感度が変化する，などがあげられている．

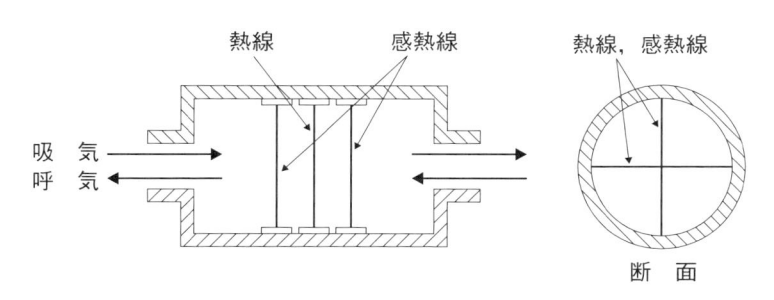

図 5.5 熱線流量計の構造

3．機器の構成

ミナト医科学製 Autospirometer System 21 を用いて機器を構成する名称を説明する（図 5.6）．図 5.6 は，ミナト医科学製 Autospirometer System 21 の構成図である．この機器は主には，流量計であるトランスデューサ（熱線流量計），測定ヘッド，データを解析するパーソナルコンピュータ，データを表示するモニタ，プリンタ，N_2，He，CO それぞれのメータなどからなる．肺気量分画，努力性呼気曲線，機能的残気量，肺拡散能力などの検査が可能である

第2部　計測デザインの実際

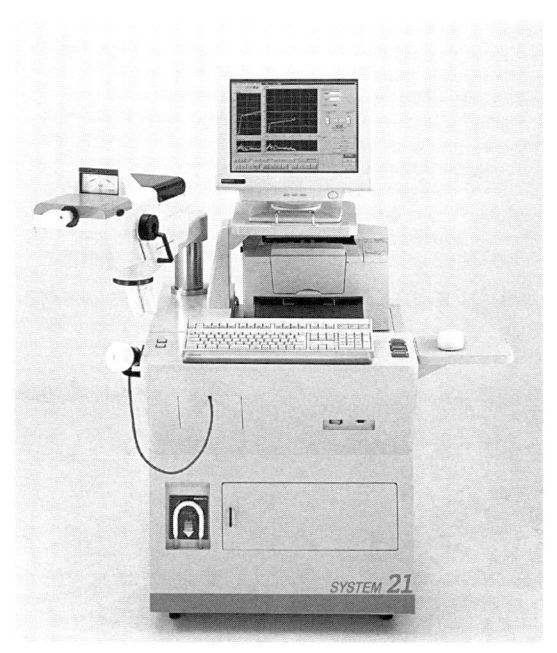

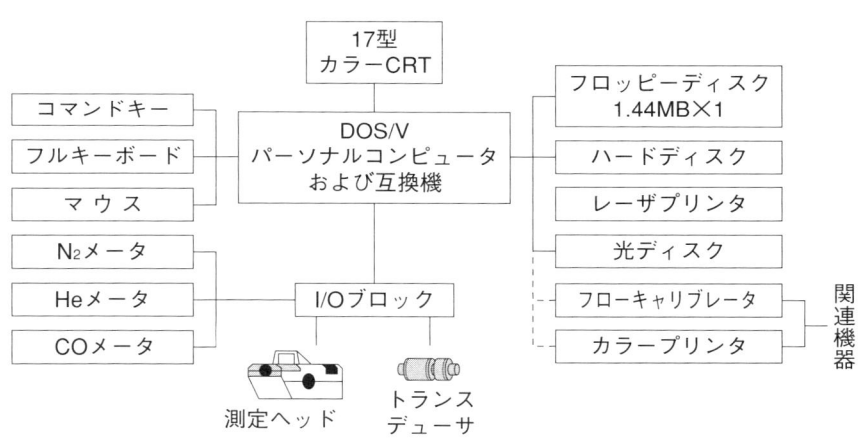

図5.6　Autospirometer System 21（ミナト医科学製）

4．計測方法

1）スパイロメータによる実際の検査手順
①対象者への検査手順の説明

　スパイロメトリは，対象者の最大努力に依存するため，検査を行う前に，対象者に検査方法を充分に説明する．説明の一例としては，「最初は普段通りに楽に息をしてください．わたしが"最後まではいて"と言いましたら，はけなくなるまではいてください．最後まではいたら，わたしが"胸いっぱい吸って"と言いますので，吸えなくなるまで大きく息を吸ってください．最後ま

第5章 呼吸・循環・代謝機能の計測

で吸ったところでわたしが"はいて"と声をかけますので，一気になるべく速く息を最後まではいてください．」のように説明する．計測前にきつい着衣，特に襟，ネクタイ，コルセットなどをゆるめさせる．座位または立位で顎を軽く上に向け，身体をなるべくまっすぐにのばした姿勢をとらせる．

②マウスピース，ノーズクリップを取り付ける

対象者に，マウスピースを軽く歯でかんで，口唇でしっかり締めマウスピースの外部に空気が洩れないよう説明する．入れ歯の人は口唇がゆるみ空気が洩れたり，呼気がうまくできなかったりする場合がある．このような場合は，検者が口唇の両脇で指で挟むように補助すると良い．次に，ノーズクリップをつけ安静時呼吸をさせる．

③安静時呼吸をさせる

計測の第1段階で，まず，「普段通り楽な息をしてください」と安静時呼吸を3～4回させる．このとき対象者の吸気，呼気のタイミングを検者が手を使ってリズムを合わせてあげると行いやすい．機能的残気量位が保たれており，一回換気量，吸気呼気のタイミングが安定していることをモニターで確認する．対象者により呼吸を止めてしまう人もいるので注意する．安静時呼吸が充分に安定していることが正確な計測を行ううえで重要である．

④最大呼気をさせる

計測の第2段階で，「最後まではいて」と大きな声をかけゆっくりと最大呼気位まで呼気させる．検者は上肢を下げるなどのジェスチャーをまじえながら，呼気のタイミングを指示する．

⑤最大吸気をさせる

計測の第3段階で，最大呼気位に達した後，「胸いっぱい吸って」と声をかけて，対象者に最大吸気位まで吸気努力をさせる．安静呼吸中の呼気時にこの指示を行うと，吸気への移行がスムーズに行える．検者は上肢を挙上するなどのジェスチャーをまじえながら，「もっと吸って」と吸気努力を促し，対象者に最大吸気位まで吸気を行わせるようにする．

ここまでで，残気量以外の肺気量分画の計測が終了する．

⑥努力性呼気をさせる（努力性呼気曲線およびフローボリューム曲線の測定）

計測の第4段階で，最大吸気位に達した後，「はいて」と大きな声をかけ最大努力で呼気させる．努力性呼気曲線の計測である．検者は上肢を下げるなどのジェスチャーをまじえながら，呼気のタイミングを指示する．最大呼気位まで6秒以上しっかり呼気させ，「はけなくなったら吸ってください」と声をかけ安静時呼吸に戻す．閉塞性肺疾患の患者では，呼気時間を長めに設けないと計測結果の信頼性が低下する．数秒間にわたり最大呼気努力を行う必要があるため，対象者にとっては非常につらい検査である．そのため，検査は3回以内程度のくり返しに止める必要がある．

①～⑥の計測を2～3回くり返す．

2) 2～3回測定した肺気量分画，努力性呼気曲線のうち，どの結果を採用するか？

肺気量分画の中で残気量以外は，スパイロメータにて安静時呼吸と，ゆっくりと呼気，吸気を行わせ最大吸気位，最大呼気位を計測することにより簡便に計測することができる．2～3回計測した肺気量分画の中で，肺活量はもっとも大きい値を採用することが多い．

また，努力性肺活量，1秒量は，良好に測定された努力性呼気曲線の中から，もっとも大きな値を採用するのが一般的である．この2つの値に関しては，同一の計測から値を求めなくても良い．最大中間呼気流量（forced expiratory flow 25-75；FEF 25-75），V_{50}などの他の測定値に関しては，1秒量と努力性肺活量の和が最大であることで判定されるもっとも良い努力性呼気曲線より求めることが多い．

しかし，閉塞性疾患では，①努力の増加により最大呼気流量が増加しても，チェックバルブにより気道閉塞が増加し，②胸腔内圧の上昇により，肺気量の減少分がそのまま呼気量として現れず遅れて出現する，などのためかえって最大呼気流量が減少する．この現象は，スパイログラム，フローボリューム曲線の計測における，気道閉塞検出能力を高めている[5]．V_{25}，V_{50}などの計測値を1秒量と努力性肺活量の和が最大であることで判定されるもっとも良い努力性呼気曲線より求めようとすると，この気道閉塞の検出能力を低下させることになる．

3) 計測が不適と考えられる場合

アメリカ胸部疾患学会の標準的な方法に従えば，表5.1のような場合測定は不適当と考えられる[7]．

表5.1 肺機能検査の測定が不適当と考えられる場合（文献[2]を一部変更）

①咳嗽が起きた場合（下図a）
②努力呼気時に声門が閉じている場合（下図b）
③呼出が不充分であるとき（下図c），もしくは口から空気漏れがある場合
④マウスピースの前に舌や義歯が落ち込み，閉塞している場合
⑤呼気開始のタイミングが悪いとき
⑥3回の測定曲線のばらつきが大きすぎる場合

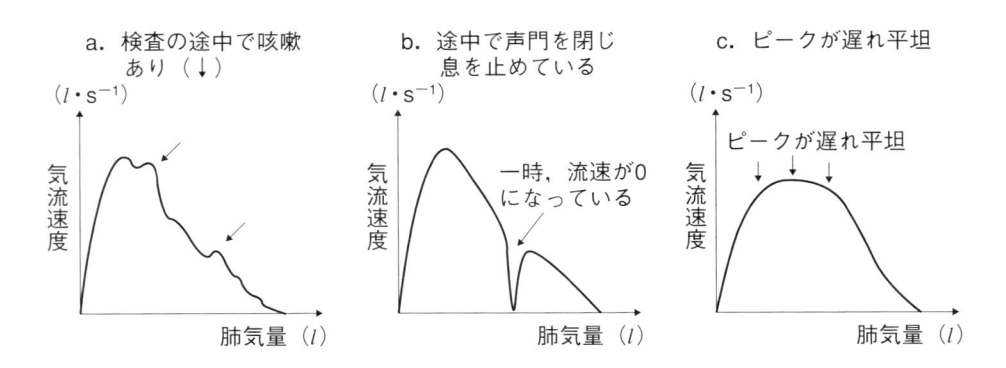

第5章　呼吸・循環・代謝機能の計測

4）再現性

複数回の計測で最大吸気レベルと最大呼気レベルが一致していることや努力性呼気曲線やフローボリューム曲線の曲線部分の同一性から再現性をみる．対象者の努力が不充分である場合には，①努力性呼気時に呼気開始からの曲線の立ち上がりが急峻でないこと，②努力性呼気の曲線部分が平坦であること，③再現性がないこと，などが観察される[2]．

5）肺機能検査指標の変動要因

肺機能検査結果を理解するためには，計測された値の変動要因を考慮する必要がある．以下に主な変動要因について述べる．

①日内変動

肺機能検査の指標が日内変動することは，多くの報告がなされている．特に気管支喘息では，日内変動が臨床的にも重要な意味をもつ．日内変動は，正常人や気管支喘息以外の呼吸器疾患でも起こる現象だが，気管支喘息のそれは変動幅が大きい．気管支喘息患者で気道径が，早朝4時前後に最小となり，夕方4時前後に最大となるといわれているが，その日内変動係数は，正常人の2～3倍といわれている．したがって，同一の患者の経過観察を行う場合は，特に日内変動が大きい気管支喘息では計測時間に関して考慮する必要がある．

②計測技術による変動

肺活量測定も最大努力が必要な努力性呼気曲線も対象者の計測技術がうまくなければ，見かけ上の異常値を示したり，あるいは，1秒率のような比で表す指標は正常値として検出されることが多い．これを防ぐには，何回か検査を繰り返し，計測結果の再現性を確認することが必要である．

③体位による変動

肺機能検査は体位により計測結果が異なることはよく知られている．したがって，同一の対象者の経過観察を行う場合は，体位は一定にすべきである．通常，立位または座位にて行われる．

6）流量計の校正の必要性

現在の流量計は，電気回路が安定していて感度が極端に変動することは少ないが，厳密にいえば，わずかなほこりや分泌物がセンサに付着するだけでも，感度はわずかに変化する．そのため，ときどき校正をすることにより精度の高い計測ができる．また，センサ部分を洗浄することも精度の高い計測を行ううえで欠かすことはできない保守である．

5. 利用できるパラメータ

1) 肺気量分画（図5.1）

①肺活量（VC, 単位：ml もしくは l），％肺活量（％VC, 単位％）

最大吸気レベルから最大呼気レベルまでゆっくり呼気させたときの肺気量が肺活量である．後述する肺活量の基準値に対する実測した肺活量の割合を％肺活量という．％肺活量は80％以上が正常でそれ以下では拘束性障害と診断される．

②全肺気量（TLC, 単位：ml もしくは l），％全肺気量（％TLC, 単位：％）

％全肺気量は，基準値に対する割合を示す．

③残気量（RV, 単位：ml もしくは l），％残気量（％RV, 単位：％）

％残気量は，基準値に対する割合を示す．

④機能的残気量（FRC, 単位：ml もしくは l），％機能的残気量（％FRC, 単位：％）

％機能的残気量は，基準値に対する割合を示す．

⑤残気率（$RV \cdot TLC^{-1}$, 単位：％）

全肺気量に対する残気量の割合である．

2) 努力性呼気曲線（図5.7）

①努力性肺活量（forced vital capacity；FVC, 単位：ml もしくは l）

一般にこの曲線から求められる呼気量を努力性肺活量という．肺活量はゆっくりと最大吸気レベルから最大呼気レベルまで呼気をしたときの肺気量であるが，努力性肺活量は，最大努力で呼気させたときの肺気量である[3]．

②1秒量（$FEV_{1.0}$, 単位：ml もしくは l），1秒率（$FEV_{1.0}$％, 単位：％）

1秒量は，努力性呼気曲線の呼気開始点から1秒間に呼気した肺気量である．1秒量の由来は，努力性過換気の際の呼気時間が1秒前後であることにあり，最大換気能力の指標とされている．1秒率は，1秒量/肺活量×100 または 1秒量/努力性肺活量×100 で表されるが，一般的には後者が用いられることが多い[3]．

努力性呼気曲線から1秒量を求める場合，呼気開始点を決定する必要がある．呼気開始点がシャープでない場合の呼気開始点決定は，図5.7に示したように，最大吸気レベルの延長線と呼気努力性曲線のもっとも勾配がきつい曲線部分の接線との交点を呼気開始点とする[3]．

③最大中間呼気流量（forced expiratory flow 25-75；FEF 25-75, 単位：l/s）

努力性呼気曲線の中で努力性肺活量の上1/4，下1/4の部分を除いた1/2肺活量に相当する部分の平均呼気速度を1秒あたりに換算して表したものである（図5.7）．

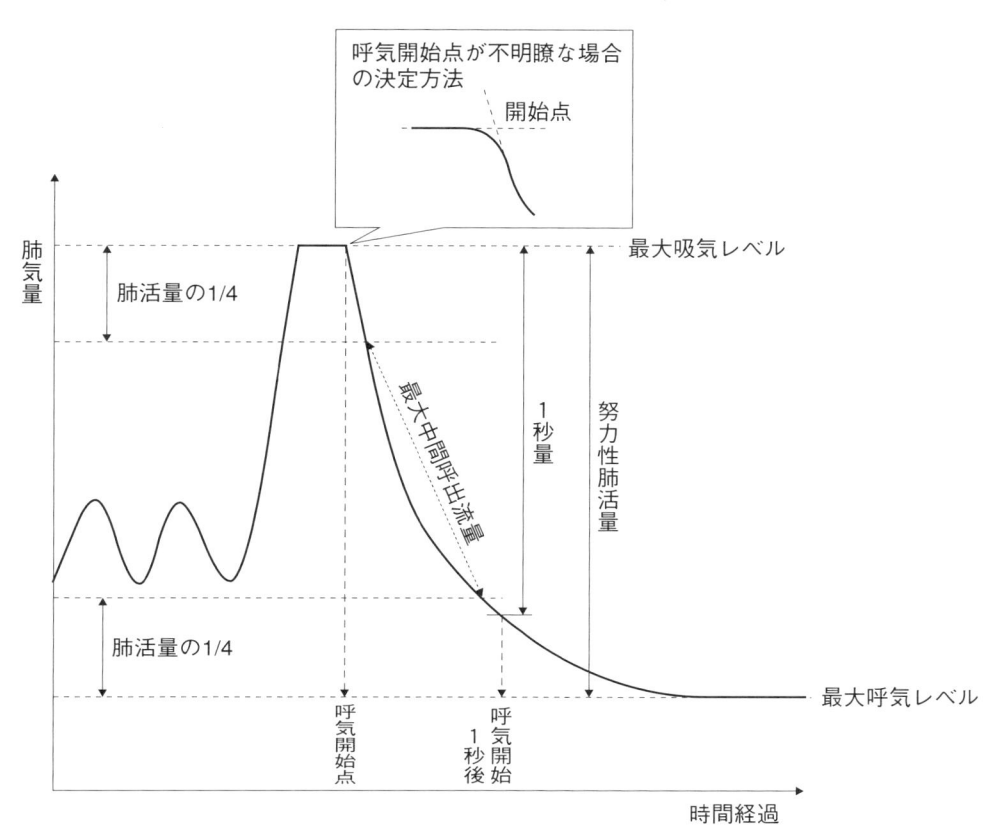

図 5.7　努力性呼気曲線

3) フローボリューム曲線
① Peak flow, V_{75}, V_{50}, V_{25}（単位：l/s），V_{50}/V_{25}（図 5.8）

Peak flow は，フローボリューム曲線中の流量の最大値である．肺活量に対する 75%，50%，25% の肺気量における流量をそれぞれ V_{75}，V_{50}，V_{25} と呼ぶ．V_{50}/V_{25} は，曲線の勾配を表し，曲線ではなく直線になっていれば 2 となり，下に凸となると 2 以上を示す．

② フローボリューム曲線の形状

フローボリューム曲線の形状をみれば疾患の同定に役立つ．図 5.9 は，正常者のフローボリューム曲線で，下降脚が比較的直線である．若年者では，下降脚にこぶ状の突出を認める．また，中高年者では下降脚がやや下に凸となる．

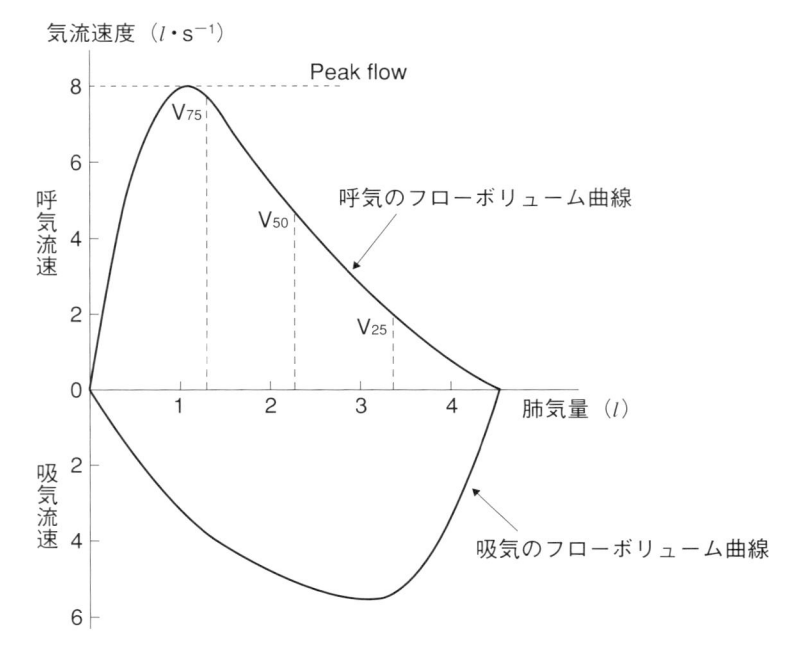

図 5.8 フローボリューム曲線
　　　　Peak flow：呼気の最大気流速度, V 75：75%VC 時の気流速度
　　　　V 50：50%VC 時の気流速度, V 25：25%VC 時の気流速度

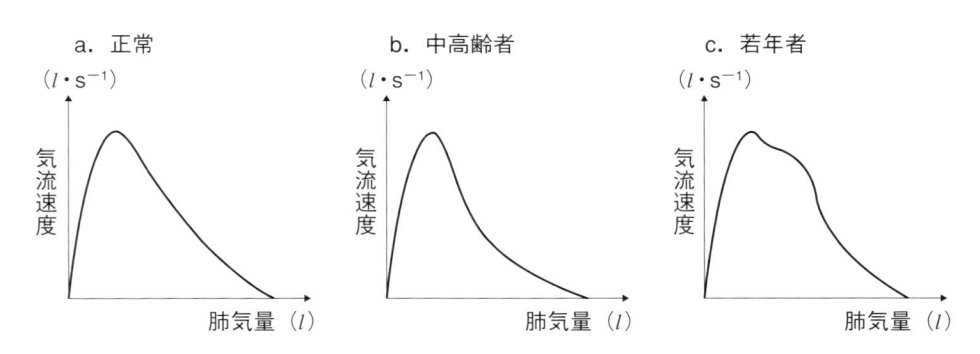

図 5.9 正常者のフローボリューム曲線（文献[3]を一部変更）

第 5 章　呼吸・循環・代謝機能の計測

計測デザイン

【スパイロメトリを用いた計測結果の解釈】
(1) 肺気量分画

肺気量分画の結果から病態を把握するためには，各値の絶対値よりも，対象者の性別，年齢，身長などにより予測される基準値に対する相対値が重要である．基準値に関しては，報告されているほとんどが欧米のものであり，日本人に適応するにはやや問題があるといわれていたが，1993年に日本胸部疾患学会肺生理専門委員会が日本人の臨床肺機能検査指標基準値を報告した[8]．表5.2 はその予測式とその他の一般によく使用されている予測式を示している[8-10]．表5.2 の肺活量の予測式の中で Baldwin の予測式は，比較的汎用される予測式であるが，測定が仰臥位で行われている．仰臥位では腹部臓器が横隔膜を圧迫するため肺活量は低い値を示すといわれており，現在，座位，立位で行われる肺機能検査の予測式としては少し問題があり，%肺活量はやや高い値を示すことになる．

次に肺気量の各レベルの決定因子からその値が意味する病態について述べる．

表 5.2　肺気量分画の基準値

肺活量（ml）	
日本胸部疾患学会[8]	男性：(29 − 0.1 × 年齢) × 身長，女性：(21.5 − 0.05 × 年齢) × 身長
Baldwin[9]	男性：(27.63 − 0.112 × 年齢) × 身長，女性：(21.78 − 0.101 × 年齢) × 身長
機能的残気量（ml）	
日本胸部疾患学会[8]	男性：(18.2 + 0.029 × 年齢) × 身長，女性：(15 + 0.005 × 年齢) × 身長
Grimby[10]	男性：15 × 年齢 + 53 × 身長 − 37 × 体重 − 3890，女性：51.3 × 身長 − 28 × 体重 − 4500
残気量（ml）	
日本胸部疾患学会[8]	男性：(7.8 + 0.054 × 年齢) × 身長，女性：(6.2 + 0.005 × 年齢) × 身長
Grimby[10]	男性：19.8 × 身長 + 22.9 × 年齢 − 15 × 体重 − 1540，女性：26.8 × 身長 + 7 × 年齢 − 3420
全肺容量（ml）	
日本胸部疾患学会[8]	男性：(36.8 − 0.046 × 年齢) × 身長，女性：(2.77 − 0.045 × 年齢) × 身長
Grimby[10]	男性：69.2 × 身長 − 17.0 × 体重 − 4300，女性：67.1 × 身長 − 15 × 年齢 − 5771
残気量／全肺容量（%）	
日本胸部疾患学会[8]	男性：18.99 + 0.2245 × 年齢，女性 21.07 + 0.2265 × 年齢
Grimby[10]	男性：0.33 × 年齢 − 0.14 × 体重 + 23.4，女性：0.28 × 年齢 + 0.27 身長 − 28

①安静呼気レベル

安静呼気レベルは胸郭自体の外方に広がろうとする拡張圧と肺の収縮しようとする弾性収縮圧との均衡のとれたレベルといえる．正常人では全肺気量の50〜60%程度に位置する．肺線維症のように肺の弾性収縮圧が増加する場合や肥満，熱傷による胸郭瘢痕などにより胸郭の弾性収縮力が増加する場合では，肺の弾性収縮圧のカーブが右下方に移動するため（図5.10），機能的残気量は低下する[11]．肺気腫や気管支喘息のように肺弾性収縮圧が減少する病態では，肺の弾性収縮圧のカーブが左上方に移動するため機能的残気量は増加する．

②最大吸気レベル

最大吸気レベルは，肺と胸郭の弾性収縮圧の和に対抗する吸気筋との均衡のとれたレベルといえる[11]．最大吸気レベルでは，肺の弾性収縮圧が胸郭のそれより大きく最大吸気レベル決定に大きな影響を及ぼす．そのため，肺の弾性収縮圧の増加する肺線維症，胸郭の弾性収縮圧の増加する強直性脊椎炎，吸気筋の筋力低下をきたす脊髄損傷，神経筋疾患などでは全肺容量は低下する．

③最大呼気レベル

最大呼気レベルでは，胸郭自体の拡張しようとする圧に対し，呼気筋の最大筋力がつくりだす圧と肺の収縮圧の和が均衡したレベルといえる[11]．最大呼気レベルは呼気筋筋力に大きく影響される．呼気筋筋力低下を起こす脊髄損傷，神経筋疾患などでは，残気量は増加する．また，肺気腫，気管支喘息などではエアートラッピングのため残気量が増加する．

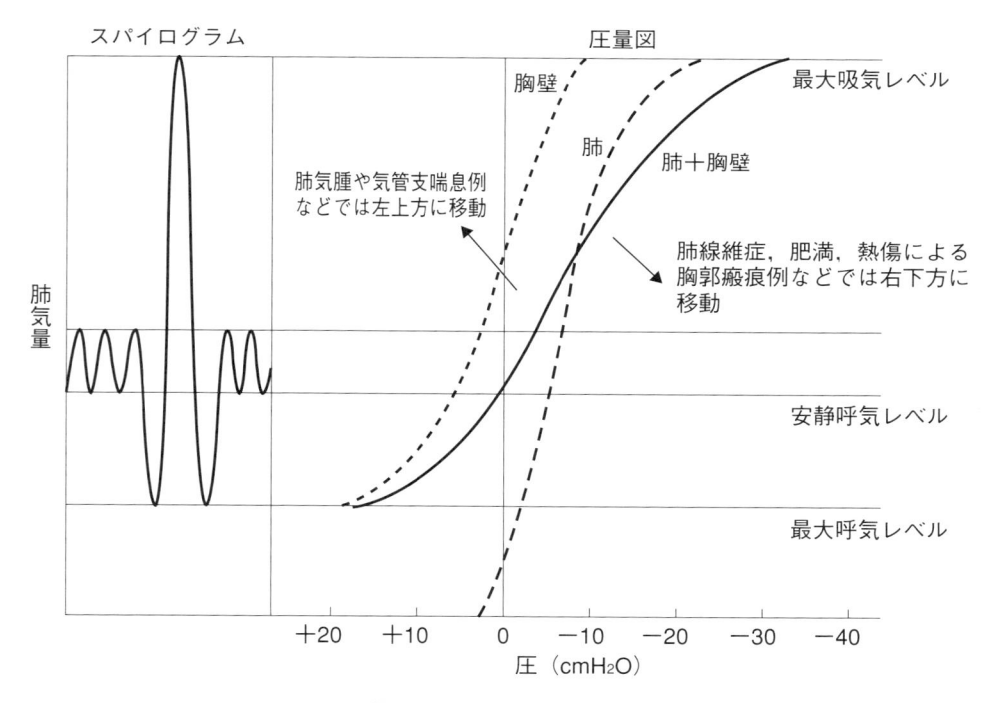

図5.10 肺の圧量曲線

第5章　呼吸・循環・代謝機能の計測

(2) 努力性呼気曲線

各種疾患の努力性呼気曲線の異常を図5.11に示す．次に努力性呼気曲線より算出される各パラメータの値が意味する病態について考察する．

①努力性肺活量

正常人では，肺活量と努力性肺活量はほぼ同じ値を示すが，閉塞性肺疾患では，エアートラッピングにより肺活量より努力性肺活量の方が低い値を示す．

②1秒量および1秒率

1秒率は，努力性呼気曲線の形状を示すパラメータの一つであり，閉塞性換気障害のもっとも汎用されるパラメータで，70%以上が正常で，それ以下では閉塞性障害と診断される．1秒率の低下は気管支喘息や慢性気管支炎などで起こる気道抵抗の増加，肺気腫などで起こる肺の弾性収縮力の低下，呼吸筋力の弱化により起こる[1]．日本では換気機能障害のおおまかな分類として%肺活量と1秒率の組み合わせが用いられ，拘束性障害，閉塞性障害，混合性障害に分けられる．

③Peak flow, V_{75}, V_{50}, V_{25}, V_{50}/V_{25}

V_{50}/V_{25} は一般に3以上が異常である[1]．これらの指標のうち，V_{50}, V_{25} の低下，V_{50}/V_{25} の上昇は細気道病変を表すといわれている．

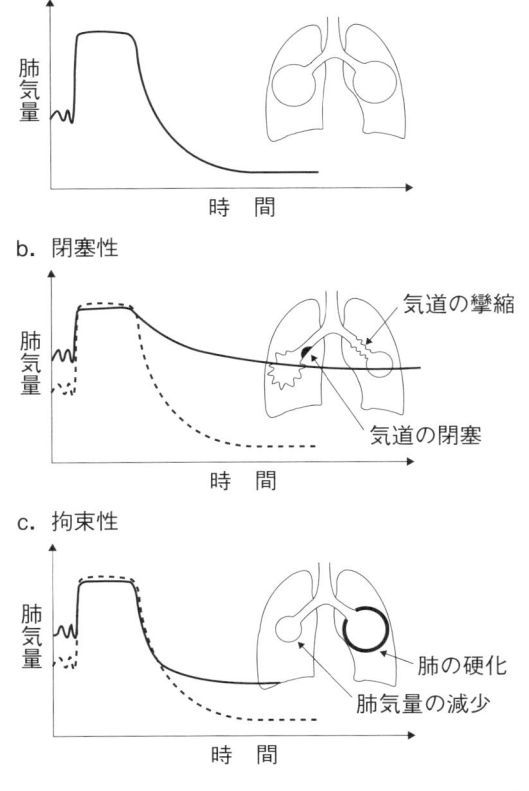

図5.11　各種疾患の努力性呼気曲線（文献[2]を一部変更）

④フローボリューム曲線の形状

図5.12は病的なフローボリューム曲線を示したものである．閉塞性肺疾患では，流量が全体に低下するが，特に流量がピークに達した後に急速に低下するのが特徴である．そのため下降脚は極端に下に凸となる（図5.12b, c, d）．Peak flow，V_{75} の部分の流量は，呼気筋の収縮力と上気道の抵抗により決定されるので，呼気筋の筋力低下が著しい場合を除いて，Peak flow，V_{75} は，上気道の狭窄の程度を反映する．上気道狭窄がある場合は，ピークが平坦化する（図5.12f）．

次に，フローボリューム曲線の決定因子からその形状が意味する病態について考察する．最大吸気レベルから肺活量の80〜75％までの範囲の呼気流量は，対象者の呼気努力度により値が変化するため，この部分を努力依存性（effort dependent portion）という．しかし，それ以下の範囲では，呼気流量は，一定以上の呼気努力下であれば，被験者の呼気努力の程度にあまり影響されず再現性の良い曲線が測定でき，非努力依存性（effort independent portion）という．

図5.13は，肺のモデルである．肺が拡張して肺胞内圧が＋10 cmH$_2$O の弾性収縮力をもった状態で努力性呼気をして，胸腔内圧を＋10 cmH$_2$O 高くすると，肺胞内圧は20 cmH$_2$O になり，気道に，肺胞側が20 cmH$_2$O，口腔側が0 cmH$_2$O の圧勾配ができ肺外にガスが排出される．胸腔内は，圧が全体に均一で10 cmH$_2$O とすると，胸腔内の気道のある点で気道の内と外の圧差が10 cmH$_2$O でつりあう等圧点（equal pressure point；EPP）ができる．もし，気道が非常に硬い構造を有していれば，胸腔内圧に押しつぶされることがなくなるため，胸腔内圧を上げれば上げるほど流量は増加する．しかし，気道はそれほど硬い構造ではないため，等圧点より口腔側の気道では，胸腔内圧の方が高くなり気道は狭窄する．そのため，胸腔内圧の上昇が流量増加ではなく，気道圧迫に作用し流量が増加しなくなる現象が起きる[12]．

等圧点と肺胞の圧差は Pel（図5.13），流量を Vmax とした場合，等価的抵抗（Rus とする）は，Rus＝Pel・Vmax^{-1}，すなわち Vmax＝Pel・Rus^{-1} となる．Pel，Rus はいずれも意図的には変えることができないため，このときの Vmax は努力とは無関係に決まる．また，等圧点と口腔の圧較差は Ppl（図5.13），流量を Vmax とすると，等価的抵抗（RDs とする）は，RDs＝Ppl・Vmax^{-1}，すなわち Vmax＝Ppl・RDs^{-1} となる．この中で Ppl はある呼気努力の程度で変えることができる．フローボリューム曲線の努力依存性の部分は Vmax＝Pel・Rus^{-1} で決まり，非努力依存性の部分は Vmax＝Ppl・RDs^{-1} で決まる[3]．つまり，非努力依存性の部分の呼気流量は，弾性収縮圧の低下している肺気腫などでは低下し，末梢気道抵抗が上昇している気管支喘息，肺気腫で低下する．また，努力性部分の呼気流量は，呼気筋筋力低下，上気道閉塞により低下する．

⑤疾患別の特徴

気管支喘息：気道自体が狭窄・閉塞することにより気流制限がみられる疾患である．スパイロメトリにより，閉塞性障害を示し，気管支拡張剤の吸入前後で1秒量の改善などがみられ，閉塞性障害の可塑性が観察される．経時的にみて1秒量や気道抵抗が変化する場合も可塑性があると判断する．中等度異常の例では混合性障害を示す．

肺気腫：肺胞壁の破壊・拡大による肺弾性圧の低下により，気道が閉塞しやすくなっているため気流制限が生じ，閉塞性障害を示す疾患である．呼気途中で閉塞してしまう気管の増加により

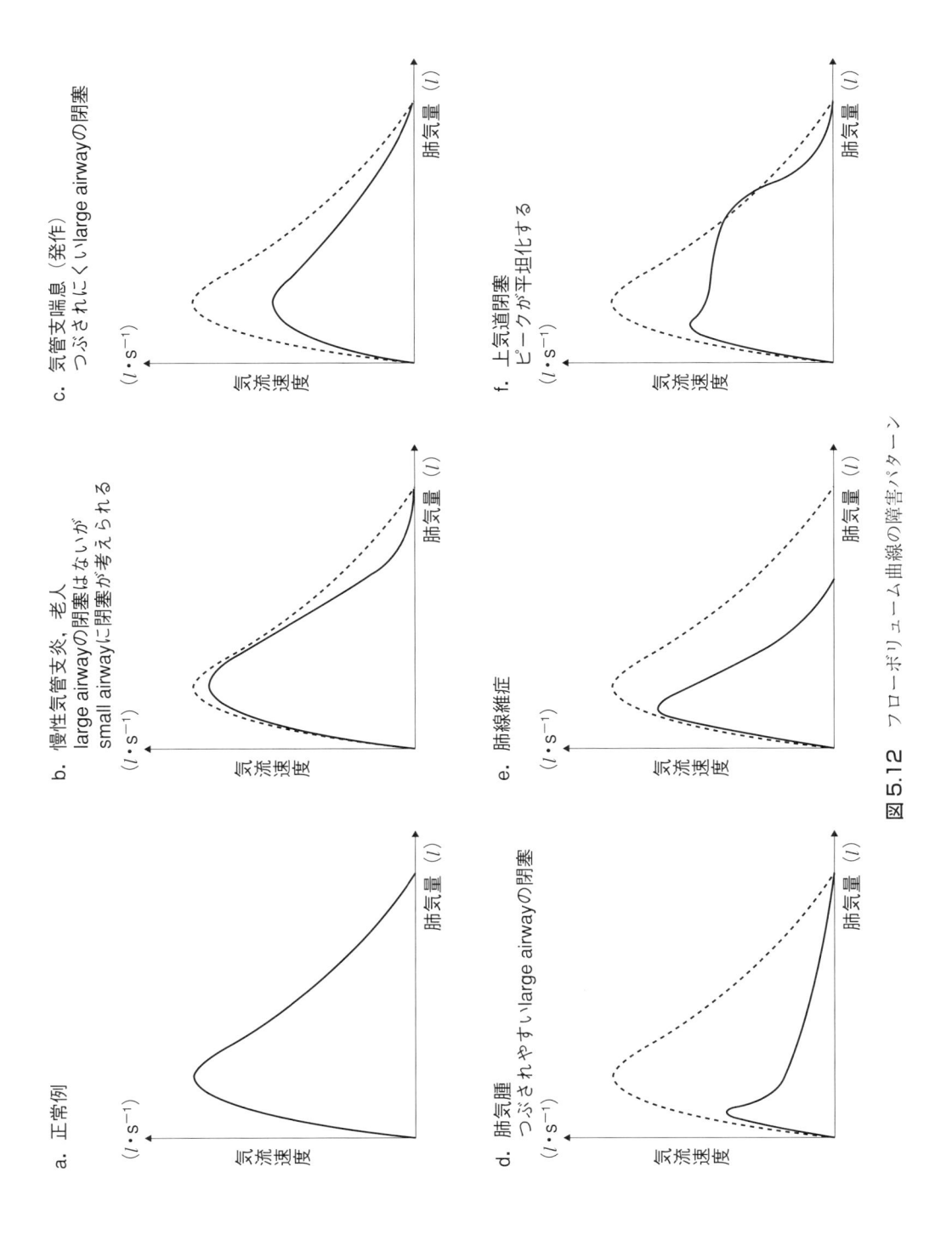

第5章 呼吸・循環・代謝機能の計測

a. 正常例

b. 慢性気管支炎、老人
large airwayの閉塞はないが
small airwayに閉塞が考えられる

c. 気管支喘息（発作）
つぶされにくいlarge airwayの閉塞

d. 肺気腫
つぶされやすいlarge airwayの閉塞

e. 肺線維症

f. 上気道閉塞
ピークが平坦化する

図5.12 フローボリューム曲線の障害パターン

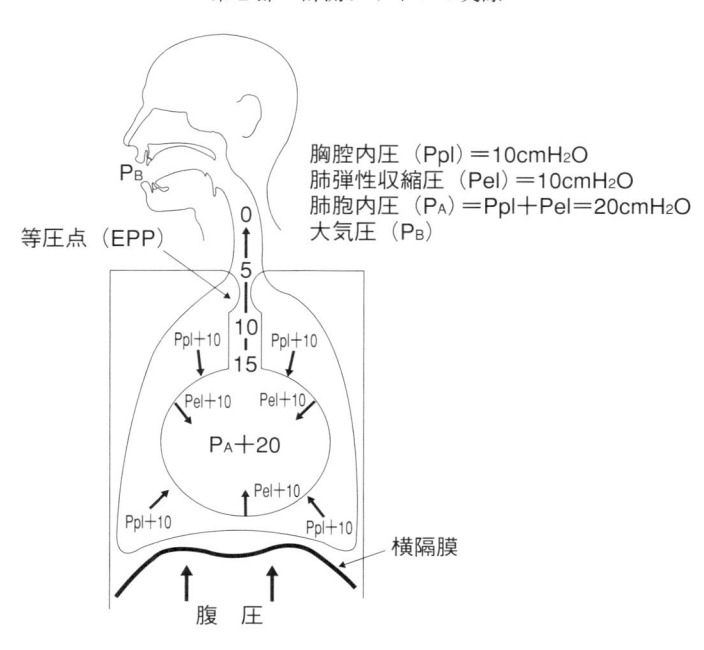

図5.13 呼気速度を決定する因子（文献[3]を一部変更）

残気量が増加し肺活量も低下している症例も多い．そのため，中等度以上の例では，混合性障害を示す．

慢性気管支炎：気道分泌過剰状態があり閉塞性障害を示す例がある．

特発性間質性肺炎・肺線維症：拘束性障害を特徴としている．初期には，拘束性障害より肺拡散能の低下がみられる．1秒量は低下するが，1秒率は正常を示す場合が多い．病態の把握には，スパイロメトリだけではなく，静肺コンプライアンスや肺弾性圧を計測する必要がある．

1．スパイロメトリを用い外科手術後の肺合併症のリスクを把握する

1）計測の目的

外科手術，麻酔技術，術中・術後管理の進歩に伴い，手術対象者が重度化，高齢化する中，術後肺合併症の危険性も増大し，その予防は，非常に重要なものとなっている．術後肺合併症に影響を与える因子としては，年齢，手術侵襲の大小と部位，手術前の肺機能，心理面，活動性などが報告され，これらの状態を手術前に把握しておくことは，術後肺合併症の予測するうえで非常に重要なものである．術後肺合併症に対する術前患者のリスクの評価内容は，施設によりさまざまであるが，肺機能検査は，ほとんどの施設で行われる重要な検査の一つである．

2）計測の具体的方法

スパイロメトリは，標準化された方法により行われている場合が多いため，この計測デザインでもその方法に準じて行う．その方法については，「4．計測方法」ですでに述べた．

第5章 呼吸・循環・代謝機能の計測

表5.3 リスクチャート

Risk Chart　　Name

			点
【年令】		60歳未満	1
		60〜80	2
		80歳以上	3
【活動性】		院　内	1
		病棟内	2
		安静臥床	3
【心理面】		良好	1
		神経質	2
【肺機能検査】	%VC 80 ┃ 2 ┃ 1 ┃ 　　　　┃ 4 ┃ 2 ┃ 　　0　　　70　　FEV$_{1.0}$%		
【術前呼吸機能】	GradeⅢ：各肺理学療法テクニックにあわせ深呼吸が強さ大きさともに充分		1
	GradeⅡ：深呼吸がすべての肢位で可能		2
	GradeⅠ：深呼吸が仰臥位において可能		3
	Grade　：深呼吸が仰臥位において不充分または不可能（術後orderも含む）		4
【手術部位】		下腹部	1
		肺（片肺全摘）	2
		肺（肺葉切除）	3
		上腹部	4
		食道	5
		心臓，大動脈瘤	6
	合計		

兵庫医科大学病院　リハビリテーション部　s 61.6.11

3) 用いるパラメータと結果の解釈

用いられるパラメータとしては，肺活量と％肺活量，1秒量と1秒率が用いられることが多い．

術後肺合併症は，％肺活量が80％未満，1秒率が70％未満のものに発生率が高いといわれている．しかし，術後肺合併症は，上述したようにさまざまな要因にも影響を受ける．そのため，術前患者のリスクの評価は，肺機能以外の要因も合わせて，総合的に評価する必要があり，肺機能はその中の一要因として考える必要がある．筆者の施設では，表5.3に示すリスクチャート（表5.3）を作成し，手術前の評価に活用している．このリスクチャートは，年齢，活動性，心理面，肺機能検査，術前呼吸能力，手術部位の評価項目からなり，それぞれ点数化されている．高得点の症例が術後肺合併症の危険性が高いことになる．

引用文献

1) 吉野克樹，他：呼吸器機能検査とその解釈．呼吸療法テキスト．克誠堂出版，1992，pp34-54.
2) 石橋正義，吉田　稔：測定方法の意味づけ．呼吸 15：63-68，1996.
3) 毛利昌史，工藤翔二：肺機能テキスト．文光堂，1985.
4) 谷口興一：心肺運動負荷テスト．南江堂，1993.
5) 椿本博久，今岡　薫：ガスの種類に影響されない呼吸流量計．呼吸と循環 10：1229-1235，1985.
6) Macklem PT：Workup on screening programs for the early diagnosis of airway obstruction. Amer Rev Resp Dis 109:567, 1974.
7) American Thoracic Society：ATS statement-Snowbird workshop on standardization of spirometry. Am Rev Respir Dis 119:831-839, 1979.
8) 日本胸部疾患学会肺生理専門委員会報告：日本人臨床肺機能検査指標基準値．日胸疾誌 31：巻末，1993.
9) Baldwin ED et al：Pulmonary insufficiency. I. Physiological classification clinical methods os analysis standard values in normal subjects. Medicin 27:243-278, 1948.
10) Grimby G and Soderholm B：Spirometric studies in normal subjects. III. Static lung volumes and maximal voluntary ventilation in adults with a note on physical fitness. Acta Med Scand 173:199-206, 1963.
11) 川上賢三，久野健志：肺気量．呼吸 13：1274-1253，1994.
12) 小林龍一郎：換気メカニクス．救急医学 21：885-890，1997.

呼気ガス分析装置

着目する生体現象

生体の呼気ガス中のガス組成濃度と換気量を同時に計測することにより求められる酸素摂取量，二酸化炭素排泄量，換気量などの計測は，生体のエネルギー代謝，換気様式を評価するために非常に重要な評価である．現在，心疾患，呼吸器疾患，糖尿病，肥満，片麻痺，脊髄損傷など，多

第5章　呼吸・循環・代謝機能の計測

くの疾患の運動負荷テストに併用して，代謝計測が行われるようになってきており，これら疾患の運動中の心肺機能や末梢のエネルギー代謝などの情報が得られるようになった．特に最大酸素摂取量や嫌気性代謝閾値は，全身持久力や運動負荷強度の指標として用いられ，体力，トレーニング強度設定，トレーニングの効果判定に広く用いられている．また，呼吸数，一回換気量，呼吸リズムは，運動中の換気様式の評価として用いられる．

1．運動中の代謝変化

運動の動力源である筋収縮は，アデノシン三リン酸（adenosine triphosphate；ATP）が加水分解し，アデノシン二リン酸（adenosine diphosphate；ADP）と無機リン（inorganic phosphate；Pi）になるときに発生する化学的エネルギーを利用して行われ，およそ 12000 cal のエネルギーが産生される．しかし，筋内に蓄えられている ATP 量には限界があり，数秒の運動を行う程度しか存在しない．そのため，人は運動を継続するためには，常に ATP を再合成しなければならない．ATP を再合成し筋に供給する経路は，①筋内に貯蔵されているクレアチンリン酸（PCr）の分解，②無酸素性および有酸素性解糖，③有酸素系代謝，の3つがある．

クレアチンリン酸の分解による ATP 再合成は，短時間に大量に行うことができる．ここで生じたクレアチンはミトコンドリアまで運ばれ酸化的リン酸化が行われる．一方，解糖系ではグリコーゲンが最終的にピルビン酸に分解された後，無酸素的に乳酸に分解する無酸素的解糖と，酸素を利用した解糖を行って TCA サイクルへと進む有酸素的解糖に分かれる．無酸素的解糖系で乳酸が産生されるのは，type II 線維において多いが，乳酸の一部は乳酸輸送体によって type I 線維に運ばれエネルギー基質として使われているといわれている．しかし，乳酸濃度の上昇は運動の持続を制限する方向に働く．

最終的に TCA サイクル，電子伝達系へと進む系のエネルギー源としては，グルコースの他に脂肪酸やアミノ酸がある．エネルギー源として，もっとも大きいグルコースは1分子の分解に6分子の酸素が必要であり，分解の結果 686 kcal のエネルギーが産生される．また電子伝達系の最終産物であるプロトン（H^+）は，酸素が受け手となり H_2O となる．したがって，グルコースや脂肪酸の分解過程で必要とされる酸素や電子伝達系での酸素消費は，筋活動で消費された有酸素的に産生された化学的なエネルギー総量を反映している．つまり，酸素消費量が測定できれば，その人の有酸素作業能力が測定できる．

2．運動中の換気様式

安静状態から生体に運動を徐々に負荷し，強度を増加すると，生体は主に酸素摂取と二酸化炭素排泄を目的に分時換気量を増加させる．分時換気量を上げるためには，一回換気量もしくは呼吸数を増加させる必要がある．正常人の場合，運動強度の増加に伴う分時換気量の増加は，運動強度が低い場合は一回換気量の増加が呼吸数の増加に先行し，分時換気量の増加は一回換気量の

増加によるところが大きい．しかし，さらに運動強度が増し分時換気量が増加すると，一回換気量の増加が頭打ちとなり，呼吸数の増加が著しくなり，分時換気量の増加は，呼吸数の増加によるところが多くなる．また正常人の場合，呼吸リズムは，分時換気量の増加に伴い速くなる．

機器特性

1．機器の原理

運動中の代謝計測は，現在では連続的呼気ガス分析装置を使用する．この装置は，肺機能検査の項で述べた流量計の原理，および後に記述している酸素濃度計，二酸化炭素濃度計の原理を応用し，対象者の呼気および吸気ガスの換気量，そのガスの酸素濃度，二酸化炭素濃度の各値を計測し，各測定結果をパーソナルコンピュータなどで解析することにより，対象者の酸素摂取量（Vo_2），二酸化炭素排泄量（Vco_2），換気量などの計測が連続的にできる装置である．連続的呼気ガス分析装置は，①流量計，酸素濃度計，二酸化炭素濃度計の測定部分，②測定機器からの信号を演算処理し，Vo_2，Vco_2 などを算出する部分，③他の付属機器である血圧計，心拍計などの計測結果を加え，④モニタ画面に表示したり，さまざまな解析を行い各動作を制御する部分，より構成される．

酸素および二酸化炭素濃度のガス分析器と流量計の組み合わせによる測定モードには，breath by breath 法と mixing chamber 法がある．

1）mixing chamber 法

呼気ガスをある容器のミキシングチャンバに集めて充分に混合し，ミキシングチャンバからガスを測定部に導き，そのガス濃度を求めて，さらに呼気流量との積を求め，Vo_2 や Vco_2 を算出する方法である（図 5.14）．運動負荷テストにおいて，負荷強度がある程度の範囲で一定で，代謝

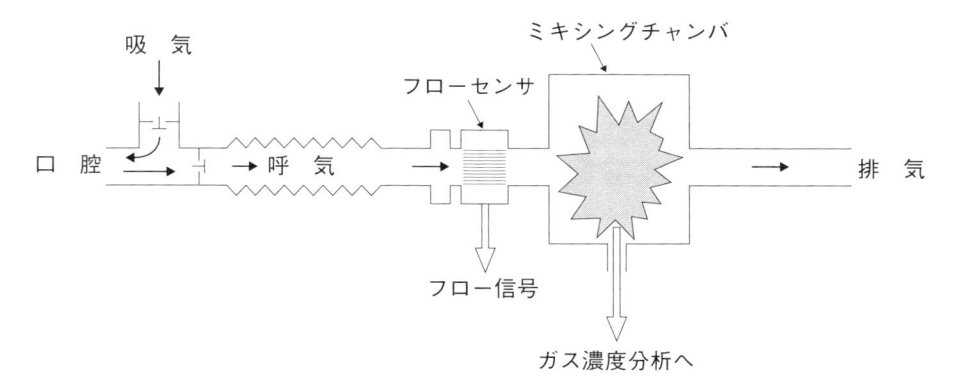

図 5.14 mixing chamber 法
呼気ガスをミキシングチャンバ内に集め，平均化したものを分析する．

第5章 呼吸・循環・代謝機能の計測

が定常状態（steady state）である場合の測定に関してはmixing chamber法で問題なく，価格や安定性の面ですぐれている．しかし，mixing chamber法はあまり早いガス濃度変化には対応できないため，定常状態でない場合，誤差が大きくなり，計測値の信頼性は低くなる．よって，運動開始時のような急速に変化する換気応答をみる場合や漸増負荷やランプ負荷時の計測には，mixing chamber法よりbreath by breath法が適している[1]．

2) breath by breath法

呼気と吸気のガス濃度の差から，1呼吸ごとのV_{O_2}，V_{CO_2}を理論的に計測する方法である．図5.15は，breath by breath法による呼気ガス分析器であるミナト医科学社製AE-300 Sの構成図である．測定する呼気ガスは，流量の変動を無くすためマスフローコントローラで一定流量に制御し，サンプリングチューブから真空ポンプで吸入されている．吸入されたガスは，塵埃などを取り除くためのフィルタ，その後，除湿器，酸素濃度計，二酸化炭素濃度計を通り外に排出されるようになっている．流量計はマスク部分に置かれている．

図5.15でもわかるように，ガス分析を行うためには，呼気ガスを採取するサンプリングチューブから酸素濃度計，二酸化炭素濃度計まで輸送する必要があり，そのためには，わずかであるが移動時間が必要となる．また，ガス濃度計は，ガスが送られると同時に分析結果が得られるわけではなく，わずかであるが応答時間が必要である．そのため，ガス濃度の変化が生じ，その変化をガス濃度計が分析し電位変化として出力するまでには一定の時間がかかることになり，実際の

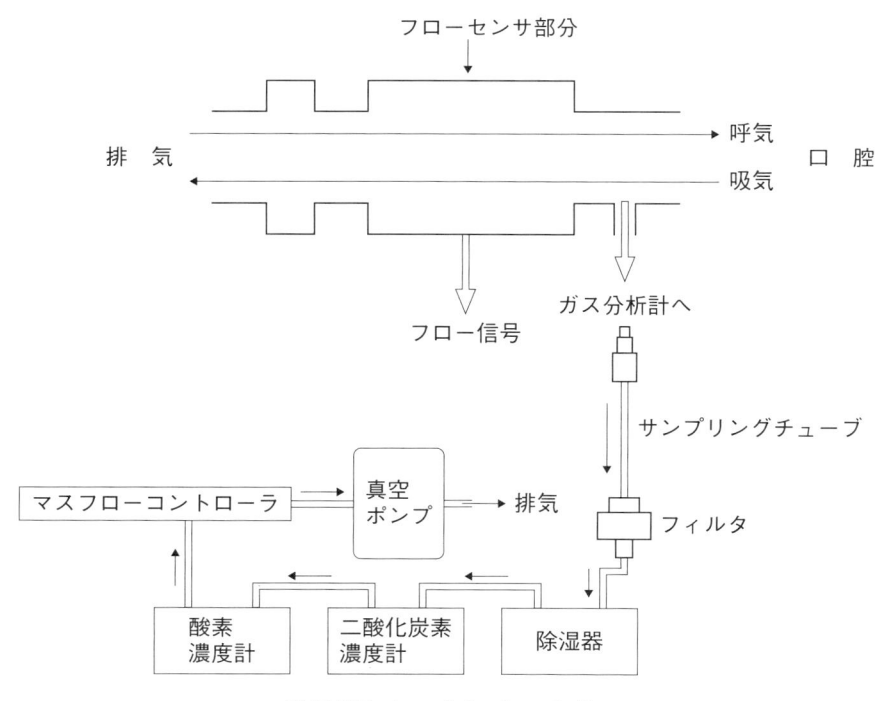

図5.15 breath by breath法

ガス濃度変化との間に時間的な遅れが生じる．V_{O_2}，V_{CO_2} の算出は，ガス濃度計により計測された各ガス濃度と流量を乗じ，さらに積分して求められるため，この時間的な遅れは大きな測定誤差を生むことになる．そのため，実際の V_{O_2}，V_{CO_2} 算出時には，時間遅れと応答時間の影響を補正した後，算出が行われる[2]．

2．センサの種類と特性

センサは，流量計，酸素濃度計，二酸化炭素濃度計があるが，この中で，流量計に関しては，肺機能検査の項の説明を参照されたい．

1）酸素濃度計

酸素濃度計には，いくつかの種類があり，それぞれ特徴を有する．以下に比較的よく使用されるものについて説明する．

①ダンベル型酸素濃度計

酸素分子は他のガスにはない大きな特徴がある．それは酸素分子が常磁性体（paramagnetic）であることである．常磁性体とはその物質を磁界の中に置くと磁化する性質をいう．また，酸素分子とは逆に反磁性体と呼ばれる物質がある．これらの性質を利用して酸素濃度を計測するのがダンベル型酸素濃度計である．図5.16はダンベル型酸素濃度計の構造模式図である．白金トートバンドで吊された反磁性体球を磁界の中に置く．周囲には酸素分子が存在していないときのダンベルの停止している位置を NULL POINT と呼ぶ．①ここで磁界の中に酸素分子がやってくると，②酸素分子は磁化され，永久磁石による磁界の方に引きつけられる．③ダンベルは反磁性球のため，酸素分子と反発しダンベルは NULL POINT からずれようとする．④この動きをトートバンドに付けられたミラーで（ミラーに当たる反射光の動きを検知）検出し，⑤検出した動きを相殺するように，feed back coil に電流を流し，流した電流が作る磁界と永久磁石が吸引する方向に力がかかることを利用し，ダンベルは NULL POINT から動かないようにする．このダンベルを動かそうとする力は，酸素分子の数に比例するため，結果としてダンベルを静止させるための電流は，酸素濃度に比例する．ダンベル型酸素濃度計はこの関係を利用し酸素濃度を計測している（英サーボメックス社製）．

②ジルコニア式酸素濃度計

ジルコニアセラミック円筒の内側外側を電極加工し，700～800℃という高温下にすると，一方の電極部で酸素分子をイオン化し，他方の電極部で酸素イオンを酸素分子に戻す，イオン伝導性を示すようになる（図5.17）．このイオン伝導は，ジルコニアセラミック円筒の内側と外側の酸素濃度差が大きいほど大きくなる[2]．その性質を利用したのがジルコニア式酸素濃度計である．この濃度計は，構造が簡単で，高速反応が可能なためよく用いられる．短所としては，①塵埃や水滴が回路内にあると精度が低下する，②可燃ガスを含むと測定できない，③高温下で酸素と反応を起こす物質は測定が不可能，などがあげられている[2]．

第5章　呼吸・循環・代謝機能の計測

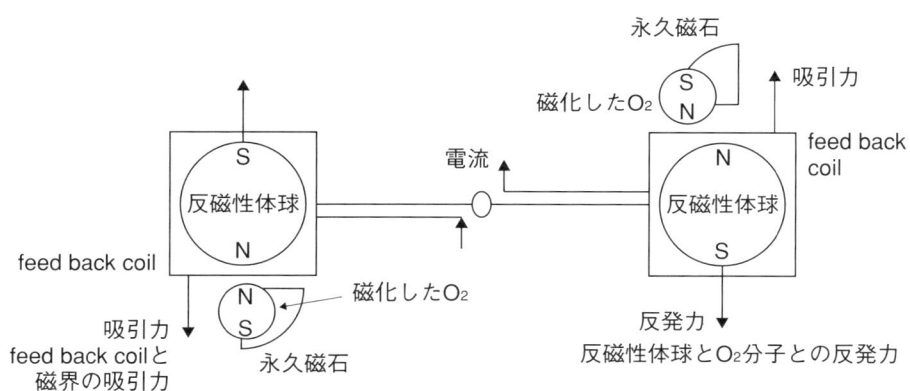

図5.16　ダンベル型酸素濃度計の構造

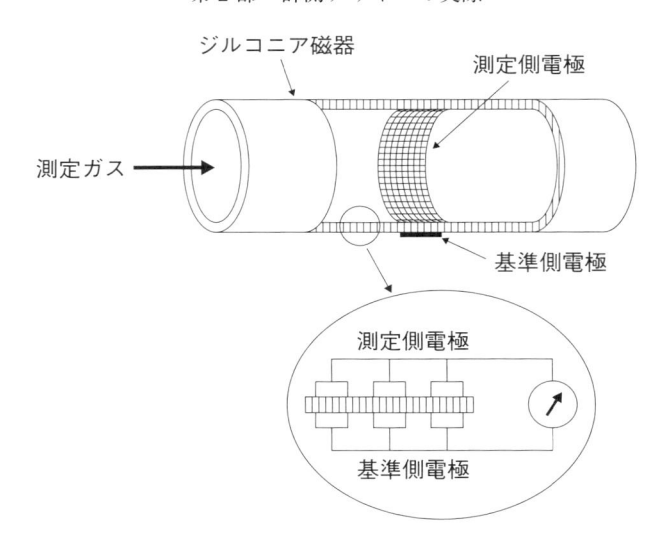

図5.17 ジルコニア式酸素濃度計の構造

③ポーラログラフ式酸素濃度計

酸素が透過膜を通して電解液の中に入り酸化還元反応が起こることにより,電極間に電流が流れる.この性質を利用した酸素濃度計が電極式酸素濃度計といわれ,ガルバニ型,ポーラログラフ型(図5.18),定電位電解型がある.

この中でポーラログラフ型は,小型で軽量であるため携帯用の呼気ガス分析器によく使用される.短所としては,①電解質の劣化が常に起こっており,それによる計測結果の変化が起きるため,電解液を頻回に交換する必要がある,②応答時間が長い,などがあげられている[2].

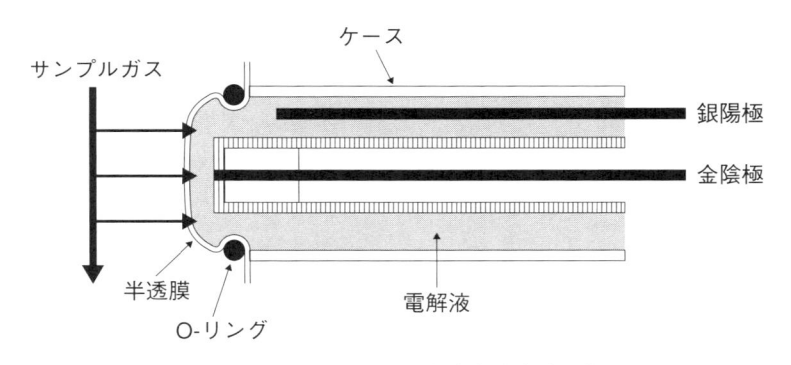

図5.18 ポーラログラフ式酸素濃度計の構造

第 5 章　呼吸・循環・代謝機能の計測

④質量分析計

サンプルガスを電子ビームによりイオン化し，さらに静電レンズによりフォーカシングされ磁場中へ加速する．イオン化されたガス成分は質量—電荷割合に従って磁場中で分離され（重いイオンほど大きな半径をもつ）イオンコレクタに到達する．このイオン電流を増幅することによりガス濃度を計測するのが質量分析計である（図 5.19）．応答時間がきわめて短く，多種のガスを一度に分析でき，精度が高い，という長所をもつ．短所としては，①非常に高価，②真空度を保つための保守が必要，③計測にあたり電源を入れてから計測が可能になるまでに長時間を要する，などがあげられている．

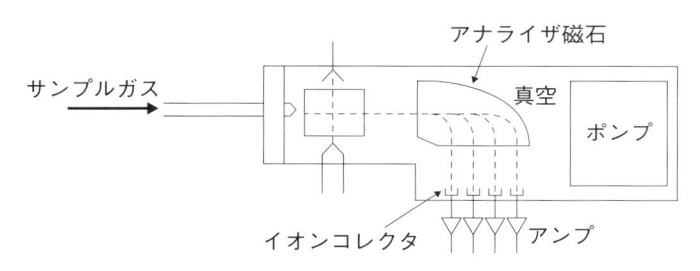

図 5.19　質量分析計の構造

3）二酸化炭素濃度計

二酸化炭素濃度計については，通常，赤外線吸光式が用いられ性能も良い．

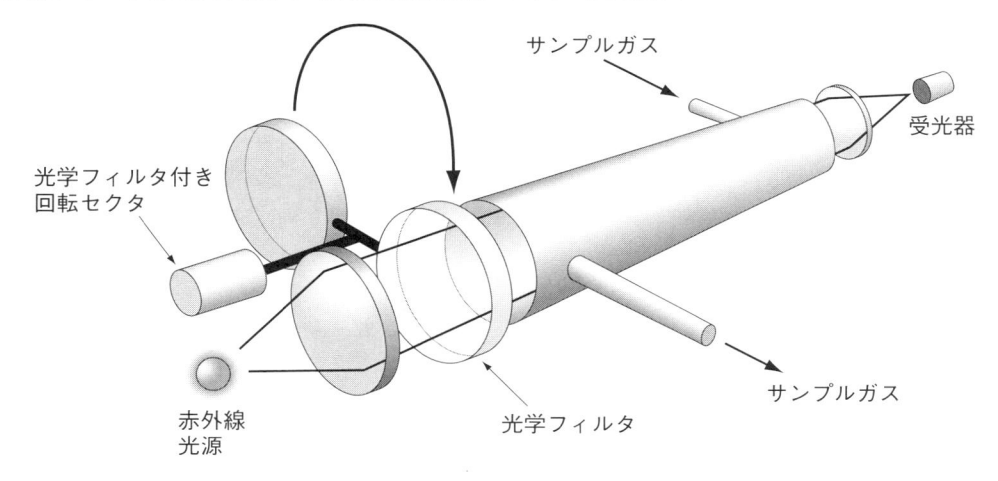

●赤外線吸光式二酸化炭素濃度計

二酸化炭素は，4.3μ の波長の赤外線をよく吸収するという性質をもつ．この性質を利用し，二酸化炭素ガスに吸収される波長の光（波長 4.3μ の赤外光）と吸収されない波長の光（赤外光）を交互にサンプルガスに照射し，受光器でそれぞれの吸光度を計測し，その差から二酸化炭素濃度を計測するのが赤外線吸光式二酸化炭素濃度計である（図 5.20）．

図 5.20　赤外線吸光式二酸化炭素濃度計

第2部　計測デザインの実際

3．機器の構成

　ミナト医科学製 AE-300S を用いて機器を構成する名称を説明する（図 5.21）．この装置は，マスクの後方部分に置かれている流量センサである流量計（熱線流量計）とサンプリングチューブより送られてくるガスのほこりや湿度を取り除いた後，酸素および二酸化炭素濃度を計測する酸素濃度計，二酸化炭素濃度計の測定部分，測定部分からの信号を演算処理し，酸素摂取量，二酸化炭素排泄量などを算出するデジタルシグナルプロセッサ（DSP），その他の機器として自動血圧計，心拍計などを加え，モニタ画面に表示したり，さまざまな解析を行い各動作を制御するマイクロコンピュータ（CPU）およびプリンタより構成されている（図 5.22）．

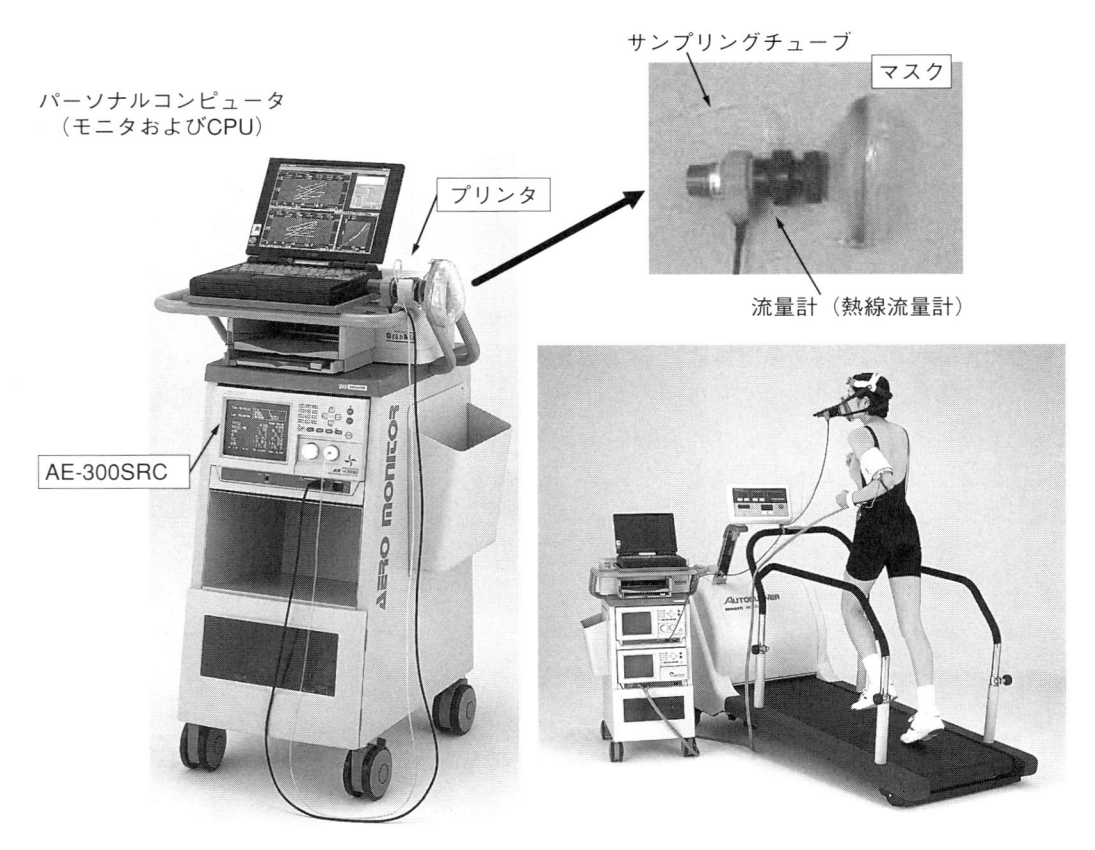

図 5.21　呼気ガス分析器（ミナト医科学製 AE-300SRC）

第5章　呼吸・循環・代謝機能の計測

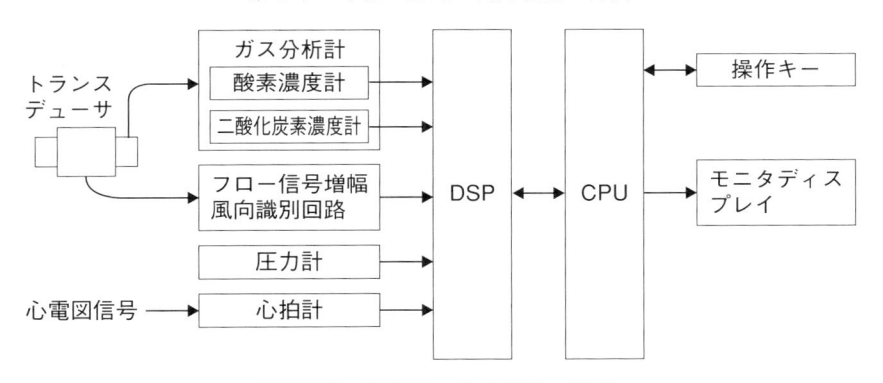

図 5.22　呼気ガス分析装置の概要

4. 計測手順

　呼気ガス分析器は，心肺運動負荷テストに併用して用いられることがほとんどであるため，運動負荷テスト方法と注意点もあわせて述べる．

1) 対象者への説明

　心肺運動負荷テストは対象者の協力が不可欠なため，検査前にはテストの目的，方法を対象者に充分説明する必要がある．負荷テストの中のプロトコールがどのように変化するのかを充分説明しておく．エルゴメータを用いたランプ負荷，漸増負荷の場合，少しずつペダルの重さが重くなること，ペダルの回転数を 50～60 rpm に維持すること，トレッドミルで行う場合，歩く速度と傾斜角度が変化すること，ベルトは急に停止しないため運動を急にやめないこと，などを説明する．また，どのような症状が出現したときに運動を終了するのかに関しては充分に説明をしておく．運動負荷前に対象者に指導する内容は，運動負荷テストの 2 時間前から飲食，喫煙，激しい運動を禁止する．ただし，まったくの空腹では，血糖値が低下し，運動負荷テストを行うことが危険であり，運動中のエネルギー代謝にも影響するので 2～3 時間以前に軽い食事をとるように指導する．検査前に投薬内容について把握しておく，特に β 遮断薬を服用している対象者では，運動中の心拍反応が低下し，最大心拍数は著しく減少するなど，運動負荷テスト結果に大きく影響する．

2) 計測室の環境の設定

　心拍数，血圧，酸素摂取量は，温度変化により異なる反応を示す．また，湿度は，60% を超えると心血管系の反応も変化しやすくなり，高温多湿の環境条件では，最大運動能が低下すると報告されている．また低温では，酸素摂取量は増加する．そのため，検査室は，可能な限り温度，湿度がコントロールされていることが必要で，温度 20～25℃，湿度 50% 程度に設定することが望ましい．さらに，計測室が狭い場合などでは，室内の換気が充分行われていることが必要である．

運動負荷テストは，危険な検査ではないが，緊急事態に備えて，救急機器，緊急事態に使われる薬剤をかならず備えておくことは必要である．

3) 運動負荷を行う装置の選択
①トレッドミル
トレッドミルは，対象者がベルトコンベアの上を歩くもしくは走ることにより運動負荷を行うものである．負荷強度は，ベルトコンベアの動くスピード（mph）と傾斜角度（％）により変化させる．短所としては，運動負荷量を定量化できないこと，転倒などの危険があることである．

②自転車エルゴメータ
自転車エルゴメータは，自転車と同じような形態をしており，電気的にペダルの負荷量を変更できるように設計してある．負荷の単位は，$kp・m・min^{-1}$ もしくはワットになる．トレッドミルに比べ運動負荷量を定量化でき，座位という安定な姿勢で運動負荷テストが行える利点があるが，トレッドミルに比べ最大酸素摂取量が10～20％低く，最大運動負荷までかけにくい．ペダルの回転数は通常60 rpm で行うことが多い．

③腕エルゴメータ
自転車エルゴメータのペダルを上肢で回す構造になっている．脊髄損傷などで自転車エルゴメータ，トレッドミルで運動負荷ができない場合に用いられる．ペダルの回転数は通常50 rpm で行うことが多い．

④水中トレッドミル
水中にトレッドミルが置かれてあり，水中歩行を行わせ運動負荷をかけることができる．下肢の骨関節障害のある場合や肥満者などに試みられている．

4) プロトコールの選択
負荷量のかけ方には，負荷を連続的段階的に増加させる多段階漸増負荷法（incremental multistage 法），連続的直線的に負荷を増加させるランプ負荷法（ramp 負荷法），一定の負荷量をかける一段階負荷試験（step 負荷法）がある．現在，最大酸素摂取量測定には，ランプ負荷法がもっともよく用いられる．

①多段階漸増負荷法（incremental multistage 法）
自転車エルゴメータでは，30秒もしくは数分単位でワット数を増加させる方法，トレッドミルでは，数分単位でスピード，傾斜角度を増す方法である．自転車エルゴメータでは，1分間に5～30ワッツ増加させる方法がよく用いられる（図5.23）．また，表5.4にトレッドミルによる代表的なプロトコールを示す[4-7]．北村ら[7]は，慢性呼吸器疾患患者の運動負荷テストして，呼吸困難度の程度（Hugh-Jonesの分類）により，Ⅰ～Ⅲ度のA群とⅣ～Ⅴ度のB群に分け，A群では，表5.4のプロトコールAを，群にはプロトコールBで行うことを推奨している．また，自転車エルゴメータのプロトコールとしては，A群では，③の1分間に10ワッツ増加させるプロトコールを，B群には④の1分間に5ワッツ増加させるプロトコールで行うことを推奨している．

第5章　呼吸・循環・代謝機能の計測

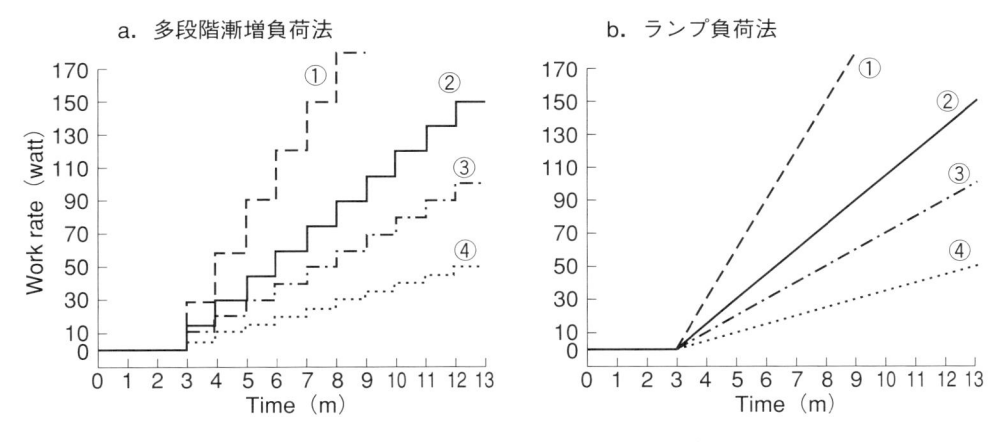

図5.23 自転車エルゴメータによる1分間の多段階漸増負荷法（a），ランプ負荷法（b）の一例（文献[3]を一部変更）
①は，0ワット3分間のウォーミングアップ後，1分間に30ワッツ増加させるプロトコール，②は15ワッツ，③は10ワッツ，④は5ワッツそれぞれ増加させるプロトコールである．

②ランプ負荷法（ramp 負荷法）

ランプ負荷法は，負荷量がコンスタントに連続的に増加するため仕事量の増加幅が少なく，負荷量増加に対する対象者の精神的影響を除外することができる．最大酸素摂取量，嫌気性代謝閾値測定にもっとも適した方法といわれている．表5.4は，自転車エルゴメータを用いたランプ負荷法によるプロトコールの一例である．

③一段階負荷試験（step 負荷法）

もっとも基本となる方法で，一定の負荷をsquare wave状に数分間かける方法で，運動開始時や終了時の呼吸器系，循環器系の動態を解析するために用いられることが多い．

このようにさまざまなプロトコールがあるが，検査の目的や対象者の状況により方法を選択すべきである．ランプ負荷や多段階漸増負荷法を用いる場合，単位時間あたりに増加させる負荷量を低くしすぎると最大酸素摂取量が低く出やすく，高すぎると負荷量増加に対し遅れて反応する生体の反応の差が大きくなりすぎ検査の正確性が損なわれる．そのため，運動時間が8～12分で最大運動強度に達するようなプロトコールを選択する必要がある．また，嫌気性代謝閾値を再現性よく解析しやすい結果を得るには，多段階漸増負荷法での各段階の時間が長い方法は避け，各段階の時間が1分以下の間隔で負荷量が増加するプロトコールを設定する必要がある．

5）校正

呼気ガス分析装置は，流量計，酸素濃度計，二酸化炭素濃度計ともに校正を行う必要がある．ガス濃度計の校正は測定ごとに行うことが望ましい．流量計の校正は，肺機能検査の項を参考にしていただきたい．

表5.4 トレッドミルによる代表的なプロトコール

	各ステージ時間		ステージ										
			I	II	III	IV	V	VI	VII	VIII	IX	X
Bruce法	3分	スピード (mph)	1.7	2.5	3.4	4.2	5.0	5.5	6.0			
		傾斜角 (%)	10	12	14	16	18	20	22			
Haughton法	3分	スピード (mph)	1.0	1.5	2.0	2.0	2.0	3.0	3.0	3.0	3.0	3.0
		傾斜角 (%)	0	0	0	3.5	7.0	5.0	7.5	10.0	12.5	15.0
Kattus法	3分	スピード (mph)	2.0	3.0	4.0	4.0	4.0	4.0				
		傾斜角 (%)	10	10	10	14	18	20				
北村 論 プロトコールA	1分	スピード (km·h⁻¹)	1.0	2.0	3.0	3.0	3.0	4.0	4.0	5.0		
		傾斜角 (%)	0	0	0	2	4	8	12	12		
プロトコールB	1分	スピード (km·h⁻¹)	1.0	1.5	2.0	2.5	3.0	3.0	3.0	3.0		
		傾斜角 (%)	0	0	0	0	0	4	8	12		

第5章 呼吸・循環・代謝機能の計測

6) 機器のセットアップと装着

呼気ガス分析器は，機種により異なるが電源を入れてしばらくしてから計測を開始する必要がある．これは，呼気ガス分析器の回路全体が暖まるのにこの程度の時間が必要であるためで，電源を入れてからすぐに計測を開始すると温度変化に影響を受けるガス濃度の測定は不正確となり，正確な計測はできない．

呼気ガス分析のためにはマスクを装着する必要がある．マスクは図5.24aのようにゴムバンドにて固定されるが，この固定が強すぎると対象者に不快感を与え，弱すぎると呼気ガスがマスクの換気口以外の部分から漏れてしまう．マスク装着後はきつくて息がしにくくないかを対象者に聞き，その後マスクの換気口を検者がふさぎ（図5.24b），対象者に呼気をしてもらい空気漏れがないか確認する．また，特に呼吸器疾患患者では，マスクを装着するだけで息切れ感を訴えるものもいる．そのような場合は，運動負荷テスト前にマスクのみを装着し，マスク装着になれていただく必要がある．

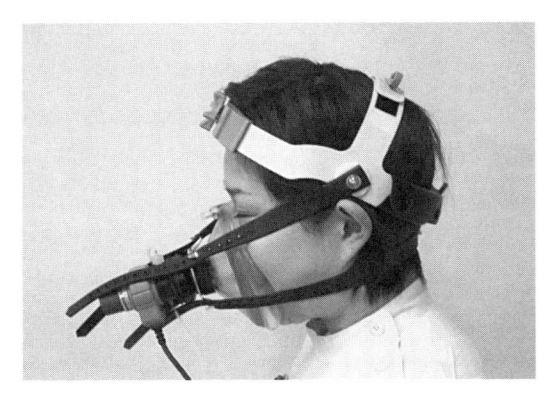

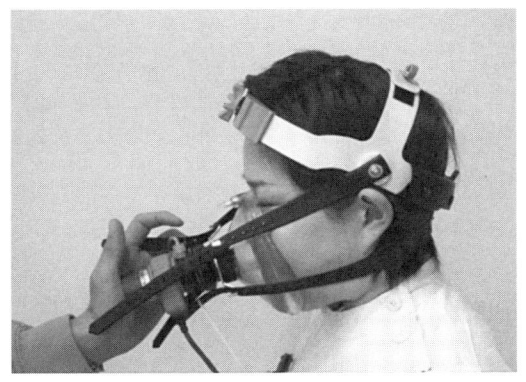

図 5.24 マスクの装着
左) マスクの装着
右) 換気口を検者が塞ぎ，対象者に呼気をしてもらい空気漏れがないか確認する．

7) 実際の計測

①安静時の計測時の確認

運動を行う前に安静時の計測を行う．このとき，酸素摂取量，分時換気量，一回換気量，呼吸数，心拍数，血圧などが安定しているか確認する．呼吸数がいつもより明らかに高い値を示し，やや過換気になっている場合や検査に対する緊張のためか，通常の安静時の心拍数に比べ，非常に高い値を示す場合があるので注意する．深呼吸をさせたり，少し会話をして対象者をリラックスさせることが大切である．運動開始は，これらのパラメータが安定した後に開始する．

②運動時の確認

運動中は，酸素摂取量，分時換気量，一回換気量，呼吸数，心拍数，血圧などリアルタイムで

モニタ画面に表示し，異常の有無について監視する．さらに，対象者の表情，皮膚の色，意識レベル，下肢の動きに注意し，対象者の状態変化に常に注意を払う．もっとも注意するのは過度負荷であるが，運動の中止基準としては，表5.5，表5.6に示すものがあげられている．

表5.5 運動負荷テスト終了の絶対的理由[8]

①急性心筋梗塞
②重症胸心痛
③労作性低血圧：圧縮期血圧が20 mmHg以上低下した場合．または検査前立位で得られた値より低下した場合．うっ血性心不全または陳旧性心筋梗塞．または虚血を示す徴候や症状が示された患者
④重篤な不整脈：心室頻拍．3度心ブロック
⑤皮膚温から判定された低灌流の存在およびチアノーゼ
⑥神経学的徴候：錯乱．ふらつき感．めまい．頭痛
⑦技術上のトラブル：心電図パターンの判定不能．記録器またはモニタ装置の故障．拡張期血圧測定不能
⑧患者の要望

表5.6 運動負荷テスト終了の相対的理由または適応[8]

① 3 mm以上のSTの偏位
②胸痛の増強
③疲労および息切れの発現
④喘鳴
⑤下肢痛，跛行
⑥収縮期血圧の260 mmHgへの上昇拡張期血圧115 mmHgへの上昇
⑦重篤度の低い不整脈
⑧心室頻拍に類似して示される脚ブロック，またはその他の心拍依存性心室内伝導障害

5．利用できるパラメータ

1）最大酸素摂取量（maximal oxgen uptake；Vo_2 max）
単位；$ml \cdot min^{-1}$もしくは$l \cdot min^{-1}$，体重比の場合 $ml \cdot kg^{-1} \cdot min^{-1}$

最大酸素摂取量は，単位時間あたりの有酸素的過程で出しうるエネルギー量の最高値を意味し，有酸素的最大パワーと呼ばれる．最大酸素摂取量は，体重と比例することから，最大酸素摂取量を体重で除した値が用いられる．最大酸素摂取量は，運動負荷の負荷量を増加させても酸素摂取量が増加しない状態（leveling off 現象）での酸素摂取量と定義される．

運動負荷テストを行い最大酸素摂取量が得られたとする判定基準は，①酸素摂取量がプラトーに達すること，②運動中の血中乳酸濃度が$8 mmol \cdot l^{-1}$，③呼吸商が1.1以上，④心拍数が年齢予測の最大心拍数の90％以上に達すること，があげられ，この中で，通常3つ以上を満たした場合，最大酸素摂取量と判定する．

第5章 呼吸・循環・代謝機能の計測

2) 最高酸素摂取量（maximum oxgen uptake；peakVo₂）
単位；$ml \cdot min^{-1}$ もしくは $l \cdot min^{-1}$，体重比の場合 $ml \cdot kg^{-1} \cdot min^{-1}$

最高酸素摂取量は，運動負荷テスト中の酸素摂取量の最高値を意味する．最大酸素摂取量と異なる点は，leveling off 現象がみられなくても良いということである．通常，運動終了前30秒間の酸素摂取量から求める．

3) 酸素脈（O₂-pulse）
単位；$ml \cdot beats^{-1}$

酸素脈とは，酸素摂取量（Vo₂）を心拍数（HR）で除したものである．これは，心臓が1回拍動するときに末梢組織で摂取された酸素量を示しており，心臓の一回拍出量（SV）と動静脈酸素含有量較差（C(a-v)o₂）の積に等しい．

$$O_2 - pulse = Vo_2 \cdot HR^{-1} = C(a-v)o_2 \cdot SV$$

4) 嫌気性代謝閾値（anaerobic threshold；AT）

低い強度の運動から，少しずつ運動強度を強くしていくと低い運動強度では，有酸素的エネルギー供給が主であるが，あるレベル以上の運動強度になるとそれだけでは不充分となり，解糖的エネルギー供給が加わり，代謝産物として乳酸が産生される．この点は嫌気性代謝閾値といわれ，有酸素的なエネルギー産生に無酸素的なエネルギー産生が加わる直前の運動強度と定義される．1973年 Wasserman らは，乳酸の増加に伴う重炭酸系の緩衝により二酸化炭素の排泄が増加するため，呼気ガス分析により嫌気性代謝閾値を計測することが可能であることを報告した．これは換気面から求めた嫌気性代謝閾値であるため換気閾値（ventilatory threshold；VT）である．呼気ガス分析から求める嫌気性代謝閾値のクライテリアとしては，①呼吸商の酸素摂取量に対する上昇点，② Vco₂ の Vo₂ に対する上昇点（V slop method），③ $VE \cdot Vco_2^{-1}$ が増加せず $VE \cdot Vo_2^{-1}$ が増加する点，④終末呼気二酸化炭素分圧（PETco₂）が変化せずに終末呼気酸素分圧（PETo₂）が増加する点，⑤ VE の Vo₂ に対する上昇点，があげられている．

5) 呼吸商（respiratory quotient；R）

呼吸商は，生体が取り込んだ酸素と排泄した二酸化炭素の比を示し，二酸化炭素排泄量を酸素摂取量で除した値である．

6) 最大心拍数（maximal heart rate；HRmax）
単位；$beat \cdot min^{-1}$

最大心拍数は，年齢に伴い減少することが知られている．

7) 一回換気量（VT），呼吸数（respiratory rate；RR）
一回換気量の単位；ml, l，呼吸数の単位；$beats \cdot min^{-1}$

8）分時換気量（VE），および最高分時換気量（peakVE）
単位；$l \cdot min^{-1}$

分時換気量は，一回換気量と呼吸数の積であり，運動中にみられた分時換気量の最高値を最高分時換気量（peakVE）という．

9）換気当量（$VE \cdot Vo_2^{-1}$, $VE \cdot Vco_2^{-1}$）
酸素摂取量に対する換気当量（$VE \cdot Vo_2^{-1}$）は，換気量を酸素摂取量で除したものである．

10）終末呼気二酸化炭素分圧（$PETco_2$），終末呼気酸素分圧（$PETo_2$）
単位；mmHg（圧力の単位はPa（パスカル）がもっともよく使用されるが，ここでは医療の世界で慣習的に使われているmmHgを使用する）もしくは％

呼気終末の酸素分圧を終末呼気酸素分圧，呼気終末の二酸化炭素分圧を終末呼気二酸化炭素分圧という．

11）酸素負債（O_2-debt％）
従来，運動後に観察される過剰な酸素摂取量は，運動中の酸素不足を示す負債であると考えられてきた．これを酸素負債といい，無酸素性エネルギーの定量に使用されてきた．しかし，運動後の過剰な酸素摂取量には，運動に伴う体温上昇による酸素消費や血中カテコールアミン濃度上昇に伴う酸素消費も含まれている．そのため，運動後の過剰な酸素摂取量は，運動中の酸素負債と同じにはならない．

12）ダブルプロダクト（double product；DP）
呼気ガス分析とは関係はないが，運動負荷テストを行ううえでは重要な指標であり，心拍数と収縮期血圧の積である．

13）時間因子
吸気開始時から呼気が始まるまでの時間を吸気時間（TI），呼気開始から次の吸気が始まるまでの時間を呼気時間（TE），この2つの和を全呼吸時間（TTOT）という．

計測デザイン

【呼気ガス分析器を用いた計測結果の解釈】
（1）最大酸素摂取量（maximal oxgen uptake；Vo_2 max）
最大酸素摂取量は，人の有酸素的作業能力のもっとも良い指標として使われている．最大酸素摂取量は，換気，拡散能，循環，血液，筋組織での拡散，さらにはミトコンドリアの形態・機能といった酸素運搬系のさまざまな因子によって左右される．最大酸素摂取量を制限する因子は，

第5章　呼吸・循環・代謝機能の計測

個人により異なり，たとえば呼吸器疾患では換気能力が制限因子となり，心筋梗塞後の回復期の患者では心拍出量が制限因子となる．

運動負荷テストに用いる運動方法によっても最大酸素摂取量は異なった値を示すといわれ，トレッドミルを用いて求めた値に比べ，自転車エルゴメータを用いて求めた値は10～20%低い値を示すといわれている．これは，ほとんどの人の場合，身体運動として自転車より走行の方が慣れているためといわれており，競輪選手では自転車エルゴメータ駆動時がもっとも高い最大酸素摂取量が得られる．そのため，最大酸素摂取量を比較する場合，運動方法は同じものを用いることが必要である．

運動を負荷したときに得られる酸素摂取量は，有酸素性エネルギー消費の変化を示しているが，負荷した運動に参加している筋だけの酸素消費の変化を表しているわけではない．運動中の酸素摂取量は，負荷運動に参加する活動筋，心筋，呼吸筋，脳で消費されるすべての有酸素性エネルギーの合計である．特に，最大酸素摂取量を得た運動強度での呼吸筋の酸素消費量は非常に多く，最大酸素摂取量の14～16%を示すといわれている．また，運動強度が増すと酸素摂取量が増加するが，活動に参加している筋がすべて均等に酸素消費量を増加させているわけではなく，ある運動を共同して行う，たとえば外側広筋，大腿直筋のような共同筋間でも，同一筋内でも部位により運動に伴う酸素消費の変化に差が生じる．

(2) 最高酸素摂取量（Peak oxgen uptake；peakVo$_2$）

被験者の協力が得られない場合や努力が不充分であった場合は，最高酸素摂取量は被験者の有酸素作業能力としての指標としては問題がある．しかし，疾患を有している場合，運動負荷テスト中に酸素摂取量のleveling off現象がみられるほど運動負荷量を上げることができず，それ以下で運動を中止しなければならないことが多い．そのため，このような場合に最高酸素摂取量は，有酸素作業能力の有用な指標である．

日本人における基準値として，日本循環器学会・運動に関する診療基準委員会報告[9]を表5.7に示す．

表5.7 最大酸素摂取量の基準値[9]

	性		年齢（歳）				
			20～29	30～39	40～49	50～59	60～69
トレッドミル (peak Vo$_2$ (m$l\cdot$kg$^{-1}\cdot$min^{-1}))	男性	N	27	20	29	16	17
		平均値	40.1±7.5	37.7±8.1	33.2±6.5	32.2±6.6	37.6±5.1
	女性	N	37	24	15	15	18
		平均値	33.1±5.1	34.5±4.5	29.0±5.7	27.0±4.0	30.7±3.8
自転車エルゴメーター (peak Vo$_2$ (m$l\cdot$kg$^{-1}\cdot$min^{-1}))	男性	N	35	35	52	30	21
		平均値	33.5±6.7	29.7±6.8	27.4±5.4	25.9±4.7	29.5±4.5
	女性	N	36	23	14	27	20
		平均値	25.7±5.9	27.3±6.1	23.6±4.7	23.8±4.3	22.7±4.5

(3) 酸素脈（O_2-pulse）

　酸素脈は，個体の酸素輸送能を表す指標である．最大運動負荷近くでは，動静脈酸素含有量較差は個人差が比較的少なくなるため，酸素脈の動きは，一回拍出量の大きさを反映していると考えられている．予測最大酸素脈（$ml \cdot beat^{-1}$）は，予測最大酸素摂取量（$ml \cdot min^{-1}$）を予測最大心拍数（$beats \cdot min^{-1}$）で除して求める．最大酸素脈は，性別，体格により大きく異なる．道場らの報告[10]した，負荷方法としてトレッドミルを用いて計測された最大酸素脈の日本人基準値を表5.8に示す．

表5.8 最大酸素脈の基準値[10]

年齢（歳）	男	女
20～29	15.4 ± 2.1	—
30～39	15.3 ± 2.9	10.9 ± 1.7
40～49	14.1 ± 2.7	9.9 ± 2.2
50～59	13.6 ± 2.7	9.3 ± 1.3
60～69	12.9 ± 2.7	10.7 ± 2.7
70～79	11.8 ± 1.6	—

(4) 嫌気性代謝閾値（anaerobic threshold；AT）

　嫌気性代謝閾値は，活動筋への酸素運搬能の指標であり，健常人においては体力の指標として広く用いられている．嫌気性代謝閾値が出現する酸素摂取量レベルの日本人における基準値として，日本循環器学会・運動に関する診療基準委員会報告[9]を表5.9に示す．

表5.9 嫌気性代謝閾値の基準値[9]

	性		年齢（歳）				
			20～29	30～39	40～49	50～59	60～69
トレッドミル $\{AT(ml \cdot kg^{-1} \cdot min^{-1})\}$	男性	N	27	20	29	16	17
		平均値	20.1 ± 3.6	18.2 ± 4.1	17.3 ± 3.0	17.8 ± 3.2	20.2 ± 3.2
	女性	N	37	24	15	15	18
		平均値	17.6 ± 3.0	17.9 ± 2.8	16.8 ± 2.6	16.6 ± 3.0	17.3 ± 2.1
自転車エルゴメータ $\{AT(ml \cdot kg^{-1} \cdot min^{-1})\}$	男性	N	35	35	52	30	21
		平均値	18.4 ± 3.6	16.1 ± 3.1	15.1 ± 3.0	15.3 ± 2.9	17.5 ± 2.9
	女性	N	36	23	14	27	20
		平均値	15.6 ± 2.5	16.6 ± 3.6	16.2 ± 2.2	16.0 ± 2.6	15.5 ± 1.8

(5) 呼吸商 (respiratory quotient ; R)

呼吸商をみることにより，体内で糖質，脂質が燃焼された割合を知ることができる．健常人では早朝空腹時の呼吸商は，0.82 といわれている．

(6) 最大心拍数 (maximal heart rate ; HRmax)

成人で一般によく知られている予測値としては，

① 予測最大心拍数 (beats・min^{-1}) = 220 − 年齢
② 予測最大心拍数 (beats・min^{-1}) = 210 − 0.65 × 年齢
③ 予測最大心拍数 (beats・min^{-1}) = 210 − 年齢

この中で日本人を対象として求めているのは③の道場の報告[10]があり，欧米人に比べ日本人の最大心拍数はわずかに低い．性別には影響を受けないといわれている．最大心拍数は，循環器系の限界を知る有用なパラメータである．運動時の心拍数の反応は，交感神経刺激薬，β遮断薬などの薬物の影響を受けやすく，心疾患，血管障害，内分泌疾患などの疾病による影響も受けるため充分注意する必要がある．

(7) 一回換気量 (VT)，呼吸数 (respiratory rate ; RR)

運動を開始し少しずつ運動強度を増していくと，呼吸数，一回換気量とも増加し，呼吸数と一回換気量の積である分時換気量は増加する．正常人の場合，運動強度の増加に伴う換気量の増加は，運動強度が低い場合は一回換気量の増加が呼吸数の増加に先行し，分時換気量の増加は一回換気量の増加によるところが大きい．しかし，さらに運動強度が増し分時換気量が増加すると，一回換気量の増加が頭打ちとなり，呼吸数の増加が著しくなり，分時換気量の増加は，呼吸数の増加によるところが多くなる．運動中の一回換気量の上限は，肺活量の 50〜60% である．また，呼吸数は最大 50 beats・min^{-1} 以下で，それを上回ることは少ない．慢性呼吸器疾患患者では，一般に一回換気量をあまりあげられず，分時換気量の増加を呼吸数の増加に依存した換気パターンを示すといわれているが，実際には，一回換気量のみならず呼吸数を上げることもできなくなる．

(8) 分時換気量 (VE)，および最高分時換気量 (peakVE)

安静時の換気量は，成人で 6〜8 ml・min^{-1}，最大運動時には，分時換気量 (最高分時換気量 ; VEmax) は，男性で 100〜120 ml・min^{-1}，女性で 80〜100 ml・min^{-1} である．最高分時換気量を肺機能検査で求められる最大分時換気量 (MVV) で除した値は Dyspnea index (%) といわれ，正常人では 50〜80% を示すといわれている．この値が 80% を超えている場合は，換気能力が運動の制限因子になっていることが推察される．

(9) 換気当量 (VE・Vo$_2$$^{-1}$，VE・Vco$_2$$^{-1}$)

VE・Vco$_2$$^{-1}$ は一定の酸素量をえるために必要な換気量であり，換気の効率を示している．若年健常人で 20〜25，中高齢者では，25〜30 を示し，呼吸器疾患患者では増加する．VE・Vco$_2$$^{-1}$ を決定する因子としては，呼吸商，運動中の Paco$_2$ および死腔換気率 (VD・VT^{-1}) があるが，慢性呼吸器疾患では，死腔換気率の増加がもっとも大きな因子である．VE・Vo$_2$$^{-1}$，VE・Vco$_2$$^{-1}$ は，嫌気性代謝閾値決定に際し非常に重要なパラメータである．

（10）終末呼気二酸化炭素分圧（PETCO$_2$），終末呼気酸素分圧（PETO$_2$）

健常例の終末呼気二酸化炭素分圧は，安静時には換気血流不均等分布のため，動脈血二酸化炭素分圧（PaCO$_2$）よりやや低いが，運動中は動脈血二酸化炭素分圧よりやや高い値を示す．しかし，心不全患者では，肺血流量低下が換気血流不均等分布をより強くし，終末呼気二酸化炭素分圧は，動脈血二酸化炭素分圧よりかなり低く，この傾向は運動中も変わらない．終末呼気酸素分圧，終末呼気二酸化炭素分圧は，それぞれ動脈血酸素分圧，動脈血二酸化炭素分圧の値を推定することはできないが，運動中の動脈血酸素分圧，動脈血二酸化炭素分圧の傾向を知ることはできる．また，運動負荷テストでは，終末呼気酸素分圧，終末呼気二酸化炭素分圧を肺胞気の酸素分圧（PAO$_2$），二酸化炭素分圧（PACO$_2$）とみなし，肺胞気動脈血酸素分圧差（A-aD$_{O2}$），肺胞気動脈血二酸化炭素分圧差（A-aD$_{CO2}$）を算出することが多い．

（11）ダブルプロダクト（double product；DP）

心筋の酸素需要を表す指標として，臨床でも広く用いられている．運動負荷テストで負荷強度を徐々に増加させると，ダブルプロダクトも直線的に増加する．この増加度は，嫌気性代謝閾値とほぼ同期して，増加度が増すといわれ，心拍数と収縮期血圧を計測するだけで嫌気性代謝閾値を計測できるといわれている．

（12）時間因子

吸気時間を全呼吸時間で除した値（T$_I$・T$_{TOT}^{-1}$）は，duty cycle といい，呼吸のタイミングを表す指標といわれている．健常人では安静時の吸気時間と呼気時間の比は約1対2といわれて

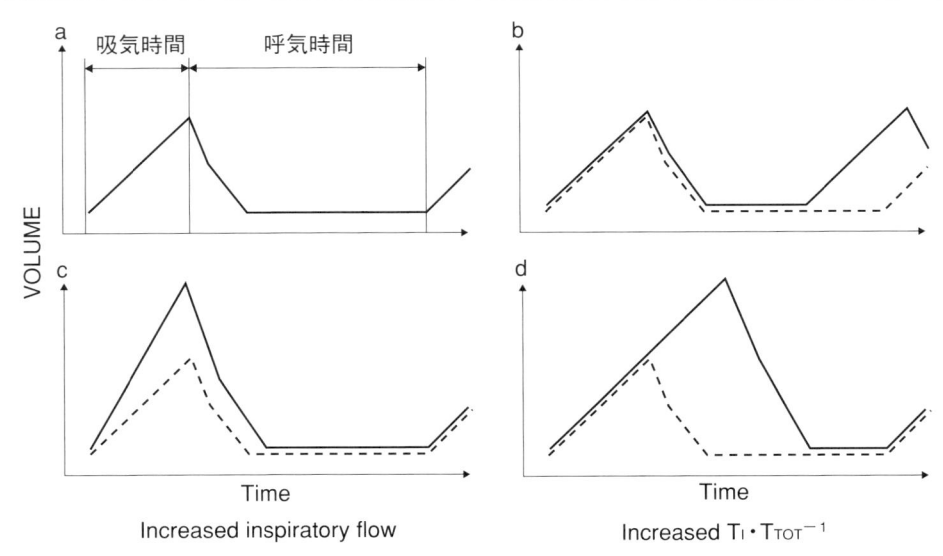

図5.25 換気量増加時の呼吸パターン（文献[11]を一部変更）
 a）対象のスパイログラム（b〜d では波線で示す）
 b）吸気相は（a）と同様であるが呼気時間が短縮
 c）吸気および呼気時間は（a）と同様であるが吸気流量が増大
 d）吸気流速，全呼吸時間は（a）と同様であるが，吸気時間が延長して呼気時間が短縮

第5章 呼吸・循環・代謝機能の計測

いるため，duty cycle は，0.33 前後である．しかし，運動を開始し運動強度を徐々に高め，換気量が増加すると，多くの場合，TTOT 中の TI の占める割合が増し duty cycle は徐々に増加する（図 5.25）．最大運動強度付近で，duty cycle は 0.5 に近くなる．慢性閉塞性肺疾患患者では，呼気延長のため，換気量が増えても duty cycle はあまり増加しない．また，一回換気量を吸気時間で除した値（$V_T \cdot V_I^{-1}$）は，平均吸気流量といわれ吸気換気ドライブの指標とされている．

1．呼気ガス分析装置を用いて全身持久力を計測する

1）計測の目的

一般臨床の中で，全身持久力の低下を示す症例は多い．特に運動機能障害を伴う対象者では，少なからず全身持久力の低下をきたしている可能性が高く，さまざまな形で全身持久力トレーニングが行われる．全身持久力を推定する方法としては，フィールドテストとして，12分間走や20mシャトルランテストなどがあるが，もっとも科学的な尺度は，最大酸素摂取量である．また，トレーニング強度設定は，Borg スケールや年齢別最大心拍数からトレーニング中の目標心拍数を設定する方法もあるが，より科学的に行うには，最大酸素摂取量や嫌気性代謝閾値を測定し，適切なトレーニング強度を設定することが必要である．さらに，トレーニングの効果判定としても非常に有用である．

この計測デザインでは，脳卒中片麻痺患者と神経筋疾患患者に対し全身持久力トレーニングを行い，その前後で行った運動負荷テストの結果について述べる．

2）計測の具体的方法
①計測の条件

運動負荷テストは，環境変化による影響を除くため，室温 25℃，湿度 50% の人工気象室内で行った．運動負荷テストは，人工気象室内で 30 分以上の安静臥位をとった後に行った．運動負荷を行う機器は，トレッドミルに比べるとバランスや移動能力が低下している症例でも行うことが可能な自転車エルゴメータを用いた．プロトコールは，回転数 60 rpm で 10 ワッツ 3 分の労作を行わせた後，1 分間に 15 ワッツ増加させる漸増負荷法にて，自覚的最大運動強度もしくは回転数を維持できなくなるまで行わせた．その間，呼気ガス分析，および心拍数を双曲誘導により計測した．

②用いるパラメータ

全身持久力のパラメータは，最大酸素摂取量と嫌気性代謝閾値とし，最大酸素摂取量が計測できなかった症例は，最高酸素摂取量とした．

3）解釈と考察

図 5.26 は，全身持久力トレーニングを行った片麻痺患者 9 例の，トレーニング前後の嫌気性代謝閾値の変化を示したものである．酸素摂取レベルで 100 ml 以上の増加を示した例が 6 例あり，

トレーニング後が有意に高い値を示した．また，表5.10に，神経筋疾患患者の全身持久力トレーニング前後の最高酸素摂取量，嫌気性代謝閾値の変化を示した．最高酸素摂取量は，トレーニング前 26.5 ± 6.6 ml・kg^{-1}・min^{-1} からトレーニング後には 33.2 ± 8.2 ml・kg^{-1}・min^{-1} と有意に改善した．嫌気性代謝閾値は，トレーニング前 653 ± 178 ml・min^{-1} からトレーニング後には 1009 ± 314 ml・min^{-1} と有意に改善した．

　パラメータの理解の項で述べたように，最大酸素摂取量（もしくは最高酸素摂取量），嫌気性代謝閾値の増加は，全身持久力の改善を示している．基準値との比較により正常との差についても把握することが可能である．また，嫌気性代謝閾値の改善は，作業効率，筋への酸素運搬系能力，産生された乳酸の処理能力，運動に参加する筋線維タイプおよび筋内の有酸素的エネルギー産生に関与する酵素活性等の変化により生じ得るものと考えられている．

　トレーニング強度の設定は，計測した最大酸素摂取量を基準として，たとえば最大酸素摂取の60%（60%Vo$_2$ max）と設定する方法，嫌気性代謝閾値を基準とし，たとえば嫌気性代謝閾値の運動強度と設定する方法が用いられることが多い．

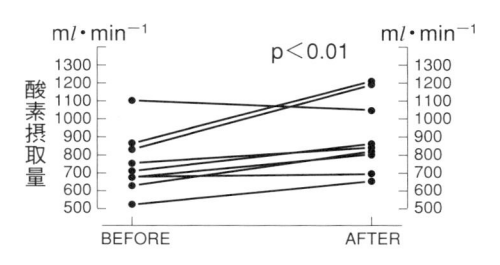

図 5.26 全身持久力トレーニング前後での嫌気性代謝閾値の変化（9例の平均）
BEFORE：トレーニング前，AFTER：トレーニング後

表 5.10 全身持久力トレーニング前後の最高酸素摂取量，嫌気性代謝閾値の変化

	診断名	年齢（歳）	性別	トレーニング期間（月）	最高酸素摂取量 (ml・kg^{-1}・min^{-1})		嫌気性代謝閾値 (ml・min^{-1})	
					トレーニング前	トレーニング後	トレーニング前	トレーニング後
症例1	ギランバレー症候群	25	男性	11	19.9	27.4	541	923
症例2	ギランバレー症候群	22	男性	14	29.3	30.9	496	912
症例3	ギランバレー症候群	35	男性	1	26.3	33.0	873	1364
症例4	ギランバレー症候群	35	男性	2	26.0	43.0	974	1518
症例5	筋萎縮性側索硬化症	59	男性	4	28.4	29.4	553	693
症例6	多発性筋炎	47	男性	2	16.7	21.9	498	579
症例7	皮膚筋炎	14	男性	1	39.0	47.2	638	1074

第5章　呼吸・循環・代謝機能の計測

2．呼気ガス分析器を用いて慢性呼吸器疾患患者に運動負荷テストを行う

1）計測の目的

慢性呼吸器疾患に対する呼吸理学療法プログラムには，呼吸パターンの改善，全身持久力トレーニング，四肢筋力トレーニングなどさまざまなものがあるが，慢性呼吸器疾患患者に対し呼気ガス分析器やパルスオキシメータを用い，運動負荷テスト行うことにより，これら呼吸理学療法プログラムを行ううえで非常に有用な情報を得ることができる．最大酸素摂取量や嫌気性代謝閾値などの有酸素作業能力の評価はもちろんのこと，一回換気量，呼吸数，分時換気量の変化などの換気様式の観察が可能である．さらに，パルスオキシメータを同時に計測することにより，慢性呼吸器疾患患者にみられる運動時低酸素血症の有無や出現する運動強度が計測でき，その結果から，全身持久力トレーニング時の負荷強度設定，運動時低酸素血症を伴わずにできる動作レベルの決定などの情報を得ることができる．また，症例の運動の制限因子をある程度推察することも可能である．この計測デザインでは，慢性呼吸器疾患患者に運動負荷テストを行い，そこから得られる情報について症例を通じて説明する．

2）計測の具体的方法

①計測の条件

運動負荷テストは，環境変化による影響を極力除くため，室温を25℃に設定した室内で行った．運動負荷テストは，室内で10分以上の安静臥位をとった後に行った．運動負荷を行う機器は，トレッドミルに比べるとバランスや移動能力が低下している症例でも行うことが可能な自転車エルゴメータを用いた．プロトコールは，回転数60 rpmで10ワッツ3分の労作を行わせた後，1分間に15ワッツ増加させるランプ負荷法を用いた．SpO_2が88%を下回った場合，自覚的最大運動強度に達した場合，もしくは回転数を維持できなくなった場合，負荷テストを終了した．

②用いるパラメータ

運動負荷中，呼気ガス分析，自動血圧計による血圧測定，パルスオキシメータによる酸素飽和度（SpO_2）計測および心拍数を双曲誘導により計測した．パルスオキシメータのフィンガープローブは，示指に装着した．また，1分ごとに自覚的運動強度（Borgスケール）を測定した．運動終了後には，下肢の疲労により運動を終了したか，息切れから運動を終了したかを対象者に問診し，運動制限因子の判定に利用した．

3）解釈と考察

慢性呼吸器疾患患者の運動負荷テスト結果からは多くの情報が得られるが，以下に2症例の運動負荷テスト結果を提示し，症例の換気様式の問題，有酸素作業能力，運動の制限因子，全身持久力トレーニング時の負荷強度，の4点についての解釈について述べる．

①症例 E.K，男性，78歳，気管支喘息例（%VC 71.5%，$FEV_{1.0}$%38.3%，MVV

21.6 l/min^{-1})

運動負荷テスト中の各計測値の変化を図5.27に示す．遂行可能であった最大運動強度は，62.5ワッツであった．運動終了後の問診では，症例は息切れから運動を終了したと答えた

換気様式の問題：安静時の換気様式は，一回換気量は550 ml，呼吸数18 beats・min^{-1}，分時換気量は10.5 l・min^{-1}とほぼ問題はない．しかし，運動時の換気様式は，一回換気量は最大1005 ml まで増加するものの，呼吸数23.2 beats・min^{-1}までしか増加せず，最高分時換気量は23.3 ml・min^{-1}と低い値で運動負荷テストを終了している．duty cycle（TI・TTOT^{-1}）は，正常では，安静時0.33前後から最大運動強度時には0.5に近づくが，本症例では，気道閉塞による呼気延長のため，全呼吸時間に対する呼気時間の割合が増加し，運動強度が増すにつれduty cycleが低下し，安静時0.38から運動終了時0.26へと低下している．そのため本症例の場合，気道閉塞による呼気延長が呼吸数の増加を妨げて，分時換気量を増加できないと考えられる．

有酸素作業能力：有酸素作業能力を最高酸素摂取量，嫌気性代謝閾値を用いて判断する．最高酸素摂取量は731 ml・min^{-1}（体重比では13.7 ml・min^{-1}）であった．換気量が充分に上げられないためか，終末呼気二酸化炭素分圧は運動終了時まで増加し続け，二酸化炭素排泄量が進まず，換気当量にも大きな変換点がみられないため，嫌気性代謝閾値は，どの時期に出現しているか判定が困難である．しかし，酸素摂取量と二酸化炭素摂取量のわずかな増加率の変化から判断すると，嫌気性代謝閾値は507 ml・min^{-1}（体重比では9.5 ml・min^{-1}）となる．基準値からみれば，

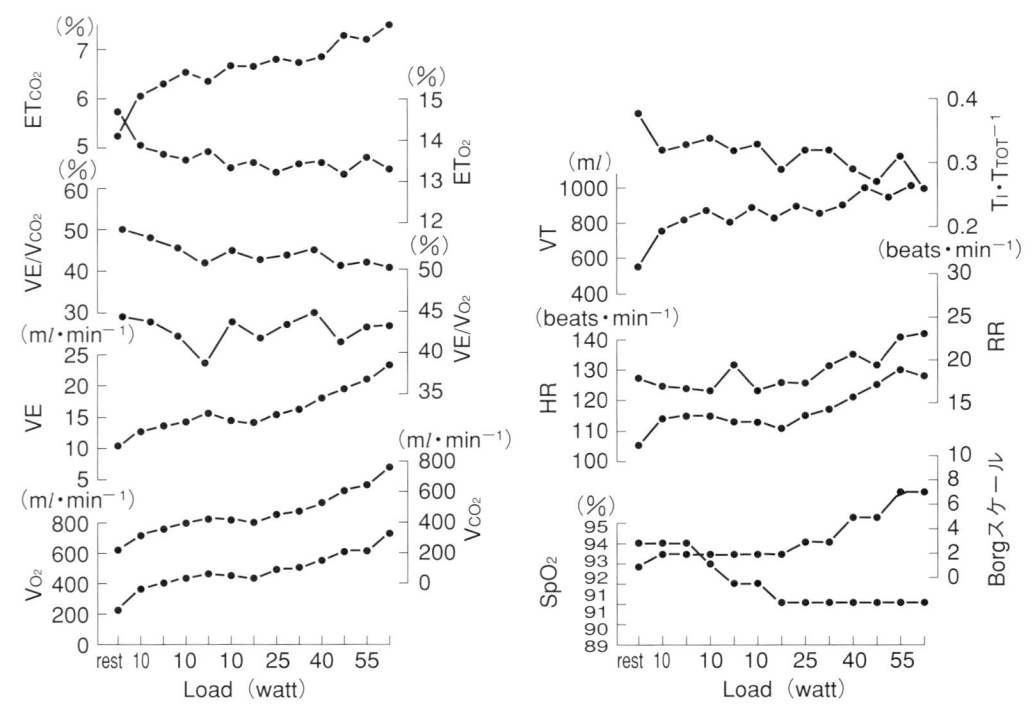

図5.27 EK，男性，78歳，気管支喘息例の運動負荷テスト結果
（%VC 71.5%，FEV 1.0%38.3%）

症例の最高酸素摂取量，嫌気性代謝閾値は，共に明らかに低く有酸素作業能力は明らかに低い．

運動の制限因子：換気機能をみると，運動終了時にみられた最高分時換気量は 23.3 $l\cdot min^{-1}$ と最大換気量（MVV）の 21.6 $l\cdot min^{-1}$ を上回っており，かつ一回換気量は運動後半に増加があまりみられなくなっていることから，分時換気量をこれ以上増加させることは難しいと考えられ，運動終了時の換気量は本症例にとっては限界に近く，明らかに呼吸器系が本症例の運動制限の一要因となっている．このことは運動終了後の問診からも明らかである．また，運動負荷テスト中の最大心拍数は 130 beats・min^{-1} と予測最大心拍数（210－年齢）の 132 beats・min^{-1} にほぼ近く，また運動終了時の血圧は収縮時血圧 201 mmHg，拡張期血圧 97 mmHg（安静時収縮時血圧 129 mmHg，拡張期血圧 83 mmHg）であったため，本症例の運動制限因子として循環器系もその一要因であると考えられる．さらに運動時低酸素血症もみられ運動制限の一要因と考えられる．

全身持久力トレーニング時の負荷強度：本症例では，運動時に SpO_2 の低下はみられるものの，運動終了時においても SpO_2 は 91% を維持している．筆者の施設では，酸素飽和度からみた運動中止基準として，SpO_2 が 88% を下回った場合としているため，本症例の運動負荷テスト中にみられる SpO_2 の低下は，それによりトレーニング強度を制限する結果にはならない．嫌気性代謝閾値での血圧は収縮時血圧 160 mmHg，拡張期血圧 98 mmHg，心拍数は 117 beats・min^{-1} であり，この負荷強度での血圧は特に問題ないと判断し，トレーニングの負荷強度は，全身持久力トレーニングの強度として用いることの多い嫌気性代謝閾値が出現した運動強度とした．

②**症例 T.K，男性，77 歳，結核後遺症，肺気腫例（%VC 35.2%，$FEV_{1.0}$%100%，MVV 38 $l\cdot min^{-1}$）**

運動負荷テスト中の各測定値の変化を図 5.28 に示す．遂行可能であった最大運動強度は，47.5 ワッツであった．運動終了後の問診では，患者は下肢筋疲労から運動を終了したと答えた．

換気様式の問題：安静時の換気様式は，一回換気量は 392 ml，呼吸数 20.1 beats・min^{-1}，分時換気量は 7.8 $l\cdot min^{-1}$ とやや呼吸数が多い．さらに運動時の換気様式は，一回換気量は最大 453 ml と安静時からほとんど増加させることができず，逆に呼吸数は 50.5 beats・min^{-1} まで著しく増加し，拘束性障害患者にみられることの多い，分時換気量の増加を呼吸数の増加に依存した典型的な換気様式を示している．また，最高分時換気量は 22.78 $l\cdot min^{-1}$ と著しく低い値で運動負荷テストを終了している．duty cycle（$TI\cdot TTOT^{-1}$）は，安静から運動時にかけて 0.4 から 0.45 の間でほとんど変化せず，上述した症例のように気道閉塞に伴う呼気延長はみられない．そのため本症例の場合，拘束性障害による肺活量の減少が一回換気量の増加を妨げ，分時換気量を増加できないと考えられる．また，肺活量から考えれば，運動中の一回換気量をもう少し多くできる可能性があるため（正常では肺活量の 50～60%），運動中に一回換気量を多くするよう意識させ，運動中の分時換気量の増加を呼吸数の増加に依存するのではなく，少しでも一回換気量に依存するようにエクササイズを行う必要がある．

有酸素作業能力：最高酸素摂取量は 524 m$l\cdot min^{-1}$（体重比では 13.8 m$l\cdot kg^{-1}\cdot min^{-1}$），嫌気性代謝閾値は，372 m$l\cdot min^{-1}$（体重比では 9.7 m$l\cdot kg^{-1}\cdot min^{-1}$）となる．最高酸素摂取量，嫌気性代謝閾値ともに低く有酸素作業能力は明らかに低い．

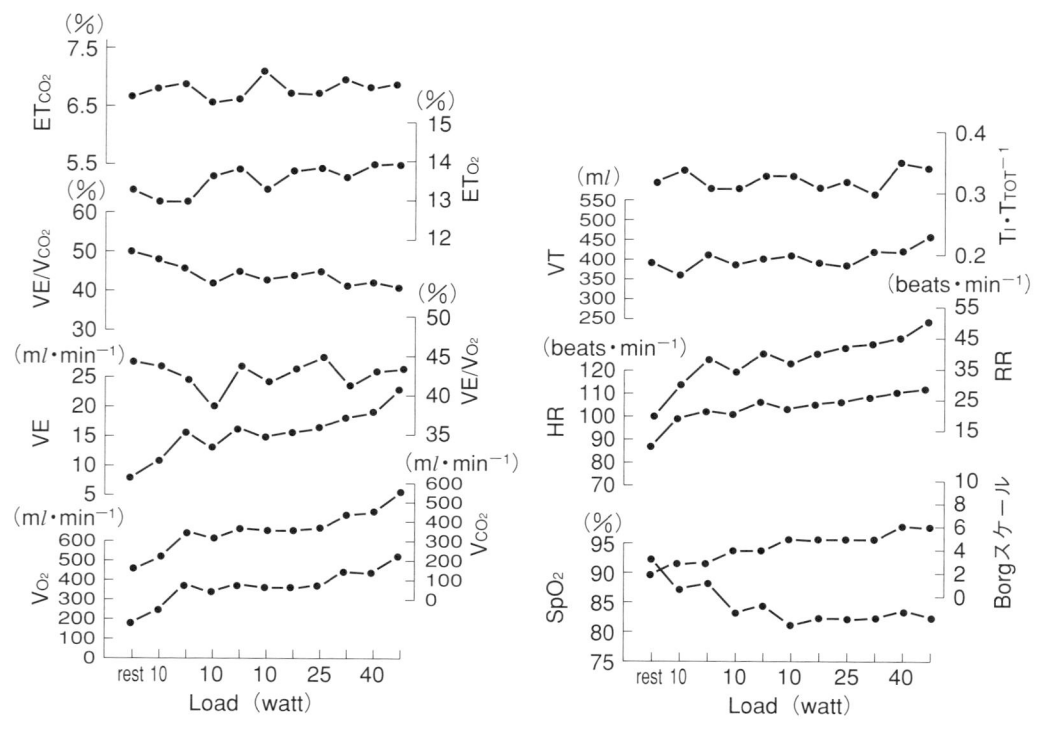

図5.28 TK，男性，77歳，結核後遺症，肺気腫例の運動負荷テスト結果
（%VV 35.2%，FEV 1.0%100%）

運動の制限因子：運動負荷テスト中の最大心拍数は 111 beats・min^{-1} と予測最大心拍数（210 − 年齢）の 133 beats・min^{-1} に比べると低い．また，運動終了時の血圧は収縮時血圧 130 mmHg，拡張期血圧 68 mmHg（安静時収縮時血圧 106 mmHg，拡張期血圧 68 mmHg）であったため，運動負荷テスト終了時においても循環器系には少し余裕があると考えられ，本症例の運動制限因子として循環器系の要因はあまり考えられない．また，最大換気量（MVV）は 38 l・min^{-1} で運動時の最高分時換気量は 22.78 l・min^{-1} であるため，換気能力は運動終了時に少し余力を残している．本症例では，運動時低酸素血症が顕著にみられ運動開始後1分半後に SpO$_2$ は 88% を下回りさらに低下している．そのため，低酸素血症が本症例の運動制限の一つの要因と考えられる．また，運動終了に患者は下肢の疲労感を強く訴えていたため，下肢筋力低下も本症例運動制限要因の一つと考えられる．

全身持久力トレーニングの負荷強度：本症例では，わずかな運動でも運動時低酸素血症が顕著にみられるため，基本的に全身持久力トレーニングの対象者ではない．行うとすれば，常時 SpO$_2$ をモニタし，インターバルトレーニングで SpO$_2$ が 88% を下回らないようにする必要がある．

引用文献
1) 矢崎義雄：循環器 MOOK No 10 運動指導・運動療法．南江堂，1995．

2) 谷口興一：心肺運動負荷テスト．南江堂，1993．
3) Wasserman K and Hansen JE et al："Principles of exercise testing and interpritation" 1994.Lea & Febiger.Fhiladelphia.
4) Bruce RA and Kusumi F et al：Maximal oxygen intake and nomographic assessment of functional aerobic impairment in cardiovascular disease. Am Heart ZJ.85:546-562, 1973.
5) Naughton J and balke B et al：Refinement of the method of evaluation and physical conditioning before and after myocardial infarction. Am J Cardiol 14:837-843, 1964.
6) Kattus AA and Jorgnsen CR：ST segment depression with near maximal exercise detection of pre-clinical coronary heart disease. Circulation 44:585-595, 1971.
7) 北村　論，他：COPD（慢性閉塞性肺疾患）診断と治療のためのガイドライン．日本呼吸器学会COPDガイドライン作成委員会，1999，pp20-23．
8) 松村　準・監訳：運動負荷試験ハンドブック．メディカル・サイエンス・インターナショナル，1997．
9) 村山正博，他：日本循環器学会・運動に関する診療基準委員会：日本人の運動時呼吸循環指標の標準値．Jpn Circ J 56（suppl V），1992，pp1514-1523．
10) 道場信孝，福井吹矢，他：Bruceのプロトコルを用いた多相トレッドミル負荷試験による酸素輸送至の機能評価—特に心血管反応の人種差別について—．呼吸と循環 28：507-512, 1980．
11) 秋山也寸史，川上義和：呼吸制御系異常の臨床診断法．呼と循 36：588-595，1988．

パルスオキシメータ（経皮的酸素飽和度測定器）

着目する生体現象

　正常人の場合，非常に激しい運動をした場合でも動脈血酸素分圧（PaO_2）が安静時の値より著しく低下することはほとんどなく，低下してもわずかである．そのため，心肺機能に障害のない対象者に何らかの負荷を行う場合，負荷した運動により，患者が多少の疲労感や息切れ感を訴えたとしても，その訴えの原因として，呼吸不全時のような低酸素血症を疑うことはほとんどなく，動脈血ガス分析を行うこともない．しかし，急性および慢性呼吸不全患者や心不全患者などの心肺系に障害をもつ対象者が息切れ感，呼吸困難感などを訴えた場合，その症状が低酸素血症により出現している可能性は高く，さらにチアノーゼの症状を示した場合では，動脈血ガス分析は不可欠な検査となる．また，重度な呼吸器不全患者では，体位変換や気管内吸引などでPaO_2は容易に変化するし，慢性呼吸器疾患では，ADL動作や数分の歩行でPaO_2の低下を示す症例は決して希ではない．さらに，正常人の場合PaO_2の低下は息切れ感，呼吸困難感などの自覚症状を必ず伴うはずであるが，慢性呼吸器疾患患者では，何らかの負荷によりPaO_2が低下したとしても，ある程度の低下までは自覚症状を訴えない症例も多い．そのため，動脈血ガス分析は，リスク管理，治療の効果判定などに利用できる非常に重要な検査で，可能であればモニタする必要がある場合も多い．しかし，動脈血ガス分析を行いPaO_2を測定するためには，動脈血を採血する必要があり，侵襲的でもあるため，モニタとして用いるためには無理がある．

一方，PaO_2 は，動脈血酸素飽和度（SaO_2）と関係して変化し，その関係を示したのがヘモグロビン酸素解離曲線である（図 5.29）．つまり，単純にいえば SaO_2 がモニタできれば PaO_2 をモニタできることになる．そこで開発されたのが，SaO_2 を非侵襲的に測定できるパルスオキシメータである．パルスオキシメータは，動脈血酸素飽和度（SaO_2）を被侵襲的に連続して測定できる機器であり，その原理は 1974 年，青柳により発表され，1980 年代に米国において実用的な装置が開発された[1]．現在，呼吸器関係の臨床，集中治療室，手術室などでは不可欠なモニタの一つとして汎用されている．

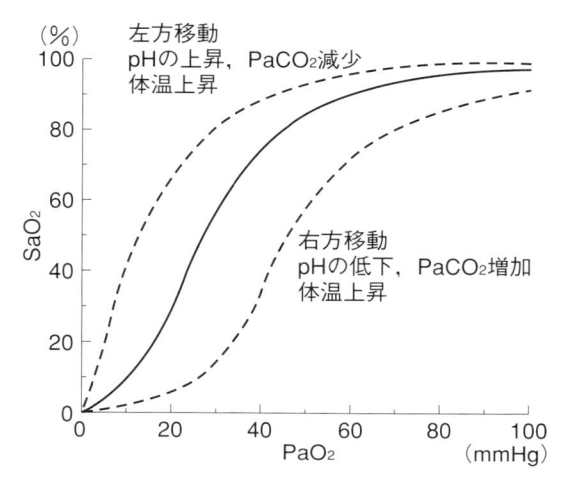

図 5.29 酸素解離曲線とその移動を招く因子

1. 酸素飽和度とは

動脈血から測定した酸素飽和度は SaO_2 と表記されるが，パルスオキシメータにより測定された動脈血酸素飽和度は SpO_2（%）と表記する．
血液の酸素飽和度は，以下の式で表される．

$SaO_2(\%) =$ 酸化ヘモグロビン$(O_2Hb) /$（還元ヘモグロビン$(RHb) + O_2Hb) \times 100$

つまり，酸素飽和度は O_2Hb と RHb の相対的な濃度により決まる．ヘモグロビンは，赤血球にある蛋白質でヘムとグロビン蛋白よりできている．ヘムは血液の赤い色のもととなっている原子団であり，中心の鉄原子 1 個が酸素と結合する場所である．ヘモグロビンは，4 個のサブユニットからなり，成人では α というサブユニットが 2 個，β というサブユニットが 2 個ある．サブユニットにはヘムが 4 分子存在し，ヘモグロビン 1 分子には，酸素が 4 分子まで結合可能である．しかし，ヘモグロビンは，常に 4 個の酸素分子と結合しているわけではない．酸素飽和度は，ヘモグロビンが用意している酸素の結合場所にどの程度の割合で酸素が結合しているかを表したものであり，すべてのヘモグロビンが 4 つの酸素と結合していれば酸素飽和度は 100% ということになる．

第5章 呼吸・循環・代謝機能の計測

　組織への酸素運搬量は，心拍数×動脈血酸素含量で表され，動脈血酸素含量は動脈血酸素分圧（PaO_2）×0.003 ml で表される溶解酸素と，ヘモグロビン g/dl×SaO_2×1.39 ml で表されるヘモグロビン結合酸素の和であるため，組織への酸素運搬はほとんどがヘモグロビンにより行われ，溶解酸素の酸素運搬量は，ヘモグロビンのそれに比べ 1/60 程度である．そのため酸素飽和度は生体にとって非常に重要なものである．

機器特性

1. 機器の原理 [1,2]

　血液には，O_2Hb と RHb の2つのヘモグロビンが混合されている．血液の酸素飽和度は，O_2Hb と RHb の相対的な濃度により決まるため，この2つの濃度の比を測定することができれば酸素飽和度を測定することができる．
　光を吸収する物質の濃度を測定するための原理として，Lambert-Beer の法則があり，次の式で示される．

$A \equiv \log(I_0/I) = ECD$

　入射光強度を I_0，透過光強度を I とした場合，両者の対数比は，光散乱のない場合は吸光度，光散乱のある場合は減光度といわれ，共に A で表す．光散乱のない場合つまり吸光度は，光吸収物質固有の光吸収係数（E），光吸収物質の濃度（C），試料の厚み（D）の積と等しい．もし試料の物質が a，b の2つありその濃度比を求める場合，それぞれの濃度を Ca，Cb であるとする．測定に用いる2つの光の波長を $\lambda 1$，$\lambda 2$ とする．2つの物質の吸光係数が波長を $\lambda 1$，$\lambda 2$ においてそれぞれ Ea1，Ea2 および Eb1，Eb2 とすると以下の式が得られる．

$A1 \equiv \log(I_01/I1) = (Ea1Ca + Eb1Cb)D$

$A2 \equiv \log(I_02/I2) = (Ea2Ca + Eb2Cb)D$

$\phi \equiv A1/A2$
　　$= (Ea1Ca + Eb1Cb)/(Ea2Ca + Eb2Cb)$

$Ca/Cb = (Ea1 - \phi Eb2)/(\phi Ea2 - Ea1)$

　この式より，2つの物質の濃度比を求めるには，あらかじめ各吸光係数の値を把握し，2つの波長吸光度を求めれば良いことになる．
　また，血液は組織内で拍動しているため，組織内の血液の厚みが増減することになる．この厚みの変動を ΔD とすると

$\Delta A \equiv \log[I/I - \Delta I] = EC\Delta D$

$\phi \equiv \Delta A1/\Delta A2$
　　$= (Ea1Ca + Rb1Cb)/(Ea2Ca + Eb2Cb)$

$Ca/Cb = (Ea1 - \phi Eb2)/(\phi Ea2 - Ea1)$

この場合，入射光強度を求める必要はなく透過強度を測定すれば良い．さらに，組織内で厚みが変化している動脈血だけを測定できる．もし，CaがO₂Hb濃度とCbがRHb濃度とすると
$$SaO_2 = Ca/(Ca+Cb)$$
となる．

パルスオキシメータは，以上のような基本的な原理を利用し，波長の異なる660 nm付近の光り（赤色光），940 nm付近の光（赤外光）を生体に照射することにより，それぞれの吸光度の違いからO₂HbとRHbの相対的濃度を求めている．図5.30は，横軸が光波長，縦軸がO₂HbとRHbの吸光度を示したものである．ヘモグロビンは，O₂Hbでは，赤色光よりも赤外光をよく吸収し，RHbでは，赤外光よりも赤色光をよく吸収する．そのため赤外光がよく吸収されるときは，酸素飽和度は高く，赤色光がよく吸収されるときは酸素飽和度が低いということになる．実際の計測時には，赤色光，赤外光を出す発光ダイオードが1秒間に数百回という高速で交互に照射され，データを取り込んでいるしている．このように高速に取り込むことにより，動脈血の拍動に伴う，赤色光，赤外光それぞれの吸光度の拍動性の変化を脈波として捉えることが可能となる（図5.31）．この赤色光，赤外光の波形の比は，SaO₂と直線的な関係があり[4]，この比が高ければ酸素飽和度が低く，低ければ酸素飽和度は高い．そのため，この関係からSpO₂を算出することができる．また，脈拍数も脈波から算出することができる．

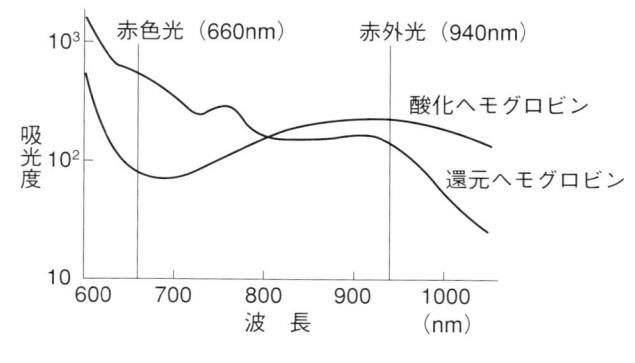

図5.30 ヘモグロビンの吸光特性[3]

2．センサの種類と特性

図5.32は，プローブ（センサを含むアタッチメント部分）の中でもっとも使用される頻度が高い手指につけるプローブの構造をしている．波長の異なる2つの光（赤色光，赤外光）を出す2個の発光素子（発光ダイオード）と組織を通過してくる光の強さを電流に変換する受光素子が計測部位を挟むように配置してある．プローブには，いくつかの種類があり設置部位により使い分ける．手指や耳朶につけることが多い透過性プローブと前額部や胸部で使用できる反射性プローブがある．

第5章 呼吸・循環・代謝機能の計測

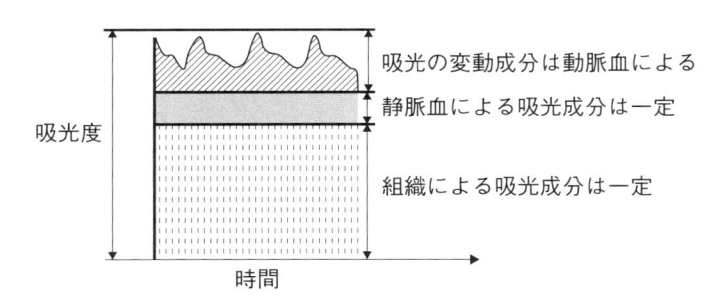

図5.31 パルスオキシメータの原理[4]
変化分から動脈の情報をとる図

3. 機器の構成

パルスオキシメータは，プローブ，センサケーブル，本体よりなる（図5.33）．機器本体には，脈拍数表示，SpO_2表示，脈波表示あるいはそのバーグラフ表示からなる（図5.33）．機器本体に表示されSpO_2値は，移動平均した値が表されている．また，警報機能，メモリ機能，プリンタ機能を備えたものも多い．

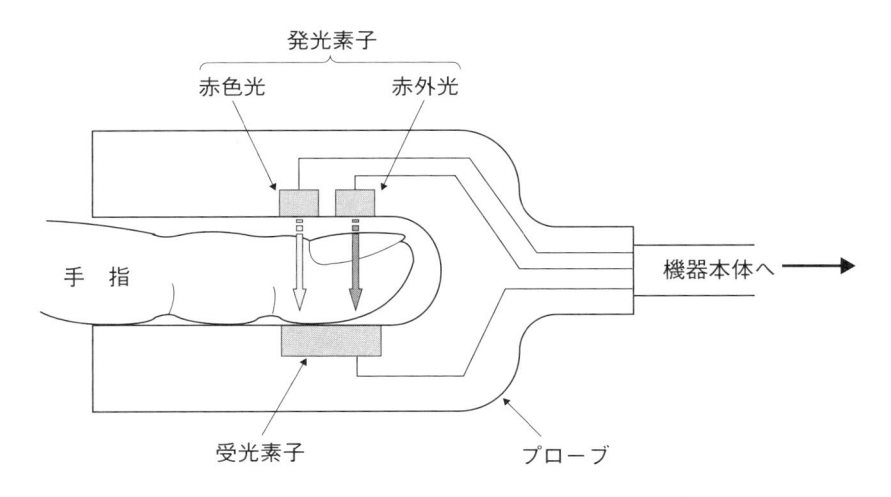

図5.32 パルスオキシメータのセンサの構造[5]

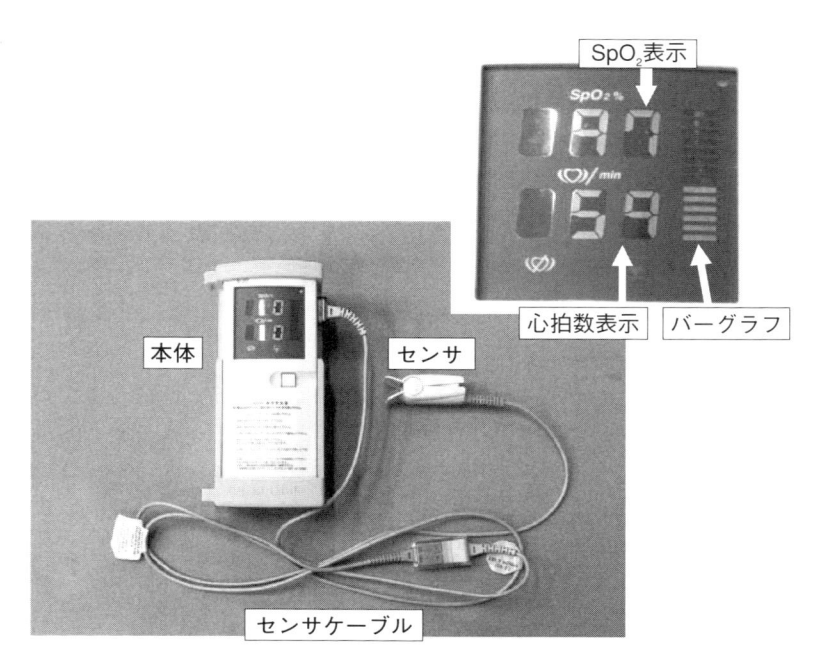

図 5.33　パルスオキシメータの構成

4．計測手順

パルスオキシメータは，プローブを手指，足指，耳梁などの計測部位に装着するだけで可能であるため，計測手順として特別に述べる点はないが，いくつかの計測上の注意点が報告されている．

1）体動による変化

パルスオキシメータの計測が正しく行われるためには，末梢に血液が規則正しく還流し，規則的な脈波の検出が必要である．そのため体動によりプローブと計測部位との接点が変化すると正確な値を表示しない場合がある．運動中の SpO_2 を計測することが多い場合，この器械特性は非常に大きな問題となる．目的の動作中にあまり動きを伴わない部位にプローブを設置したり，プローブの固定方法に注意が必要である．近年，さまざまな機器の改良により，体動にあまり左右されない機器も開発されている．

2）プローブ部への光の混入

プローブの装着が不確実で受光部に外部から，蛍光灯，日光などの光が混入すると正確な値が得られず，実際の値よりやや低い値を示す．プローブを正しく装着し，必要であれば光を通さないよう布でプローブを覆うと良い．

第 5 章　呼吸・循環・代謝機能の計測

3）末梢循環障害

末梢循環障害でプローブ装着部の拍動が弱いと脈波がはっきりとせず正確な表示ができなくなる．循環器疾患患者では運動負荷中の SpO_2 を計測するとプローブ装着部の循環が低下することにより SpO_2 を過小評価する可能性がある．また，慢性呼吸器疾患患者の運動負荷中の SpO_2 計測においても，やや測定誤差が大きくなるとする報告もある．低体温，血管収縮がみられる場合では，測定誤差が拡大するか，計測不能となる可能性がある．

4）使用に伴う皮膚障害と皮膚の状態

長時間の装着を行うと，装着部に水疱形成，発赤などが起こることが報告されている．定期的な皮膚状態の確認と装着部の移動が必要である．また，施設内にいくつかのメーカーのパルスオキシメータがある場合，機器本体にメーカーの異なるプローブを取り付けてしまうとプローブ部に異常加熱が起こり熱傷が起こる可能性があるといわれている．また，色素沈着のある症例，黒人では測定誤差が拡大する．

5）測定上の精度

動脈血採血による PaO_2，$PaCO_2$ の測定誤差は，±1% 程度である．パルスオキシメータの計測した SpO_2 は，SpO_2 が 70% 以上の高い領域では，実際に動脈血から測定した SaO_2 と ±2% 程度の誤差しかなく，かなり高い精度がある[2]．しかし，SpO_2 がこれ以上低い場合は精度は低下するといわれている．また，パルスオキシメータの多くの機種では，脈波を表示する機能，もしくはそのバーグラフの表示機能がある．実際の計測時には，表示される SpO_2 と合わせて脈波の表示に注意する必要がある．パルスオキシメータの原理から考えれば，脈波が正確に，かつ規則正しく測定できていないときに表示される SpO_2 は，正確な値とはいえない．しかし，パルスオキシメータは，脈波が正確かつ規則正しく測定できていないときでも SpO_2 の値を表示することがあり，このような場合の測定結果は評価として用いるべきではない（図 5.34）．

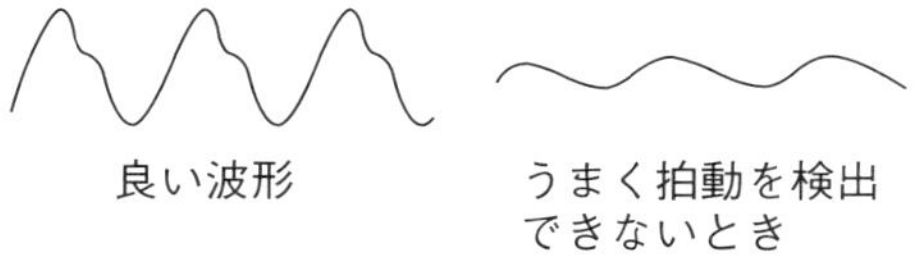

図 5.34　脈波形の良い波形とうまく拍動を検出できない場合の波形[6]

5．利用できるパラメータ

利用できるパラメータは，SpO_2（%），心拍数（beats・min^{-1}），脈波である．

計測デザイン

【パルスオキシメータを用いた計測結果の解釈】

1気圧は，760 mmHg（圧力の単位は Pa（パスカル）がもっともよく使用されるが，ここでは医学の世界で慣習的に使われている mmHg を使用する）で生体内では約 47 mmHg が水蒸気であり，ガスの部分は 713 mmHg となる．PaO_2 が 100 mmHg とは，100÷713＝0.145 で，14.5% の酸素を含む1気圧のガスと血液が平衡状態にあるということである．酸素飽和度は酸素分圧と関係して変化し，その関係を示したのがヘモグロビン酸素解離曲線である（図 5.35）．酸素解離曲線は，S字型をしており，この関係が肺では効率良く酸素とヘモグロビンが結合し，末梢組織では効率よく酸素を放出することを可能にしている．この酸素解離曲線は pH，温度，二酸化炭素分圧などの値により左右に移動する．酸素解離曲線が右に移動すると末梢組織で酸素を放出しやすいが肺での酸素摂取には不利となり，左に移動すればその逆の結果となる．

先にも述べたとおり，SaO_2 は PaO_2 と密接な関係があるため，SpO_2 は PaO_2 のモニタとして使用される．図 5.35 で理解できるが，酸素解離曲線からいえば，SpO_2 は 90〜91% で PaO_2 約 60 mmHg に，SpO_2 は 83〜85% で PaO_2 約 50 mmHg に相当する．しかし，SpO_2 と PaO_2 の関係は直線関係ではないため，SpO_2 変化に対する PaO_2 の変化度合いは，SpO_2 のレベルにより大きく異なる．SpO_2 が 90〜99% の間での変化は PaO_2 約 15 mmHg 程度の変化しかないが，SpO_2 が 80〜89% の変化では PaO_2 約 30 mmHg 程度の変化する．また，SpO_2 は 100% 以上がないために，PaO_2 が 100 mmHg 以上のレベルで変化している場合，SpO_2 はその変化をまったく表現してくれない．つまり，PaO_2 が比較的高いレベルにある場合，PaO_2 のモニタとしての SpO_2 の反応性は乏しい．

パルスオキシメータの脈波形の幅は循環血液量を反映するといわれている．そのため，パルスオキシメータは脈波形を利用することで末梢における循環のモニタとしても利用可能である．循環血液量が低い場合，脈波が大きくなり，ピークの変動が激しくなる[6]（図 5.35）．

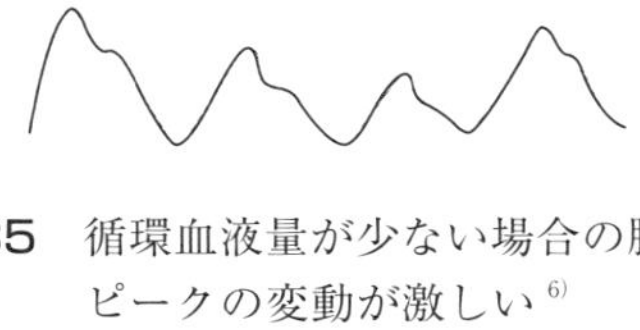

図 5.35 循環血液量が少ない場合の脈波形
ピークの変動が激しい[6]

第5章　呼吸・循環・代謝機能の計測

1. パルスオキシメータにより慢性呼吸器疾患患者の動作中の SpO$_2$ をモニタする

1）計測の目的

　慢性呼吸不全患者の運動を行わせる場合，パルスオキシメータは運動時低酸素血症のモニタとして有用である．正常人の場合，非常に激しい運動をした場合でも PaO$_2$ が安静時の値より著しく低下することはない．しかし，慢性呼吸器疾患患者では，動作により PaO$_2$ が低下する症例がみられる．これは運動時低酸素血症といわれ，息切れ，頻脈，疲労の原因になるばかりでなく，低酸素性肺血管攣縮を起こし，肺高血圧，右心負荷，右心不全の原因となる．そのため，慢性呼吸器疾患患者の運動療法の中で，肺炎などで急性憎悪を起こしてからの離床時はもちろん，症状安定期にある症例においても，歩行，入浴などを代表とする ADL 動作時に運動時低酸素血症の状態を把握する必要がある．パルスオキシメータは，計測方法が非常に簡便であるため，この計測デザインでは，慢性呼吸器疾患患者での使用例を紹介する．

2）計測の具体的方法

①急性憎悪からの離床開始時に SpO$_2$ をモニタする

　図 5.36 は，慢性呼吸器疾患患者が肺炎や喘息発作などの急性憎悪で入院した後，離床を開始し，はじめて病棟内で歩行を行ったときの SpO$_2$ のモニタ結果である．歩行速度は，特に設定せず自由な歩行速度とし，SpO$_2$ の低下もしくは患者の自覚症状により歩行は中止している．腹式呼吸や深呼吸の方法などの呼吸法は特に意識させていない．急性憎悪後はじめての歩行であるため数分程度しか歩行は行えていないが，多くの症例で SpO$_2$ の著しい低下が観察される．

　また，図 5.37 は，急性憎悪で入院した慢性呼吸器疾患患者 2 例が離床を開始し，はじめて病棟内で歩行を行ったときの SpO$_2$ の変化を示している．この 2 症例では腹式呼吸や深呼吸などの呼吸法を意識せず，自然な呼吸で歩行させたときには，換気様式は浅表性で，SpO$_2$ は低下がみられた．そのため，休息をとった後，浅表性の換気様式を意識的にわずかに深大性の様式に変化させる．簡単にいえば，深呼吸を意識させ歩行させた場合の SpO$_2$ の変化をみた．この 2 症例では，自然な呼吸で歩行させた場合，換気様式は浅表性で呼吸数は 25〜30 beats・min^{-1} を示し運動時低酸素血症がみられるが，深呼吸を意識させることにより，換気様式もわずかに深大性に変わり，呼吸数も 20 beats・min^{-1} 前後に下がり，運動時低酸素血症もみられなくなっている．このように，パルスオキシメータは，運動時低酸素血症の把握だけでなく，治療の効果判定としても有効である．

②症状安定期の運動療法中の SpO$_2$ をモニタする

　慢性呼吸器疾患患者の症状安定期に運動療法プログラムには，四肢の筋力トレーニング，自転車エルゴメータやトレッドミルを用いた運動負荷がよく適応される．このときにも，運動時低酸素血症が診られる患者では，パルスオキシメータにより SpO$_2$ をモニタリングながら運動療法を

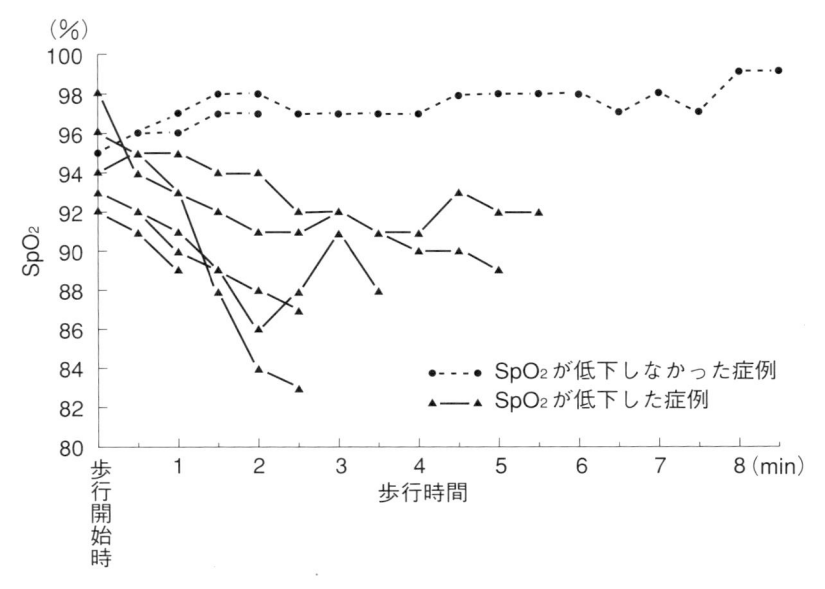

図 5.36　慢性呼吸器疾患患者が肺炎や喘息発作などの急性増悪で入院した後，離床を開始し，はじめて病棟内で歩行を行ったときの SpO_2 のモニター結果

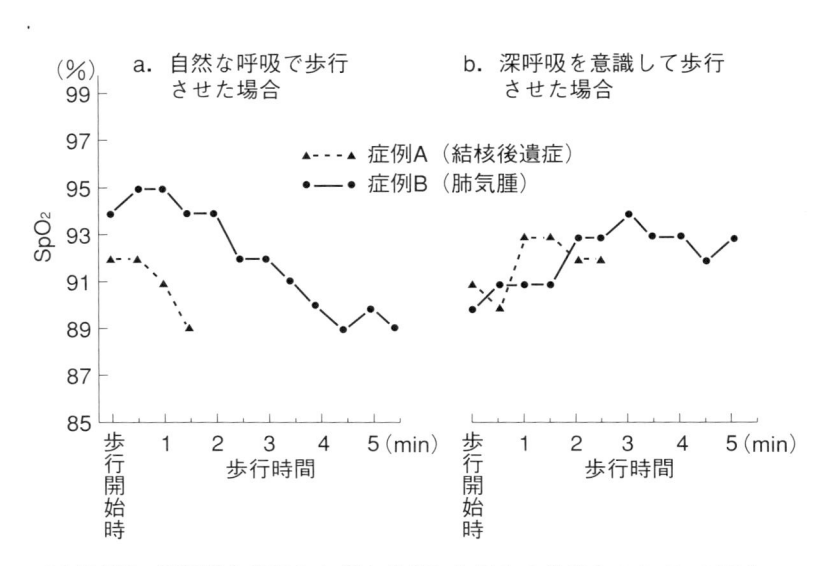

図 5.37　深呼吸を意識しながら歩行した場合の歩行中の SpO_2 の変化

第5章 呼吸・循環・代謝機能の計測

進めることが望ましい．

図 5.38 は，67 歳，男性，肺気腫例（在宅酸素療法例，%VC 63.3%，FEV 1.0%23.3%）の上肢の筋力トレーニング中の SpO_2 の変化と計測風景を示したものである．本症例では，連続してトレーニングを行うと運動時低酸素血症がみられるため SpO_2 をモニタし，SpO_2 が 88〜90% まで低下すれば休息をとり，SpO_2 が回復した後，再度トレーニングを開始するようにしている．

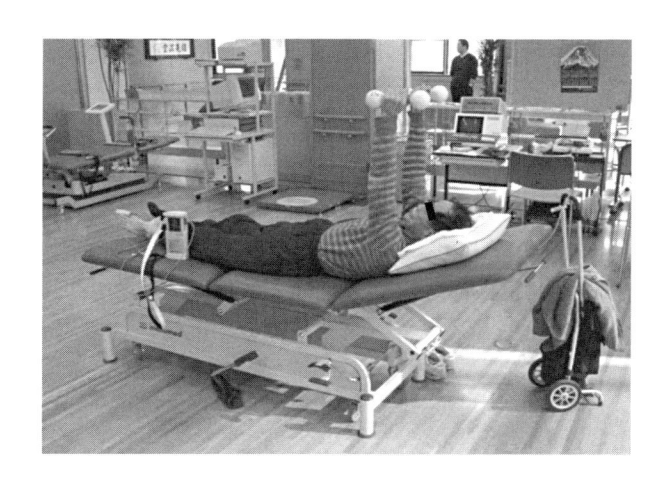

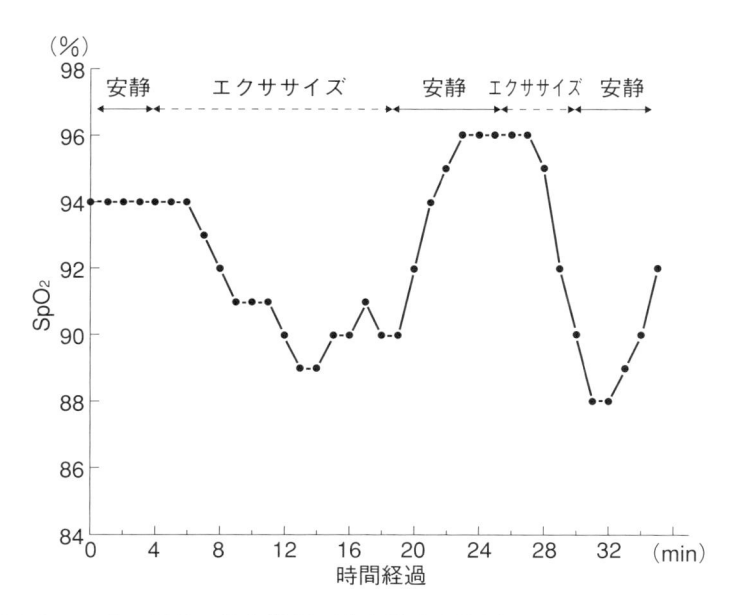

図 5.38 67歳，男性，肺気腫例（在宅酸素療法例，%VC 63.3%，FEV1.0% 23.3%）の上肢トレーニング中の SpO_2 の変化

③各 ADL 動作中の SpO_2 をモニタする

慢性呼吸器疾患患者にみられる運動時低酸素血症は，重度な例では，各 ADL 動作時にも観察される場合がある．そのため，慢性呼吸器疾患の ADL 評価では，他の疾患の場合のような動作そのものの自立度や方法の評価のみではなく，動作時の SpO_2 の変化，自覚的運動強度（Borg スケール）などの評価が必要である．また，実際の動作パターンや動作時の呼吸様式の変化を同時に観察することにより，どのような動作時に SpO_2 の低下を起こしやすいのかを観察できる．図5.39 は，各 ADL 動作時のパルスオキシメータによる SpO_2 の測定風景である．

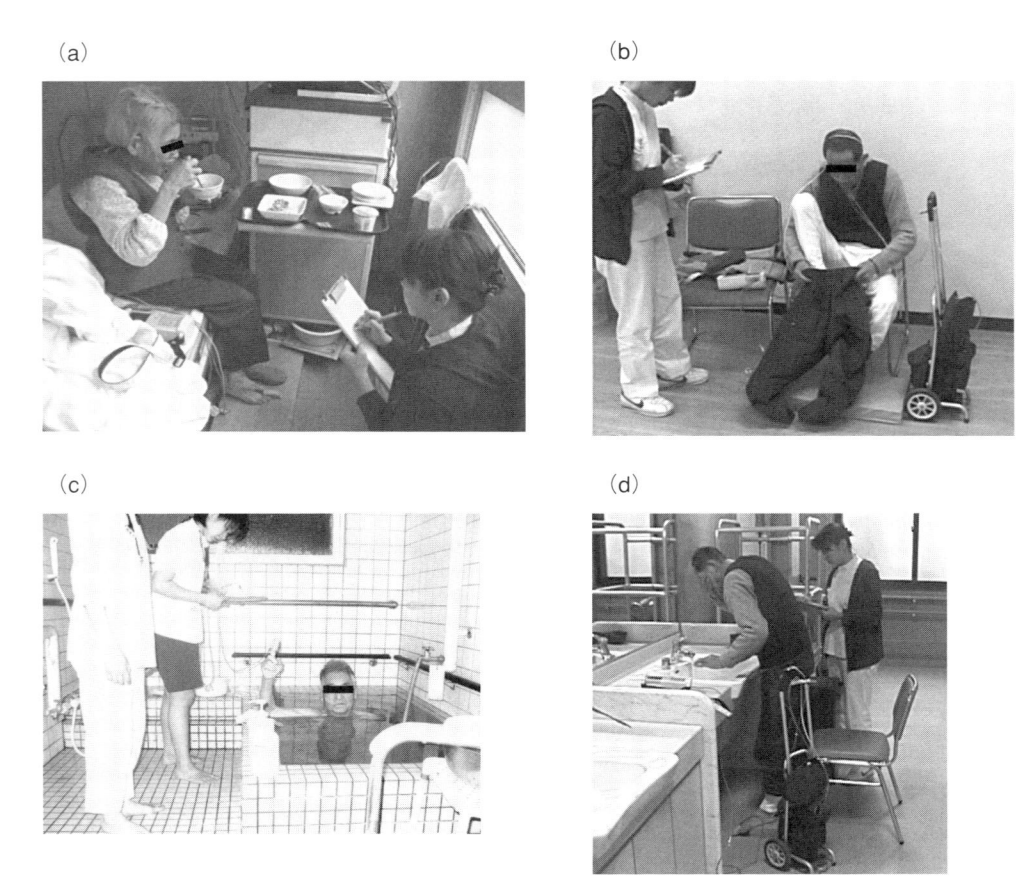

図 5.39 各 ADL 動作時のパルスオキシメータによる SpO_2 の測定風景
(a) 食事動作，(b) 更衣動作（ズボン），(c) 入浴動作，(d) 整容動作
プローブは (a)(d) が足指，(b) が耳朶，(c) が手指に装着している．

3）解釈と考察

慢性呼吸器疾患では，上述のように各動作時に SpO_2 の低下を起こしやすく，パルスオキシメータは，そのモニタとして非常に有用である．動作時に SpO_2 の低下がみられる症例では，一般的に SpO_2 が 88% を下回れば，その動作中止し休息をとらせたり，それ以上の運動強度は行わせないよう指導する場合が多い．また，各 ADL 動作時では，①息を止めて行う動作（例：口をゆすぐ，顔を洗う・拭く，上衣を被る，排尿時），②体幹を前傾して行う動作，③上肢を挙上する動作（例：上衣を被る）などで SpO_2 の低下を示すことが多く，動作中に，呼吸に合わせて行う，動作の途中で休息を入れる，などの指導が必要となる．

2．外科手術前後の急性呼吸不全患者に対し，パルスオキシメータを用いて SpO_2 をモニタする

1）計測の目的

外科手術後の患者に対する呼吸理学療法では，患者の状態に合わせ体位変換，気道洗浄，呼吸練習などのプログラムが行われる．外科手術後の患者で換気不全が比較的軽度な症例では，術後に行われる酸素投与により PaO_2 は，100 mmHg 以上にコントロールされる場合が多い．そのため，たとえば，体位変換により患者の PaO_2 が 120 mmHg から 160 mmHg へ著しく改善されても，その逆に PaO_2 が低下しても，PaO_2 が 100 mmHg 以上のレベルで変化しているかぎり，SpO_2 は PaO_2 の変化をまったく表現してくれず，100% を示しているだけである．したがって，パルスオキシメータによる SpO_2 のモニタは，患者の急激な状態変化で PaO_2 が 100 mmHg を大きく下回るような場合を除くと，PaO_2 の変化を反映するモニタとしては適切とはいえない．しかし，換気不全が重度な症例では，パルスオキシメータによる SpO_2 の変化は，呼吸管理中のモニタとして有用な場合が多い．

2）計測の具体的方法

たとえば，重度な換気不全を伴う患者で，気管内挿管中の患者では，気管内吸引操作による気管内洗浄は頻回に行われるが，この操作に伴い SpO_2 の低下がみられる場合がある．この SpO_2 の低下は，換気不全が重度な患者ほどよく観察される．このような場合，気管内吸引中に SpO_2 をモニタし，もし低下した場合には，その時点で操作を中止し，SpO_2 が回復するのを待って再度吸引操作を行うことにより，吸引操作による SpO_2 の低下を防ぐ方法がとられる．そのため，このような症例では，パルスオキシメータによる SpO_2 のモニタは不可欠なものとなる．

また，SpO_2 の値が 100% を下回っている患者では，呼吸練習や体位変換などのさまざまな呼吸理学療法中に SpO_2 の変化を観察することにより，施行した療法が患者の酸素化能にどのような変化を及ぼしているのかをリアルタイムに観察することができ，その結果をもとに，その場ですぐにでも理学療法プログラムに反映させることができ，非常に有用なモニタとなる．

引用文献

1) 青柳卓雄：パルスオキシメーター．医器学 68：1-5，1998．
3) 青柳卓雄：パルスオキシメーターの理論と性能改善．医器学 66：34-39，1996．
3) 成位浩司：パルスオキシメーターによる酸素飽和度（SaO_2）モニター．J Clin Rahibi 4，1995．
4) 諏訪邦夫：パルスオキシメータ．中外医学社，1989．
5) 渡辺敏：パルスオキシメーター光で読みとるすぐれ者．看護学雑誌 59：858-860，1995．
6) 新見能成：パルスオキシメータ．Expert Nurse 15：111-119，1999．

血圧計

　血圧は循環に関する重要な指標であるが，循環に関してごく近い時代まで心臓と血管の正しい役割は知られていなかった．血液循環を明らかにしたのはウィリアム・ハーヴェイ（Harvey, W）で，1628 年「心臓と血液の運動」という本に記した[1]．一方，血圧が医学に登場するのは少し後になる．歴史のうえで血圧を最初に測定したのは医師ではなく牧師であった．1733 年，ヘールズ牧師（Hales, S）は馬を寝かせて，頸動脈にカテーテルを入れた後，それをガラス管につなげて垂直に立て，どこまで血液が上がるのかを測定した[2]．さらに 1 世紀以上経過した後，1876 年リヴァ・ロッシ（Riva-Rocci, S）が上腕にカフを巻いて初めて間接的に血圧を測定することに成功し（橈骨動脈の触診法），1905 年にはコロトコフ（Korotkoff, N.S）が聴診器を用いて測定する方法（聴診法）[2]を生み出して現代へとつながる．心臓は生体を構成する細胞社会へ必要な血液を送るポンプであり，血圧は血流を生み出すための大切な力源として重要である．

着目する生体現象

1．末梢血管抵抗と血圧

　血管を水道管のような剛体とみなし単純化すると，血圧は一回拍出量と末梢血管抵抗の積で表せる．これは電圧が電流と電気抵抗の積で求められるのと同じ考え方であり対比させると理解しやすい．ただし，ここでいう血圧とは最高血圧（収縮期血圧）と最低血圧（拡張期血圧）の圧力差（脈圧）のことであり，

　　脈圧＝一回拍出量×末梢血管抵抗，　一回拍出量＝脈圧／末梢血管抵抗 ……………………(1)

として定式化できるものである[3]．すなわち，われわれは血圧測定によって血流の状態を間接的にみていることになる．また，この式から右辺の分子である脈圧がゼロになれば血流の途絶えることは明白であり，血圧が高くとも脈圧がなければ血流は生じない．血圧の単位は慣習的に mmHg が用いられており，1 気圧は 760 mmHg に相当する．最近では医学雑誌でも血圧の単位を SI 単位である Pa で表示することが多くなってきている（詳細は第 3 部　計測に必要な物理・

工学的基礎を参照).

　それでは,動脈硬化によって血管内径が細くなり末梢血管抵抗が増加した場合に,血流を一定に保つためにはどのようになるであろうか.基本的に動脈硬化により末梢血管抵抗が増加した場合には血管全体の容積が小さくなるので拡張期血圧は上昇するのは理解できよう.加えて,脈圧を末梢血管抵抗の増加に比例してあげなければならないので,収縮期血圧はそれだけ高くなる.このような収縮期血圧の上昇に伴い,次には血管の強度が問題となる.脆弱した血管は内圧に耐えられなくなり破綻をきたすことになる.すなわち,リスク管理の問題につながるのである.臨床場面で血圧を計測する重要な目的の一つとなる.

2. 自律神経活動

　循環器系は自律神経の支配を受けて,血流を維持するために働いている[4].すなわち,心臓の収縮リズム,収縮力,血管の収縮・弛緩を調節することによって血圧,血流を制御しているのである.別の言い方をするならば,血圧には自律神経活動の情報が含まれているということになる.

3. 血圧曲線と平均血圧

　ここまでみてきたように血圧の代表値として用いられているものには収縮期血圧,拡張期血圧,さらにその差である脈圧があげられるが,もう1つ,平均血圧という重要なパラメータがある.心拍動の1周期において血管壁にかかる圧力の平均を求めるときには単純に拡張期血圧と収縮期血圧の中間の値にはできなく,血圧が連続値である時間の関数として捉えなければならないので

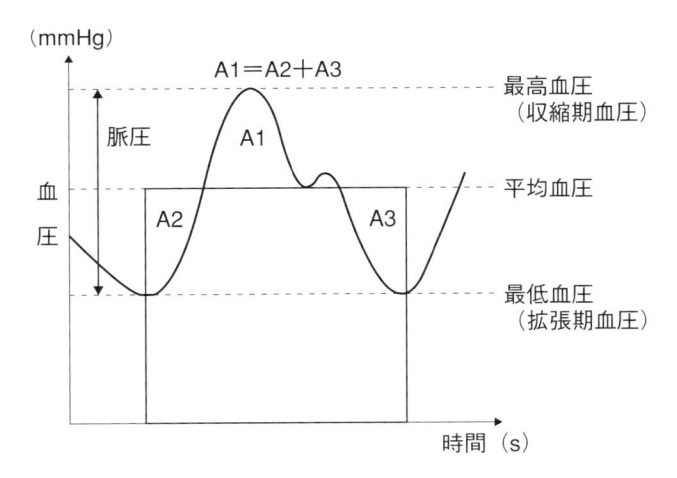

図 5.40 動脈圧波形と血圧の指標.収縮期における最大値を収縮期血圧,拡張期における最小値を拡張期血圧,収縮期血圧と拡張期血圧の差を脈圧とする.平均血圧は血圧曲線の面積(時間×血圧)を平均化したときの血圧値で,面積 A1 が面積 A2 と面積 A3 の和と等しくなる.

ある．刻々と変化する血圧値に時間を乗じた値が意味をもってくるわけで，すなわちそれは血圧曲線の面積を表している．以上のことより，平均を求めるときは図に示す部分の血圧曲線の面積が等しくなる値をとると良いことがわかる（図5.40）．

機器特性

1．機器の原理

血圧測定において直接法は脈管内にカテーテルを挿入してカテーテル内に封入した流体を体外に置かれた圧力センサにつなげ血管内圧を測定するものである．一方，間接法はカフを測定部位に捲きつけ側圧をかけて血流の状態を観察することにより血圧を測定する方法で，大きくは聴診法と自動測定法に分けられる．さらに，自動測定法はある時間内の血圧を1回のみ測定する1点測定法（カフ方式自動血圧計）と，1拍ごとに測定する連続測定法に分けられ，一般的に普及している方法はカフ方式自動血圧計である．ただし，短時間の変化を観るには連続測定法が適し，運動時の血圧応答に関する研究にも応用されている[5]．

1）聴診法

聴診法は上腕動脈をカフで圧迫し，聴診器にてコロトコフ音（K音）を判別し血圧を判定するものである．測定部位にカフを装着して加圧後に徐々に減圧してゆくと，その過程でK音が発生する．K音はスワンの第1点から第5点に分けられ（図5.41），スワンの第1点（発生開始点）のカフ圧を最高血圧，第5点（消失点）を最低血圧とするものである．K音の発生機序については

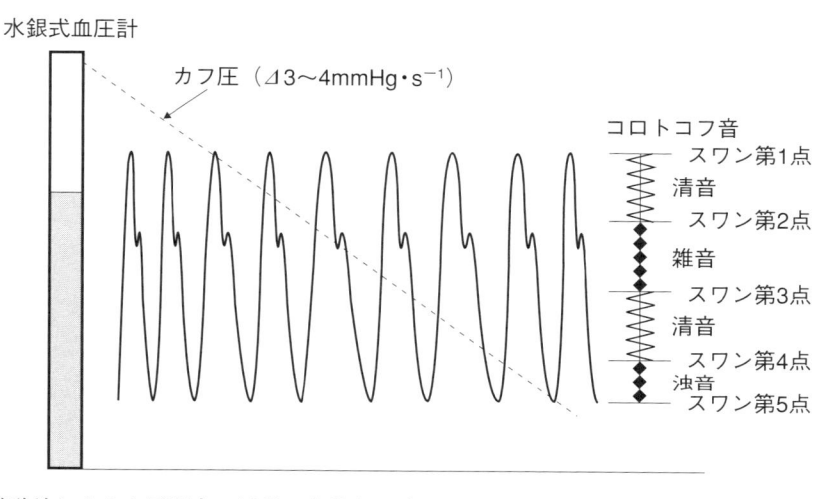

図5.41 聴診法による血圧測定の原理．自動血圧計ではカフ圧の減圧速度を$3\sim4\,mmHg\cdot s^{-1}$としている．カフ圧を減圧し，収縮期血圧になるとコロトコフ音（スワン第1点）が聴こえ始め，拡張期血圧よりカフ圧が低くなるとコロトコフ音が消失する．

諸説あり，血管内腔狭窄に伴う乱流や渦流によるとするもの，血管壁の急激な開閉運動に伴う衝撃波によるものなどが考えられている[6]．測定器には水銀式血圧計やアネロイド式血圧計が用いられる．

2) マイクロフォン法

聴診法を自動化したものでマイクロフォンによってK音を取り込み血圧の判定を行う．判定方法は各機種によって異なるが，運動負荷用に開発されたものでは測定した波形に帯域通過フィルタをかけ，さらに心電図と同期させることにより体動に伴う雑音を除去して各点を判定している．もちろんその一方で，カフ圧を半導体圧力センサで制御し，K音の情報をもとに血圧を決定している[6]．

3) オシロメトリック法

カフ加圧後の減圧過程で，血管壁運動を反映したカフ圧の変動である圧脈波を測定し，急激に圧脈波が増大する点を最高血圧，また逆に急激な減少の終わった時点を最低血圧とするものである．最高血圧および最低血圧を決定するアルゴリズムは各機種によって異なるが，基本的にはカフ圧減少に伴う振幅頂点の放落線の推移をコンピュータで解析し微分（差分）によって変曲点を求め，立ち上がり点を最高血圧，立下り点を最低血圧とする[7]．こちらはカフ圧の微小変化を捉えるもので，センサとしては半導体圧力センサだけの情報をもとに血圧を決定するので機器の構成としてはマイクロフォン方式よりも単純なものとなる．

2．センサの種類と特性

1) センサ

自動血圧計には測定原理に基づき，オシロメトリック法では半導体圧力センサが，マイクロフォン法ではそれに加えマイクロフォンが用いられている．半導体圧力センサとしてはピエゾ抵抗効果を利用したダイアフラム型感圧部が広く使用されており，センサの静特性として 100 kPa（≒750 mmHg）程度までの直線性を保持する[8]．一方，マイクロフォンは空気の振動（音）を静電変換方式で電気信号へ変換，すなわち振動板（可動電極）と固定電極でコンデンサを作り，振動によって電極間距離が変動することによって生じる静電容量変化を検出するものである．

2) 自動測定法における誤差

自動測定法の誤差は，機器の特性に起因するものと測定原理に起因するものとに大きく分けられる．はじめに機器の特性に関するものでは，第1に各測定法に共通部分である半導体圧力センサの誤差があげられる．圧力センサの誤差は JIS 規格（JIS T 1115）により±4 mmHg 以内（使用環境温度 18～23℃）と定められており[9]，市販されている機種の精度もこの範囲のものが多い．ただし，センサの静特性は環境温度などに影響を受けるため，仕様に記載されている使用環境を

守る必要がある．第2にはカフの大きさがあげられる．これまでカフの大きさ測定値に影響を与えることが多くの報告によって明らかにされており，そのためJIS規格でカフの大きさは幅130 mm，長さは220〜240 mmに統一するよう決められている．

次に測定原理に起因する誤差として，マイクロフォン法では減圧速度に伴う誤差があげられる．一般にカフ圧の減圧速度は3〜4 mmHg・sec^{-1}であり，心臓が拍動しない間も下がり続ける．したがって，被験者の拍動周期が1秒とすると最大で3 mmHg程度の誤差が生じる可能性がある．また，マイクロフォン法にしてもオシロメトリック法にしても，判定のアルゴリズムが各社で統一されておらず，そこに誤差の生じる可能性がある．

このように，血圧の測定誤差はセンサの誤差にとどまらず，複合的な形でどの測定法にも誤差を招く要因が存在するので，残念ながら真値を求めることが難しい．一般的には直接法と他の測定値を比較することが多いが，直接法でもカテーテル—圧センサ系の動特性などを考慮すると必ずしも真値とはいえないことに留意する必要がある．

一方，臨床において血圧測定系の全体としての誤差を大まかに把握するには，人の判断を頼りにする．図5.42は自動血圧計の簡易誤差測定法を示したものである．水銀マノメータに3方向の連結管を取り付け，1方向はカフへ，他方は自動血圧計へと連結する．自動血圧計で測定するのと同時に習熟した検者が聴診法により血圧値を判定するものである．

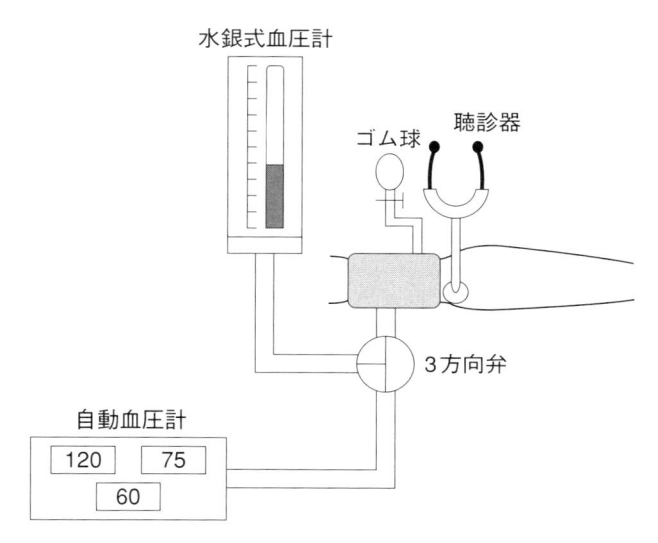

図5.42 自動血圧計の校正．自動血圧計に3方向弁をつけ，水銀式血圧計でも聴診法によって同時に測定する．このとき，検者の測定値と自動血圧計の測定値を比較することにより校正を行う．

第5章 呼吸・循環・代謝機能の計測

3. 機器の構成

大きくは本体とカフ部に分けられる．カフ部は，オシロメトリック法では加圧装置のみとホースで連結され，マイクロフォン法ではさらにマイクロフォンが取り付けられている．本体には加圧装置，演算部，表示および記録装置がついている（図5.43）．近年，大容量の記憶装置が付いた，24時間血圧監視装置が臨床的にも応用されている．

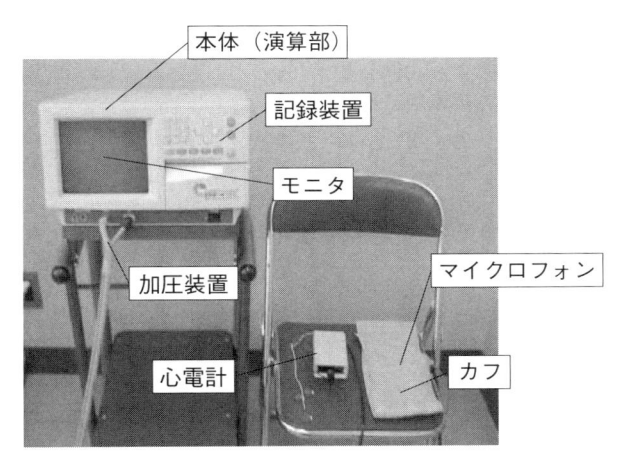

図 5.43 血圧計（コロトコフ法）の構成（EBP300，ミナト医科学製）．本体（演算部），記録装置，モニタ，加圧装置，カフ，マイクロフォン，心電計によって構成される．マイクロフォンはカフに取り付けられている．

4. 計測手順

血圧は変動しやすく，安静時に条件を決めて計測しようとする場合には，対象者を計測環境におき安静を充分にとらせることが重要である．また，血圧は発語や感情に影響を受けるので，その点でも配慮が必要である．マイクロフォン法では，マイクロフォンが上腕動脈の直上にあることが望ましく，それを触知した後，カフの位置を設定する．衣服などで上腕がすでに圧迫されている場合には（カフ圧＋衣服による圧）が本来の血圧となり誤差を生じるので注意を要する．運動時の血圧計測はなるべく肘を伸展し，力を抜いた状態で計測することを薦める．

5. 利用できるパラメータ

1) 収縮期血圧 (systolic blood pressure)
最高血圧ともいい，血圧曲線における最大値に相当する (図 5.40).

2) 拡張期血圧 (diastolic blood pressure)
最低血圧ともいい，血圧曲線における最低値に相当する (図 5.40).

3) 平均血圧 (mean blood pressure)
血圧曲線の面積（時間×血圧）を平均化したときの血圧値（図 5.40）．一般には，大動脈および末梢動脈での血圧波形を考慮して，次式のように近似できる[3]．

大動脈：$P_M ≒ (P_D+P_S)/2$ ……………………………………………………… (2)
末梢動脈：$P_M ≒ P_D+P_P/3$ ……………………………………………………… (3)
{P_M：平均血圧，P_D：拡張期血圧，P_S：収縮期血圧，P_P：脈圧}

アナログデータから平均血圧を求めるのは容易ではないが，血圧波形を A/D 変換しデジタル信号処理するならば，サンプリング間隔が一定であるので，1 周期分の測定値を加算してサンプリング数で除すことによって平均血圧を算出できる．

$(P_M-P_1) \times \Delta t + (P_M-P_2) \times \Delta t + \cdots\cdots + (P_M-P_n) \times \Delta t = 0$ ……………… (4)
$\Delta t \{(P_M-P_1) + (P_M-P_2) + \cdots\cdots + (P_M-P_n)\} = 0$ ………………………… (5)
$P_M \times n - (P_1+P_2+\cdots\cdots+P_n) = 0$ ………………………………………………… (6)
$P_M = (P_1+P_2+\cdots\cdots+P_n)/i$ ………………………………………………………… (7)
{P_M：平均血圧，P_i：各測定値，Δt：サンプリング周期，n：サンプリング数}

この式から，図 5.40 に示す面積部分の等しくなる値が平均血圧であることも理解が容易になる．

4) 脈圧 (pulse pressure)
収縮期血圧と拡張期血圧の差 (図 5.40).

5) 二重積 (double product)
収縮期血圧に心拍数を乗じて求める．心筋酸素摂取量と正の相関関係がある．

二重積＝収縮期血圧×心拍数 ……………………………………………………… (8)

計測デザイン

1. 高血圧症における概日リズムの計測

1) 計測の目的
概日リズムから高血圧症のリスク管理を行うことを目的とする．

2) 計測の具体的方法
①**計測条件**：ホルター血圧計を用いて24時間から48時間の血圧測定を行う．計測間隔は30分程度を目安とする．

②**用いるパラメータ**：（覚醒時血圧－睡眠時血圧）／（覚醒時血圧）が10%以上のものをdipper，10%より低いものをnon-dipperと分類する．また，周波数解析を行う場合にはデータ数が少なくとも適応可能な最大エントロピー法を用いることが多い．ピーク周波数として，概日リズムを得ることができる．

3) 解釈と考察
　高血圧症と脳卒中や心筋梗塞との関連性が大規模な疫学的研究により明らかになるにつれ高血圧症の診断基準が厳しくなってきた．表5.11に1999年版WHO高血圧診断基準[10]を示すが，基準が細分化され至適血圧は収縮期血圧で120 mmHg，拡張期血圧では80 mmHgとなった．また，高血圧症の確定診断がつけられるのは2回続けて正常値を超えた場合である．ただし，基準では何時に測定した値かということは問題にしていない．現在の基準では，一日のうちで基準を上回ることがあるならば高血圧症ということになる．

　一方，血圧は日中の活動期には夜間と比較して高値となる概日リズムを示す．ところが，高血圧症になるとリズム性が崩れて，夜中や朝方に血圧が低下しないこともある．このようなタイプはnon-dipperと呼ばれ，脳卒中や心筋梗塞を起こす可能性の高い群として注目されている[11]．また，そのような場合には，周波数解析においても概日リズムに相当するピークを示さなくなる．ただし，夜間降圧の著しい場合には脳梗塞などのリスクが高くなることも知られているので注意が必要である．このように，ホルター式血圧計などを利用し，概日リズムの観点から運動療法の効果を検討することも重要と考えられる．

表 5.11 高血圧の診断基準（1999, WHO）

病院での基準 （携帯型血圧測定器）	収縮期血圧	拡張期血圧
正常	125	80
病院での基準 （随時血圧）	収縮期血圧	拡張期血圧
至適	<120	<80
正常	<130	<85
正常高値	130〜139	85〜89
Grade 1 高血圧（軽症）	140〜159	90〜99
亜分類：境界域高血圧	140〜149	90〜94
Grade 2 高血圧（中等症）	160〜179	100〜109
Grade 3 高血圧（重症）	≧180	≧110
収縮期高血圧	≧140	<90
亜分類：境界型収縮期高血圧	140〜149	<90

単位：mmHg

2．長期臥床患者における起立性低血圧の評価

1）計測の目的

起立性低血圧はしばしば臨床において問題となる症状であり，抗重力位における起立性低血圧を改善することが治療の目的の一つとなる場合も多い．それゆえに，評価を行うことも重要な課題の一つとなる．

2）計測の具体的方法

①**計測条件**：起立試験およびヘッドアップ・ティルト試験である[12]．計測は仰臥位にて負荷前の安静をとらせ，仰臥位血圧および心拍数が安定したのちすばやく起立させる．立位負荷の時間は神経性調節の影響をみるならば 10 分程度とするが，体液性調整機能を観察するには 30 分まで延長することもある（表 5.12）．

②**用いるパラメータ**：収縮期血圧および拡張期血圧の変化量がパラメータとなる．

3）解釈と考察

長期臥床後における脱症状の一つとして起立性低血圧が知られている．原因としては自律神経調節機能の低下，脱水による体液量の減少などが考えられている．診断基準は統一したものは定

第5章 呼吸・循環・代謝機能の計測

表5.12 起立試験による起立性低血圧の診断基準

	方法		正常値			診断基準	
	負担前の安静	立位負荷	収縮期血圧	拡張期血圧	脈拍	立位負荷中最低値	立位負荷中持続値
簡易法	5〜10分	5分間	0〜10 mmHg 低下	0〜10 mmHg 上昇	10〜20/分 増加	収縮期血圧 30 mmHg 以上低下 あるいは 拡張期血圧 15 mmHg 以上低下	収縮期血圧 20 mmHg 以上低下 あるいは 拡張期血圧 10 mmHg 以上低下
標準法	20〜30分	10分間					

まっていないが，林ら[12]が推奨する基準では収縮期血圧 30 mmHg 以上低下，あるいは拡張期血圧 15 mmHg 以上低下となっている．

3．狭心症，高血圧症などの循環器系疾患に対する至適運動強度の評価

1）計測の目的

狭心症や高血圧症などの循環器系疾患に対する運動療法を行う際に，適切に運動強度を設定することは重要な課題である．近年，ATを指標とした運動強度の設定が一般的に用いられるようになってきたが，高齢者などにとって呼気ガス分析はマスクの装着などを考えると負担の大きな測定系である．なるべく負担の少ない測定系が望まれる中で，心筋酸素摂取量と比例関係のある二重積の変化に着目した指標が示された．すなわち，漸増運動負荷時に二重積は屈曲点を示し，この点は Double Product Break Point（DPBP）と呼ばれている（図5.44）．DPBPは交感神経活動の亢進と関係する血中カテコールアミン濃度の増加点や anaerobic threshold（AT）との関係も示唆され，これを至適運動強度の指標とできるか検討が進められている[13-16]．

2）計測の具体的方法

①**計測条件**：自転車エルゴメータの場合には負荷様式は疾患，年齢などを考慮して 10〜30 W・min^{-1} の間で漸増し，症候限界性とする場合が多い．血圧測定には 15 秒間隔で SBP と HR を測定する機器が市販されている．運動負荷試験での一般的な血圧測定間隔 1〜2 分では DPBP を判定することは難しくなり，また誤差が大きくなることに注意が必要である．

②**用いるパラメータ**：二重積の屈曲点である double product break point を算出する．

3）解釈と考察

二重積は心筋酸素摂取量と高い相関関係を示す．心拍数が増加し，血圧が高くなるに従って心

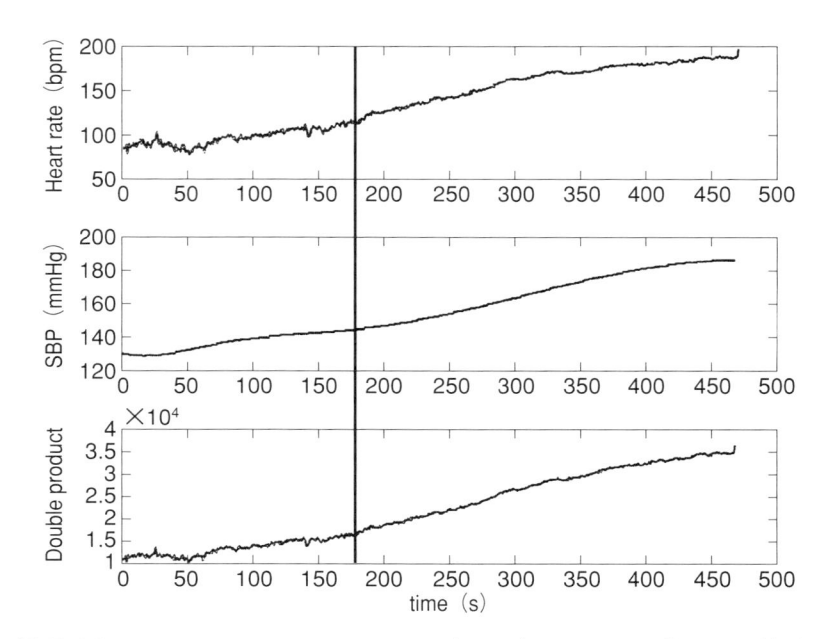

図 5.44 Double Product Break Point (DPBP) の1例．1段目は心拍数 (Heart rate)，2段目は収縮期血圧 (SBP)，3段目は Double Product Break Point の漸増運動負荷に対する応答を示す．運動負荷の増加にともない，二重積の傾きが変化する点を DPBP とする．

筋酸素摂取量が増加することは理解しやすい．漸増運動負荷時において初期の心拍数や血圧の調節は主に副交感神経活動の減少によって，それで対応できなくなると交感神経活動の亢進によって対応するものと考えられている．この交感神経活動の亢進は心収縮を促進し心筋酸素摂取量を増加させるので，この DPBP をもって循環器系疾患に対する運動療法の負荷強度を決定することはリスク管理の面からも有用な可能性がある．

引用文献

1) 尾前照雄：血圧の話．岩波新書，1996.
2) Julius H Comroe Jr：心臓をめぐる発見の物語．中外医学社，1987.
3) 真島英信：生理学．文光堂，1978.
4) 武田裕：循環調節に関与する自律神経系の基本構造と機能．「心臓と末梢血管の神経性調節」（井上通敏，多田道彦・編集）．メディカルトリビューン，1991, pp17-33.
5) Fujisawa H, Kamimura H. et al：Continuous measurement of blood pressure, heart rate and left ventricular performance during and after isometric exercise in head-out water immersion. Eur J Appl Phyiol 72:548-552, 1996.
6) 島谷亮一，望月政司，金井 寛・編集：循環系の力学と計測．コロナ社，1971.
7) 宮脇義徳，仁科照也：自動血圧計．医療とコンピュータ 14：403-409, 1992.
8) 山越憲一，戸川達男：生体用センサと計測装置．コロナ社，2000.
9) 医療器具研究会・編：医療器具の規格基準解説．薬事時報社，1991.

第5章　呼吸・循環・代謝機能の計測

10) 西野康弘, 島本和明：高血圧の治療ガイドライン. 医学のあゆみ 189：657-661, 1999.
11) 関野　慎, 今井　潤：臓器障害と血圧日内変動. 医学のあゆみ 177：634-638, 1996.
12) 日本自律神経学会・編：自律神経機能検査. 文光堂, 1992.
13) 田中宏暁, 他：他段階運動負荷時の二重積の屈曲点と乳酸閾値の関係. 呼と循 43：495-499, 1995.
14) Brubaker PH et al：Identification of the anaerobic threshold using double product in patients with coronary artery disease. Am J Cardiol 79:360-362, 1997.
15) Tanaka H et al：Double product response is accelerated above the blood lactate threshold. Med Sci Sports Exerc 29:503-508, 1997.
16) Riley M et al：Association between the anaerobic threshold and the break-point in the double product/work rate relationship. Eur J appl Phisiol 75:14-21, 1997.

心電図

　筋が電気刺激によって収縮することが発見されたのは18世紀になってからのことである．筋の収縮機構を研究していたガルヴァーニ（Garvani, L）の実験助手が，偶然解剖中のカエルの筋に金属で触れた際に，強く筋が収縮（ガルヴァーニ現象）したのを観察したことから始まった[1]．続いて，心臓（心筋細胞）の電気現象を捉えようとする試みは19世紀に入ってからのことだが，当時は増幅器がなくmV単位の電気現象を記録することは困難を極めた．今日のように時系列データとして心電図をはじめて記録したのは毛細管電位計を用いて測定したワーラー（Waller AD, 1887）であり，さらにアイントーフェン（Einthoven W, 1900）が絃線検流計を用いて，現在のものと遜色のない波形を記録することに成功した[2]．余談になるが，このとき彼が論文に載せた心電波形へのP，Q，R，S，T波の名称が現在にも生きている．時代は移り変わり，1940年代には増幅器が発明され，その後の急速に臨床へ普及していった．

着目する生体現象

1．心臓の興奮と心電図

　心筋細胞の興奮は刺激伝導系である洞結節の自励興奮に始まり，洞結節を中心として心房全体に次々と伝播してゆく[3]．これがP波の主な成分である（図5.45）．次に心室の興奮がくるわけだが，そのままでは細胞興奮はすぐに心室まで到達し，心房と同時期に収縮してしまうことになる．それでは血液がなめらかに心房から心室へ移ることができない．そこで，心房と心室は絶縁状態になっており房室結節とヒス束だけを通して心室に伝播するようになっている．この部分の伝導は非常に遅く，約0.14秒の時間差を生み出して，規則的な心房と心室の収縮をつくりだしているのである．また，心室の心筋細胞がプルキンエ線維を介して次々と興奮していく状態を反映しているのがR波であり，T波は心室の過分極の過程を示している．このような心臓起電力を理解す

第 2 部　計測デザインの実際

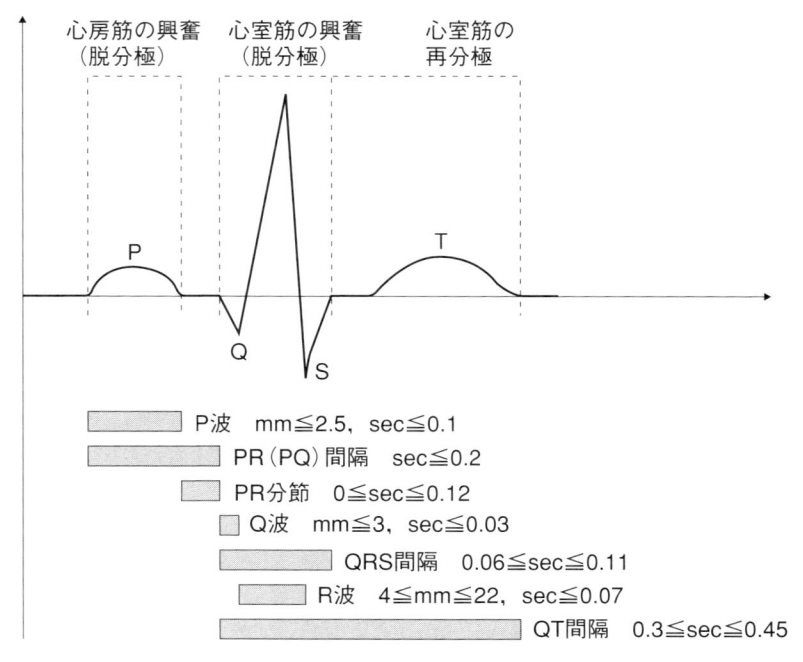

心房筋の興奮（脱分極）　心室筋の興奮（脱分極）　心室筋の再分極

P波　mm≦2.5，sec≦0.1
PR（PQ）間隔　sec≦0.2
PR分節　0≦sec≦0.12
Q波　mm≦3，sec≦0.03
QRS間隔　0.06≦sec≦0.11
R波　4≦mm≦22，sec≦0.07
QT間隔　0.3≦sec≦0.45

図 5.45　心電波形における振幅と時間幅の基準値．振幅の 1 mm は 0.1 mV に相当する．

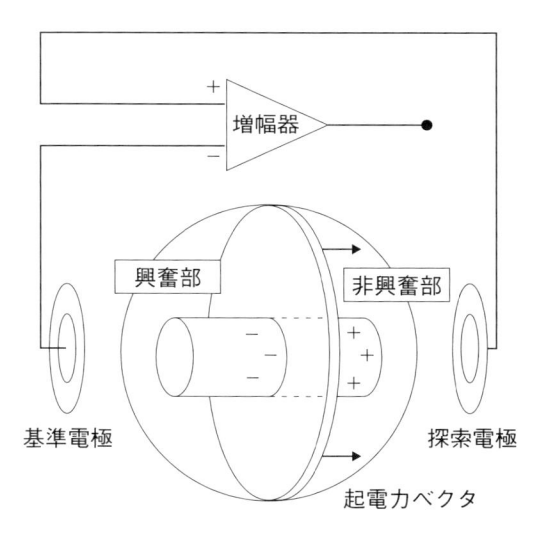

図 5.46　電気的二重層の概念．興奮部と非興奮部の電圧差によって起電力を生じることを示している．

るには，電気的二重層モデル[4]が有用である（図 5.46）．興奮している心筋細胞の表面は負の電荷を有しており，反対にこれから興奮が伝播しようとしている細胞表面では正の電化が帯電している状態であり，電気的極性の異なる二重層が形成されコンデンサと同じように起電力が発生する．電子はマイナスからプラスへ移動するのでこの起電力の方向は興奮部から非興奮部へ向いている．また，この起電力は方向と大きさをもったベクトルであるので，1つ1つの近接する細胞における興奮伝播を総和としてみることが可能である．すなわち，測定している時間において興奮伝播の方向と大きさをただ1つのベクトルとして表示できるのであって，心電図がまさしくそのものであると理解できる．ただし，心臓は立体であるから，その興奮伝播の様子を3次元で捉えるためには，前額面，水平面にベクトルを投影し観察することが必要である（標準12誘導）．

2. 刺激伝導系と自律神経

循環器系は脳幹にある孤束核を中心とする自律神経システムによって調節され，交感神経と副交感神経によって二重支配を受けている[5]．すなわち，安静時には交感・副交感神経の両者が活動しており，たとえば交感神経の活動を高めたいときには副交感神経活動を低下されるか交感神経活動をあげるかの2つの方式をとることが可能である．

交感神経系は左右の傍脊髄交感神経幹で節後線維に乗り換え心血管に分布するが，特に第1～3胸髄からでた節前線維が分布し心臓に多数の節後線維を送っている星状神経節は重要である．左右の星状神経節を出た節前線維は交感神経心臓枝を構成し，洞房結節，房室結節，心房，心室に広く分布する．このうち，右心臓枝は主に右房・右室へ左心臓枝は左房・左室に分布する．

一方，副交感神経系は，右迷走神経が主に洞房結節を，また左迷走神経が房室結節を支配している．副交感神経は迷走神経を介して節前線維を心臓の近くまで送るため，交感神経より速い制御が可能であり，運動開始時の心拍数増加など速い制御を要求されるときに重要な役割を示す．

3. 心電図に含まれる生体情報

心電波形には心筋の興奮状態のみならず，他の生体情報も多く含まれている．これらの情報を有効に利用している代表例として，R-R間隔変動のスペクトル解析による心臓自律神経活動評価があげられる．また，心拍数はポンプ機能の指標として重要な情報であり，運動強度と心拍数（heart rate；HR）には相関関係のあることはよく知られている．その他にも，稲岡ら[6]は一回換気量の推定をQRS環解析により，また藤澤ら[7]は呼吸数の推定をR波振幅変動のスペクトル解析によって試みている．このように心電波形にはまだ多くの生体情報が含まれている可能性があり，今後のこの方面での研究が期待されている．

第2部　計測デザインの実際

機器特性

1. 機器の原理

　心電計は1mV程度の微小電位変化を基本的には差動増幅器にて増幅し観察可能にしたものである．心起電力ベクトルの前額面投影誘導法としては，標準肢誘導（双極肢誘導）および単極肢誘導が用いられる（図5.47）．これによって記録される心電波形を理解するために，アイントーフェンは有名な三角形の理論を発表した．すなわち，右手と左手の電位差を検出する誘導を第Ⅰ誘導，右手と左足の電位差を第Ⅱ誘導，左手と左足の電位差を第Ⅲ誘導と名づけ，この3つの誘導を前額面に配置するとほぼ正三角形となる．正三角形をなす誘導軸に起電力の大きさを投影したものと，各誘導から得られる心電図には1：1の対応が存在するというものである．また，単極肢誘導はウィルソン（Wilson FN）の原法を発展させたゴールドバーガー（Goldberger E）の増幅単極肢誘導が現在では用いられ，増幅（auqumented）の頭文字をとってaV_R, aV_L, aV_Fと

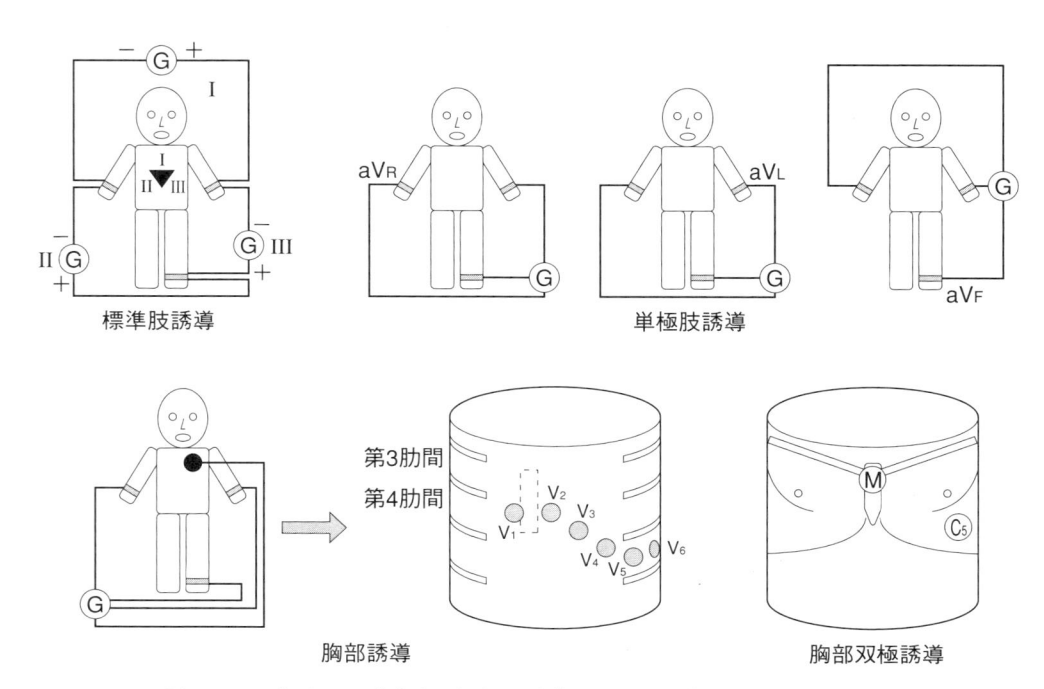

図5.47 心電図の誘導法．標準肢誘導，単極肢誘導，胸部誘導をあわせて標準12誘導という．運動の心電図には胸部双極誘導が用いられることが多い．

表される（図5.47）．一方，水平面投影誘導法としては単極胸部誘導が用いられ，Wilsonの発見した中心電極を基準電極，探索電極を図5.47のごとく心臓を取り囲むように胸部に配置する．これらの誘導法により三次元的な心起電力の観察を行うのが標準12誘導である．ただし，運動負荷試験における12誘導法としては体動の影響を少なくするため肢誘導電極を両鎖骨窩・左上前腸骨棘付近に貼る場合が多い．さらに，運動療法におけるモニタ用としては，筋電図や体動の影響を受けにくい胸部双極誘導（CM5など）が用いられる．

また，記録方法は標準化され，振幅に関しては1mVに対して10mm，掃引速度は25mm・$\sec^{-1}$ が基本となっている．

2．センサの種類と特性

1）電極

一般臨床検査では肢誘導にはクリップ電極，胸部誘導には吸着ゴム式の電極が用いられる．また，運動負荷試験ではディスポーサブルの電極を用いることが多い．皮膚—電極間インピーダンスの交流特性はその値が低いほど信号の減衰と雑音の混入を防ぐために有効である．そこで，低インピーダンス電極として知られている銀—塩化銀電極を用いられることが多い．ただし，低周波領域では銀—塩化銀電極がタングステン電極や白金電極よりも低インピーダンスであるが，10Hz以上になるとタングステン電極や白金電極の方が低インピーダンスとなるので，観測信号の特性に応じた電極の選択も考えられる[8]．

2）差動増幅器

第3部で述べられているように，差動増幅器は2入力間の電圧の差を増幅するものである．入力インピーダンスや動特性などがJISで規格化されている[9]．

3．機器の構成

電極—誘導コード部と本体に大きく分けられる（図5.48）．本体では増幅部からA/D変換器を通して演算部へデータが送られ，自動解析を行った後，表示部へ出力される．計測条件を活動時に設定して心電計測を行う場合は，誘導コードと本体の間をテレメータ（無線）で結ぶことが多く，その場合には送信機と受信機が間に入る．ただし，テレメータでは一部の誘導法のみの測定となる．

4．計測手順

心電図に限らず生体電気現象を捉える際に大きな問題となるのが雑音である．雑音の種類と対策については第3部で述べられており，心電計測においても充分な対応が必要である[10-12]．特に，

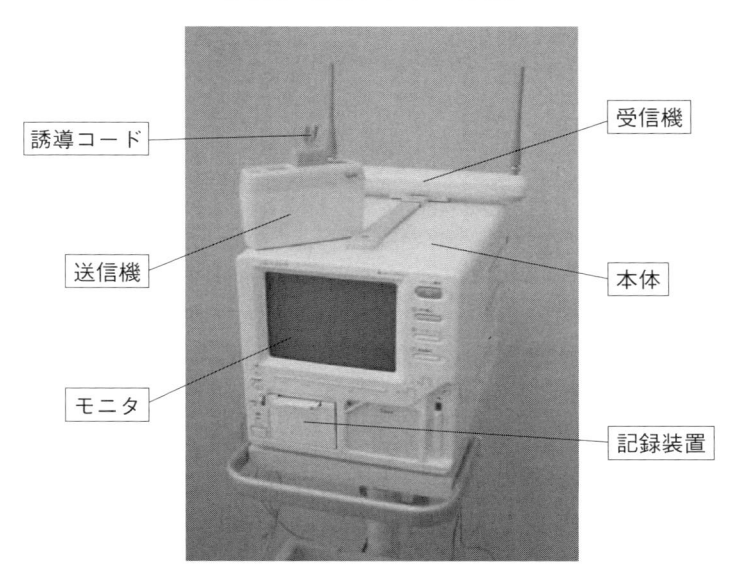

図 5.48 心電計の構成（BSM7201，日本光電製）．本体，モニタ，記録装置，受信機，送信機（誘導コードを含む）によって構成されている．

電極を貼り付ける前に皮膚抵抗を充分にそして均等に低くすることが大切である．また，運動時には誘導コードの揺れが電極の動揺を引き起こし雑音の発生原因になるので，電極に近いコード部分を皮膚上にテープで固定することも必要となる．

5．利用できるパラメータ

1）心電図における各波の振幅と間隔

各波（P・Q・R・S・T）の振幅と平均電気軸，P波・QRS群・ST分節などに代表される形の変化，またPR間隔・QT間隔などの時間間隔が基本的な指標として用いられている．

2）心拍数

心電計における心拍数は，R波を検出し1拍毎のR−R間隔（s）によって決定している．比例計算により，

$$瞬時心拍数（beats・min^{-1}）= 60・(R-R 間隔)^{-1} \quad \cdots\cdots (1)$$

心電図から読み取る場合には1目盛が0.04秒であることから，たとえば10目盛ごとにR波が出現するならば

$$HR = 60/0.4 = 150 (beats・min^{-1}) \quad \cdots\cdots (2)$$

となる．ただし，この瞬時心拍数は自律神経活動の影響を受けて絶えず変動する．そこで，心電計では移動平均によって高周波変動成分を除去し，低周波成分である大きな変動を把握しやすいようにしている．通常は15拍程度のデータセットで移動平均値をとって表示している．

計測デザイン

【心電図を用いた計測結果の解釈】
(1) 各波の振幅と時間幅

各波（P・Q・R・S・T）の振幅と平均電気軸，P波・QRS群・ST分節などに代表される形の変化，またPR間隔・QT間隔などの時間間隔が基本的なパラメータとして用いられている（図5.45）．なお，振幅は1 mm＝0.1 mVでありmm単位で示すことが多い．P波は心房筋の脱分極による起電力ベクターの投影であるが，振幅が2.5 mm，時間幅は0.11秒以下である．PR間隔はP波の始めからQ波またはR波の始まりまでの時間で，PR間隔の延長は房室ブロック（AVブロック）を示し，正常成人の上限は0.20秒である．運動などで心拍数が多くなるほどPR間隔は短縮し，心拍数が少なくなるほど延長する．PR分節はP波の終りからQRS波の始まりまでの部分で，等電線を描き，0.12秒以下である．QRS波（群）は心室筋の脱分極過程を反映しており，0.11秒以下である．その構成要素，Q波はⅠ・Ⅱ誘導で3 mm以下，時間幅は0.03秒以下，R波はⅠ・Ⅱ・Ⅲ誘導で22 mm以下，時間幅は0.08秒以下，S波はⅠ・Ⅱ・Ⅲ誘導で振幅6 mm以下である．Q波は心筋梗塞の判定に重要で，時間幅0.04秒，振幅はQRS波の振幅の1/4以上に達することが目安となる[4]．

(2) ST分節

ST分節はQRS波の終端部からT波の起始部までをいうが，この部分は興奮波が心筋全体に及んで細胞膜に電位差のない期間を表している．正常な心臓では心室筋が弛緩している期間と，収縮中のST分節とは起電力が消失して等電位を示す．ところが，虚血などによって細胞膜に変化が起きるとその部分はつねに脱分極した状態となり細胞膜の外側がマイナスの電気を帯びるようになる．これによって起電力（傷害電位）を生じ基線を偏位させ，結果としてST分節も相対的に偏位する（図5.49）．ただし，ST分節の変化は心筋細胞のどの部分の傷害であるかによって異なる．狭心症の場合，労作性狭心症では冠動脈の走行から心内膜側が傷害されST低下を示し，異型狭心症では心外膜側が傷害されST上昇を示す[4]．運動負荷試験による狭心症の診断基準はいくつかみられ，Chungら[13]はhorizontal型およびdownsloping型の場合はj点における1 mm（0.1 mV）のST低下を陽性とし，junctional型ではj点から0.08秒後の時点での低下が2 mm以上である場合には陽性を強く示唆する所見と定義している．線の急性心筋梗塞でも同様の傷害電位により傷害部位付近の胸部誘導では特徴的なQ波，ST上昇，冠性T波を観察する．ただし，時間的な経過とともに，これらの異常波形は変化するので注意が必要である．

(3) 不整脈

心拍リズムの形成はペースメーカ細胞である洞房結節がその役割を担い，その刺激が心筋の不応期以外の時相に与えられる必要性がある．また，自発的放電の周波数は洞房結節，房室結節，ヒス束，プルキンエ線維の順に大きく，上位ペースメーカ細胞の刺激が途絶えた場合には，周波数の高い順にペースメーカ細胞の役割を果たすことになる．さらに，不整脈が繰り返し起きるの

第2部　計測デザインの実際

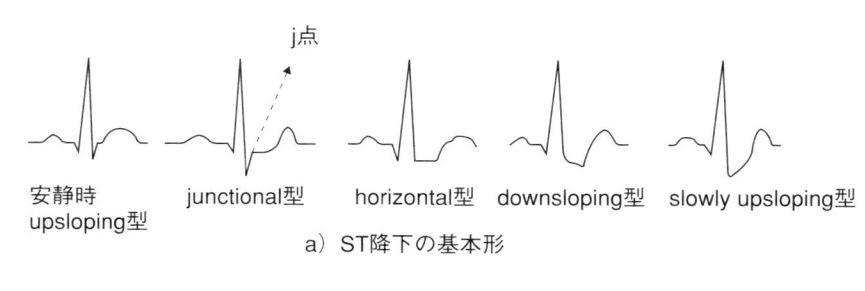

　　　　　　　　　　　　　　　　　j点

安静時　　junctional型　　horizontal型　　downsloping型　　slowly upsloping型
upsloping型

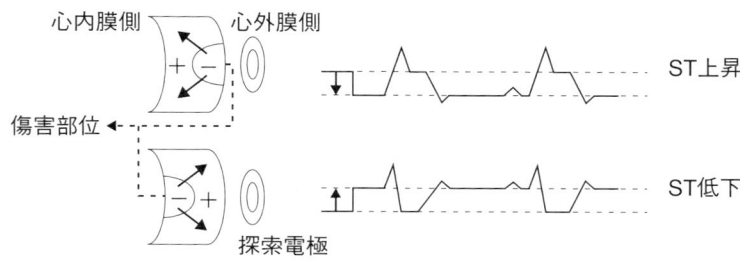

a) ST降下の基本形

b) ST偏位の機序

図 5.49　ST 降下の基本形と ST 偏位の機序．ST 降下を判定する場合には j 点と j 点から 0.08 秒後の時点での低下を基準とする．狭心症における ST 低下，心筋梗塞による ST 上昇は基線の偏位による見かけ上の偏位である．

は再帰還（re-entry）と呼ばれる現象が重要な機序として考えられている．急性心筋梗塞後にみられる不整脈としては心室性期外収縮がもっとも多い[14]．特に注意を要するものとしては，多発性（1分間に5回以上），多源性，R on T 型，short run 型（期外収縮が3拍以上続くもので心室頻拍とする場合がある）があげられ，重症度としては Lown の分類（表5.13）が用いられてきた．その他に頻脈型の不整脈としてリスク管理上重要なものには心房細動，心房粗動がある．心房細動は心房筋に何らかの器質的・機能的異常がある場合に洞結節からでた刺激波が途中で枝分かれして re-entry を起こすと考えられ，小波様の基線のゆれ（f 波）が1分間に500回程度のものをいう．心房細動ではほとんど有効な心房筋の収縮が得られない．この場合の心房から心室への血液の移動は，心室内が弛緩期に陰圧となる現象によってのみ行われることとなる．一方，心房粗動は QRS の前に鋸の歯のような波（F 波）が1分間に300回程度みられるもので，F 波は心房筋1回の収縮に相当する．心室筋が1回収縮する前に心房が数回収縮するので，この場合も駆出効率は低下する．房室結節は 0.35 秒の機能的不応期（functional refractory period；FRP）があり，周波数でいうと 2.85 Hz 以上の刺激が入っても房室結節を1対1では通過できなくなる[4]．心房細動では心房筋収縮頻度が 8 Hz ほどであり，また心房粗動では 5 Hz ほどとなり，房室結節の高周波遮断特性から心房と心室の協調性が乱れることになる．

　一方，徐脈性不整脈としては洞不全症候群および房室ブロックなどがある．洞不全症候群は Rubenstein の分類（I～III型）が用いられ，I型は狭義の洞機能不全，II型は洞房結節と心房筋

第5章 呼吸・循環・代謝機能の計測

表5.13 Lownの分類

grade	特徴
0	期外収縮なし
1	散発性（30/時間 未満）
2	多発性（30/時間 以上）
3	多発性
4a	2連発
4b	3連発以上
5	R on T

の伝導障害による洞房ブロック，Ⅲ型は徐脈頻脈症候群である．房室ブロックは伝導障害の程度により Ⅰ～Ⅲ度に分類される．Ⅰ度は房室伝導遅延（PQ間隔＞0.21秒）があるものの，心房と心室の1対1伝導は保たれている場合．Ⅱ度は房室伝導がときに途絶するもので，PQ間の漸次延長に引き続き伝導ブロックの生じる場合を MobitzⅠ型，PQ間隔が一定のまま突然伝導ブロックが生じる場合を MobitzⅡ型，房室伝導比が2対1より低い場合を高度房室ブロックという．Ⅲ度房室ブロックは房室伝導が完全に絶たれた状態で，PQ間隔がまったく不規則になり，心拍は房室接合部または心室の補充調律によって保たれる．

1．心疾患の運動療法におけるリスク管理

1）計測の目的
虚血性心疾患や不整脈を有する対象者に対して運動療法を実施する場合に，心電図モニタによるリスク管理を行う．

2）計測の具体的方法
①**計測条件**：運動療法時の心電図モニタはテレメータ式を用いることが多く，また基本的に 1ch の誘導であることや四肢の動きを制限しないために胸部双極誘導（CM_5 など）を用いることが多い（図5.47）．

②**用いるパラメータ**：各波（P・Q・R・S・T）の振幅と平均電気軸，P波・QRS群・ST分節などに代表される形の変化により判断する．

3）解釈と考察
狭心症や心筋梗塞後の運動負荷に対する生体反応において心電図によるST分節の変化および不整脈の監視は臨床家の重要な役割といえる．前述したように，ST分節については horizontal 型および downsloping 型でj点における 1mm（0.1mV）がある場合，junctional 型ではj点から

0.08 秒後の時点での低下が 2 mm 以上の場合には運動を中止する（狭心発作）．急性心筋梗塞後にみられる不整脈としては心室性期外収縮がもっとも多く，アメリカスポーツ医学協会では運動トレーニングの中止基準として Lown 分類でグレード 2 以上に相当する，心室頻拍（3 個以上連続），R on T 型，頻発する単一源性期外収縮（30% 以上），頻発する多源性の期外収縮（30% 以上），2 連発（1 分間に 2 回以上）があげている．そしてまた，運動のたびに出現するようであれば運動療法を中止する．この他に頻脈型の不整脈としてリスク管理上重要なものには心房細動，心房粗動がある．どちらも心臓の駆出率が低下し，それに伴い運動耐容能も低下する．心房細動は正常人でも睡眠不足，喫煙，コーヒーの飲みすぎ，強いストレスなどで一過性に出現することもあるが，心房粗動は正常ではみられなく自然に消失することはない．心房粗動は放置されると心室頻拍や心室細動へ移行することが多いので，出現した場合には医師への確認が必要である．呼吸循環器疾患に限らず，脳血管障害などでも心疾患を合併している場合が多く，今後臨床家が心電図を用いてリスク管理を行う場面も増えてくると思われる．

2. 心拍数を利用した体力評価

1）計測の目的

体力の向上を目的に運動療法を実施した際に，その効果を判定することが目的である．評価するために，心拍数を用いた体力の指標としては，最大酸素摂取量と正相関の高い PWC 170（Physical working capacity）などが有用である[15,16]．

2）計測の具体的方法

①**計測条件**：自転車エルゴメータを用いて，10～30 W・min^{-1} の漸増負荷または 3 段階程度の負荷強度の運動を行わせる．

②**用いるパラメータ**：強度と心拍数（心電計）の関係から外挿法または内挿法によって HR が 170 beats・min^{-1} の時の仕事率（W または kpm・min^{-1}）を求めるものである（図 5.50）．また，中高年者を対象とした場合には PWC$_{150}$，PWC$_{130}$，PWC$_{75\% HRmax}$ を用いることもある．これらの場合も PWC 170 と同様で，それぞれ心拍数が 150 beats・min^{-1}，130 beats・min^{-1}，最大予測心拍数（HR$_{max}$ = 220 − age）の 75% となったときの仕事率を求める．

3）解釈と考察

理学療法においても有酸素トレーニング前後で同様のテストを行い，治療効果を検討することが可能である．同じ心拍数で大きな運動量（負荷強度）に対応できるようになったということは，一回拍出量の増加が背景にあるものと考える．したがって，数値の増加をもって運動療法の効果として判定できる．ただし，効果判定には心拍数に影響を与える因子（不整脈治療薬の服用など）について同様の条件であるか事前に調べる必要がある．

第5章 呼吸・循環・代謝機能の計測

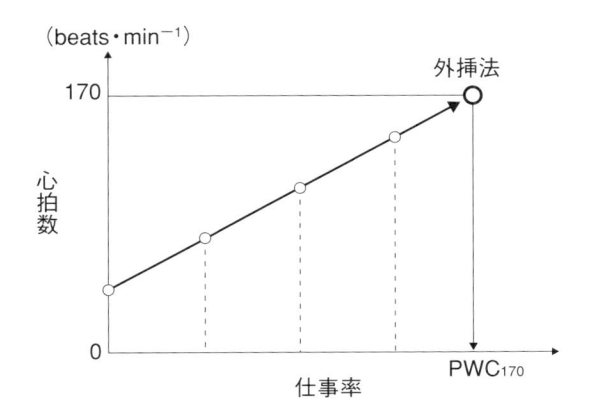

図5.50 PWC170の求め方．3段階ほどの多段階運動負荷試験により負荷強度と心拍数の回帰直線を求める．回帰直線より心拍数が170 beats・min^{-1}のときの仕事率を求めることによりPWC170が決定される．

3．糖尿病における自律神経活動評価

1）計測の目的

糖尿病における三大合併症の1つである神経障害が進むと，自律神経にも重大な障害を引き起こす．そこで，運動療法による神経障害への影響を検討することを目的とする．

2）計測の具体的方法

①計測方法：安静仰臥位における心電図を計測する．R−R間隔を求めやすいよう，誘導は第Ⅱ誘導，もしくは胸部双極誘導とする．

②用いるパラメータ：自律神経活動の評価としてR−R間隔の解析によるパラメータを用いる．すなわち，変動係数 CV_{RR}（100拍分），RR 50 およびスペクトル解析を用いる．変動係数は，第3部でも述べられているように標準偏差を平均値で除し100をかけたものである[17]．RR 50 は，1心拍前のR−R間隔との差が50 ms以上となるデータ数の比率を表す[17]．一方，スペクトル解析による指標は自律神経活動の周波数特性を利用したものである[18]．ここで，R−R間隔変動のスペクトル波形は3つのピークを示す（図5.51）．0.2〜0.4 Hz付近のピークは呼吸性不整脈成分，0.1 Hz付近のピークは血圧変動に伴うMayer wave，それ以下の成分は体温調節に伴う成分と考えられている[19]．薬物によって自律神経活動を遮断した研究の結果，0.15 Hz以上の成分である呼吸性不整脈は副交感神経，それより低周波成分は交感・副交感神経の両者を介して変動を起こしていることが明らかとなっている．そこで，スペクトル波形において0.15 Hz以上の面積（HF）と0.15 Hz未満の面積を（LF）を算出し，HFを副交感神経活動の指標，LF/HFを交感神経活動の指標とする[20,23]．

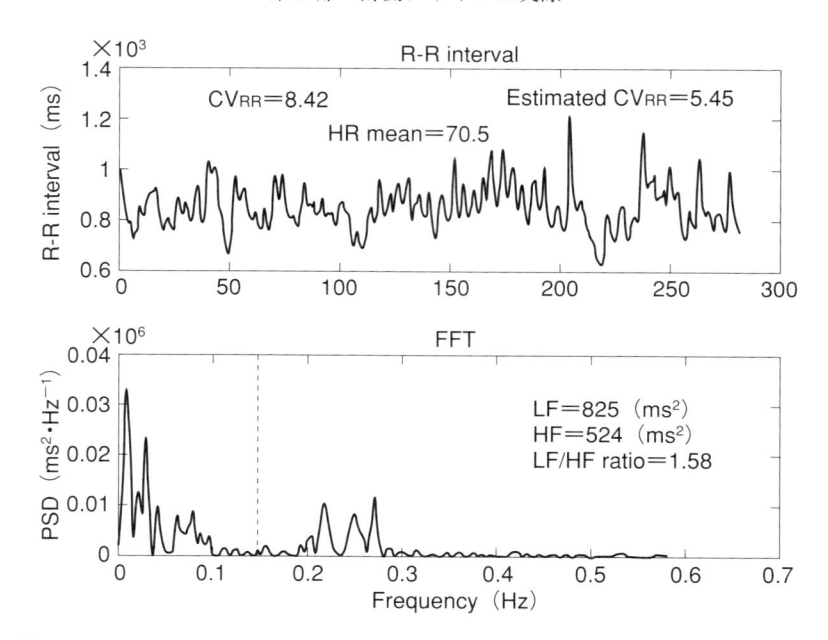

図 5.51 R−R間隔変動のスペクトル解析．上段は健常成人の安静時R−R間隔変動で，下段はそのスペクトル解析の結果である．0.15 Hzを境界として，それより高周波成分の面積をHF，低周波成分の面積をLFとしている．HFは副交感神経活動の指標，LF/HFは交感神経活動の指標とされている．PSD；Power Spectral Density（パワースペクトル密度）

3）解釈と考察

糖尿病など自律神経神経が障害されるような疾患の神経機能評価として有効な手段となっている．ヨーロッパ心臓病学会，北米ペーシング，電気生理学会の委員会による安静臥位5分間のデータをもとにした正常値を表5.14に示す[18]．ただし，LF/HFについては必ずしも交感神経活動を反映していないとの見解もある．

表 5.14 心拍変動の標準測定法による正常値（安静臥位5分間）

指標	単位	正常値（平均±標準偏差）(mean±SD)
Total power	ms^2	3,466±1,018
LF	ms^2	1,170±416
HF	ms^2	975±203
LF	nu	54±4
HF	nu	29±3
LF/HF ratio		1.5〜2.0

nu：補正値

第 5 章　呼吸・循環・代謝機能の計測

CV_{RR} および RR 50 はおもに副交感神経機能を評価するもので，藤本らによる CV_{RR} の予測値は加齢の影響を考慮して以下の式で求められる[17]．

$CV_{RR} = -0.066 \times$ 年齢 $+ 6.840$

R－R 間隔変動を利用したパラメータの基準値からの逸脱は，必ずしも神経の障害を意味していないことに留意する必要がある．

引用文献

1) バーナード・コーエン・編集：マクミラン世界科学史百科図鑑 vol.3．原書房，1993．
2) 岡島光治：心電図 ME の 100 年，その足跡と展望．BME4（7）：4-12，1990．
3) 入沢　宏：心臓の生理学．岩波書店，1982．
4) 小野功一：心電図の真髄．学術図書出版，1994．
5) 武田　裕：循環調節に関与する自律神経系の基本構造と機能，「心臓と末梢血管の神経性調節」（井上通敏，多田道彦・編集）．メディカルトリビューン，1991，pp17-33．
6) 稲岡秀検，他：心電図からの一回換気量推定．医用電子と生体工学 30：183-191，1992．
7) 藤澤宏幸，魚住超，小野功一：心電図 R 波変動スペクトル解析による呼吸数の推定．医用電子と生体工学 36：337-342，1998．
8) 星宮　望：生体情報計測．森北出版，1997．
9) 医療器具研究会・編：医療器具の規格基準解説．薬事時報社，1991．
10) 石山陽事：生体計測における雑音除去のノウハウ．BME2：401-407，1988．
11) 石島正之：心電図信号のデータ特性．BME4（7）：27-35，1990．
12) 石島正之：心電信号計測の可能性と限界．心電図 18：895-901，1998．
13) Chung E：ExerciseElectrocardiography. Williams & Wilkins, London, 1983.
14) 木全心一，斎藤宗靖・編著：狭心症・心筋梗塞のリハビリテーション．南江堂，1999．
15) 山地啓司：心拍数の科学．大修館書店，1981．
16) 山地啓司：最大酸素摂取量の科学．杏林書院，1992．
17) 日本自律神経学会・編：自律神経機能検査．文光堂，1992．
18) 林　博史：心拍変動の臨床応用．医学書院，1999．
19) Sayers BMc：AAnalysis of heart rate variability. Ergonomics 16:17-32, 1973.
20) Akselrod A,Gordon D,Ubel FA,Shannon DC,Barger AC/.Cohen RJ：Power spectrum analysis of heart rate fluctuation: a quantitative probe of beat-to-beat cardiovascular control. Science 213:220-222, 1981.
21) Akselrod A,Gordon D,Madwed JB,Snidman NC,Shannon C,Cohen RJ：Hemodynamic regulation: investigation by spectral analysis. Am. J. Physiol 249（Heart Circ. Physiol. 17）：H867-H875, 1985.
22) Pomeranz B,Macaulay RJB, Caudill MA,Kutz I,Adam D, Gordon D,Kilborn KM,Barger AC,Shannon DC,Cohen RJ,Benson H：Assessment of autonomic function in humans by heart rate spectral analysis. Am. J. Physiol 248（Heart Circ. Physiol. 17）：H151-H153, 1985.
23) 早野順一郎：心拍変動の自己回帰スペクトル分析による自律神経機能評価－RR 間隔変動係数との比較．自律神経 25：334-344，1988．

体脂肪計

　臨床で遭遇する種々の疾患・障害をもつ人々の身体組成を適切に評価・調整することは大きな意義をもつ．たとえば，整形外科疾患では下肢各関節への荷重量軽減，内部障害では治療効果の一指標として，そして中枢神経疾患では運動効率改善のために，それぞれ身体組成を適切に評価・調整することが必要である．またスポーツ競技者にとって適切な身体組成コントロールを行うことはパフォーマンス向上に欠くことができない．健常人でも健康維持や美的観点から身体組成，ことに体脂肪率と体脂肪分布への関心が高い．皮下脂肪組織の役割は栄養の蓄積や体温の放散を防ぐ保温作用，そして外力から身体組織を保護する力学的緩衝作用であり，生体にとって重要な役割を担っている．しかしそれはある程度の量までであって，過剰な皮下脂肪の蓄積は肥満を招き，果ては生活習慣病罹患のリスクを高めてしまう．

　体脂肪の計測（算出）法は，水中体重秤量法（水中法）や生体電気インピーダンス法（bioelectrical impedance analysis method, BIA 法），キャリパ式皮脂厚計や超音波断層を用いた皮下脂肪厚法（皮脂厚法），二重 X 線法（dual energy X-ray absorptiometry；DXA），コンピュータ断層撮影法（computed tomography；CT），核磁気共鳴映像法（magnetic resonance imaging；MRI），ポジトロン放射断層撮影法（positron emission tomography；PET）など多種にわたる．水中法は現在の世界標準であるが設備が大がかりで，かつ対象者への負担が大きく臨床計測には不向きである．また DXA や CT，MRI，PET などの医療画像を用いる方法は法律上すべての臨床家が測定機器を直接操作することができるわけではない．この中ですべての臨床家が操作可能で，臨床場面で簡便に利用できる方法として，BIA 法とキャリパ式皮脂厚計（以下，キャリパと略す）を用いる皮脂厚法について紹介する．

着目する生体現象

1．身体組成（body composition）

　身体組成とはヒトがどのような組織や器官，あるいは分子や元素によって構成されているかということであり[1]，それら各構成要素の定量や相対比率をもって身体組成を表現する．中でも臨床場面では人体中の脂肪組織や筋組織の量や比率に着目することが一般的である．標準的な成人の筋，骨，脂肪の体重に占める重さの割合は，男性でそれぞれ 45%，15%，15%，女性では 36%，12%，27% といわれている．

2. 脂肪組織と除脂肪組織

　体内脂肪に着目してその量や体重に対する比率を求める場合，人体を脂肪組織（adipose tissure）とそれ以外の除脂肪組織（fat free mass）の2つに分けて考えると都合がよい．脂肪組織は水分をほとんど含まないため電流を通さない絶縁体とみなすことができる．一方除脂肪組織はその約7割が電解質を多く含む体水分（total body water；TBW）であるため電流をよく通す．
　脂肪組織は身体のあらゆる部位に存在するが，それらは貯蔵脂肪と構造脂肪とに分けられる．構造脂肪には，指腹部や踵のように保温作用や外力に対する力学的緩衝作用を必要とする部位の皮下脂肪や，腎臓を保持する脂肪被膜や眼球を保持する眼窩脂肪体などがある．貯蔵脂肪は摂取した過剰なエネルギーの貯蔵庫としての役割をもち，皮下や腸間膜の脂肪組織がそれにあたる．脂肪組織への血液供給は毛細血管によって行われるので，脂肪組織の増加はすなわち毛細血管数の増加につながり，心循環系への負担が増加することになる．運動療法の目的は貯蔵脂肪の増加を防止するとともに，余剰分を減少させることにある．

3. 体脂肪量と体脂肪率

　体脂肪量は人体中の脂肪組織の総量（kg）であり，それが体内に占める割合を体脂肪率（%）という．体脂肪率の標準範囲は，男性で14～20%（30歳未満），17～23%（30歳以上），女性で17～24%（30歳未満），20～27%（30歳以上）であり，男性で25%以上，女性で30%以上になると肥満に分類される．なお体脂肪の5～6割が皮下脂肪であるといわれている[2]．

4. 肥満

　肥満の判定の一つに身長と体重の2つのパラメータを用いて算出する方法がある．具体的には，BMI（体重（kg）/身長（m）^{2}）と日本肥満学会の提唱する標準体重（標準体重（kg）＝身長（m）^{2}×22）[3] に対する実体重の比（肥満度（%））の2つから判断するのである（図5.52）[4]．
　しかし実際はBMIや肥満度は外面的体格を数値化するもので体内の脂肪量を必ずしも反映してはいない．BMIが同じであっても体脂肪率が大きく違うことがあるため，肥満か否かを判断するには体脂肪率を測定する必要がある．肥満の定義は「身体における脂肪組織（体脂肪）が過剰に蓄積した状態」[5] という表現がもっとも単純かつ的確であろう．興味ある情報として，脂肪組織の密度は $0.9007 \mathrm{g \cdot cm^{-3}}$，筋組織は約 $1.06 \mathrm{g \cdot cm^{-3}}$ といわれている．つまり身長・体重が同じであっても，筋量が多い人は脂肪が多い人に比べて引き締まった体型に見えるということである．

第2部　計測デザインの実際

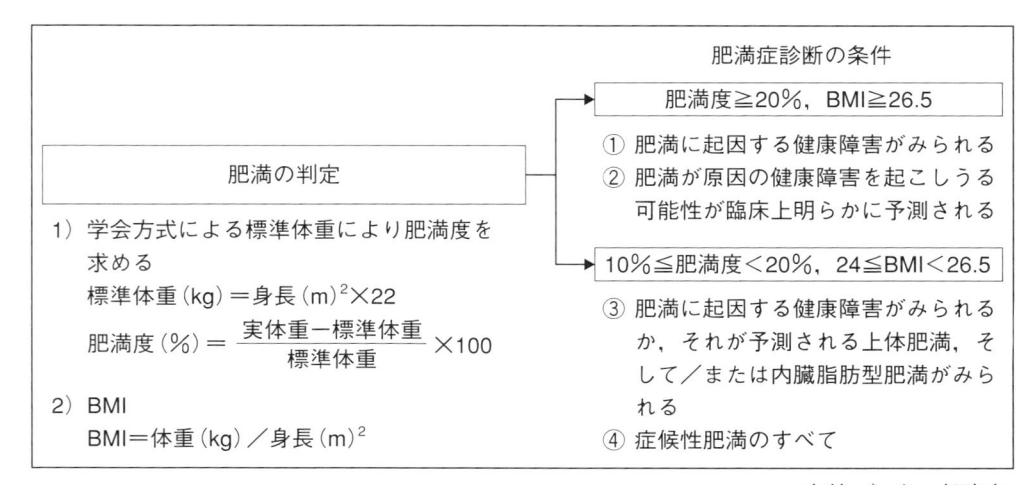

```
                                    肥満症診断の条件
                        ┌──→ ┌─────────────────────────┐
                        │     │ 肥満度≧20％, BMI≧26.5   │
                        │     └─────────────────────────┘
                        │      ① 肥満に起因する健康障害がみられる
┌─────────────┐         │      ② 肥満が原因の健康障害を起こしうる
│ 肥満の判定  │─────────┤         可能性が臨床上明らかに予測される
└─────────────┘         │
 1) 学会方式による標準体重により肥満度を
    求める               ├──→ ┌─────────────────────────────┐
    標準体重(kg)＝身長(m)²×22 │10％≦肥満度＜20％, 24≦BMI＜26.5│
                              └─────────────────────────────┘
    肥満度(％)＝ 実体重－標準体重 ×100
                    標準体重              ③ 肥満に起因する健康障害がみられる
                                            か，それが予測される上体肥満，そ
 2) BMI                                     して／または内臓脂肪型肥満がみら
    BMI＝体重(kg)／身長(m)²                  れる
                                          ④ 症候性肥満のすべて
```

文献 4）を一部改変

図 5.52　肥満度の診断

機器特性

1. 機器の原理

1) BIA 法

BIA 法は体肢より生体に微弱な交流電流を通電し体内の電気抵抗（インピーダンス）を測定する方法である．すなわち BIA 法で計測する物理量は生体の電気抵抗（Ω）である．先にも述べたとおり脂肪組織は水分をほとんど含まない絶縁体であるが，除脂肪組織はその約 7 割が水分で

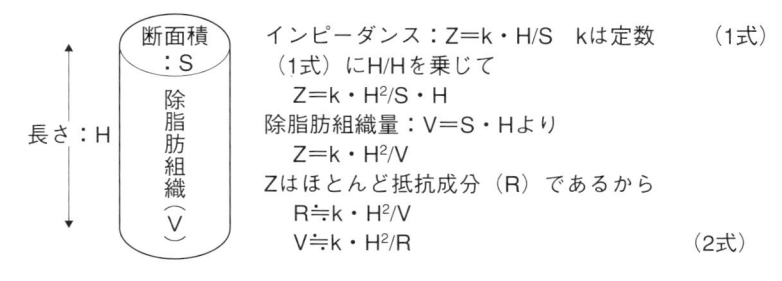

```
     断面積
      ：S       インピーダンス：Z＝k・H/S    kは定数    (1式)
    ┌──────┐    (1式)にH/Hを乗じて
    │      │       Z＝k・H²/S・H
長  │ 除  │    除脂肪組織量：V＝S・Hより
さ  │ 脂  │       Z＝k・H²/V
：  │ 肪  │    Zはほとんど抵抗成分（R）であるから
H   │ 組  │       R≒k・H²/V
    │ 織  │       V≒k・H²/R                        (2式)
    │ (V) │
    └──────┘
```

図 5.53　BIA 法の原理
身体全体を円筒として，身長を長さ（H）とすれば 2 式より，インピーダンスと身長（H）の 2 乗の比から，電気の通る除脂肪体積を推定することができる．実際は水中体重秤量法や DXA 法により求めた値と BIA 法によって求めた値との間の回帰式を利用して体脂肪率を算出している．

第5章 呼吸・循環・代謝機能の計測

あるため電流が流れやすい．よって生体内の電流の流れやすさ，あるいは流れにくさ＝インピーダンスを計測することにより体内水分量を推定することが可能であり，体内水分量から除脂肪組織量と体脂肪量を算出することができる（図5.53）．BIA法は測定方法が簡便でかつ短時間で計測できることから，多人数の健常人を対象とした健康調査などでは非常に利便性が高く，かつ測定信頼性も高いといわれている[6-11]．計測体位は機器によって異なり，足底面に電極を当てる機器あるいは両手で機器を把持する機器では立位，そして上下肢に電極を設置する機器は背臥位で計測するのが基本である．

2) 皮脂厚法

冒頭にも記載したが，皮脂厚法にはキャリパを用いる方法と超音波皮脂厚計を用いる方法がある．臨床で簡便に使用できること，そして国民栄養調査でも用いられていることから，本編ではキャリパを用いた皮脂厚法に焦点を当てる．

皮脂厚法は $10g・mm^{-2}$ の圧力に調整されたキャリパを用いて，種々の身体部位で皮下脂肪の厚さ＝皮脂厚（mm）を計測する．すなわち計測する物理量は皮脂厚の長さ（mm）である．皮脂厚値が身体密度と高い相関を示すことから，数ヵ所の皮脂厚値を組み合わせた換算式を用いて身体密度を推定するのが皮脂厚法である．身体密度が算出できれば，後はBrožekら[12]の換算式を用いて身体密度から体脂肪率が算出できる．

2．センサの種類と特性

1) BIA法

現在の主流は電流を身体へ流入させるための電極と電圧測定用電極がそれぞれ2つずつの4電極方式（図5.54）であるが，最近では両足底面と両手掌面に2つずつの電極を配した8電極方式が開発されている．また測定周波数は単周波数方式（50 kHz，500あるいは $800\mu A$）に加えて

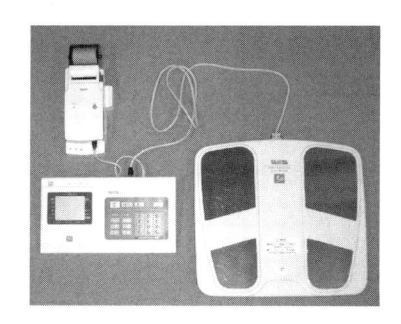

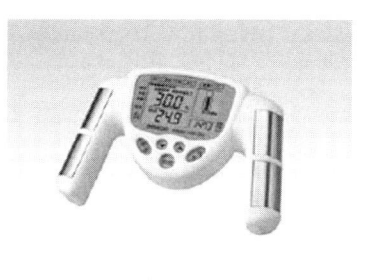

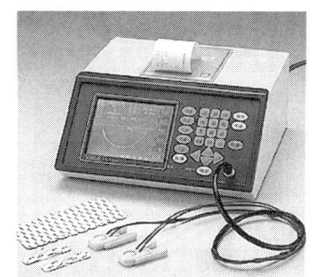

図5.54 代表的なBIA方式による体脂肪計

多周波数方式（2.5～350 kHz（2.5 kHz ステップ，140 ポイント），100μA）が採用されるようになってきた．

電極の種類は立位で足底部に電極を当てるもの（図 5.54a）や両手で把持する機器（図 5.54b）ではステンレス電極が，また上肢と下肢に電極を設置するタイプのもの（図 5.54c）は使い捨ての貼り付け電極やステンレス電極をクリップで固定するものなどがある．電極が接触する皮膚面は清潔を保ち，貼り付け電極の場合はアルコール綿などで皮膚を処理するのが望ましい．

BIA 法の測定精度は水中法や DXA 法による測定値に対して相関係数 0.9 前後の高い相関を示すといわれている[7-11]．もっとも BIA 法で測定している値は体脂肪率ではなく生体のインピーダンスであり，その値をもとに水中法や DXA 法で測定した体脂肪率に近づくようにソフトウェアで補正しているのであるから，相関が高いのも納得できる．しかし，機器によっては独立立位で両足底部を電極に密着させる必要があったり，機器の両手把握が測定条件であるなど障害によって適応できない場合がある．また測定時の姿勢の違いや測定する時間によって，あるいは対象者の足部に浮腫がある場合や体内水分バランスが崩れているときなどは，同一の装置であっても測定値が変動してしまう．

また先にも述べたように，BIA 法を用いた体脂肪計で計測するのはあくまで生体の電気抵抗であり，その値を計算式に組み込んで体脂肪率を算出・表示するのである．また体脂肪率の計算式は各メーカー独自のもので，健常人のデータを元に開発されている．そのため体内に金属が存在するような人々では計測される電気抵抗の値が変化したり，疾患・障害をもった人々では体脂肪率計算式の妥当性が低下する可能性がある[13,14]．なお微弱とはいえ体内に電流を流すためペースメーカ使用者への使用は禁忌である．

2）皮脂厚法

国際的に皮膚との接触面であるキャリパ先端の面積は 20～40 mm^2，圧は 10g・mm^{-2} を満たすことになっている．日本では栄研式皮下脂肪計（図 5.55）が一般的に用いられている．校正は簡単であり，測定前にキャリパの圧調整（図 5.56）を行うとともに数回の測定ごとに再調整する．測定値は皮下脂肪の厚さ（mm）であり，0.5 mm 単位で数値を読みとる．

器具の原理は単純であるのでキャリパ自体の精度は高い．むしろ測定に慣れるまでは，皮下脂肪のつまみ方やキャリパの当て方などが一定しないことに起因する検者の過失誤差や個人誤差が測定精度を左右する．

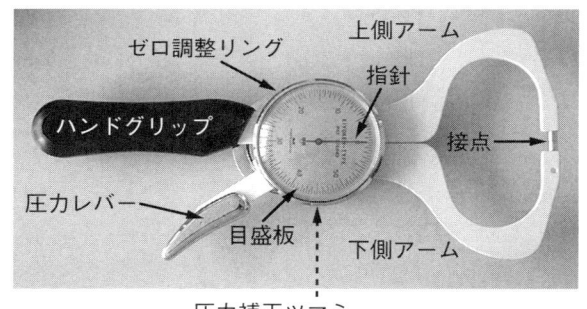

図 5.55 栄研式皮下脂肪計（キャリパ）

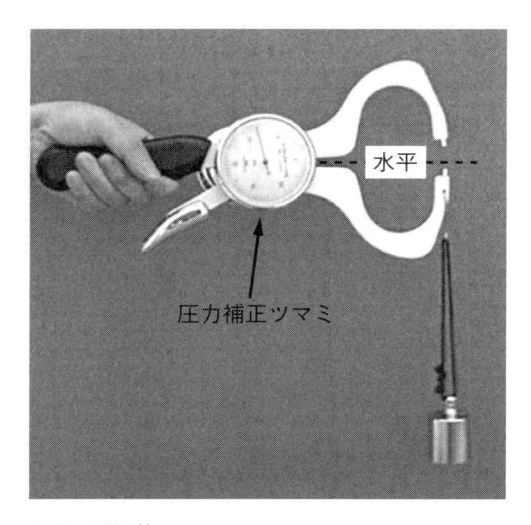

図 5.56 キャリパの圧調整
接点がやや上向き（約 8°）でアームが垂直になるようにキャリパを保持し，アーム先端の穴に 200 g の重りを下げる．このときに下側アームの付け根と接点が水平で指針が 15～20 mm を指すように圧力補正つまみを回して調整する．

3. 機器の構成

1) BIA 法

電流を身体へ流し込む電流流入用電極と電圧を測定する電圧測定用電極，身長や体重，着衣重量，性別，年齢，体型モードなどの入力に使用するボタンやキーボードなどの入力装置，入力情報や計測結果を表示するディスプレイ部，演算部，プリンタなどから構成されている（図 5.57）．

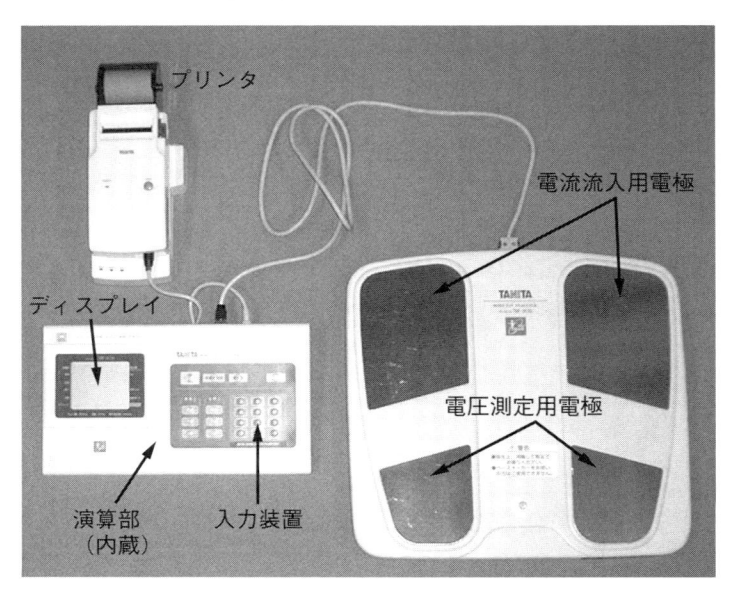

図 5.57 体脂肪計（BIA 方式）の構成

2）栄研式皮下脂肪計

各部の名称は図 5.55 に示した通りである．キャリパを把持するハンドグリップ，アームを開閉させる圧力レバー，測定した皮下脂肪の厚さを表示する目盛板と指針，そしてキャリパの圧力調整のための圧力補正ツマミ，指針の 0 点を合わせるゼロ調整リングから構成される．

4．計測手順

1）BIA 法

機種によって入力項目に若干違いがあるが，身長や体重，着衣重量，性別，年齢などを入力し，立位で測定する機器ならば踵部分の電極を基準に立位をとるだけで数秒で計測が終了する．測定中は足を踏み直さないように注意する．プリンタが付属している機器ならばその場で測定結果をプリントアウトできる．出力項目は身長，体重，BMI，肥満度，体脂肪率，体脂肪量，除脂肪組織量，体水分量，そしてインピーダンスなどである．多人数の測定では消毒の意味からも一人ごとにアルコール綿で電極を拭くと良い．

機種によってはスタンダードとアスリートの2つの演算モードを選択可能である．アスリートモードを選択するのは，1 週間に 12 時間以上のトレーニングを行っている人，体育会やスポーツ実業団に所属し，競技会などを目指している人，プロスポーツ選手，そしてボディビルダーのように筋肉量が多くなるようなトレーニングを行っている人，などである．

2) 皮脂厚法

皮脂厚計を用いて通常は立位にて身体右側の皮脂厚（mm）を計測する．測定部位は使用する身体密度換算式により異なるが，上腕背部，肩甲骨下部，腋窩，胸部，腸骨上部，腹部，大腿前面などが用いられる（表5.15）[15]．母指と示指により，測定部位よりも1cm体幹よりの皮膚を皮下脂肪とともにつまみ上げた後，測定部位に皮脂厚計先端部を当て，値が安定するまで数秒間待ってから表示値を0.5 mm単位で読みとる．検者が測定に慣れるまでは，同一部位を複数回測定し平均をとることで，比較的信頼できる値が得られる．

さて，測定した皮脂厚値を身体密度換算式に代入して身体密度（$g \cdot cm^{-3}$）を算出するのであるが，数多い換算式の中から一般的に使用されている式2つを紹介する．表5.16に日本で広く用いられている肩甲骨下部と上腕背部の皮脂厚の和を用いる長嶺の換算式[16]を，そして表5.17には米国でもっとも一般的に利用され種々のテキストにも掲載されているJacksonとPollockの換算式[17]を示した．これらの換算式を用いて求めた身体密度（D）をBrožekら[12]の体脂肪率換算式（体脂肪率＝[（4.570/身体密度(D)）－4.142]×100）に代入して体脂肪率（％）を算出する．体脂肪率（％）が算出できたなら，以下の式で体脂肪量（kg），除脂肪組織量（除脂肪体重）（kg），そして体水分量（kg）が計算できる．

・体脂肪量（kg）＝体重（kg）×（体脂肪率（％）/100）
・除脂肪組織量（kg）＝体重（kg）－体脂肪量（kg）
・体水分量（kg）＝除脂肪組織量（kg）× 0.732
（体水分量が除脂肪組織の73.2％と仮定した場合）

皮脂厚値を用いた上記の計算や時系列データの解析にはパソコンのデータベースソフトや表計算ソフトが有用である．一度入力フォーマットを作成すれば，後は測定値を入力するだけで体脂肪率などのパラメータが自動計算される．

表5.15 代表的な皮脂厚測定部位

上腕背部	肩峰と肘頭を結ぶ線の中点
肩甲骨下部	肩甲骨内側縁の延長線上で下角から下1〜2cmの点
腋窩部	中腋窩線と剣状突起を通る水平線との交点
胸部	男性：前腋窩線と乳頭を結ぶ線の中点 女性：前腋窩線と乳頭を結ぶ線上で，前腋窩線側3分の1の点
腸骨上部	前腋窩線の延長線と腸骨稜の交点
腹部	臍の横2 cm
大腿前面部	大腿前面の股関節（鼠径皺壁）と膝関節（膝蓋骨上縁）の中点

表5.16　長嶺による日本人の身体密度（D）推定式

	男	女
9〜11（歳）	D = 1.0879 − 0.00151X	D = 1.0794 − 0.00142X
12〜14（歳）	D = 1.0868 − 0.00133X	D = 1.0888 − 0.00153X
15〜18（歳）	D = 1.0977 − 0.00146X	D = 1.0932 − 0.00160X
成人	D = 1.0913 − 0.00116X	D = 1.0897 − 0.00133X

X（mm）= 肩甲骨下部皮脂厚 + 上腕背部皮脂厚

表5.17　JacksonとPollockの身体密度（D）推定式

男：身体密度 = 1.1125025 − 0.0013125 × A + 0.0000055 × A² − 0.0002440 × C
女：身体密度 = 1.089733 − 0.0009245 × B + 0.0000025 × B² − 0.0000979 × C

A：胸部，上腕背部，肩甲骨下部の皮脂厚値の総和
B：上腕背部，腸骨上部，腹部の皮脂厚値の総和
C：年齢（歳）

5．利用できるパラメータ

1）体脂肪量
身体中の脂肪組織の総重量．

2）体脂肪率
身体中に含まれる総脂肪組織重量の体重に対する比率．

3）除脂肪体重
脂肪組織以外の組織総重量．

4）BMI
体重（kg）/身長（m）² で算出する体格指数．

5）肥満度
（実体重（kg）− 標準体重（kg））/標準体重（kg）× 100 で算出する．

第5章 呼吸・循環・代謝機能の計測

計測デザイン

１．健康状態の指標として体脂肪率を計測する

１）計測の目的
健康長寿は万人の願いである．健康のリスクファクタとしての肥満はもはや一般常識といっても差し支えないほどの認知度である．疾病の罹患を防ぎ日々健康を維持するため，また常日頃から健康への関心を継続するためにも体脂肪率を計測することは意義あることである．本デザインは健常人の日常生活の中で身体の健康管理のための体脂肪率評価法を紹介する．

２）計測の具体的方法
①**計測条件**：独立立位が可能で足底面全体が床面に接地できるという条件を満たす人ならば，立位で計測できる体脂肪計を用いるとよい．一方その条件が満たされない人であれば，臥位で計測する機器を選択する．立位で計測する体脂肪計の場合一般的に朝方は体脂肪率が多めに計測されるため，可能なら夕方以降でかつ時間帯を一定にして測定する．また激しい運動の後や入浴後の計測は避ける．

②**用いるパラメータ**：身長と体重，およびそれらから体格指数としてBMIあるいは肥満度を算出する．また身体組成データとして体脂肪率を用いる．

３）解釈と考察
BMIを用いた肥満の判定は表5.18[5]に示したとおりであり，BMIと肥満度の2つから判断する方法ならびに体脂肪率の標準範囲はすでに生体現象で述べた．

疾病への罹患率を示す有病指数（表5.19）[3]とBMIの関係（図5.58）をみてみると，BMI 22までは有病指数が横ばいであり，それ以上では指数関数的に上昇するため，BMI 22までが有病指数の低い上限とみなされている．体脂肪率と有病指数の関係は，男性では20%以下の体脂肪率

表5.18 BMIによる肥満の判定

	BMI
やせ	≦18
やせぎみ	18＜～≦20
正常	20＜～≦24
太りぎみ	24＜～≦26
肥満	26＜

文献[5]より引用

表 5.19 有病指数 (morbidity index)

---
① 肺疾患：胸部 X-p
② 心疾患：胸部 X-p, ECG
③ 上部消化管疾患：Ba upper G-1 X-p
④ 高血圧：S.P. ≧140 and, or D.P. ≧90 mmHg
⑤ 尿所見以上：尿タンパク（＋）and, or 尿潜血（＋）
⑥ 肝機能障害：
　　♂：GOT＞30 and, or GPT＞40mU・ml^{-1}
　　♀：GOT＞22 and, or GPT＞28mU・ml^{-1}
⑦ 高脂血症：T. Chol＞230 and, or TG＞150 mg・dl^{-1}
⑧ 高尿酸血症：UA ♂≧7.0, ♀≧5.5 mg・dl^{-1}
⑨ 耐糖能以上：FPG＞110 mg・dl^{-1} and, or HbAl＞7.5%
⑩ 貧血症：
　　♂：RBC＞4.0×10^6 mm^3 and, or Hb＞13.5 g・dl^{-1}
　　♀：RBC＞3.7×10^6 mm^3 and, or Hb＞11.5 g・dl^{-1}

異常なし：0点，異常あり：1点　　　文献[3]より引用

で有病指数が低値を保っており 13〜17% でもっとも低い．また女性では 25% 以下で有病指数が低値となっている[5]．

2．減量を目的とした運動療法の効果を身体組成の観点から検証する

1）計測の目的

代表的な荷重関節疾患の1つに変形性関節症がある．わが国では二次性の変形性股関節症が多く，高齢者には人工股関節全置換術（total hip arthroplasty；THA）が，そして20歳前後から40歳代の対象者には臼蓋形成術や骨切り術などが行われることが多い．理学療法は術側股関節機能の向上とともに，運動耐用能の向上と関節荷重量軽減のために減量を目的とした運動療法が施行される．その効果判定は体重の変動をチェックするとともに体脂肪率の推移を評価することでより確実な情報が得られる．

この計測デザインでは，股関節形成術後患者のデータを提示するが，目的とするところは体脂肪率の観点から減量を目的とした運動療法の効果判定法を紹介することである．

2）計測の具体的方法

①**計測条件**：キャリパによる皮脂厚法を用いて体脂肪率を算出する．皮脂厚法の選択理由は，体脂肪率のみではなく体脂肪分布の情報も得られるという利点があること，そして術後早期は両足底面への荷重圧が均等にならない可能性があるため BIA 法が適応にならないという点にある．

②**用いるパラメータ**：体格指数として BMI を，身体組成データとして Jackson と Pollock の換算式[17]を用いて算出した体脂肪率（%）を用いる．

第 5 章　呼吸・循環・代謝機能の計測

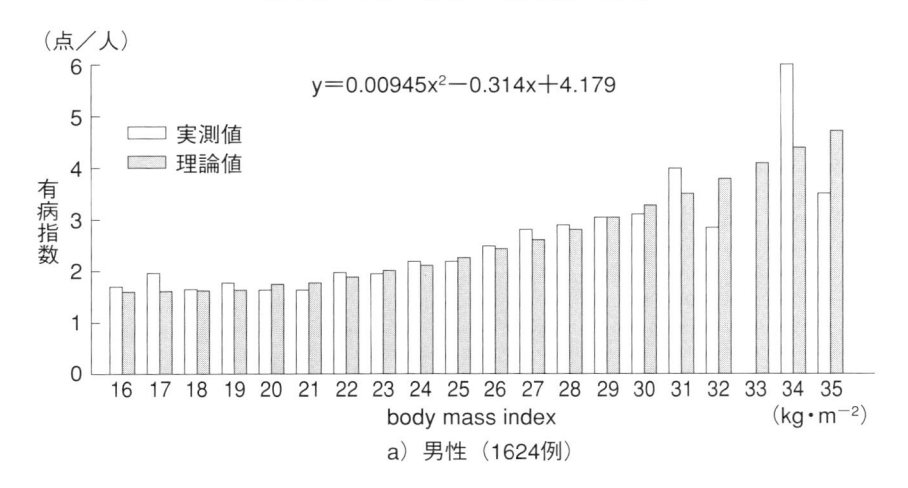

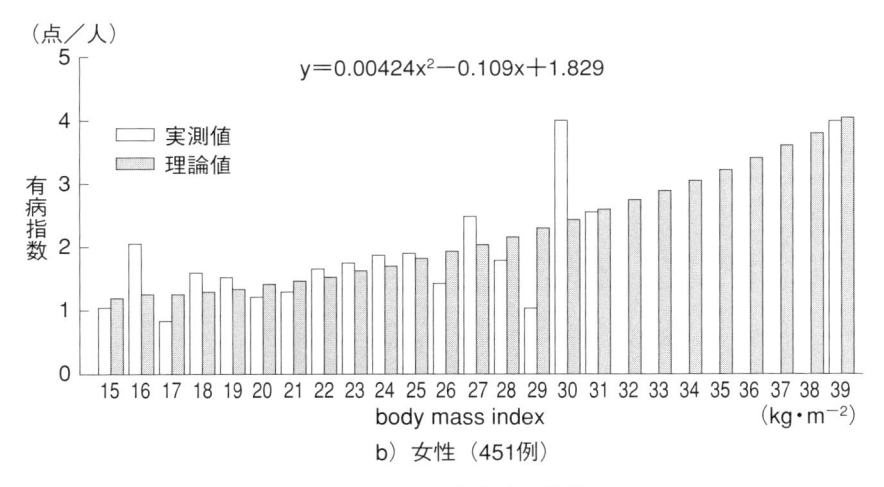

$y = 0.00945x^2 - 0.314x + 4.179$

a) 男性（1624例）

$y = 0.00424x^2 - 0.109x + 1.829$

b) 女性（451例）

図 5.58　BMI と有病率指数

3) 解釈と考察

BMI を用いた肥満の判定は表 5.18 に示したとおりである．成人の場合数週間～数カ月の期間で身長の変化が起こるとは考えにくいため，BMI の変化は体重の変化と捉えて差し支えない．体脂肪率の標準範囲は生体現象で述べたとおりである．

臨床データは東北大学医学部附属病院で毎週ルーティンに計測されている体格データと皮脂厚値から算出した身体組成データである．その中から，平成 7 年 1 月から平成 9 年 12 月の間に術後連続して 4 週（4 回）以上の計測が可能であった女性 50 名を対象として，術後 5 週目から 12 週目までのデータを解析した．対象者の年齢は 45.5 ± 16.3 歳（16～83 歳），理学療法開始時（術後平均 5.1 ± 1.4 週）の BMI は平均 22.4 ± 3.3（17.9～32.0），退院時（術後平均 12.3 ± 2.5 週）で 22.3 ± 3.1（17.8～31.9）あった．測定者は皮脂厚法に熟練した理学療法士であり，使用キャリパには栄研式皮脂厚計を用いている．基準に添ったキャリパーの校正を実施した後，上腕後面，肩甲

骨下部，胸部，腹部，腸骨上部そして大腿前面の6部位の皮脂厚値を計測している．今回はデータ解析の対象を女性のみとし，身体密度換算式にJacksonとPollockの式を用いたため，使用した皮脂厚値は計測した6部位のうち上腕背部，腸骨上部そして腹部の3部位の値である．

　術後5週から12週までのBMIの推移を図5.59に，体脂肪率の推移を図5.60に示した．両グラフとも平均値と標準偏差を棒グラフとエラーバーで示し，また折れ線グラフで代表的な6症例のデータをプロットした．体脂肪率の平均値は10週目でわずかに増加したが，全体では時間経過に伴って緩やかな低下を示した．体脂肪率の初期値が26%以上の4症例（BCDE）の中で3例（BDE）は体脂肪率が低下傾向にあることがわかるが，1例（C）は変動が不規則であり体脂肪率コントロールが良好に行われなかったものと思われる．また体脂肪率の初期値が16.6%であった2症例（AF）は増減がありつつも全体として若干増加していた．この2症例はBMIも緩やかな増加を示していた．

　AとFの2症例はBMI（表5.18）から判断すると「やせぎみ」に分類され，また体脂肪率でも標準範囲を下回っている．しかし他の4症例（BCDE）ではBMIから判断するといずれも「正常」範囲に分類されるが，体脂肪率からみると症例Dは正常範囲内，症例Eは肥満から正常範囲へ移行，症例Cは肥満の境界あたり，そして症例Bでは明らかに肥満の範疇に入っている．BMIが同じくらいの値でも身体組成が異なる場合があることは生体現象の項でも触れたが，特に疾病や障害をもつ人々では日常生活の活動度が健常人よりも低いと考えられるので，このような現象がより起こりやすいものと思われる．

　これまでの身体組成評価法はほとんどが健常人やスポーツ競技者を対象に研究されてきた．現在のところ，疾患や障害それぞれに最適な体脂肪換算式は明確に提示されていない．臨床での使

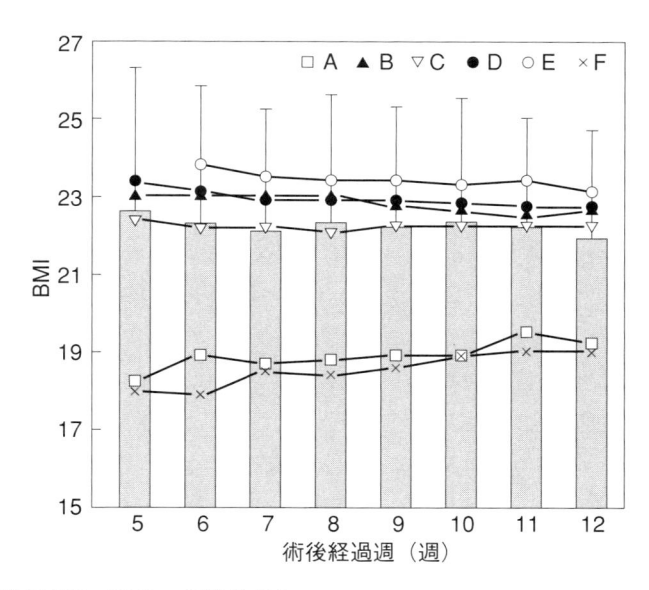

図5.59　BMIの経時的変化
　　　　棒グラフは平均値，エラーバーは+1標準偏差を示す．

第5章 呼吸・循環・代謝機能の計測

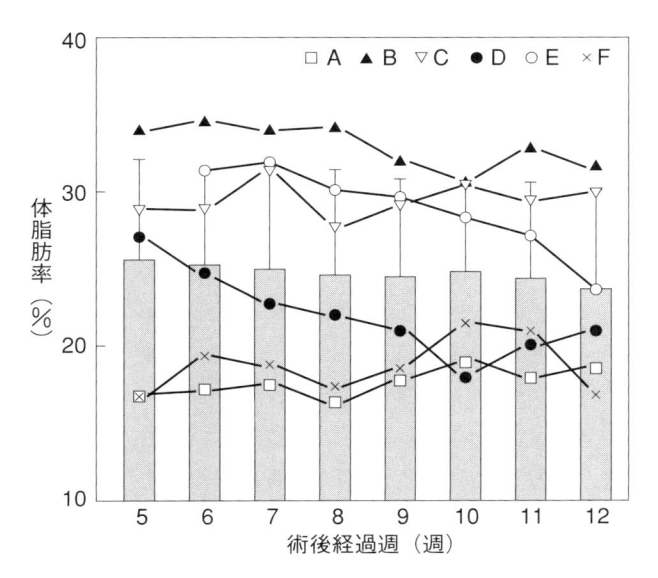

図 5.60 体脂肪率の経時的変化
　　　　棒グラフは平均値，エラーバーは＋1標準偏差を示す．

用を前提にした身体組成評価法の開発が待たれる．

　（データの使用を許可いただいた東北大学大学院医学系研究科障害科学専攻運動障害学講座肢体不自由学分野の岩谷力教授，東北大学医学部付属病院中央リハビリテーション部の半田健壽技師長に深謝いたします．）

引用文献
1) 北川　薫：身体組成．体育の科学 28：473-478，1978．
2) Hattori K et al：Sex differences in the differences in the distribution of subcutaneous and internal fat．Hum Biol 63:53-63, 1991．
3) 徳永勝人，松沢佑次：種々の合併症を考慮した理想体重．第9回日本肥満学会抄録集：236-238，1989．
4) 池田義雄：肥満の判定法と肥満症の診断．第12回日本肥満学会抄録集：33-35，1991．
5) 池田義雄，大野　誠：肥満の定義，分類，判定と肥満症の診断．日本臨牀 53：229-236，1995．
6) Segal KR, Gutin B, et al：Estimation of human body composition by electrical impedance methods：a comparative study．J Appl Physiol 58:1565-1571, 1985．
7) 田中喜代次，金憲経，他：多周波数インピーダンス法による日本成人の身体組成評価，日本運動生理学雑誌 6：37-45，1999．
8) 阪本要一，佐藤富男，他：生体インピーダンスによる体脂肪の評価．日本肥満学会記録 12：279-280，1992．
9) 渡辺完児，他：Bioelectrical impedance analysis による中学男子の身体組成評価．体力科学 40：40，1991．
10) 中塘二三生，他：Bioelectrical impedance 法による小学生の身体組成評価．体力科学 40：40 1991．
11) 中塘二三生，田中喜代次，他：Bioelectrical Impedance 法による日本女性の身体組成評価．体力科学 39：164-172，1990．

12) Brožek J, Grande F et al：Densitometric analysis of body composition：revision of some quantitative assumptions. Ann N Y Acad Sci 110：113-140, 1963.
13) 近藤照彦, 他：Bモード超音波法からみた脊髄損傷による対麻痺患者の皮下脂肪分布パターン. JJ SportsSci49：473-478, 1993.
14) 近藤照彦, 他：体脂肪量測定の最善の方法は何か. 運動生理 9：107-113, 1994.

第6章
認知機能の計測
―脳活動電位計測による試み―

　従来，脳損傷者にみられる認知障害の研究は神経心理学を中心に進められてきた．しかし，この障害に含まれる範囲は，失認，注意障害，意識障害，情動障害など広範であり，研究者間でも必ずしも統一した見解が得られているわけではない．さらに，この障害に対する治療についてもいくつか開発されているが，臨床現場においては未だ試行錯誤の段階といえる．このように，この障害の捉え方および治療法は発展途上といえるが，最近，理学療法領域ではこの障害に対して関心を示す者がみられるようになってきた．特に，認知障害の中で注意障害と遂行機能障害に対する理学療法の効果が期待されている．

　一方，認知障害の評価には実験心理的方法，電気生理学的方法，画像診断法などの研究方法が開発されている．実験心理的方法には脳のラテラリティ（片側優位性）検査として視野分割提示法，二重課題法，lateral eye movement（LEM）などが，また遂行機能検査にはWisconsin card sorting test（WCST），the behavioural assessment of the dysexecutive syndrome（BADS）などが臨床で広く使用されている．電気生理学的方法としては，脳の神経細胞の電気現象を観察する安静覚醒および賦活法を用いた脳波，事象関連電位（event-related potential；ERP），脳磁図（magnetoencephalography；MEG）などがある．さらに，画像診断として脳の情報処理活動による代謝の変化に伴う血流流量の変化をみるPET（positron emission tomography），機能的磁気共鳴像（functional magnetic resonance imaging；fMRI），機能的超音波ドップラ（functional transcranial doppler；fTCD），近赤外線脳機能イメージング（functional near-infrared spectroscopy；fNIRS）などがある．このうち，脳波は脳神経外科，精神科など意識障害患者を扱う臨床医学や心理学，体育学など幅広く使用される検査としてすでに確立している．特に脳画像が容易に得られるようになった現在，脳波と組み合わせれば脳機能の立体的情報を得ることが可能となった．しかし，その電気発生，脳波律動を形成する要因など生理的意義を理解するうえで重要な事項については，基礎的実験や仮説が提示されているものの，未解決の問題も残っている．

　本稿では脳機能を反映する脳神経細胞の電気現象を計測する各種手法を紹介し，計測の実際について述べる．

着目する生体現象

　われわれの行動は認知過程と遂行過程から成立するが，このうち，前者の高次心理機能は大脳

皮質および皮質下の構造を含めた相互に連絡し合うニューロン群の系によると考えられている．大脳皮質には多くの種類のニューロンとグリア細胞が存在し，神経細胞は電位を発生している．神経細胞が発生する電位には軸索の活動電位とシナプス後電位（post-synaptic potential；PSP）の2種類があり，後者には興奮性シナプス（EPSP）と抑制性シナプス（IPSP）がある．ニューロンの中で脳波と関連した電位を発生する神経細胞は，大脳皮質第V層に細胞体が存在する大錐体細胞である．この細胞は細胞体から皮質表面に向かって，垂直方向に樹状突起（尖頂樹状突起）を伸ばしている．そのため，尖頂樹状突起の深部にEPSPが発生するとその部の細胞表面は電気的陰性となり，ニューロン内部に電流が発生する．つまり，ニューロンは深層部が陰性，浅層部が陽性とする双極子となったのである．大脳皮質には多数の大錐体細胞が並行して配列され，これらのニューロンが同期して同極の電位を発生した場合にはおのおのの電場が集合され空間的にも加重された大きな双極子（等価双極子）となりうる．頭皮上に配置した電極から脳電位を記録できるのはこの等価双極子の表層部の極性を反映しているのである．

次項では臨床脳波を理解するための基礎知識を概説し，次いで認知，注意，意欲などの高次脳機能の評価として用いられるERPについて説明する．さらに，大脳誘発電位のうち，体性感覚上行路の評価として理学療法領域でも使用されることの多い体性感覚誘発電位（somatosensory evoked potential；SEP）について解説する．

脳波

着目する生体現象

大脳皮質に存在する神経細胞が興奮すると微弱な電流が頭部内に流れ，電流が流れた経路の抵抗と電流の積に応じた電圧を記録したものを脳波という．すなわち，脳波の記録とは，①多数の神経細胞の集合活動を，②細胞外で，しかも③組織液のような3次元の広がりをもつ電導性の媒質を介して記録したものといえる．脳波は必ずしも安定した律動ではなく，0.5～50 Hzまでのさまざまな周波数成分を複合した不規則な波形といえる．脳波の波形は健常者であっても中枢神経系の発達・成熟の程度や意識水準，精神活動の程度などにより鋭敏な変動を認める．しかも，脳に病的変化があれば覚醒時の波形や各周波数成分が変化するなどの所見が得られる．

一方，種々の外界からの刺激に対して頭皮上から記録される誘発電位には波形の出現する潜時によって，2種類の成分に分けられる．1つは大脳誘発電位と称され波形の出現潜時は短く，感覚刺激に直接的に誘発されるもので視覚誘発電位，聴性誘発電位，体性感覚誘発電位などが含まれる（表6.2）．他方は感覚刺激などで脳内に発生する情報を処理する過程に関連して誘発されるものであり，事象関連電位（ERP）と呼ばれ，その潜時は前者に比べて長いのが特徴である．ERPの中にはP300と随伴陰性変動（contingent negative variation；CNV）という現象がある．この

うち，後者は心理学の領域で伝統的な行動測定尺度と共に相補的な測定手法として用いられてきた．このように覚醒時脳波，大脳誘発電位，ERPなどの脳活動電位の計測とその解析から，対象者の作業―精神活動および認知―行動系についての理解が徐々に深まりつつある．

機器特性

1．機器の原理および構成

電子技術の進歩に伴い，脳波計も他の電子機器と同様さま変わりした．現在主流のデジタル脳波計は，アナログの脳波信号をデジタル信号に変換し，導出切換やフィルタ処理，感度切換などの信号処理を行う．この変換で記録された脳波はデジタル信号のまま感熱式記録器で描出させたり，デジタルデータとして電子メディア（MO，ハードディスクなど）に記録・保存することができる．保存されたデータは条件設定を変えての表示や解析ができる．

頭皮上より導出した脳波は数十μVで，周波数帯域も0.5～50Hz程度である．このような電位を増幅するためには高感度な増幅器と記録器をもつ機器が必要となる．また，各種誘発反応を平均加算（刺激回数に応じて刺激点に同期し脳波と誘発反応を加算させる）処理をさせるためには増幅されたアナログ信号をデジタル信号に変換させるA/D（analogue to digital）変換器は必要不可欠である．なお，現在では誘発電位計や筋電計には平均加算処理が可能な設備が付属していることが多い．

誘発電位計は図6.1に示したように，①増幅器，②A/D変換器，③加算器，④制御部，⑤表示部，⑥記録部，⑦刺激装置から構成される[8]．

①**増幅器**：生体電気現象を増幅する前置増幅器には2組の入力端子からの電圧の差を増幅する差動増幅器と呼ばれる回路が用いられる．この増幅器の特徴は交流雑音，外来雑音など，両入力に同位相に混入する雑音の排除能力が優れている．また，この増幅器で増幅された入力信号から必要な周波数成分のみを取り出し，雑音などの不要な成分を減衰させる電気回路としてフィルタ

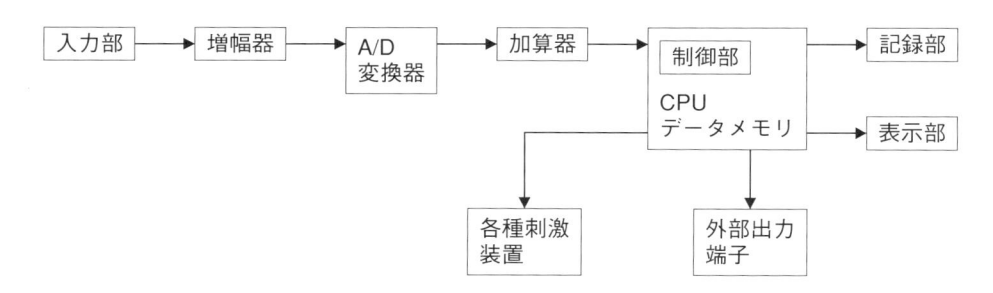

図6.1 誘発電位計のブロック図

がある．誘発電位計として必要な周波数帯域は 0.1 Hz～3 kHz 程度である．なお，フィルタは信号の周波数成分を減衰させるだけでなく，減衰率が高いほど信号の位相特性を変化させる．

② **A/D 変換器**：①で増幅された入力信号（脳波）は連続した電圧変化として表示され，このような連続した値を示す変数をアナログ量という．加算平均を行うためにはこのアナログ量をデジタル量に変換して，デジタルコンピュータによる信号処理が必要となる．そのための装置が A/D 変換器である．

③ **加算器**：加算平均とは②で変換された脳波信号（脳波と誘発反応電位）を蓄積して，次の刺激点をトリガとして再び A/D 変換された新しいデータを加えた後に，再度メモリに蓄える処理のことをいう．この処理を用いる信号側の条件としては，刺激に対して反応がある一定の潜時をもって発現することが必要となる．つまり，刺激ごとに潜時の変動が大きい反応では異常とみなされ，その信号は加算されない．一般に反応信号（S）は潜時と波形が一定している場合には加算する回数が増すにつれて，刺激と無関係の雑音（N）は相殺されて消失し S は増大する．つまり，S と N の比（SN 比）が大きいほど反応波の分離が良い．なお，正常な対象者であっても，加算処理されない原因として 3 つのものが考えられる．まず，生体に起因する雑音が大きい場合，次に増幅度合いが不足している場合，3 番目に A/D 変換の性能が不充分な場合．

④ **制御部**：中央処理装置と記録装置からなり，感度，フィルタの設定，プログラムの変更などを行う．

⑤ **表示部**：入力波形や処理結果の表示や諸条件の設定などを表示する．

⑥ **記録部**：SEP 波形や解析結果を記録するものであり，加熱ヘッドで記録紙を加熱し発色させるサーマルアレイ・レコーダがよく用いられる．

⑦ **刺激装置**：各種誘発電位検査に必要な刺激装置．

また，脳波周辺装置には画像データの同期保存・同期再生を行うビデオリンク機能，デジタル画像ファイリング，脳波解析を行うための脳波トポグラフィ表示，棘波，持続性突発波検出，ダイポール解析装置がある．

2. センサの種類と特性

通常，電極は電気的に安定している銀・塩化銀の脳波用皿電極を用いる．また電極の配置は 1958 年の国際脳波学会で標準方式として推奨された 10 - 20 法（10 - 20 electrode system）が用いられている．この電極配置法の特徴は頭蓋の大きさに関係なく，脳の一定部位に相当して電極を配置できること，隣接する各電極間の距離をほぼ均等に保てること，電極に対応する大脳の解剖学的部位が確認されている，などの利点がある．必要に応じてこの電極配置法の他に電極を追加できるが，頭皮上の電極が多いほど得られる情報も多い反面，電極装着に要する時間も長くなる．頭皮上に電極を装着した後に，脳波を導出する方法には基準電極導出法と多極誘導法の 2 種類がある．計測の目的によって導出方法を選択する必要がある．

脳波の電位変動は微弱であるため，脳波以外の信号（アーチファクト）が混入しやすい．アー

チファクトには心電図，眼球運動，瞬目運動，咬筋などの筋電図，発汗など生体から発生するものや電極の断線や腐食，さらには頭皮への接地が不充分な場合がある．頭皮の接地不良は，大きな基線動揺が生じるため判別しやすいが，計測前に電極間のインピーダンスの測定を行っておくことが望ましい．シールドルーム以外で記録する際には，$5\,k\Omega$ 以下まで接触抵抗を低下させる．さらに生体アースは，静電気による妨害や感電防止の点からも確実に行うべきである．

3．計測手順

脳波および ERP を計測する際の機器としては上述のデジタル脳波計を使用する場合が多い．計測時に共通して用意するものとしては，脳波用皿電極，ペースト，酒精綿，ペーパータオル，記録紙，MO・フロッピーディスクなどの記録媒体，筆記用具などがあげられる．次に脳波と ERP に分けて計測手順を述べる．

①**脳波計測の場合**：あらかじめ対象者に計測の目的と注意事項を充分に説明しておく．次いで電極を 10-20 法に従って装着し，電極間のインピーダンスを確認する．脳波計の設定は通常，感度 $10\,\mu V\cdot mm^{-1}$，時定数 0.3 s，帯域通過フィルタ 0.5〜100 Hz，記録速度 $10\,mm\cdot s^{-1}$ とするが，睡眠時脳波を記録する際には心電図，眼球運動の筋電図，呼吸などの記録および対象者の上半身の撮影も同時に行う．最初に安静時脳波を記録し，次いで賦活法（過呼吸，光刺激および睡眠賦活など）を実施する．光刺激を与える際にはストロボスコープを使うが，脳波計に関連機器として組み込まれていることもある．脳波の記録は測定開始と同時に脳波計内部のハードに保存する．記録された脳波形は波形認識法，脳波マッピング，トポグラフィなどの処理をして判読する．

②**P300 の場合**：通常，導出電極を Fz，Cz，Pz とし，Fpz をボディアースとする．なお，基準電極は両耳朶電極を連結する．さらに，垂直眼球運動を捉えるために，片目の眼窩上縁に電極を糊着し，眼電図を記録する．脳波計の設定は感度を $20〜50\,\mu V\cdot div^{-1}$ とする他は，①と同様にする．なお，一般に P300 測定時の刺激には 1000 Hz と 2000 Hz の純音を区別させるが，異なる形や色を識別させる場合や手指に電気刺激を与えて弁別させる体性感覚などもあり，目的とす

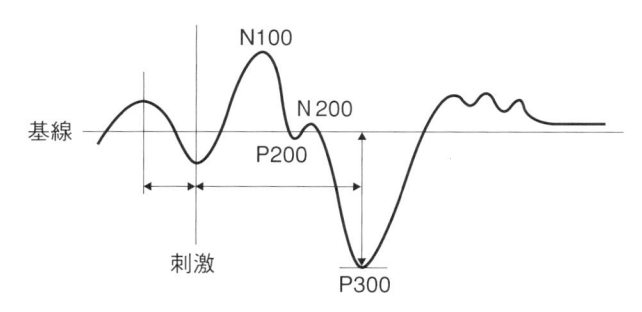

図 6.2 P300 の見方
　　　基線は刺激開始前 100 ms までの波を平均化する．
　　　刺激開始より P300 までの時間を潜時とし，基線から波形の谷までを
　　　振幅として計測する

第2部　計測デザインの実際

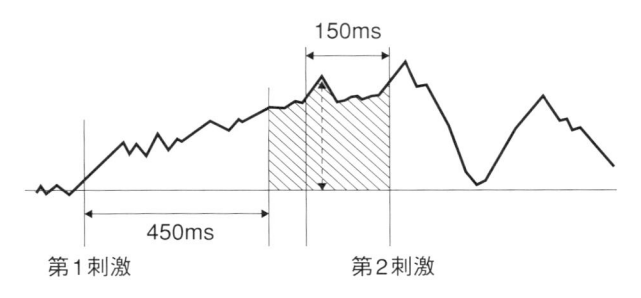

図6.3 CNVの見方
基線は第1刺激200〜1000 msの波形を平均化する．
a．頂点振幅：最大振幅（点線）
b．平均振幅：第2刺激前150 ms間の平均振幅
c．面積計測：第1刺激後450 msから第2刺激までの面積（斜線部分）

る刺激を与える機器の用意も必要となる．平均加算に必要な試行回数は20〜50回程度である．図6.2は，加算平均されたP300の波形であるが，この波形からは潜時および振幅を計測する．

③ **CNVの場合**：計測方法は①，②にほぼ準じる．CNV計測時の刺激は1対の感覚刺激であれば視覚，聴覚，体性感覚のいずれでも良く，警告刺激と命令刺激の刺激間隔は1〜4秒間の範囲で一定とする．平均加算に必要な試行回数は20〜50回程度である．図6.3は加算平均されたCNV波形であるが，この波形からは頂点振幅，平均振幅および面積を計測する．

4．利用できるパラメータ

通常，記録された脳波の解析は周波数と振幅の2つの要素から行う．成人脳波の背景活動は20〜50 μV の振幅をもち，20 μV 以下を低振幅，50あるいは100 μV 以上のものは高振幅と呼ばれる．脳波の周波数（f）はその帯域から δ(f < 4 Hz)，θ(4 Hz ≦ f < 8 Hz)，α(8 Hz ≦ f ≦ 13 Hz)，β(13 Hz < f) の4つに分類できる．安静時の成人正常脳波は後頭・頭頂・後側頭部優位の α 波を主体とするが，開眼，痛覚刺激などでその波形は減衰する．また，δ 波と θ 波は徐波と呼ばれ，覚醒水準の低下に伴う眠気や意識活動の低下によるといわれている．これらのギリシャ文字には特別な意味はなく，α, β はBergerによる命名であり，θ, δ はWalterらによって記載されたものである．脳波に影響を与える因子としては表6.1に示すように，脳の発達，意識状態，生体の内部環境，外部環境，薬物などが現在までに報告されている．外部環境要因のうち，過呼吸，光刺激などは脳波の賦活法としても用いられており，安静時の脳波では目立たない異常を顕在化させる方法として有用である．ただし，脳の器質的病変による異常脳波の部位および頭皮上分布を正確に判読できるようになるには熟練を要する．そのため，脳波判読の専門家以外にも短期間で脳波異常を視覚的に捉える処理方法として，脳波の二次元表示システム（脳波マッピ

第6章 認知機能の計測―脳活動電位計測による試み―

表 6.1 脳波に影響を与える因子

1. 脳の発達
2. 意識水準
3. 内部環境
    1）脳循環
    2）酸素
    3）血糖
    4）酸塩基平衡
    5）内分泌
4. 外部環境
    1）光
    2）音
    3）体性感覚
5. 薬物
6. 精神活動
7. その他

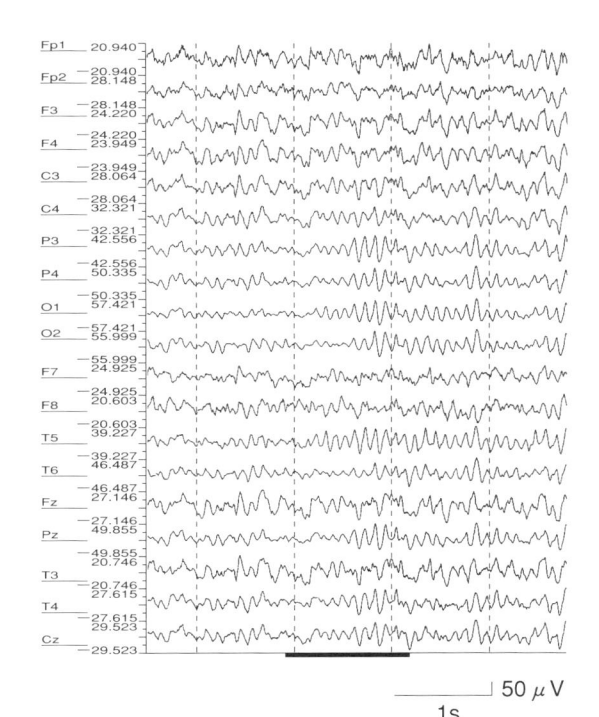

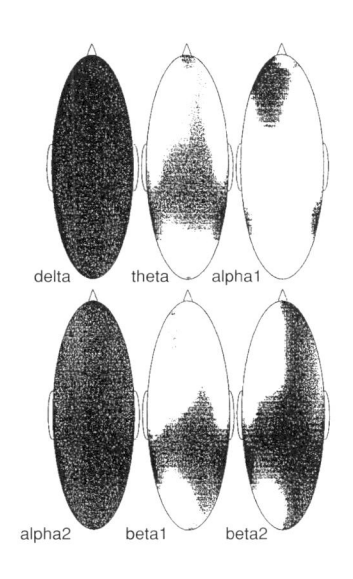

図 6.4 健常成人の脳波
J.I.30歳女性．両側耳朶を基準電極とする基準電極導出．
脳波トポグラフィは記録波形の下線部分を解析したもの．

局在

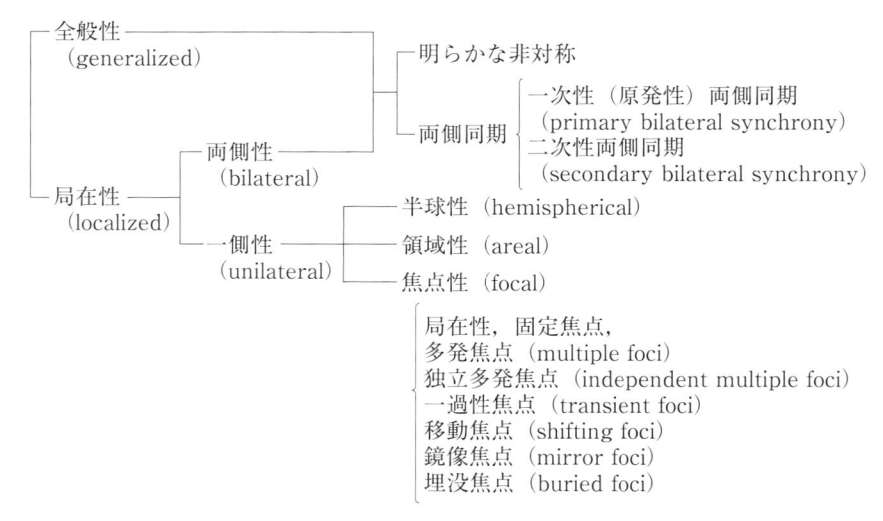

```
                    ┌─ 全般性
                    │  (generalized)            ┌─ 明らかな非対称
                    │              ┌─ 両側性 ─┤              ┌─ 一次性（原発性）両側同期
        ┌─ 局在性 ─┤    (bilateral)  │              │    (primary bilateral synchrony)
        │  (localized)               └─ 両側同期 ─┤
                    │                              └─ 二次性両側同期
                    │                                  (secondary bilateral synchrony)
                    │
                    └─ 側性 ─┬─ 半球性 (hemispherical)
                      (unilateral) ├─ 領域性 (areal)
                                    └─ 焦点性 (focal)
```

  局在性，固定焦点，
  多発焦点 (multiple foci)
  独立多発焦点 (independent multiple foci)
  一過性焦点 (transient foci)
  移動焦点 (shifting foci)
  鏡像焦点 (mirror foci)
  埋没焦点 (buried foci)

時間的出現模式

  散発性 (sporadic)
  間欠性 (intermittent)　突発性 (paroxysmal)
  連続性 (cotinu ous, sustained)

構成波の規則性

  規則性 (regular)　律動性 (rhythmic)
  不規則性 (irregular)

図 6.5 異常脳波の局在と出現模式 [3]

ング）が開発された．このシステムは脳波を周波数分析し，δ，θ，$\alpha 1$，$\alpha 2$，$\beta 1$，$\beta 2$ の各周波数帯域に平均パワーを求めて等価的電位を導出し，頭皮上の電位分布を等高線地図として表す（図6.4）．

　ところで，前述したように脳波は大脳皮質にある大錐体細胞から伸びている尖頂樹状突起の電位 EPSP と IPSP の総和であるため，その波形の解析にあたっては時間的要素と空間的要素の関連を考慮に入れる必要があり，非突発性の汎発性異常および局所性異常，突発性の汎発性異常および局所性異常の4種類に分類される（図6.5）[3]．非突発性・汎発性異常では脳炎や中毒，変性疾患などでみられ，非突発性の局所性異常は脳腫瘍，脳血管障害などでみられる．また，突発性の汎発性異常では全般てんかんの発作時にみられ，突発性の局所性異常は部分てんかん患者のジャクソン発作，精神運動発作などでみられる．そこで，臨床応用としては異常の脳波を判読して脳の器質的病変を評価する以外に，脳波マッピングすることで頭皮上の電位分布を定量的，空間的に捉えることができる．その結果，脳波マッピングと神経心理学的検査との相関やトポグラフィによる高次脳機能局在の検討などが可能となる．

　一方，P300 は対象者に視覚，聴覚，体性感覚などの課題刺激を非標的刺激と標的刺激として

第6章 認知機能の計測—脳活動電位計測による試み—

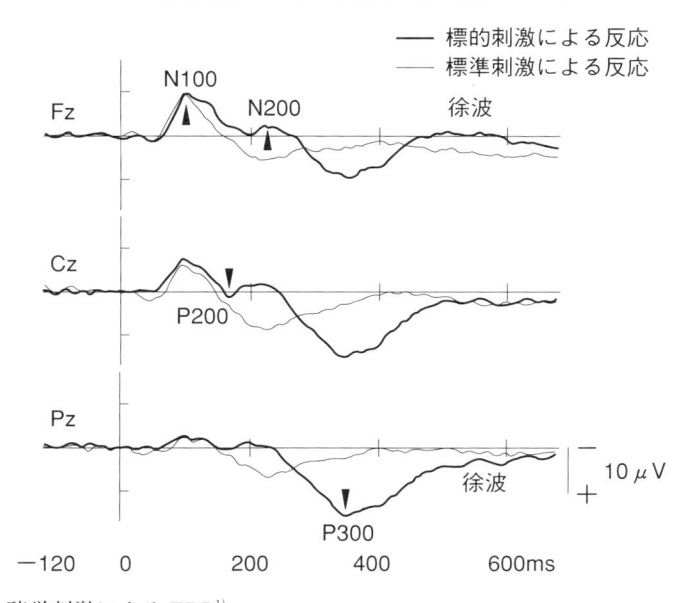

図6.6 聴覚刺激によるERP[1]
純音刺激（1000 Hzと2000 Hz）によるoddball課題における事象関連電位．

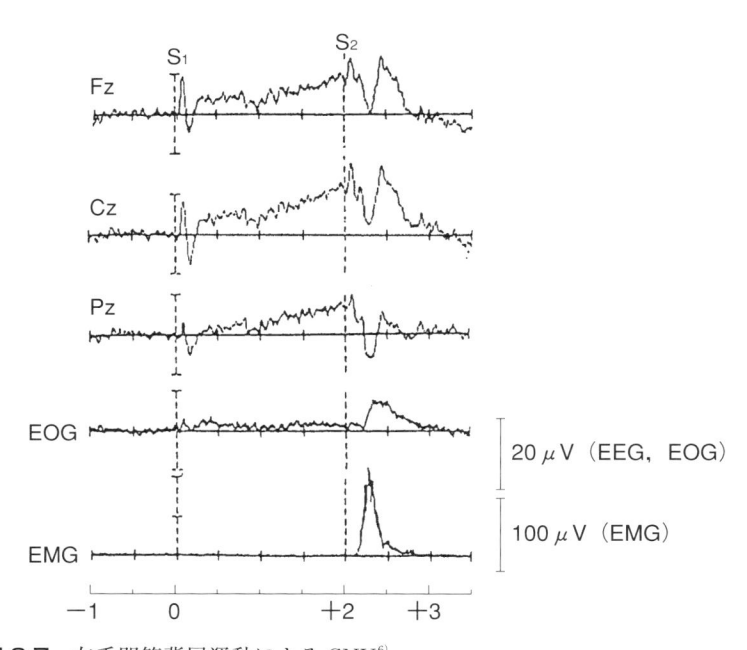

図6.7 左手関節背屈運動によるCNV[6]
S_1は聴覚警告刺激で，2秒後のS_2で選択反応課題を行わせた45回加算のCNV波形．初期CNVと後期CNVが区別できる．

与えた際に，誘発される潜時250〜600 msの長潜時陽性電位である（図6.6）[1]．P300では出現にあたって，刺激の予想外性だけでなく充分な注意を払うことが要求されること，個人差が大きいことや加算平均法を用いることが適切であるかなどが問題とされている．P300の波形の特徴や生理学的意義については諸説があるが，一般にこの波形は脳の内的活動や心理過程に関連して発生していると考えられている．そのため，アルツハイマー型痴呆のP300の潜時，振幅とウェクスラー成人知能検査（WAIS）との相関を検討する他に，精神分裂症の情緒反応低下，脳血管障害における認知機能低下の評価に用いることも可能と考えられる．また，CNVは警告刺激と命令刺激の2つの刺激を一定の間隔で1対呈示し，命令刺激の後にすばやく応答（たとえばボタン押しなど）させたときに警告刺激と命令刺激の刺激間隔に出現する緩徐な陰性変動をいう（図6.7）[6]．両現象とも脳の高次機能を反映していると考えられているが，P300が特に脳の選択的注意に関係が深いとされているのに対し，CNVは感覚・運動・連合その他の多くの大脳機能が複雑に関連し，広範な精神活動を反映したものと考えられている．

また，CNVについては器質的脳病変の部位診断で用いられることもあるが，通常の脳波や誘発電位のほうが優れている．これまで，この波形は予期，注意，動機づけ，覚醒などの要因を反映することから，精神神経疾患の病態生理学的検索および補助診断法として使用されていた．しかし，最近，CNVには感覚入力と運動による反応との関連に注目して，種々の運動障害者に応用されるようになってきた．そのため，CNVの波形の変化から運動障害者の運動発現に係る脳機能の評価の他に，従来の検査法と併用することで運動の再学習効果を検討できる．

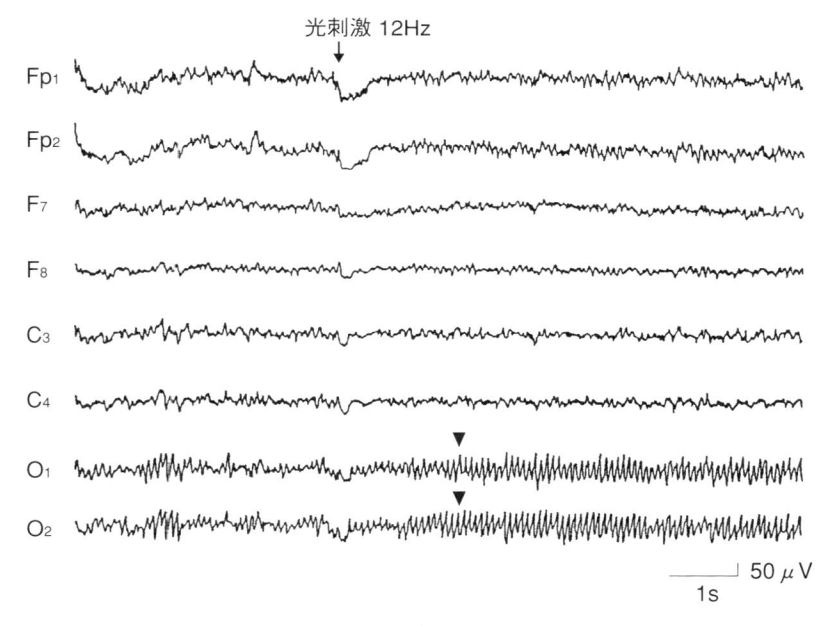

図6.8 健常成人における光駆動反応[3]
12 Hzの反復閃光刺激により後頭部（O_1，O_2）に律動的な波が出現している．光駆動反応を起こす有効な刺激頻度は背景脳波で優勢な波の周波数に近いものである．成人の有効頻度は10〜20 Hzである．

第6章 認知機能の計測―脳活動電位計測による試み―

計測デザイン

　前述したように，脳波は脳の活動電位を記録したものであり，ERPは感覚刺激に対する脳内の情報処理過程に関連して導出された電位である．これらを指標とした認知機能を検索する研究は健常者から脳損傷者まで対象者が幅広いこと，各波形を賦活する刺激や課題を考慮すると多様であることは推測される．以下に脳波とERPの計測結果について説明するが，脳波計測デザインについては成書を参考にしていただきたい．

　図6.8は健常青年に12 Hzの反復閃光刺激を与えた際にみられた後頭部のα波に律動性がみられたものである[3]．まず，脳波を判読する際には各波形成分について以下の点を検討する．

1) **分布**：α波，徐波，速波がおのおのどの部位に優勢に出現しているか，左右差や局在がないか．

2) **出現量や持続性**：ある波形がどの程度出現しているか，持続性はどうか．

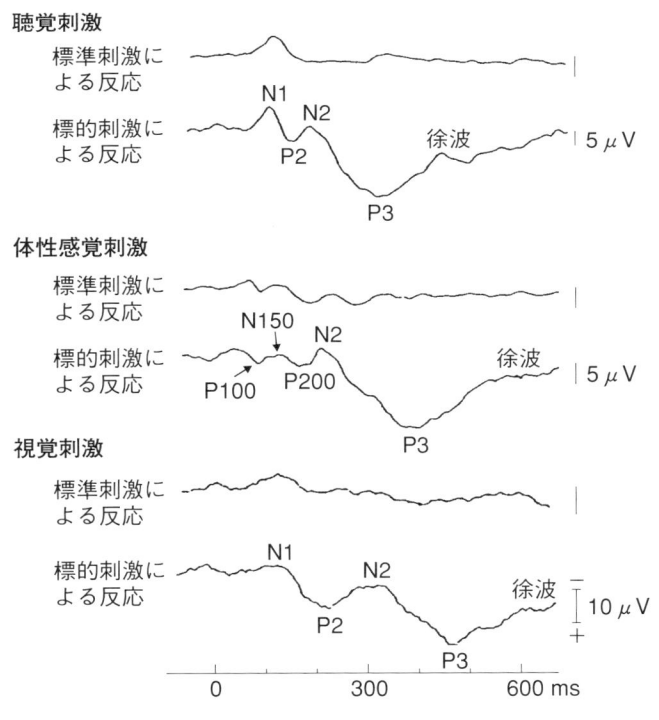

図6.9 聴覚刺激，体性感覚刺激および視覚刺激によるP300の正常波形[4]
　　　　聴覚刺激，体性感覚刺激および視覚刺激では，標的刺激のあとにP300（P3）成分がみられる．
　　　　聴覚刺激と体性感覚刺激による波形は20歳男性のもの，視覚刺激による波形は30歳男性のものを示した．

3) **同期性**：左右半球の対象部位における波形の出現に同期性があるか．
4) **反応性**：光刺激や過呼吸などによって背景活動に変化がみられるかを考慮する．

1)〜4)を考慮して脳波記録を観察したのち，波形の変動が著しい箇所を脳波マッピング，トポグラフィなどで画像処理する．

次に P300 を用いた計測結果の解釈について説明する．図 6.9 は健常青年に聴覚刺激，体性感覚刺激および視覚刺激を与えた際の P300 波形である[4]．聴覚刺激では標的，標準刺激ともに N1，P2 がみられるが，N2，P3 は標的刺激の後にしか出現していない．体性感覚刺激の場合，標的刺激，標準刺激ともに P100，N150，P200 が刺激と対側優位に出現する．視覚刺激の場合には標的，標準刺激の後にも N1，P2 はみられる．最後に CNV を用いた計測結果の解釈であるが，CNV の成分は図 6.10 に示したように Fz にみられる初期 CNV とその後に続き Cz にみられる後期 CNV からなる[5]．各成分の発生には神経伝達物質の関与も指摘されているが，まだ仮説に留まっており，今後の検証により解明されるものと思われる．

では，次に P300 と CNV を用いた計測のうち，1) 半側無視の感覚刺激に対する反応を P300

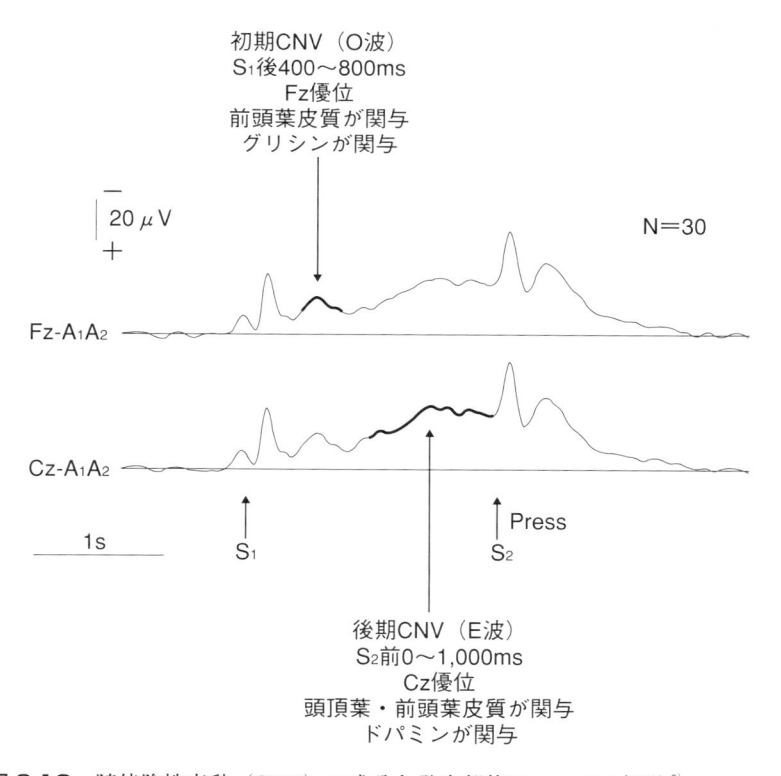

図 6.10 随伴陰性変動（CNV）の成分と発生部位についての仮説[5]
CNV の成分は S_1 後 400〜800 ms の間に Fz に出現する緩徐な陰性成分（初期 CNV）と S_2 前 1000 ms から S_2 後にかけて Cz に出現する陰性成分である後期 CNV からなる．

第6章 認知機能の計測―脳活動電位計測による試み―

で評価する方法，2) パーキンソン病において選択反応刺激を与えた際の感覚運動連関を検討する方法について述べる．

1．半側無視を P300 により評価する

1) 計測の目的
半側空間無視の治療法には感覚統合的方法，学習転移的方法，機能的方法および神経発達的方法が報告されている．このうち，学習転移的方法は特定の認知課題を他に汎化させることであるが，その過程には刺激に対する注意，認知，記憶および判断が深くかかわる．そこで，視覚刺激課題を用いた P300 から，対象者の半側空間に対する注意の状態を明らかにするものである．

2) 計測条件
P300 計測時に用いる oddball 課題は視覚刺激とし，左半側視野には［●○］，右半側視野には［○●］を標的刺激，「○○」をいずれも標準刺激として，おのおの 30%，70% の頻度でディスプレイ上に 50 回提示する．なお，刺激の提示持続時間は 1～2 秒間とする．

3) 結果と解釈
計測時の標的刺激に対する注意の集中は単なる覚醒水準を高めるだけでなく，各刺激の意味を探索し判別する選択的注意と考えられる．半側無視では頂点潜時の延長および振幅の低下が認められる．頂点潜時は認知機能を反映し，振幅は課題に対する注意の度合いに依存すると考えられている．

2．パーキンソン病における感覚運動連関を評価する

1) 計測の目的
パーキンソン病の視覚刺激に対する脳内情報処理過程を CNV により評価する．

2) 計測条件
対象者に椅座位をとらせ，眼前 5 cm の 2 種類のランプ（青・赤）を凝視させ，青ランプを警告刺激とし赤ランプ（命令刺激）がついたら，速やかに手元のボタンを押す動作を課題とした．ランプの提示間隔は 2 秒間とし，この試行を約 5 秒以上の間隔をあけて不規則に行い，20 回以上脳波を加算平均させる．また，同一刺激時の選択反応時間も別の試行として行わせる（約 20 回）．

3) 結果と解釈
パーキンソン病では選択反応時間に遅延を認める．また，本疾患では CNV 波形の振幅の低下が認められるが，これには認知情報処理の全過程の機能低下の関与が指摘されている．

体性感覚誘発電位
（somatosensory evoked potential；SEP）

近年のコンピュータの技術進歩に伴い，視覚，聴覚，体性感覚などの感覚受容器を刺激するとそれに応答する中枢神経経路の電位活動を頭皮上などから記録することが可能となった．これに伴い，視覚路，聴覚路，体性感覚路の機能を客観的に評価できるようになり，現在では日常的に行われる検査となっている．代表的な誘発電位を表6.2に示したが，本稿ではこのうち体性感覚誘発電位（somatosensory evoked potential；SEP）について説明する．

表6.2 大脳誘発電位の種類

①体性感覚誘発電位（SEP）
　短潜時 SEP，皮質性（中・長潜時）SEP
②聴覚誘発電位（AEP）
　聴覚脳幹誘発電位（BAEP，ABR）
　AEP の中潜時および長潜時成分
③視覚誘発電位（VEP）
　パターンリバーサル VEP
　フラッシュ VEP
④事象関連電位（ERP）
　P 300，随伴陰性変動（CNV）
⑤運動誘発電位（MEP）
　頭部，頸部，腰部の磁気刺激

着目する生体現象

SEP とは上肢または下肢の感覚神経を末梢部で経皮的に電気刺激し，感覚野に対応する頭皮上から加算平均法により誘発電位を導出するものである（図6.11）．従来の体性感覚の電気診断学では末梢神経遠位分節における感覚神経伝導速度の測定にのみ限定されていたが，SEP の導入によって体性感覚上行路の全長にわたる評価が可能となってきた．特に短潜時 SEP は末梢神経刺激によるインパルスが感覚路を上行する際に発生する電位を遠隔電場電位として捉えたものであり，もし感覚路に病変があれば各波形成分に潜時の遅延がみられる．また，中・長潜時成分では覚醒水準，注意水準，薬物の影響を受けることから，皮質連合野や皮質・皮質下系に由来するものと考えられている．認知機能の評価を考えるのなら，中・長潜時の成分についての解析となるが，再現性が乏しく，その解釈には注意を要する．ただし，各種画像診断が進歩した現在，単なる構造病変の局在については，SEP よりも各種画像のほうが当然優先される．そのため，SEP の

第6章　認知機能の計測—脳活動電位計測による試み—

臨床的な意義としては，①診断未知の患者で，病変部位を同定し，あるいは障害のされ方を評価することで診断に寄与する．②診断既知の患者で障害度を客観的に評価し，病勢の評価や治療効果判定などの資料とする．③診断既知の患者で感覚路の障害を評価して，疾患の病態解明の一助とすることなどが挙げられる[6]．表6.3にSEPで診断上有用と考えられる疾患をあげたが，特に感覚障害の客観的評価，脊髄と末梢神経が共に障害されている場合や多発性硬化症などの病態生理の探索に有用といえる[7]．

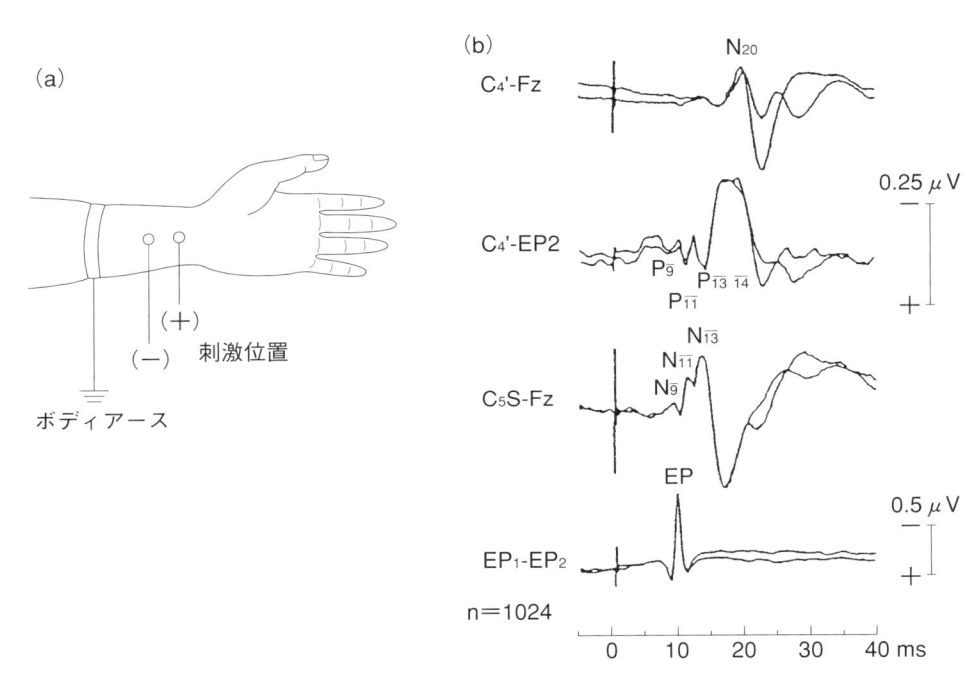

図6.11 左正中神経刺激によるSEP記録例（Craccoら，1984）
　　　　a) 正中神経刺激位置，b) SEP記録

表6.3 SEP検査が診断上有用な疾患[7]

1. 内科疾患	2. 整形外科，脳外科疾患
多発性硬化症	変形性頚椎症，変形性腰椎症
脳血管障害	椎間板ヘルニア
脊髄小脳変性症	脊椎管狭窄症，脊椎側彎症
代謝性脳症	上腕神経叢損傷，根引き抜き損傷
糖尿病性神経障害	脊髄腫瘍，脊髄血管奇形
ミエロパチー（代謝性，欠乏症，中毒性）	脳腫瘍
末梢神経障害	頭部外傷の意識障害症度の判定
老年性痴呆	術中モニタリング
脳死の判定	

第2部　計測デザインの実際

機器特性

1. 機器の原理および構成

SEPの測定には誘発電位計および刺激装置を備えた筋電計を使用することが多い．これらの機器については脳波の項で述べたので割愛する．

2. 計測手順

計測に必要な物品は脳波用皿電極，メジャー，皮膚表面抵抗低下用品，電極固定用テープ，電極糊，刺激用品，記録紙，フロッピーディスク，MOなどの記憶媒体などである．

　まず，電極抵抗が大きいと誘発電位への障害が増加するため，電極と生体の接触不良を減らす必要がある．接触抵抗の目安としては脳波測定と同様に5Ω以下まで下げると良い．次に脊髄から大脳皮質感覚野に至る反応電位のうち，どの部位を導出するかによって方法が異なる．記録電極位置は表6.4に示したとおり，活性電極と基準電極に分けて電気糊で固定する．刺激に用いる末梢神経としては上肢が正中神経，下肢が腓骨神経，脛骨神経を用いることが多い．正中神経を刺激する場合には手関節部に刺激電極を皮膚面の中枢側に陰性電極，遠位側に陽性電極として刺激用電極を接着させる．電気刺激は持続時間0.2～0.3 msの単相性矩形波を用いる．刺激強度は運動神経に対しては支配筋に軽い収縮を起こす程度，感覚神経に対しては閾値の3倍を目安にする．また刺激頻度は1 Hz以下の周期的刺激が用いられるが，慣れを生じるためにランダム間隔刺激を用いることもある．電気刺激によるアーチファクトの混入を防ぐためには，刺激電極よりも近位部分で上肢を輪状に囲みこれを接地する．なお，刺激は片側刺激法と両側同時刺激法があり，後者のほうがSEPの振幅が増大する．下肢末梢神経刺激の場合には脛骨神経を足関節部で，腓骨神経は膝窩部で刺激する．検出条件として，増幅器感度は20～50 μV・div^{-1}，加算回数は200回前後．周波数帯域として，短潜時SEPの場合1 Hz～2 kHzまたは20 Hz～2 kHzに設定し，中・長潜時SEPの場合0.5～500 Hzまたは上限2 kHz程度が推奨されている．なお，最近の誘発筋電計には測定条件があらかじめプログラミングされているので，測定時にはそれを微調整

表6.4　活性電極と基準電極

活性電極	基準電極
①刺激同側 Erb 点（Ep$_1$）	刺激反対側 Erb 点（Ep$_2$）
②Cs（C$_5$ または C$_2$ 棘突起上）	頭部 Fz 電極位置
③頭部 C$_3$ または C$_4$ の後方 2 cm（C$_4$'）	刺激反対側耳垂または Fz
④　　〃	刺激反対側の肩，手背，Erb 点または Ep$_2$ など

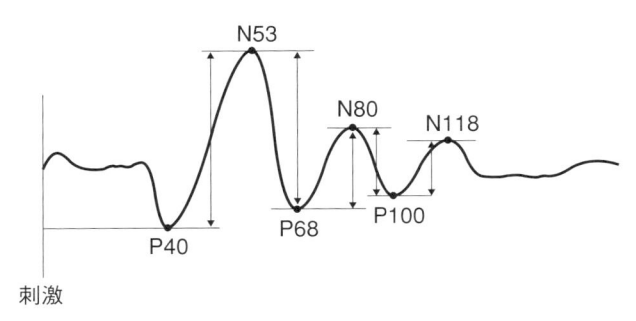

第6章　認知機能の計測—脳活動電位計測による試み—

図 6.12 脛骨神経刺激 SEP の見方
潜時は刺激開始点より波形のピークまでの時間とする．
振幅は測定する波形の前の谷から山までの間を計測する．

すれば良い．

　図 6.12 は平均加算された脛骨神経刺激 SEP の波形であるが，この波形の山，谷の潜時および振幅を計測する．通常，SEP 波形は基準電位より上向きに振れるのが陰性電位，下向きに振れるのが陽性電位と表示される．誘発電位の波形の記載法は頂点潜時や振幅に個体差があること，導出法（基準電極導出，双極誘導，電極間距離）によっても差があることなどの理由で，かなり不統一である．当初，頂点が出現する順と極性によって N1，P1 などと命名されていたが，最初の頂点をどこにするかによって極性内の順位が変わる欠点があった．そこで，最近は頂点の極性に潜時をつけて表示する方法が推奨されている．なお，健常成人の波形の標準的頂点潜時は $\overline{\text{N9}}$ のようにその数字の上に横線を引いて表示する．

3．利用できるパラメータ

　現在，導出法（電極の位置）には2つの方法があり，1つには基準電極を手背，肩，膝などの頭部以外に設置するもの（遠隔電場電位；far-field potential）と他方として基準電極を耳朶，前額部などに設置するもの（近傍電場電位；near-field potential）である．遠隔電場電位は探査電極から遠く離れた部位に誘発電位が出現したときに，これが神経路による伝導を介さず体積導体を介して体積伝導されて周囲に広がり，遠隔部位で記録されるものである[1]．非伝導性電位の発生は活動電位が神経線維を伝導するときに，その神経線維が通過する体積導体のインピーダンスが急に変化する部位があると，その境界部で電位変化が発生するという事実で説明されている．すなわち，正中神経刺激による SEP の場合にも，上行性感覚インパルスが上腕神経叢，頸髄後根，大後頭孔など体積導体の境界部を通過する際に固定電位が出現すると考えられる．またこの電位は頭皮上の1個の記録電極から皮質下起源のより多くの場所からの電位を記録，導出することができるが心電図，筋電図などの生体側の雑音が混入しやすい．近傍電場電位は限られた部位からの導出になるが，より安定した電位の記録導出が可能となる．上述の2つの導出法は非侵襲的な方法であるが，侵襲的な方法である脊髄電位導出もあり，主に，脊髄，脊椎手術時のモニタ

リング，脊髄機能を評価するのに使用される．

　SEP はその潜時から，短潜時，中潜時，長潜時とに大別される．上肢末梢神経刺激では約 18 ms 未満が短潜時，18～100 ms が中潜時，100 ms 以後が長潜時と分けられている．通常，短潜時 SEP は末梢神経刺激によるインパルスが感覚路を上行する際に脊髄，脳幹部，皮質下諸核などで発生する電位を遠隔電場電位として捉えるもので，意識状態や薬物によって影響を受けにくく，恒常的に出現する．短潜時 SEP の異常は正常者で出現する特定の成分が出現するか，出現する場合には潜時，振幅に変化があるか判定する．異常判定には通常，潜時が用いられる．頂点潜時は上肢長によって影響を受けるので，それによる補正が必要となる．短潜時 SEP の各成分の振幅は正常者間でばらつきがみられ，異常の判定には用いにくい．そのため，その成分が消失したときにだけ異常と判定するのが安全である．上肢末梢神経刺激による短潜時 SEP では，脊髄上行路の各中継点である脳幹部付近に病変がある場合，すなわち，上腕神経叢，頸髄後根の病変，多発硬化症などの脱髄疾患などの際に異常を示すことがある．下肢末梢神経刺激による短潜時 SEP では上肢末梢神経刺激のそれと比べると技術的に困難であるが，脊髄を経過して大脳皮質にまで至る感覚神経路についての情報が得られる点で重要といえる．なお，脊髄の横断性障害の場合には障害レベルから上部に由来する SEP 成分は消失する．

　一方，中潜時 SEP は刺激と反対側の体性感覚野における上肢支配域上の頭皮付近に限局しており，長潜時成分は頭皮上の頭蓋頂でもっとも高い振幅を示す．中・長潜時 SEP は短潜時 SEP に比べて，正常者であっても再現性に乏しく種々の条件で変動しやすいこと，起源が明らかでないことなどの理由で，短潜時 SEP に比べると臨床応用がされていない．梗塞，出血，腫瘍などの際の損傷部位と中・長潜時 SEP の関係，脳の変性疾患や脱髄疾患で感覚障害がない場合にも中・長潜時 SEP 異常，特に振幅低下がみられることがある．また，脊髄障害では電気刺激による SEP の場合，インパルスは主に脊髄後索を上行するので，後索に関係の深い深部感覚障害例では脊髄における伝導障害を反映するため，頂点時延長と振幅低下がみられる．

　なお，SEP の誘発には電気刺激が用いられることが多いが，エアパフによる皮膚触覚刺激，CO_2 レーザによる温痛覚刺激および感覚運動覚刺激装置のような自然に近い機械的刺激も用いられている[2]．

計測デザイン

　SEP は種々の疾患の診断や予後判定，脊椎手術や脳外科手術中のモニタリングから脳死判定に至るまで広く臨床応用されている．特に上肢末梢神経刺激による SEP のうち，短潜時成分についてはその起源がほぼ究明されており再現性も高い．そこで，この短潜時 SEP については今後，臨床場面で各種手技の効果判定の客観的検査として使用されることが予想される．そのため，SEP の臨床的意義を充分に理解することが重要となるが，まず SEP を用いた計測結果の解釈について説明する．図 6.13 は右母指の随意運動下で右正中神経刺激をして導出した SEP の実例であるが，頂点潜時の P14，N19 および P23 が随意運動の頻度の増加に伴い遅延していることが認めら

れる．以下に理学療法と関連深い SEP の研究について紹介した．

1．母指運動時における正中神経刺激 SEP の短潜時成分の変化 [9]

1）計測の目的

随意運動下で記録した SEP では振幅の抑制がみられ，この現象は gating phenomenon と考えられている．今回，3 種類の頻度で手指運動を行わせながら記録した正中神経刺激に運動様式よる短潜時 SEP への影響について検討した．

2）計測条件

対象者に仰臥位をとらせ，固定された数取り器を 0.25 Hz，1 Hz および 30 Hz の頻度で右母指による押す運動を行わせた．活性電極は 10 - 20 法の C3 に設置し，基準電極は両耳朶連結（A1 + A2）させた．同時に右手関節部で正中神経を感覚閾値の 3 倍の強さで電気刺激した．加算回数は 200 回であった．

3）結果と解釈

頂点潜時のうち P14 が 1 Hz，N19 および P23 が 1 Hz と 3 Hz の運動頻度で安静時より延長した（図 6.13）．また頂点間振幅のうち P14～N19 が 3 Hz，N19～P23 が 1 Hz と 3 Hz の運動頻度で安静時より有意に低下した（図 6.14）．右母指運動時にみられた短潜時 SEP の頂点間振幅の低下は運動野から同側感覚野への抑制と推測されるが，この抑制効果は運動頻度により影響を受ける．

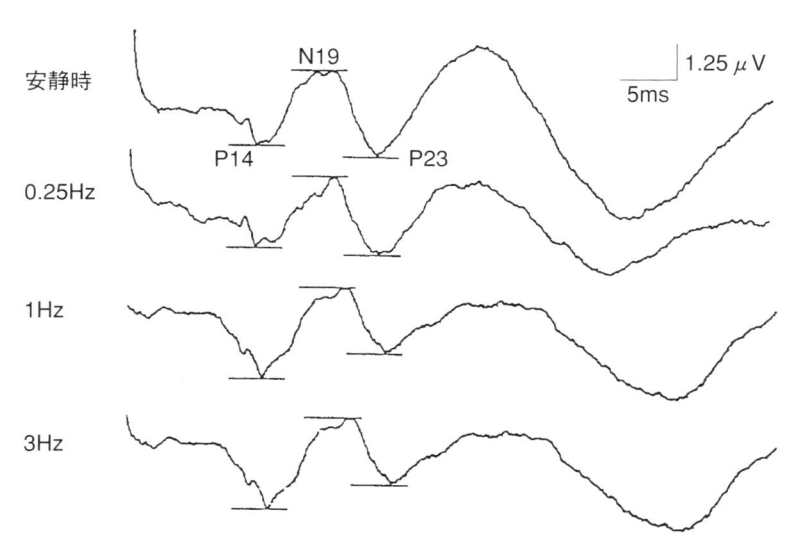

図 6.13　運動頻度の違いによる振幅の変化例

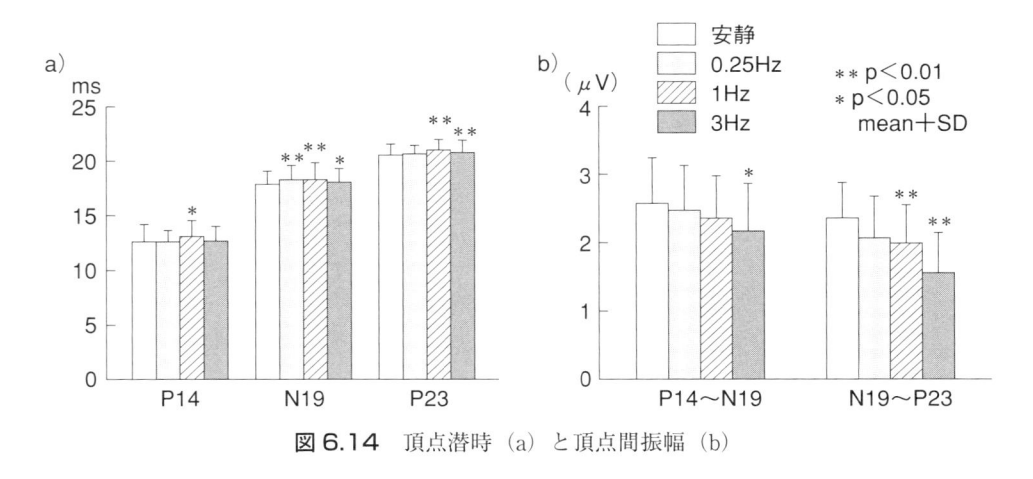

図 6.14　頂点潜時（a）と頂点間振幅（b）

2．物理的刺激時における両側腓腹神経刺激 SEP の中潜時成分の影響 [10]

1）計測の目的

下肢の末梢神経の大脳皮質感覚野が大脳半球縦裂の両側で左右相接していることから，両側同時電気刺激によって1点の電極から記録できる．そこで，正常者を対象に両下肢を冷却，鍼刺激および振動負荷した際の両側腓腹神経 SEP の中潜時成分への変化を検討する．

2）計測条件

SEP の記録は導出電極を 10-20 法の C22 の 2 cm 後方に設置し，基準電極は両耳朶連結（A1 + A2）した．電気刺激は両側腓腹神経の同時刺激とし，刺激強度は感覚閾値の3倍，加算回数は 200 回であった．両側足部冷却は氷と水を満たした冷却箱を用いて行い，足部の皮膚温度を冷却前より 6〜10°低下させた．鍼刺激はノイロメータ（ノイロ医科工業製）を用いて両側の"足三里"（脛骨前縁を擦上して指の止まるところの外方陥没部）に置針して低周波刺激を与えた．振動刺激は振動子（平和電子製）を足底に固定して，30, 50, 70 および 120 Hz の強制振動を与えた．なお，各種物理的刺激は SEP 計測中に持続して行われた．

3）結果と解釈

冷却負荷および鍼刺激時における中潜時 SEP の各成分の変化は認められなかった．しかし，100 Hz 未満の振動刺激中では N80 に有意な延長がみられ，特に 30 Hz では P63 にも有意な潜時の延長を認めた（図 6.15）．振動刺激により変化のみられた中潜時 SEP の成分から，振動による影響は末梢感覚器よりも上位中枢で大きいことが推測された．

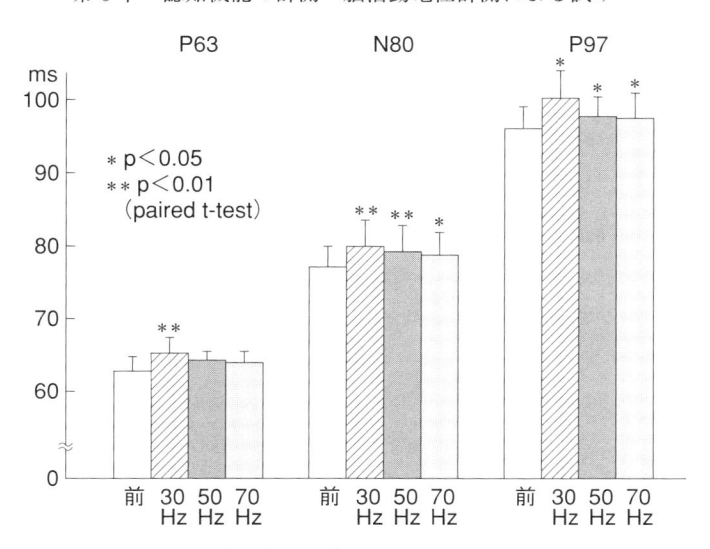

第6章　認知機能の計測─脳活動電位計測による試み─

図6.15　低頻度振動負荷時の潜時変化（n＝7）

引用文献

1) 日本脳波・筋電図学会誘発電位検査委員会報告（下河内稔，他）：誘発電位測定指針．脳波と筋電図 13：97-104，1985．
2) 柳澤信夫，柴崎　浩：神経生理を学ぶ人のために（第2版）．医学書院，1997．
3) 大熊輝雄：臨床脳波学（第5版）．医学書院，1999．
4) 島村宗夫，柴崎　浩：臨床神経生理学─最近の検査法と臨床応用．真興交易医書出版部，1991．
5) 大石　実，他：随伴陰性変動の臨床─局所脳血流および髄液中の神経伝達物質との関係．臨床脳波 41：341-345，1999．
6) 黒岩義之，他：臨床誘発電位ハンドブック．中外医学社，1998．
7) 藤原哲司：筋電図・誘発電位マニュアル（改訂3版）．金芳堂，1999．
8) 桜井靖久・監修：脳波計・筋電計・超音波診断装置．南江堂，1993．
9) Iwatsuki H et al：Effects of active thumb movements upon early component of somatosensory evoked potential，J Phys Ther Sci 11：113-116，1999．
10) 室賀辰夫，他：両側腓腹神経同時電気刺激時のSEP-Late componentsに見られる冷却，鍼刺激，振動の負荷前後の変動．臨床脳波 33：272-276，1991．

参考文献

Rushton DN et al：Gating of somatosensory evoked potentials during different kinds of movement in man，Brain 104：465-491，1981．
加藤象郎，大久保堯夫：初学者のための生体機能の測り方．日本出版サービス，1996．
下地垣毅：誘発電位─基礎から臨床応用まで─．西村書店，1992．
加我君孝，他：事象関連電位（ERP）マニュアル─P300を中心に─．篠原出版，1995．

第3部　計測に必要な物理・工学的基礎

第 7 章
計測に必要な物理・工学的基礎

　本章では実際に計測を行う際に必要となる物理・工学的基礎について説明する．次ページからの解説では，より深い理解を得てもらうために多くの数式を用いたが，くり返し，丁寧に読み進んで頂けることを願っている．

第7章 計測に必要な物理・工学的基礎

　生体情報からからだの仕組みを考える場合には2通りの道がある．一つには原因となる事実から結果を理論的に導いてゆく方法で，これを順方向問題解析法（forward problem analysis）という．もう一方は，与えられた資料から原因となる問題を解決する方法であり逆方向問題解析法（backward problem analysis）という．心電図を例にとるならば，順方向問題解析法は心起電力を既知としてどのように心電図上に記録されるのかを解析するものであり，逆方向問題解析法は心電図からどのような心起電力が生み出されていたのかを推定するものである．心電図から心筋梗塞や不整脈などの診断を行う方法が逆方向問題解析法といえる．ただし，心電図からどのような心起電力が生み出されているか解析する際には，少なくともベクトルの概念は必要となる．すなわち，計測して得られたデータから情報を取り出す道具としての数学や物理の知識があると，心強い味方になってくれる．さらに，データがどのような計測理論によって得られたものであるか知ることができたならば，解決の糸口はさらに広がるであろう．

1．計測と数学

　ここでは，計測の原理を考える際に基本的に必要となる数学について整理しておきたい．

1）スカラー量とベクトル量

　大きさと方向という2つの量をもったものをベクトル量（vector）といい，大きさしかもっていないものをスカラー量（scalar）という．スカラー量は質量，比重，温度，長さ，酸素摂取量などで，ベクトル量は力，速度，加速度，電位などがあげられる．ベクトル量はスカラー量と異なり，方向を考えなければならないので大きさをそのまま加算や減算することができない．そこ

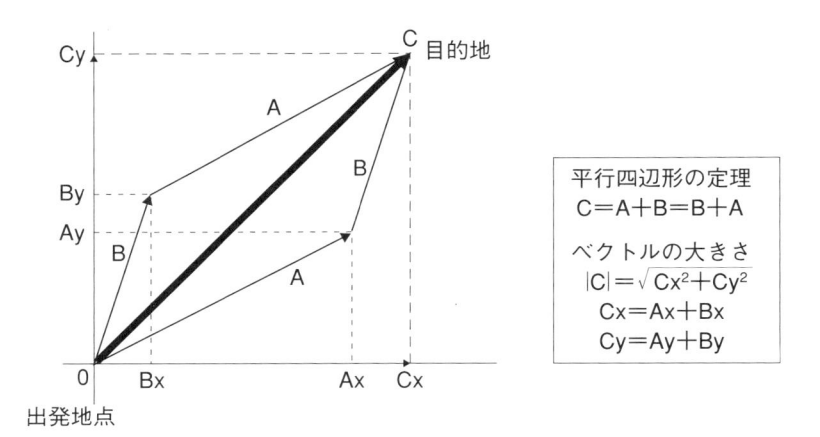

図7.1　ベクトルの合成と大きさの求め方．ベクトルは平行四辺形の定理で合成され，ベクトルの大きさは三角形の斜辺を求める方法と同様に算出できる．

平行四辺形の定理
$C = A + B = B + A$

ベクトルの大きさ
$|C| = \sqrt{C_x^2 + C_y^2}$
$C_x = A_x + B_x$
$C_y = A_y + B_y$

第3部　計測に必要な物理・工学的基礎

で，図7.1に示すような平面を考えるとわかりやすい．原点Oを出発して目的地へ行くまでにはいくつもの道がある．経路Aから経路Bを通っても行けるし，逆に経路Bから経路Aを通っても行ける．ただし，最短経路は1つに決まりCと表現できる．ベクトルCの大きさは式5と同様に求めることができる．

2）三角関数

直角三角形ABCに図7.2に示すような名称を与える．対辺/斜辺の値は角の大きさによって決定され，三角形の大きさには拠らない．このことからθを用いて対辺/斜辺の比の値を示すものを$\sin\theta$と定義する．また，他の辺の比も同様に定め（三角関数）；

$\sin\theta = $ 対辺/斜辺　（正弦関数） ……………………………………………………… (1)
$\cos\theta = $ 隣辺/斜辺　（余弦関数） ……………………………………………………… (2)
$\tan\theta = $ 対辺/隣辺　（正接関数） ……………………………………………………… (3)

ここで，$\sin\theta = z$という関係においてaが数値として与えられているとき数表を用いてθの値を求めることができる．このとき；

$\theta = \sin^{-1} z$ ………………………………………………………………………………… (4)

と表記し，アークサインzと定義する．また他も同様に，アークコサインz，アークタンジェントzと呼ぶ．

次に，隣辺（b）と対辺（c）の長さから斜辺の長さを求める場合には；

斜辺の長さ$a = \sqrt{b^2 + c^2}$ …………………………………………………………………… (5)

となり，ベクトル量や複素数の大きさを求めるときにも用いられる．

三角関数は臨床場面でも絶えず必要となる．たとえば，5.0 kgf（ベクトル量）の重錘を足関節

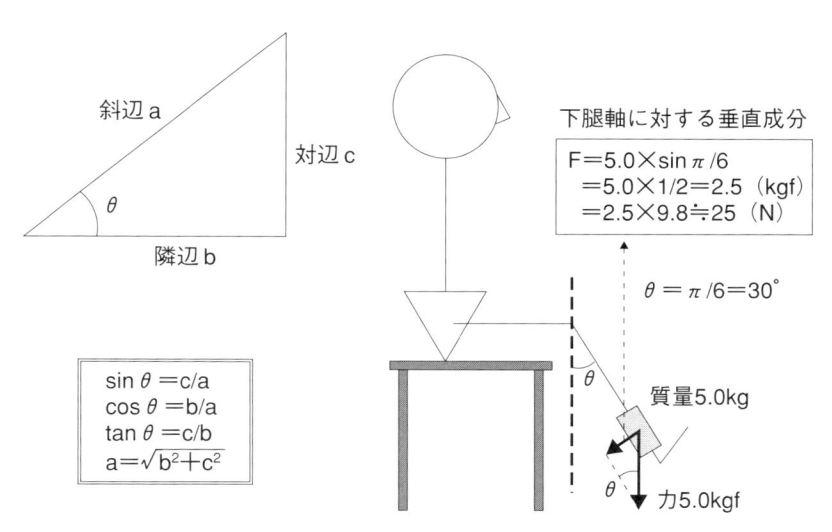

図7.2　三角関数と臨床での応用．膝伸展抵抗運動において抵抗となるのは下腿軸に対する垂直成分であり，三角関数を用いることにより算出できる．

部に巻きつけ重力方向に対して$\pi \cdot 6^{-1}$ラジアン（$=30°$）伸展した場合の回転運動（モーメント）に寄与する力を考えると（図7.2），それは運動軸に対して垂直方向の成分となり；

$$F = 5.0 \times \sin(\pi \cdot 6^{-1}) = 5.0 \times 1/2 = 2.5 (\text{kgf}) \fallingdotseq 25 (\text{N}) \quad \cdots\cdots (6)$$

のように求めることができる（力およびモーメントについては次項で説明する）．

3）指数と対数

同じ数を掛けたものをその数の累乗と呼び，掛けた個数を指数という．ここから以下の指数法則が導き出されている．

$$a^m \times a^n = a^{m+n} \quad \cdots\cdots (7)$$
$$a^m \div a^n = a^{m-n} \quad \cdots\cdots (8)$$
$$(a^m)^n = a^{m \times n} \quad \cdots\cdots (9)$$
$$(ab)^n = a^n b^n \quad \cdots\cdots (10)$$
$$\left(\frac{a}{b}\right)^n = \frac{a^n}{b^n} \quad (a \neq 0) \quad \cdots\cdots (11)$$

また，$y = a^x$のように指数に変数をもつ関数を指数関数という．aは底，変数xは指数と呼ばれ，aは$a>0$で1ではない数字という条件がある．ここで，$1 \cdot 10 \cdot 100 \cdot 1000 \cdots$というように10の累乗を考えると，底は$10 (y = 10^x)$となり，これらの数は指数として$1 \cdot 2 \cdot 3 \cdots$と表すことができる．そうすると，すべての数を$y = 10^x$で表現できないかという希望をもつ．そこで，新たに対数という記号を導入して；

$$y = 10^x \to x = \log_{10} y \quad \cdots\cdots (12)$$

$\log_{10} y$を（常用）対数，10を底，yを真数と定義する．また，以下のように一般化できる．

$$y = \log_a x \quad (\text{ただし}, a>0, a \neq 1, x>0) \quad \cdots\cdots (13)$$

$a = e (= 2.7182\cdots)$の場合には自然対数と呼び，物理や数学の世界ではよく用いられる．また，情報理論では底に2を用い，bit数を表現している．

$$y = \log_2 2 = 1 (\text{bit}) \quad \cdots\cdots (14)$$

4）複素数

2乗すると正の数（1×1）も負の数（$(-1) \times (-1)$）も正の数（1）となり，-1となる数はその範囲ではない．そこで，2乗すると-1となる数を虚数として定義する．数学では記号iで示し，工学ではjで表すことが多い．

$$j = \sqrt{-1}, \ j^2 = -1, \ j^3 = -j, \ j^4 = 1 \quad \cdots\cdots (15)$$

また，虚数と実数を用いて新たに複素数を定義する．

$$z = x + jy \ (y = 0 \text{のときは実数}) \quad \cdots\cdots (16)$$

複素数はベクトル量として考えられ，複素平面を考えることにより大きさと方向をもった数値の計算に役立つ．複素平面は実数軸と虚数軸で表され（後出の図7.10参照），たとえば正の実数1にjを掛けると90°左へ回転し虚数jとなる．もう一度jを掛けることにより左へさらに90°回

転し負の実数となる．大きさを求める際には，ベクトル量なので以下のように求められる．

$$|z|=\sqrt{x^2+y^2},\ \tan\phi=\frac{y}{x}\ (偏角：\phi=\tan^{-1}\frac{y}{x}) \quad\cdots\cdots(17)$$

2. 物理・化学的尺度

1）各国の歴史に基づいた単位とSI単位系

計測を行い数値を扱う場合に，単位を理解する必要がある．計測単位の国際基準化は 1875 年のメートル条約に始まり（日本は 1885 年条約批准），国際度量衡局が条約を運用している．この国際度量衡局が中心となり進めているのが国際単位系（Système International d' Unités；SI 単位）の普及と改良である．日本では 1951 年に制定された計量法に基づき，SI 単位系の普及が図られている．もともと，各国には独自の歴史に基づいた単位系が存在し，長さではからだの一部を基準にしたものが多い．たとえば中国から伝わり日本でも使われてきた尺（約 30 cm）は拇指と中指を広げたときの長さで，もともとは約 20 cm 程度であったが，建築用に作られた大尺が現在に続いている．寸（約 3 cm）は拇指の厚みを基準にして作られた．また，欧米では指の幅を基準に

表 7.1 基本単位，補助単位および接頭語

基本単位

量	名称	記号
長さ	メートル	m
質量	キログラム	kg
時間	秒	s
電流	アンペア	A
熱力学温度	ケルビン	K
物質量	モル	mol
光度	カンデラ	cd

SI 補助単位（組立単位）

平面角	ラジアン	rad
立体角	ステラジアン	sr

接頭語

大きさ	名称	記号
10^{24}	ヨタ	Y
10^{21}	ゼタ	Z
10^{18}	エクサ	E
10^{15}	ペタ	P
10^{12}	テラ	T
10^{9}	ギガ	G
10^{6}	メガ	M
10^{3}	キロ	k
10^{2}	ヘクト	h
10^{1}	デカ	da
10^{-1}	デシ	d
10^{-2}	センチ	c
10^{-3}	ミリ	m
10^{-6}	マイクロ	μ
10^{-9}	ナノ	n
10^{-12}	ピコ	p
10^{-15}	フェムト	f
10^{-18}	アト	a
10^{-21}	ゼプト	z
10^{-24}	ヨクト	y

第7章 計測に必要な物理・工学的基礎

表7.2 組立単位と固有名称をもった組立単位

組立単位の例

量	名称	記号	組立内容
面積	平方メートル	m^2	$m \times m$
体積	立方メートル	m^3	$m \times m \times m$
速さ	メートル毎秒	$m \cdot s^{-1}$	$m \div s$
加速度	メートル毎秒毎秒	$m \cdot s^{-2}$	$m \div s \div s$
角速度	ラジアン毎秒	$rad \cdot s^{-1}$	$rad \div s$
角加速度	ラジアン毎秒毎秒	$rad \cdot s^{-2}$	$rad \div s \div s$

固有名称をもった組立単位の例

量	名称	記号	組立内容
周波数	ヘルツ	Hz	s^{-1}
力	ニュートン	N	$m \cdot kg \cdot s^{-2}$
圧力	パスカル	Pa	$m^{-1} \cdot kg \cdot s^{-2}$
仕事，エネルギー	ジュール	J	$m^2 \cdot kg \cdot s^{-2}$
仕事率，工率	ワット	W	$m^2 \cdot kg \cdot s^{-3}$
光束	ルーメン	lm	$cd \cdot sr$
照度	ルクス	lx	$m^{-2} \cdot cd \cdot sr$
放射能	ベクレル	Bq	s^{-1}
吸収線量	グレイ	Gy	$m^2 \cdot s^{-2}$
線量当量	シーベルト	Sv	$m^2 \cdot s^{-2}$
電気量	クーロン	C	$s \cdot A$
電圧	ボルト	V	$m^2 \cdot kg \cdot s^{-3} \cdot A^{-1}$
電気抵抗	オーム	Ω	$m^2 \cdot kg \cdot s^{-3} \cdot A^{-2}$

digit（約2cm）という単位を作ったが，これは指で計算するという意味を経て，現代生活における必需品となったdigital computerの名前へ継承された．

さて，歴史的・文化的背景が大切であることは理解できる反面，各国で単位が異なっていては情報交換において大きな垣根となるのは明白で，現在はSI単位の普及が図られている．SI単位系は7つの基本単位，補助単位，接頭語から構成され（表7.1），その他の単位は基本単位を組み合わせて表現することから組立単位と呼ぶ．また，便宜上いくつかの組立単位には固有名称が与えられている（表7.2）．

2）力の単位

力の単位は固有名称であるN（ニュートン）が与えられ，重力の発見者であるアイザック・ニュートン（Isaac Newton）の名を冠し；

力＝質量×加速度　　$F(N) = m(kg) \times a(m \cdot s^{-2})$ ……………………………………(18)

式18として定義される．この式を理解するために，充分に長い氷上を滑っている立方体を考

第 3 部　計測に必要な物理・工学的基礎

$$F(N) = m(kg) \times a(m \cdot s^{-2})$$

$$a(m \cdot s^{-2}) = (v_1 - v_0)/t$$

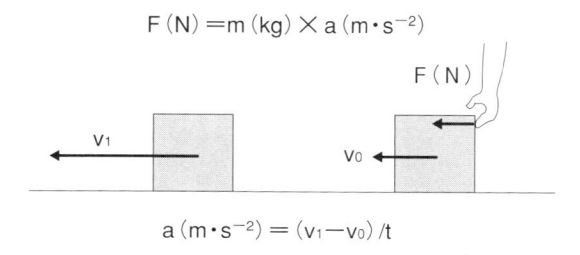

図 7.3　力の定義．力は質量と加速度に比例することを示している．等速度運動をしている物体に力を加えると加速して速度を変える．そのときの加速度が大きければ加えた力も大きくなり，質量が大きいほど同じ加速度を生じさせるための力も大きくなる．

えてほしい（図 7.3）．立方体に摩擦抵抗や空気抵抗が働かないとすると，立方体は力を加えない限り等速運動（$m \cdot s^{-1}$）を続ける．ところで進行方向へ力を加えると立方体は速度を増し，その速度変化を 1 秒あたりに換算したものが加速度（$m \cdot s^{-1} \cdot s^{-1} = m \cdot s^{-2}$）と解される．すなわち加速度は加えた力の大きさに比例，質量に反比例し，このことは日常的な経験からも理解しやすい．

$$a(m \cdot s^{-2}) = \frac{F(N)}{m(kg)} \quad \cdots\cdots (19)$$

ここに，質量 1 kg の物体に $1 m \cdot s^{-2}$ の加速度を与える力を 1N として定義できるのである（式18）．また，力が定義され既知となったことにより，式 19 は加速度計の測定原理として応用されている．

ところで，臨床で頻繁に用いる重錘バンドは 1 kg と質量の単位で表示されているが，実際に使うときは kgf（キログラム重，重量）として意識するべきである．若干前後するが，物体の質量はキログラム原器を基準として，それとの比較により決められており，地球のみならず月面上においても変わらない．一方，重量は質量に働く力（重力）を示しており，月面上では重力に比例して 1/6 となる．1 kg の質量をもったものに重力が働くと加速することは前述したとおりであり，高い場所から物体を落下させたときの加速度を計測することにより力（重力）を求めることができる．重力による加速度を重力加速度と呼び，おおよそ $9.8 m \cdot s^{-2}$ となる．すなわち；

$$1(kgf) = 1(kg) \times 9.8(m \cdot s^{-2}) = 9.8(N) \quad \cdots\cdots (20)$$

であり，錘による抵抗（力）運動という由縁である．また，欧米では 1 kgf を 1 kp（kilopound キロポンド）と表現することがあり，学術論文においても散見されるので注意が必要である．

3）圧力の単位

力が理解できたところで，次に単位面積にかかる力である圧力（$N \cdot m^{-2}$）について考えてみたい．圧力は血圧やガス分析などで出てくる単位であり，SI 単位では $1 m^2$ に 1 N の力がかかった状態を 1 Pa（パスカル）と定義している．天気予報では hPa（ヘクトパスカル，$h = 10^2$）が使われ，馴染みやすくなってきているが，医療の世界では慣習的に mmHg や torr が現在も一般に

使用されている．

$1(\text{mmHg}) = 1(\text{torr}) ≒ 133.32\,(\text{Pa})$ ･･･ (21)

$1\,気圧(\text{atm}) = 760(\text{mmHg}) ≒ 1013.3(\text{hPa})$ ･･･････････････････････････････････････ (22)

最近では，医学雑誌においても血圧などの単位を Pa で表示することが多くなってきている．

4）角度，仕事量，モーメントの単位

従来，SI 単位系では平面角のラジアン（rad）と立体角のステラジアン（sr）を補助単位としていたが，最近では組立単位として扱うようになってきている．ラジアンは円周によって角度を示したものである．円周は次式で表され；

円周 $= 2 × π × r$　　　r：半径　　　$π$：円周率 ･････････････････････････････････････ (23)

半径を $2π$ 倍すると円を示すのだから，$2π$ を 360° と対応させて単位化（弧度法）したものである．ちなみに分度器の単位である度（degree）は SI と併用を認められ，度，分，秒で定義されており（1 度 = 60 分，1 分 = 60 秒），臨床では角速度を「degree/s」で表すことも多い．

さて，SI 単位系であるラジアンの効用はモーメントを考えると理解しやすい．モーメント（= トルク）は筋力評価や運動力学的解析（関節モーメント，圧力中心の算出）で回転能力の評価に用いられる．

$M\,(\text{N}\cdot\text{m}) = F(\text{N}) × r(\text{m})$ ･･ (24)

ここでは，テコ（棒）を用いて石（重量 300 N）を持ち上げることを例とし，手で押す部位（力点）と支点との距離が短い場合（1 m）と，長い場合（3 m）の 2 つを考える（図 7.4）．石を持ち上げるためには手で押した際のモーメントが荷物の側のモーメント（$= 300 × 1 = 300\,\text{N}\cdot\text{m}$）以

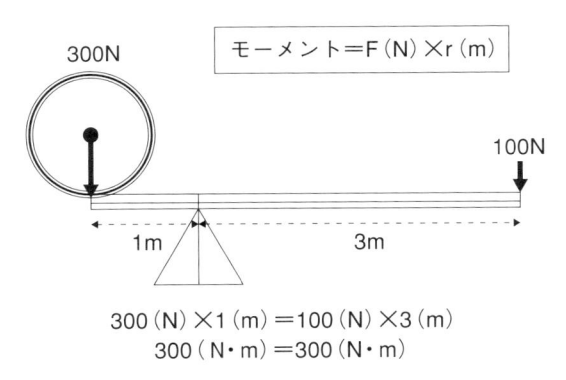

$300\,(\text{N}) × 1\,(\text{m}) = 100\,(\text{N}) × 3\,(\text{m})$
$300\,(\text{N}\cdot\text{m}) = 300\,(\text{N}\cdot\text{m})$

図 7.4　モーメントの計算．モーメントは力と距離に比例することを示したもので，シーソーを考えた場合に左右のモーメントが等しいとき，つりあいがとれる．

上であることが条件なので，最低限必要な力は；

短：$F = \dfrac{300 (\text{N} \cdot \text{m})}{1 (\text{m})} = 300 (\text{N})$ ……………………………………(25)

長：$F = \dfrac{300 (\text{N} \cdot \text{m})}{3 (\text{m})} = 100 (\text{N})$ ……………………………………(26)

となり，遠くを押したほうが力は小さくてすむ．この点では得をしたような気分になるが，π/6（＝30°）だけ持ち上げた際の仕事量をそれぞれ計算してみると，移動距離は円弧に相当するので；

仕事量(N・m) ＝ F(力，N) × x(移動距離，m) ＝ F(N) × r(m) × 角度(rad) …………(27)

短：$300 (\text{N}) \times \left\{ 1 \times \dfrac{\pi}{6} \right\} (\text{m}) = 50\pi\ (\text{N} \cdot \text{m})$ ……………………………………(28)

長：$100 (\text{N}) \times \left\{ 3 \times \dfrac{\pi}{6} \right\} (\text{m}) = 50\pi\ (\text{N} \cdot \text{m})$ ……………………………………(29)

力が少なくてもすんだ分，長い距離を押すことになり結果として仕事量は同じであることがわかる．このように，ラジアンを用いることにより統一的に説明できるようになっている．

仕事量の単位はN・mでモーメント（トルク）の単位と同じであるが，固有名称としてJ（ジュール）が与えられている．この冠名の主であるジュール（Joule JP）は，水槽の中に錘による羽根車を取り付け，仕事によって水槽の温度の上がることを確認した．すなわち，仕事と熱というのは相互に変換しうるもので，それぞれがエネルギーの一形態であることを発見した（熱力学の第一法則）．さらに，発生した熱量が仕事量に比例することを実験的に確かめて比例定数を明らかにした．

熱の仕事等量　　$J = 4.1855 \pm 0.004\ (\text{J} \cdot \text{cal}^{-1})$ ……………………………………(30)

1 cal の熱量を得るために約 4.19 J（＝N・m）の仕事量が必要という意味である．臨床では運動量（仕事量）から消費エネルギーを換算する場合にもこの関係が用いられている．また，単位時間あたりの仕事量は仕事率（パワー）として定義され，単位としてW（ワット）が与えられている．

仕事率(W) ＝ $\dfrac{\text{仕事量(J)}}{\text{時間(s)}}$ ……………………………………(31)

自転車エルゴメータの単位がWで表示されていることが多くなったが，実感を掴むことが難しいのも事実である．その際，たとえば負荷が50Wであれば，50 N（≒5 kgf）の鉄アレイを1秒間で1 m持ち上げる運動を繰り返していることを思い浮かべると，どの程度の負荷なのか実体験として想像しやすくなるであろう．

また，回転運動における仕事率をモーメントによって表現するならば，式28より；

仕事率(W) ＝ $\dfrac{F(\text{N}) \times r(\text{m}) \times \text{角度(rad)}}{\text{時間(s)}}$ ……………………………………(32)

　　　　＝ モーメント(N・m) × 角速度(rad・s^{-1}) ……………………………………(33)

式33のように導くことができる．このとき，角速度の単位がrad・s^{-1}であることを忘れてはならない．

5）熱量と温度の単位

従来，医学や栄養学においては熱量の単位としてcal（カロリ）を慣用してきた．1 calは1気圧のもとで水1 gを1℃上昇（14.5℃→15.5℃）させるのに必要な熱量として定義されている．したがって，熱量をジュールで統一する場合には，慣用されているcalからジュールへの変換が必要となる．食事療法における1単位は80 kcal（＝Cal，大カロリ）であるが；

$$80 \times 10^3 (\text{cal}) \times 4.19 (\text{J} \cdot \text{cal}^{-1}) = 335200 (\text{J}) = 335.2 (\text{kJ}) \quad \cdots \quad (34)$$

式のように，仕事等量を乗算することにより変換できる．ここで，温度の単位が出てきたが，日本で一般的に使用されているセルシウス温度（℃）は水の融点を0℃，沸点を100℃と定めたものである．一方，熱力学的には水の三重点（氷，水，水蒸気が同時に存在する温度）を基準として，ケルビン（K）という名を与えている．セルシウス温度との関係は；

$$T(K) = t(℃) + 273.15 \quad \cdots \quad (35)$$

となり，基準点が異なるだけで1℃の間隔は等しい．

6）電気に関する単位

電流の正体は自由電子の移動であり，自由電子が密な場所から疎な場所へと移ることによる．電流を生み出す電池は水を溜めた桶に例えることでき，桶のマイナス側には貯められた電子があり堰き止めを開放することにより桶のプラス側へと流れ込む仕組みである（電子はマイナスからプラスへ流れる）．水圧に相当するのが電圧，水路は導電体で一般には電線と呼ばれる．さらに，電線の自由電子の通しやすさを抵抗と定義し，1 Vの電圧をかけたときに1 Aの電流が流れる場合に1Ωとする（オームの法則）．

$$E(V) = I(A) \times R(Ω) \quad E：電圧，I：電流，R：抵抗 \quad \cdots \quad (36)$$

電気の世界における仕事率（W）は，電圧と電流の積である電力（W）に相当する．

$$電力(W, J \cdot s^{-1}) = I(A) \times E(V) \quad \cdots \quad (37)$$

ここからエネルギー量（電力量）を求めるには；

$$電力量(J) = 電力(J \cdot s^{-1}) \times 時間(s) \quad \cdots \quad (38)$$

ただし，電力会社では日常生活の感覚（1秒単位よりも1時間単位）にあわせてわかりやすいように以下の式を用いている．

$$電力量(kWh) = 電力(kW) \times 時間(h) \quad \cdots \quad (39)$$

電流が電線を流れると電線内に熱が発生（ジュール熱）し，仕事によって熱が発生することと等しい．このことより，電力量も熱量も仕事量も相互に変換可能であり，同じジュールというエネルギーの単位で表されることが理解できた．

第3部　計測に必要な物理・工学的基礎

7）周波数の単位

最後に，計測を行う際に頻繁に出てくる組立単位 Hz（s^{-1}）を取り上げる．周波数の基礎となる周期は，どこかの基準点から出発して同じ点に戻るまでの時間をいう．身近な例では，月や人工衛星が地球を周回している場合の周期がある．さらに，1秒間に何周回れるかを定義したものが周波数であり，以下の式で示される．

$$f(Hz) = \frac{1}{T(s)} \quad \text{f：周波数，T：周期} \quad \cdots\cdots\cdots (40)$$

ここで平面的な円運動を考え，瞬時ごとの値 y を角度で表現すると；

$$y = A \times \sin(\omega t + \phi) \quad \cdots\cdots\cdots (41)$$

A：振幅，t：時間（s），ω（角速度）$= 2\pi f$（rad・s^{-1}），ϕ：初期値または位相角（rad）とでき，この式は正弦波曲線（サインカーブ）を示している（図7.5）．また，同様に余弦波曲線（コサインカーブ）を得ることもできる．この式を用いると電気現象では交流を，力学ではバネの運動などを表現できる．

ところで，アナログ／デジタル変換（A/D変換）で設定する必要のあるサンプリング周波数は，図7.6に示すような on-off 波形（矩形波）を考えると良い．1周期のうち，on のところでデータをデジタル変換する．表面筋電図でサンプリング周波数 1000 Hz（= 1 kHz）とすると，1秒間

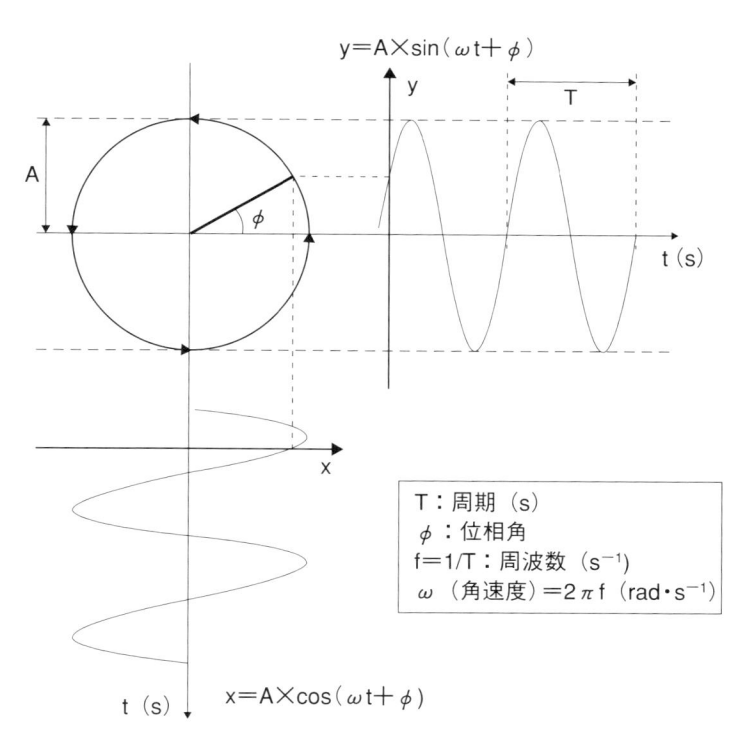

図7.5 正弦波曲線（サインカーブ）と余弦波曲線（コサインカーブ）．各曲線は円運動の各軸への投影と考えられる．

に1000回デジタル変換を行い，結果として1000個のデータに置き換えることとなる．また，波形解析で頻繁に用いられるようになったFFT（Fast-Fourier Transform）による周波数解析は，複雑な波形（筋電図など）が異なる周期をもつサイン関数とコサイン関数から成り立っているとするものである（図7.7）．FFTはDFT（Digital Fourier Transform；離散フーリエ変換）を高速で行うためのアルゴリズムで，データ数は計算速度を考慮して通常2のべき乗としている．FFTで解析可能な周波数帯域や分解能は解析時間，サンプリング周波数（周期）およびデータ数で決まる．

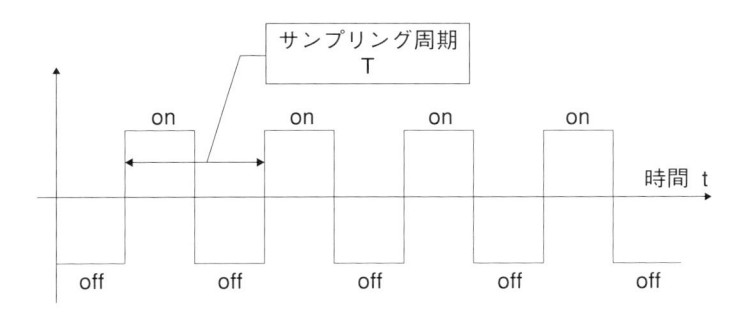

図7.6 矩形波によるA/D変換の説明．アナログ信号（連続値）からデジタル信号（離散値）への変換を標本化といい，標本化する間隔をサンプリング周期という．図に示すonのタイミングで標本化し，間隔は一定である．実際にはonの時間は極めて短い．

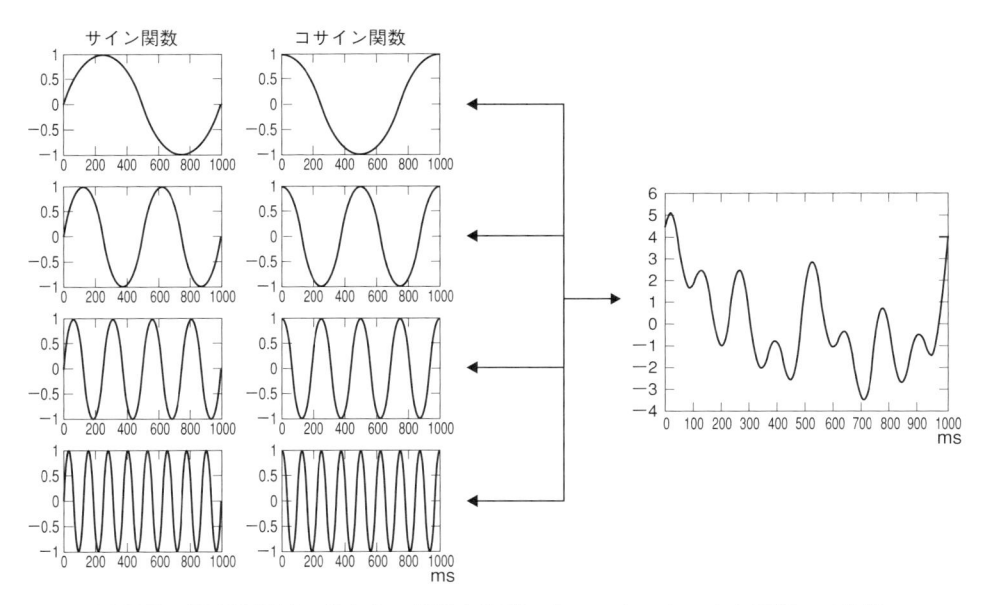

図7.7 周波数解析の考え方．複雑な波形であってもいろいろな周期の三角関数（サイン関数とコサイン関数）で表現できる．

解析可能な周波数帯域：$0 \sim \left(\dfrac{N}{2} - 1\right) \times \dfrac{1}{T}$ ……………………………………(42)

分解能(周波数間隔) $= \dfrac{f_s}{N} = \dfrac{1}{\Delta t \times N} = \dfrac{1}{T}$ ……………………………………(43)

N：データ数，f_s：サンプリング周波数，Δt：サンプリング周期，T：解析時間

FFTは広く普及しているマイクロソフト社の表計算ソフトExcelでも可能である．さらに，周波数解析の手法にはMEM（Maximum Entropy Method），自己回帰モデル（ARモデル），Wavelet解析などがあり，複雑な波形を各要素に分解することができる．特に，Wavelet解析は時間領域（時間軸）で周波数特性の変化を解析することができ，生体信号解析への応用が進められている．

3．機器の確度と精度

1）確度と精度の定義

計測器の正しさは確度（accuracy）と定義され，確度の高い計測器を用いることによって精度の高いデータが得られる．たとえば，物差しの目盛りの確かさが確度であり，そこから読み取った長さ（データ）の確かさが精度（precision）である．臨床では確度と精度を合わせて広義の精度として用いている．

2）システムの特性

工学では何かの装置（システム）の特性をみる際に，入力（負荷）に対する応答（出力）の関係によって特性を明らかにする方法（システム同定）をとる．特性は静特性と動特性に分類でき，計測器への入力値とそれに対する出力の定常値との関係を静特性（static characteristics），定常状態に到達するまでの過渡応答に注目したものを動特性（dynamic characteristics）という．

基準量に入力として静特性を求めることはシステムの校正を行うことであり，計測器の確度に関わる重要な事項である（図7.8）．静特性において直線性（linearity）の指標としては，近似直線からのずれを最大値と入力スパンに対する比で表すことが多い．また，直線の傾きを感度（sensitivity）という．最近では計測器自体が自動校正するものも増えており，ユーザが校正作業をそれほど意識しないことも多いが，精度管理の基本であるので最低限の理解は必要である．

一方，動特性はステップ応答や周波数応答により明らかにされる（図7.9）．動特性の指標としては，ステップ応答では時定数，立ち上がり時間，遅れ時間，周波数応答では入力に対する出力の比である利得（gain）と位相遅れが用いられる．

利得(dB，デシベル) $= 20 \log_{10}\left(\dfrac{出力}{入力}\right)$ ……………………………………(44)

実際には入力に異なる周波数のサイン関数（振幅は一定）を与え，出力における振幅と位相遅

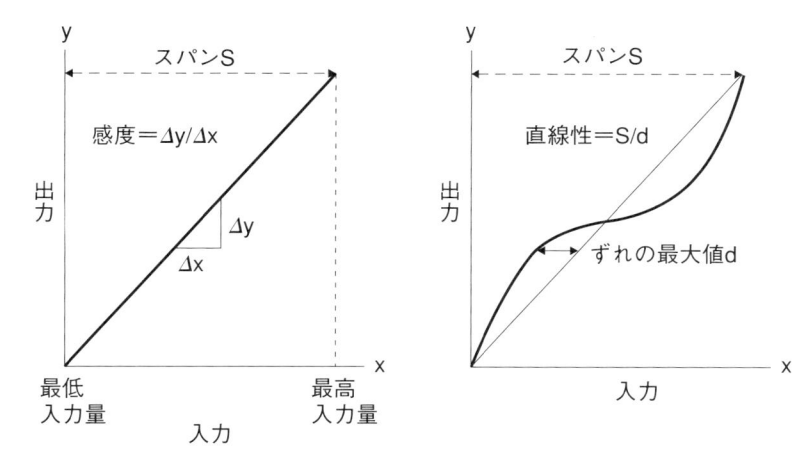

第7章　計測に必要な物理・工学的基礎

図 7.8 静特性の考え方．定常状態における入力量と出力量の関係を求めるもので，校正（キャリブレーション）ともいう．たとえば，電気角度計で角度と計測機器の出力（電圧）の関係を求めることが校正である．

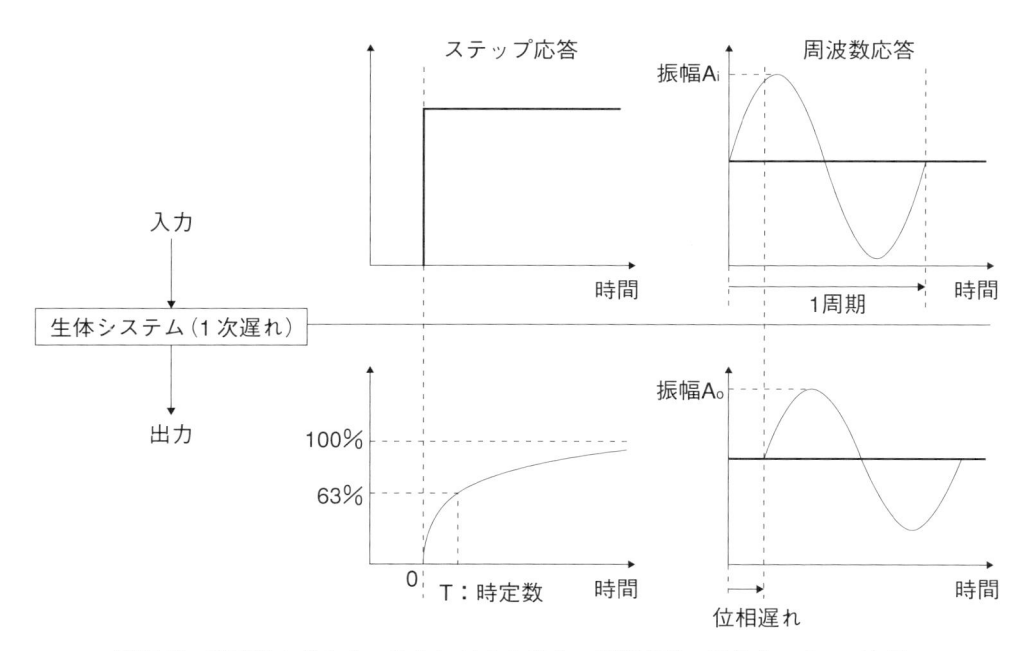

図 7.9 動特性の考え方．入力に対する出力の過渡応答の特性をいう．1次遅れのシステムでは，ステップ入力に対して定常状態になるまで時間がかかり，定常値の63%になるまでの時間を時定数として用いる．入力信号がサインカーブの場合には，その周期によって応答もかわり，入力信号の周期（周波数）別に位相遅れと振幅の比（$A_o \cdot A_i^{-1}$）である利得を求める．

第 3 部　計測に必要な物理・工学的基礎

れを計測し，利得と位相遅れを図にしたボード線図が多く用いられている．

3）生体電気信号解析における増幅器の特性

ここでは，心電図や筋電図計測における利得について周波数特性を検討する．心電波形は 0～250 Hz，表面筋電波形は 20～500 Hz に臨床的に重要な周波数成分がある交流波形であり，生体の電気現象を記録するには交流電源についての抵抗性（インピーダンス）を考えなければならない．そこで，はじめに図 7.10 左に示すような各種素子（抵抗，コンデンサ，コイル）を含む直列回路でインピーダンスについて整理する．交流電源回路にあるコンデンサにおいて抵抗に相当するものは容量リアクタンス X_C（$=1/\omega C$，C：静電容量），コイルでは誘導リアクタンス X_L（$=\omega L$，L：インダクタンス）と呼ばれる．ただし，ここで $\omega=2\pi f$ であり，f は周波数 Hz を示す．XC があると電流は電圧より $\pi/2$ [rad] だけ進み，X_L があると $\pi/2$ [rad] だけ遅れる．ここが直流とは異なる点で，結果としてこれらの素子間では電流の流れる方向が π [rad] ずれて逆方向を向くようになる．そのため抵抗 R，X_C，X_L の合成した抵抗は単に加法としては求めることができないので，複素ベクトルとして求める方法がとられる（図 7.10 右）．すなわち，虚数 j をかけることで複素平面上をベクトルが左へ 90° 回転し，位相が $\pi/2$ [rad] だけ進むことを表現するのである．逆に $-j$ をかけることにより右へ 90° 回転し，位相が $\pi/2$ [rad] 遅れることを表す．さて，抵抗 R [Ω]，誘導リアクタンス X_L [Ω]，容量リアクタンス X_C [Ω] の直列回路にて電圧 E を加えたときに電流 I が流れたときを考える．このとき，各素子の両端に現われる電圧を複素数で示すと，

$$E_R = RI [V] \rightarrow R = \frac{E_R}{I} \quad \cdots\cdots (45)$$

$$E_L = jX_L I [V] \rightarrow jX_L = \frac{E_L}{I} \quad \cdots\cdots (46)$$

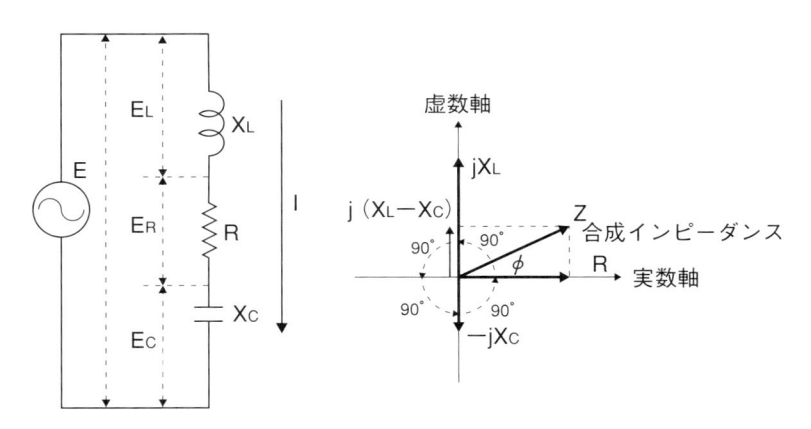

図 7.10　各抵抗要素を含む直列回路と合成インピーダンス．コイルやコンデンサは交流に対して抵抗性を示し，全体の抵抗性を合成インピーダンスとして求めることができる．

$$E_C = -jX_CI[V] \rightarrow \quad -jX_C = \frac{E_C}{I} \quad \cdots\cdots\cdots\cdots\cdots\cdots\cdots\cdots\cdots\cdots\cdots\cdots\cdots (47)$$

抵抗では電流と電圧の位相が等しいので，共に実数軸上にベクトルがある．また，コイルでは電流を基準に考えると電圧が$\pi/2$[rad] 進んでいるので j をかけ，複素平面で表すと実数軸上に I があり虚数軸プラス方向に E_L が向いていることを表す．一方，コンデンサでは逆に電圧が$\pi/2$ [rad] 遅れているので $-j$ をかけ，虚数軸マイナス方向に EC が向いていることを表す．ここで，電源電圧 E は 3 つの電圧の和であることから；

$$E = E_R + E_L + E_C = RI + jX_LI - jX_CI = I(R + j(X_L - X_C)) \quad \cdots\cdots\cdots (48)$$

ここから，回路のインピーダンス Z は

$$Z = \frac{E}{I} = R + (X_L - X_C)j = R + jX (ただし，合成リアクタンス：X = X_L - X_C) \quad \cdots\cdots (49)$$

このインピーダンスは実数部が抵抗 R，虚数部が合成リアクタンス jX の複素ベクトルとして表せることからベクトルインピーダンスという．また，Z の大きさを求める方法は複素数の計算に従い；

$$|Z| = \sqrt{(実数部)^2 + (虚数部)^2} = \sqrt{R^2 + X^2} \quad \cdots\cdots\cdots\cdots\cdots\cdots\cdots\cdots\cdots (50)$$

$$\phi = \tan^{-1}\left(\frac{X}{R}\right)$$

同様に並列回路では；

$$|Z| = \frac{RX}{\sqrt{R^2 + X^2}} \quad \cdots\cdots\cdots\cdots\cdots\cdots\cdots\cdots\cdots\cdots\cdots\cdots\cdots\cdots\cdots\cdots (51)$$

$$\phi = \tan^{-1}\left(\frac{R}{X}\right)$$

このように，回路のインピーダンスを考える場合に抵抗を R，コイルの誘導リアクタンスは jX_L，さらにコンデンサの容量リアクタンスを $-jX_C$ として扱うことにより，複雑な回路においても全体のインピーダンスを容易に求めることが可能となる．ここで，合成インピーダンスを求めるには以下の方法に従う．

$$直列：Z = Z_1 + Z_2 + \cdots\cdots + Z_i \quad \cdots\cdots\cdots\cdots\cdots\cdots\cdots\cdots\cdots\cdots (52)$$

$$並列：\frac{1}{Z} = \frac{1}{Z_1} + \frac{1}{Z_2} + \cdots\cdots + \frac{1}{Z_i} \quad \cdots\cdots\cdots\cdots\cdots\cdots\cdots\cdots\cdots (53)$$

さて，生体の電気的等価回路として単純化すると図 7.11 左に示すようなものとなる．ここで，増幅器側の入力インピーダンスを R_0（抵抗成分のみを考慮），心起電力を e_i，心電計で記録される電圧を e_0 とすると，心臓の起電力と心電計で記録される電圧の比（電圧利得）は；

$$r = \frac{|e_o|}{|e_i|} \quad \cdots\cdots\cdots\cdots\cdots\cdots\cdots\cdots\cdots\cdots\cdots\cdots\cdots\cdots\cdots\cdots\cdots\cdots\cdots (54)$$

ここで，回路全体のインピーダンスを Z_C，電流を i とすると；

$$e_i = i \times |ZC| \quad \cdots\cdots\cdots\cdots\cdots\cdots\cdots\cdots\cdots\cdots\cdots\cdots\cdots\cdots\cdots\cdots\cdots (55)$$

$$e_o = i \times R_o \quad \cdots (56)$$

すなわち；

$$r = \frac{R_o}{Z_c} \quad \cdots (57)$$

R_i は R_s に比べると充分に小さく無視できると考え，先と同様に合成インピーダンス Z_c を求めると；

$$Z_c = R_o - \frac{jX_c R_s}{R_s - jX_c} \quad \cdots (58)$$

$$= R_o - \frac{jX_c R_s (R_s + jX_c)}{R_s^2 + X_c^2} \quad \cdots (59)$$

$$= R_o + \frac{R_s X_c^2}{R_s^2 + X_c^2} - \frac{R_s^2 X_c}{R_s^2 + X_c^2} j \quad \cdots (60)$$

ここから Z_c の大きさを求めると；

$$|Z_c| = \sqrt{\left(R_o + \frac{R_s X_c^2}{R_s^2 + X_c^2}\right)^2 + \left(\frac{R_s^2 X_c}{R_s^2 + X_c^2}\right)^2} \quad \cdots (61)$$

すなわち；

$$r = \frac{R_o}{\sqrt{\left(R_o + \frac{R_s X_c^2}{R_s^2 + X_c^2}\right)^2 + \left(\frac{R_s^2 X_c}{R_s^2 + X_c^2}\right)^2}} \quad \cdots (62)$$

ただし，$X_c = \frac{1}{\omega C_s}$

が求められる．ここで，皮膚抵抗 $R_s = 10\,\text{k}\Omega$，皮膚の電気容量 $C_s = 10\,\mu\text{F}$ とし，R_o と ω を変化させて電圧利得をみてみると，$R_o = 1\,\text{M}\Omega$ 以上になると心電波形や表面筋電波形がもっている周

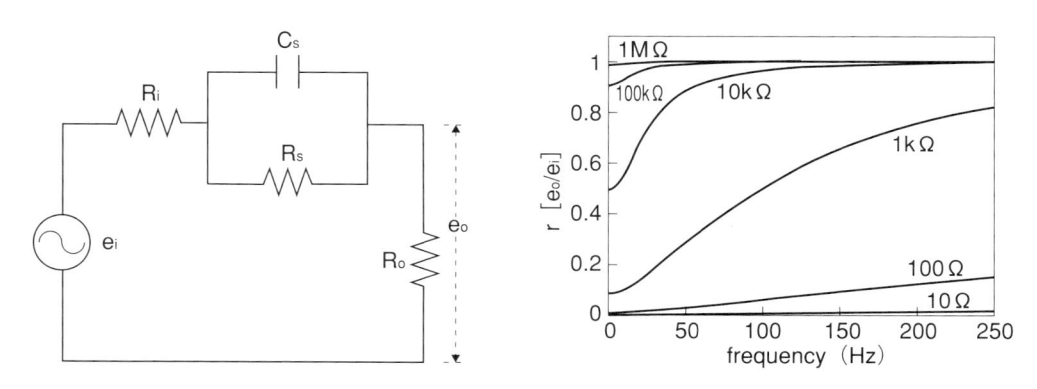

図 7.11 生体電気等価回路と各種入力インピーダンス値に対する電圧利得の周波数特性．右図では生体内で生じている交流信号の周波数に対して，計測機器の入力インピーダンスが大きいほど利得も大きく，もともとの交流信号を正確に捉えられることを示している．

波数成分全域にわたってr≒1.0となり，ひずみのない増幅を行えることになる（図7.11 右）．JIS T 1202 では，入力インピーダンスは 5 MΩ 以上となるよう定めている．

4．計測と誤差

計測は少なからず誤差を伴うが，原因を認識することにより誤差を最小限にすることは可能であり，そのことは精度管理と通ずるものがある．誤差 E は，測定値を M と真値を T の差として定義できる．また，一般的に使用されている指標として誤差率および補正率が以下のように定義されている．

$$E = M - T \tag{63}$$

$$誤差率（百分率誤差）= \left(\frac{E}{T}\right) \times 100 \tag{64}$$

$$補正（\alpha）= T - M = -E \tag{65}$$

$$補正率（百分率補正）= \left(\frac{\alpha}{M}\right) \times 100 \tag{66}$$

ここでは誤差を，機器特性やシステム自体に由来するもの，計測中に生じるもの，解析に伴うものに分けて検討していきたい．

1）機器特性およびシステムに由来する誤差

a．系統誤差

計測中に組織的，系統的に一定の形で入ってくる誤差であり，検者の注意ではこの誤差を減らすことが難しい．センサの物理特性のために生じる測定値の変動などが原因としてあげられる．特に静特性が明らかにされていても，温度変化などでその特性が変わることも考えられる．機器使用説明書にはデータの精度を保証する測定環境が記載されているので参照することが必要である．また，どうしても保証された環境が望めない場合には温度補正係数を乗じるなどの対策を講じる．

b．動誤差

計測システムの応答特性（動特性）に起因するもので，信号に含まれる周波数成分より充分に広い範囲で平坦な周波数応答特性をもたせることにより，この誤差を減少させることができる．

c．量子化誤差

デジタル変換（A/D 変換）に伴う誤差である．連続値を離散値（2 進数）に置き換える過程で生じるもので，変換器の bit 数（2 進数の桁数）によって決まる．現在市販されている A/D 変換器は 12 bit が主流であり，0 から 4095 の数に測定値を割り当てるものである．たとえば，計測機器の出力が 0 V から 5 V までだとすると，分解能は；

$$\frac{5.00 (V)}{4095} \fallingdotseq 0.00122 (V) = 1.22 (mV) \tag{67}$$

となる.すなわち,出力電圧が 1.22 mV より小さい場合はすべて 0 に対応することになり,分解能の大きさに相当する誤差が生まれる可能性が出てくる.

2) 計測に伴う誤差

a. 過失誤差

計測器の目盛りの読み間違え,センサの固定部位の不確かさなど,検者の不注意や知識不足に起因する誤差.

b. 個人誤差

直接目盛りを読み取るなど,検者個人の性質・傾向(くせ)が影響するもので,複数の人による確認作業をともなった練習で修正することが必要となる.

c. 偶然誤差

微小な原因が積み重なり生じる誤差.この結果として,不規則なばらつきが生じるもので,雑音などが大きな要因となる.雑音は,計測器に関係する雑音(内部雑音)とそれ以外の外部雑音,さらに身体内部における目的の信号以外のものである内在雑音に分類できる(表7.3).熱雑音は導体中の電子が熱によって励起されて不規則な運動をするために生じるものであり,電極における熱雑音がもっとも基本的な雑音とされている.その他,増幅器の素子に由来するショット雑音,過剰雑音などが内部雑音として定義される.一方,外部雑音としては商用交流雑音が大きな問題となり,漏電電流,静電誘導,電磁誘導によるものが主なものである.漏電電流は電灯線などから壁面や床面に漏れた電流がベッドを通って患者から増幅器に流れるものである.湿度の高い環境では影響が大きくなる.静電誘導は周囲の電灯線や ME 機器と計測系が空気を介在して作りだすコンデンサを経て侵入してくるものであり,これは身体の対地インピーダンスが大きいほど雑音混入が大きくなる.電磁誘導によるものは,磁場内に置かれた導体と鎖交する磁束によって導体に誘起される電流による雑音である.これらの雑音に対して適切な処置をとることが計測の第一歩となる(表7.3).

d. 負荷効果による誤差

計測器が計測対象に及ぼす影響をいう.体温計で体温を計るとき,皮膚表面から体温計に熱を奪われ平衡に達するまで数分の時間を要することが好例としてあげられる.

3) 解析や数値計算における誤差

解析や数値計算にともなう誤差は多岐にわたる.たとえば,ある波形の積分値を求めるといっても,さまざまな計算アルゴリズムがあり,それぞれの方法によってわずかではあるが得られる数値も異なる.ここでは,多くの解析に関わるであろう基本的な問題に触れてみたい.

a. 有効数字と丸め

一般的に数値を扱う場合にはその精度から有限の数値として扱うより他ない.たとえば,電気角度計の角度が 0.1° であった場合,56.23° と出てきた数値の末尾の 3 は何の意味ももたない.この場合は有効数字を 1 つ減じて 56.2±0.1° とすべきである.また,小数点以下の数値,たとえば

第7章　計測に必要な物理・工学的基礎

表7.3　心電計測における雑音とその対策

雑音の種類	主な発生原因	対策
内部雑音		
電極電位	電極電位は2つの異質な導電体が接するところに生じる電位で，通常は直流成分であり，差動増幅器では増幅されないが，体動，電極のずれなどによる電位変化で交流成分となって，基線のゆれに関与する．	電極，リード線をテープなどで固定する．ただし，リード線はある程度余裕をもたせることが大切．また，一人の患者には同質の電極を使用する．ディスポーサブルタイプでなければ，電極ペーストも同一のものとする．
抵抗雑音（熱雑音を含む）	電極－皮膚インピーダンス（高）	基本的には皮膚処理をしっかりとする．インピーダンスの高い角質層を削り取ることが重要．紙やすりまたはガラスの粉が入ったペースト状の処理剤を用いる．電極－皮膚インピーダンスは電極装着から10分程度で急速に低下するので，測定にはある程度時間をおく．測定部位をむやみに暖めないことに留意する．ディスポーサブル電極で製造から長期間たっているものは電極ペーストが乾燥していたりする場合もあるので，装着時に確認が必要．
外部雑音		
商用交流雑音	漏洩電流	壁などから電気機器の漏れた電流が伝わる．湿度の高い場合は要注意である．対策としては，壁面とベッドを離す，床とベッドの足に絶縁物を挟む，または床とベッドの間に金属板を挟みアースをとるなどがあげられる．
	静電誘導	シールドルームの設置，絶縁シートをベッド上に敷くなどの対策をとる．なるべく誘導コードにはシールド線を使用することが望ましい．
	電極－皮膚インピーダンス（アンテナとして作用）	増幅器の特性から，2つの電極のインピーダンスをなるべく均等に下げる．
	磁気雑音	シールドルームが役立たないので注意．モータがある機器など発生源をなるべく遠ざける，隣室に発生源がないか確認することがあげられる．
内在雑音		
筋電図，心電図	筋活動，心収縮	運動時には胸部双極誘導などを採用する．

0.0570で有効数字が2桁の場合は5.7×10^{-2}と表現し，3桁の場合は5.70×10^{-2}とする．これらのように，有効数字以下の数字を減らす操作を「丸め」という．有効数字n桁の数値に丸めるときは以下の方法に従う．

n+1桁目の数値

4以下ならば　→　切り捨て

6以上のとき，および5でn+2桁以下に数値がある場合　→　切り上げ

5でn+2桁以下が0であるとき　→　n桁目偶数（切り捨て）

n桁目奇数（切り上げ）

一方，四則演算に伴う有効数字の扱いは，演算した結果，最小の有効数字の桁数に丸めるようにする．

また，コンピュータで有限の数値を扱う際には，必ずといってよいほど誤差がつきまとう．たとえば，コンピュータ内部では実数型数値の記憶の形式は32ビット（単精度）を符号に1ビット，指数に7ビット，数値（仮数部）には24ビット（4ビット×6）をそれぞれ振り分け，数値の2進数を16進数として記録している．このとき，10進数では有限な桁数である0.1でも，

$0.1 = 2^{-4}+2^{-5}+2^{-8}+2^{-9}+2^{-12}+2^{-13}+\cdots$ ………………………………………(68)

　　　$= 0.000110011001$（2進数）………………………………………………………………(69)

　　　$= 1\times16^{-1}+9\times16^{-2}+9\times16^{-3}+\cdots$（2進数を4bitごとに変換）………………(70)

　　　$= 0.1999$（16進数）………………………………………………………………………(71)

というように無限循環小数となり，丸めることにより誤差を生じる．

b．標本化定理とエイリアシング

アナログ信号をコンピュータへ取り込む際，サンプリング周波数fsを観測対象の信号がもつ最高周波数（f_h）の2倍以上にする必要があり，これをシャノンの標本化定理という．表面筋電波形であれば最高周波数が500Hzと考えられているので，ナイキスト標本化周波数は1000Hzということになる．

$fs \geq 2\times f_h$ ………………………………………………………………………………………(72)

fs；サンプリング周波数，$2f_h$；ナイキスト標本化周波数

　　　注）ナイキスト標本化周波数とナイキスト折り返し周波数を混同しないよう注意．ナイキスト折り返し周波数は，FFTによって周波数解析可能な最高周波数のことで，fsに対して1/2の周波数をいう．

標本化定理を満たさなければ，もとの高い周波数成分が低い周波数成分と重なる現象エイリアシングを生じ，正確な解析が困難となる．たとえば，映画は1秒間に24コマでフィルムに映像（アナログデータ）をデジタル化している．すなわち，サンプリング周波数24Hzである．ここで，自動車が徐々に速度をあげて走っていくのを横から眺めると，速度が遅い間は車輪部分の回転が徐々に速まるのを認識できるが，12Hzより速い回転数になると，実際の車輪の回転とは異なるゆっくりとした線の回転がみえるようになる．これがエイリアシングと呼ばれる現象であり，正確な情報を得ることが困難となる．

c. 周波数解析（スペクトル解析）

最近頻繁に用いられる周波数解析においても，理解が不充分であれば正確な値を得ることができない．周波数解析の普及に貢献したFFTはDFT（Digital Fourier Transform；離散フーリエ変換）を高速で行うためのアルゴリズムで，データが無限に続くことを前提としている．そこで，有限のデータを無限へと展開するために対象となるデータが連続しているものと仮定し，データ数は計算速度を考慮して通常2のべき乗としている．ただし，波形が周期の途中で終わっている場合とトレンドによる不連続点がある場合には，周波数推定において大きな誤差（Gibbs現象）を招く要因となる．そこで，Hanning窓などの窓関数をかけて両側の不連続部分をゼロに収束させる処理がなされる．トレンドがある場合には傾きをゼロに修正し，さらにバイアス（直流成分）を取り除いた後に，窓関数をかけ誤差を最小限にとどめるよう処理を行う（図7.12）．

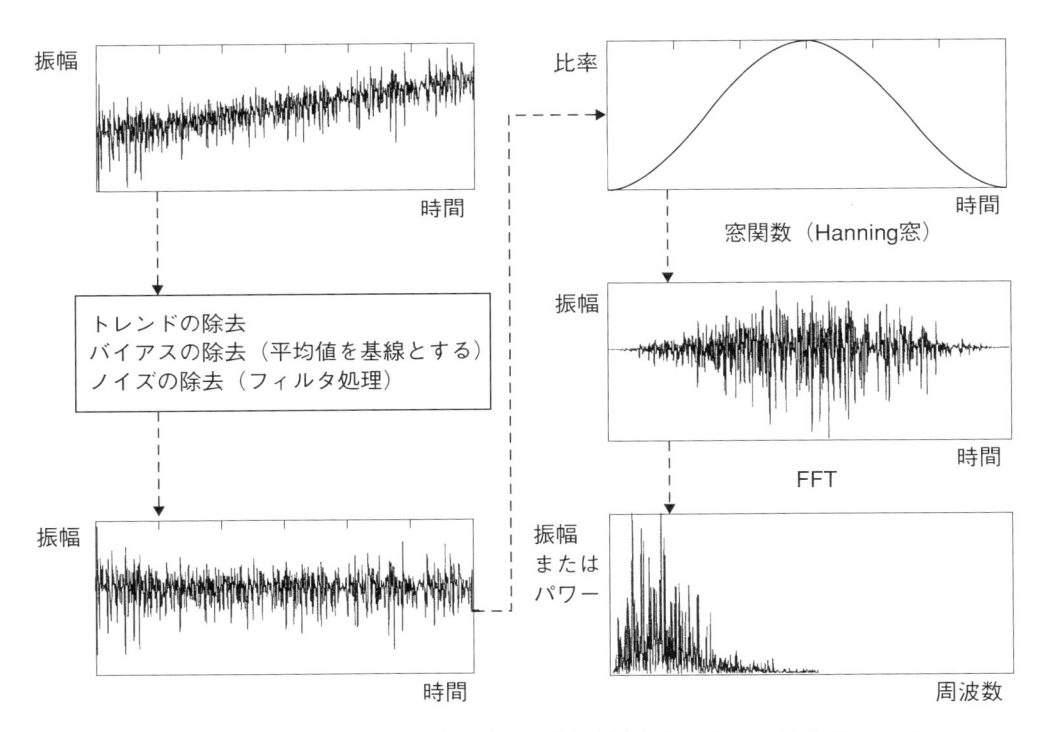

図7.12 FFTの手順．原波形に対して前処理をしたのち，FFTを行いスペクトル波形（振幅スペクトルあるいはパワースペクトル）を得る．横軸である周波数は分解されたサイン関数とコサイン関数の周期を示し，縦軸である振幅は同周期のサイン関数とコサイン関数の振幅の合成によって求められる．パワーは振幅の2乗に相当する．

5. 精度管理

長期間にわたり機器の確度を維持するためには，標準との比較（校正）が必要となる．また，国家標準により系統的に計測器の確度を保証する機構が計量法によるトレーサビリティ制度である．経済産業省計量研究所などの標準研究所が国家標準である特定標準器を保有し，そのもとに特定副標準器，特定2次標準器，実用標準器が整備されている．すなわち，ユーザは実用標準器により日常的に使用する計測器を校正し，また実用標準器は特定2次標準器（認定事業者が所有）によって校正されるというように，最後は国家標準へとつながり末端の計測器の確度が保証されている．

6. 機器特性を捉えるポイント

1）機器の原理

計測はその原理により直接法と間接法に分類できる．前者は，ある量を測るときに同種類の基準と直接比較するもので，分度器による角度や物差しによる長さの計測などが代表例である．一方，後者は物理や化学などの法則性を利用したもので，目的とする対象と一定の関係が成り立つ他の対象を計測し，計算式から目的の値を求める方法である．例をあげると，物質の抵抗が温度により変化することを利用して体温計を作ることが好例である．

一方，計測の基本方式は偏位法と零位法に分類される．重量を測ることを例にするならば，ばね秤でばねの伸び（偏位）によって計測するのが偏位法であり，天秤ばかりで基準重量と比較して差がゼロになるように調整し計測するのが零位法である．偏位法は温度変化によってばね定数などが影響を受けやすく誤差を生じやすいのに比べ，零位法の確度は基準量の正確さにより高い精度の計測が可能となる．ただし，零位法は一般に時間応答性が良くないという特性もある．

2）センサの種類と特性

計測機器に使用されているセンサの基本分類を表に示す．ここでは，代表例として運動力学的解析で多用されているひずみ計（ストレンゲージ）の原理を述べる．

ストレンゲージは，ひずみを電気抵抗変化に変換するセンサで，力を計測するために用いられる．また，その応用として圧力センサ，荷重センサ，トルクセンサとしても使われ，機器として例をあげるならば体重計，重心動揺計，筋力測定器などに用いられている．

ここで，1本の抵抗の長さをL (m)，断面積をS (m^2)，抵抗率 ρ ($\Omega \cdot m$) とすると，抵抗値R (Ω) は，

$$R = \rho \times \frac{L}{S} \quad \cdots\cdots\cdots (73)$$

と表される（図7.13）．この抵抗体を被測定物に貼り付けたとき，被測定物が力を受け変形する

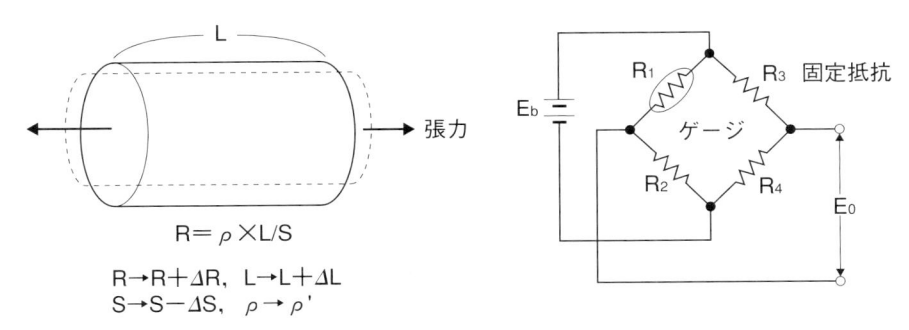

第7章 計測に必要な物理・工学的基礎

図 7.13 ひずみ計とブリッジ回路．左図ではひずみ計が力によって変形し，その抵抗値が変化することを示している．さらに右図に示すブリッジ回路で抵抗値の変化に比例した出力電圧 E_0 を得ることができる．

と抵抗体も伸び，それぞれ以下のように変化する．

$$R \rightarrow R + \Delta R \tag{74}$$

$$L \rightarrow L + \Delta L \tag{75}$$

$$S \rightarrow S - \Delta S \tag{76}$$

$$\rho \rightarrow \rho' \tag{77}$$

これらを，式に代入すると；

$$R + \Delta R = \frac{\rho'(L + \Delta L)}{S - \Delta S} \tag{78}$$

$$= \frac{\rho' L}{S - \Delta S} + \frac{\rho' \Delta L}{S - \Delta S} \tag{79}$$

となるが，長さの変化に比べ断面積の変化はごくわずかなので，第1項を近似的に扱い

$$R + \Delta R \fallingdotseq \frac{\rho L}{S} + \frac{\rho' \Delta L}{S - \Delta S} \tag{80}$$

$$\Delta R = \frac{\rho' \Delta L}{S - \Delta S} \tag{81}$$

したがって，

$$\frac{\Delta R}{R} = \frac{\rho'}{\rho} \times \frac{S}{S - \Delta S} \times \frac{\Delta L}{L} \tag{82}$$

$$= Kg \times \frac{\Delta L}{L} \tag{83}$$

ただし，Kg：ゲージファクタ，ひずみ：$\frac{\Delta L}{L}$（単位 strain）

　実際には，抵抗値の変化にともなう電圧変化をブリッジ回路を用いて取り出し，そこからセンサに加えられた力を求める．ブリッジ回路は (a) 1ゲージ法，(b) 2ゲージ法，(c) 4ゲージ法として構成できるが（図7.13），ここでは抵抗 R1 をストレインゲージとした1ゲージ法について考

える．

$$E_b = R_1 \times i_1 + R_2 \times i_1 \rightarrow i_1 = \frac{E_b}{R_1 + R_2} \quad \cdots\cdots (84)$$

$$E_b = R_3 \times i_2 + R_4 \times i_2 \rightarrow i_2 = \frac{E_b}{R_3 + R_4} \quad \cdots\cdots (85)$$

$$E_o = R_1 \times i_1 - R_3 \times i_2 \quad \cdots\cdots (86)$$

式84，式85を式86に代入して整理すると；

$$E_o = \frac{R_1 \times R_4 - R_2 \times R_3}{(R_1 + R_2)(R_3 + R_4)} \times E_b \quad \cdots\cdots (87)$$

ひずみにより R_1 が ΔR だけ変化したとすると；

$$E_o = \frac{(R_1 + \Delta R) R_4 - R_2 \times R_3}{(R_1 + \Delta R + R_2)(R_3 + R_4)} \times E_b \quad \cdots\cdots (88)$$

ここで，$R_1 = R_2 = R_3 = R_4 = R$ とすると；

$$E_o = \frac{R^2 + R\Delta R - R^2}{(2R + \Delta R) 2R} \times E_b \quad \cdots\cdots (89)$$

$$= \frac{R\Delta R}{4R^2 + 2R\Delta R} \times E_b \quad \cdots\cdots (90)$$

分母において第2項は第1項に比べると非常に小さく無視できるとすると；

$$E_o \fallingdotseq \frac{1}{4} \times \frac{\Delta R}{R} \times E_b \quad \cdots\cdots (91)$$

と近似でき，小さな変化においては抵抗変化分に比例した出力電圧を取り出すことが可能となる．計測の原理を知ることはデータの精度を考える際にも重要であり，最低限の知識を心得ていることが肝要と思われる．

3）機器の構成

一般的に計測機器は，センサ部－増幅部－演算部－記録部（表示部）によって構成されている．ここでは，増幅部，演算部，記録部について例をあげながら説明する．

a．増幅部

心起電力などの生体電気現象を皮膚表面から捉えるためには，数 mV 程度の微小電位変化を演算増幅器にて増幅する必要性がある．演算増幅器は多くの部品（素子）から構成されているので，機能体として図7.14に示す記号で表す．演算増幅器を用いて差動増幅器を作るには，図7.14に示すような外部回路を介して帰還をかけて用い，出力電圧は有限の値をもつよう調節される．理想的な差動増幅器は，

a．電圧利得　$K = \infty$（無限大）
b．周波数帯域　DC（直流成分）〜∞
c．入力インピーダンス　$Z_i = \infty$

第 7 章　計測に必要な物理・工学的基礎

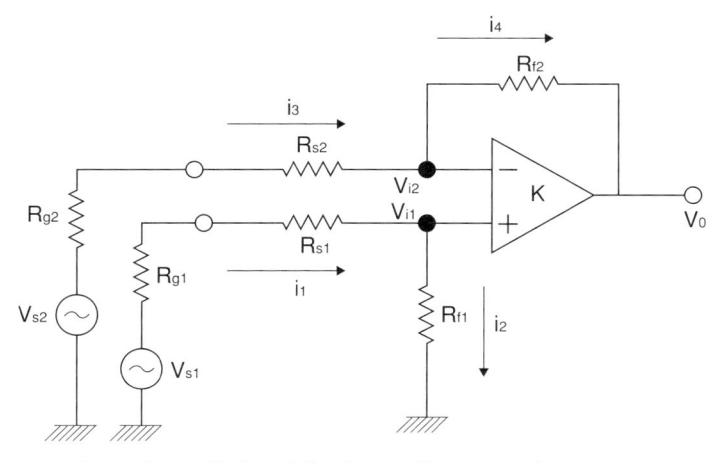

図 7.14　差動増幅器の構成．演算増幅器に外部回路を介して帰還をかけ用いる．

  d．出力インピーダンス　$Z_o = 0$
  e．同相電圧利得　$K_c = 0$
  f．温度ドリフト，電源ドリフト，雑音いずれもゼロ

などの特性をもっている．ここで，電圧利得（gain）とは入力電圧に対する出力電圧の比である．ここで，まず条件 a より，

$$(v_{i1} - v_{i2}) = \frac{v_o}{K} = 0 \quad \cdots\cdots (92)$$

が成り立ち，入力端子間電圧はゼロとなる．また信号源電源（R_{g1}, R_{g2}）= 0 とすると，まず（＋）側の入力 v_{i1} に関して，

$$v_{s1} = R_{s1} \times i_1 + v_{i1} \quad \cdots\cdots (93)$$

$$R_{f1} \times i_2 = v_{i1} \quad \rightarrow \quad i_2 = \frac{v_{i1}}{R_{f1}} \quad \cdots\cdots (94)$$

ここで，キルヒホッフの第 1 法則（結合点へ入る電流と出る電流の総和は等しい）と入力インピーダンス = ∞ より増幅器への電流がゼロなので $i_1 = i_2$ が成り立ち，式 94 を式 93 へ代入して整理すると，

$$v_{i1} = \frac{R_{f1}}{R_{s1} + R_{f1}} \times v_{s1} \quad \cdots\cdots (95)$$

次に（−）側の入力 v_{i2} に関して；

$$v_{i2} = v_{s2} + R_{s2} \times i_3 \quad \cdots\cdots (96)$$

$$v_o - R_{f2} \times i_4 = v_{i2} \quad \rightarrow \quad i_4 = \frac{v_o - v_{i2}}{R_{f2}} \quad \cdots\cdots (97)$$

ここでも $i_3 = i_4$ が成り立ち，式 97 を式 96 へ代入して整理すると；

351

$$v_{i2} = \frac{R_{f2}v_{s2} + R_{s2}v_o}{R_{f2} + R_{s2}} \quad \cdots\cdots (98)$$

式10より $v_{i1} = v_{i2}$ なので，式95および式98より

$$v_o = \frac{R_{s2} + R_{f2}}{R_{s2}} \left(\frac{R_{f1}}{R_{s1} + R_{f1}} \times v_{s1} - \frac{R_{f2}}{R_{s2} + R_{f2}} \times v_{s2} \right) \quad \cdots\cdots (99)$$

さらに，$R_{s1} = R_{s2} = R_s$，$R_{f1} = R_{f2} = R_f$ とすると，

$$v_o = \frac{R_f}{R_s}(v_{s1} - v_{s2}) \quad \cdots\cdots (100)$$

式が，入力電圧差（$v_{s1} - v_{s2}$）のみに比例した出力電圧を得られることを示し，差動増幅器としての役割を果たしている意味を理解できる．

b．演算部

b-1．信号対雑音比（signal-to-noise ratio；SN比）

各計測器に共通して重要な事項としては，信号と雑音の振幅またはパワーの比であるSN比の向上があげられる．信号とは測定対象としている成分で，雑音はそれ以外の成分ということになる．どのような情報を取り出したいかによって同じ測定系でも信号と雑音が入れ替わることもある．信号と雑音の周波数が大きく異なっている場合にはデジタルフィルタでSN比を向上させることができるが，大差ないときはフィルタが有効に作用しない．そこで用いられるのが加算平均である．信号成分は測定を何回繰り返しても同じパターンが出現するので一定のタイミングでM回加算すると振幅はM倍になり，これを平均するともとの振幅を得ることができる．雑音成分は正規分布に従うと考えられるので，M回の加算平均により雑音の振幅は $1/\sqrt{M}$ となる．

b-2．デジタルフィルタ

筋電図のような複雑な波形も，分解するとさまざまな周波数のサイン関数から成り立っていると考えられる（図7.7）．このとき，ある特定の周波数を通過させるか，または遮断する機能をフィルタという．空気清浄機のフィルタは空気中の粒子の大きさを基準に遮断または通過させるが，この場合の基準は周波数である．電子機器によるアナログフィルタとコンピュータの演算によるデジタルフィルタがあるが，最近ではエンドユーザでも容易にデジタルフィルタを使えるようになった．フィルタはその働きから低域通過フィルタ（low pass filter = high cut filter），高域通過フィルタ（high pass filter = low cut filter），帯域通過フィルタ（band pass filter），帯域阻止フィルタ（band elimination filter = band stop filter）の4種類に分類できる（図7.15）．また，フィルタによって入力電圧に対する出力電圧の比が $1/\sqrt{2}$ となる周波数のことを遮断周波数と定義する．

$$\frac{V_{out}}{V_{in}} = \frac{1}{\sqrt{2}} \quad \cdots\cdots (101)$$

波形をなめらかにするために多用されている移動平均は，時系列信号に対する低域通過フィルタの役割を果たす（図7.16）．N個の測定データ $x(i)$ $\{i = 0, 1, 2, 3, 4, \cdots, N-1\}$ に対してM点ごと（Mは奇数）に移動平均を行った場合，

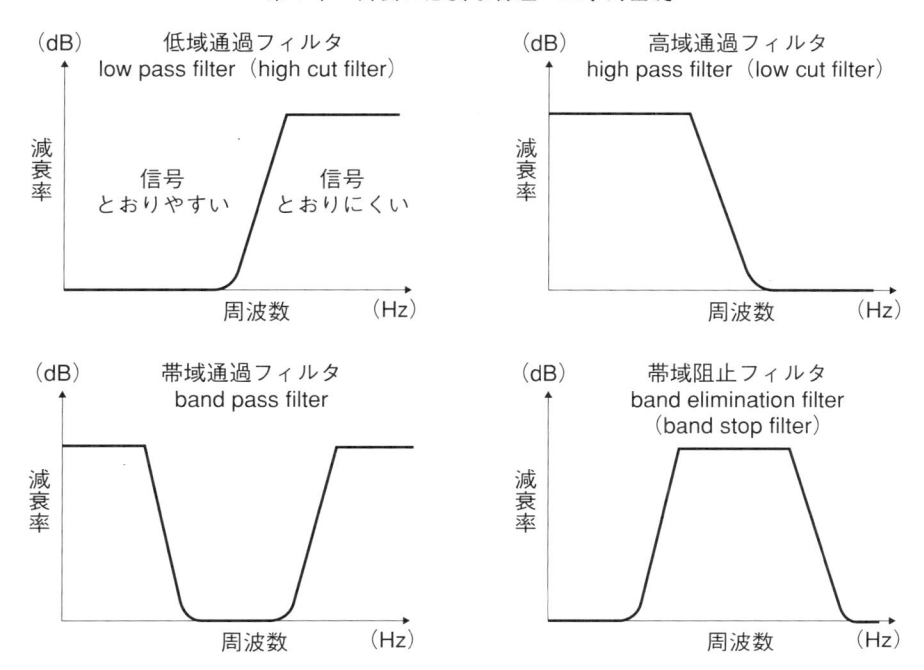

第7章 計測に必要な物理・工学的基礎

図 7.15 デジタルフィルタの種類．4種類に大別され，各図において横軸は原波形に含まれている周波数成分を，縦軸は信号の減衰率を示している．減衰率が大きいほど，その部分の周波数成分はフィルタにかかり，対応する周波数の振幅が小さくなることを意味する．

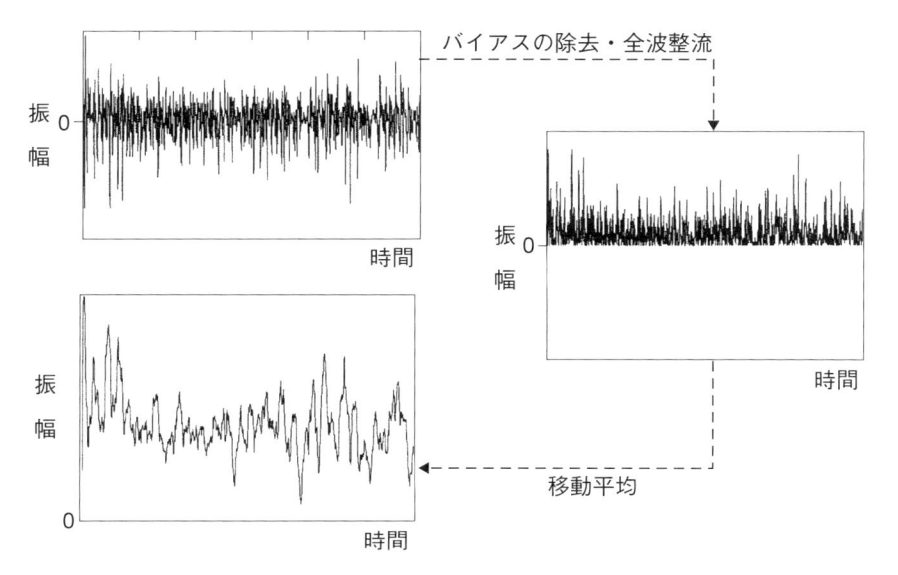

図 7.16 全波整流と移動平均．筋電図を例にしてみると，必要に応じて原波形に対してバイアスの除去，フィルタ処理（ノイズ除去）などの前処理を行い，全波整流した後に移動平均を求める．

$$y(j) = \frac{1}{M}\sum_{m=-L}^{L} x(j+m) \quad \text{ただし,} \quad L = \frac{M-1}{2}, \quad j = L \cdots (N-1-L) \quad \cdots (102)$$

M = 5, N = 100 の場合

$$y(2) = (x(0) + x(1) + x(2) + x(3) + x(4))/5 \quad \cdots (103)$$

$$y(3) = (x(1) + x(2) + x(3) + x(4) + x(5))/5 \quad \cdots (104)$$

$$y(4) = (x(2) + x(3) + x(4) + x(5) + x(6))/5 \quad \cdots (105)$$

.
.

$$y(97) = (x(95) + x(96) + x(97) + x(98) + x(99))/5 \quad \cdots (106)$$

となる．ただし，ここで $(M-1)/2$ 個のデータが前後で失われる．

それでは，移動平均のフィルタとしての特性はどうなっているのであろうか．アナログ信号 $x(t)$ を τ（秒）で移動平均したとき，出力信号 $y^\tau(t)$ は

$$y^\tau(t) = \frac{1}{\tau}\int_{t-\frac{\tau}{2}}^{t+\frac{\tau}{2}} x(t)\,dt \quad \cdots (107)$$

となる．ここで，$x(t) = \sin 2\pi f t$ とすると（f：周波数 Hz），

$$y^\tau(t) = \frac{1}{\tau}\int_{t-\frac{\tau}{2}}^{t+\frac{\tau}{2}} \sin 2\pi f t\,dt \quad \cdots (108)$$

$$= \frac{1}{2\pi f \tau}\left[\cos 2\pi f t\right]_{t-\frac{\tau}{2}}^{t+\frac{\tau}{2}} \quad \cdots (109)$$

$$= \frac{1}{2\pi f \tau}\left(\cos 2\pi f\left(t+\frac{\tau}{2}\right) - \cos 2\pi f\left(t-\frac{\tau}{2}\right)\right) \quad \cdots (110)$$

ここで，公式 $\cos A - \cos B = 2\sin\frac{B+A}{2}\times\sin\frac{B-A}{2}$ を利用して；

$$y^\tau(t) = \frac{1}{2\pi f \tau}(2\sin \pi f \tau \cdot \sin 2\pi f t) \quad \cdots (111)$$

とし，さらに公式 $\sin\frac{A}{2} = \sqrt{\frac{1}{2}(1-\cos A)}$ を利用して以下のように整理できる．

$$y^\tau(t) = \frac{1}{2\pi f \tau}\left(2\sqrt{\frac{1}{2}(1-\cos 2\pi f \tau)}\times\sin 2\pi f t\right) \quad \cdots (112)$$

$$= \frac{1}{2\pi f \tau}\sqrt{2(1-\cos 2\pi f \tau)}\times\sin 2\pi f t \quad \cdots (113)$$

$x(t)$ と $y^\tau(t)$ を比較すると，振幅は変化するが，t を含む部分をみると位相は変化しないことがわかる．振幅の特性は前式の定数部分で；

$$\frac{1}{2\pi f \tau}\sqrt{2(1-\cos 2\pi f \tau)} \quad \cdots (114)$$

この値は，周波数 f と移動平均時間 τ によって定まる．ところで，遮断周波数を f_c（Hz）とすると，定義により $x(t)$ に対して $y^\tau(t)$ は $1/\sqrt{2}$ となるので，

第7章 計測に必要な物理・工学的基礎

$$\frac{1}{2\pi f \tau}\sqrt{2(1-\cos 2\pi f \tau)} = \frac{1}{\sqrt{2}} \quad \cdots\cdots\cdots\cdots\cdots\cdots\cdots\cdots\cdots\cdots\cdots\cdots\cdots\cdots (115)$$

が成り立つ．これより，遮断周波数を f_c と定めるために必要な移動平均時間 τ が求められ；

$$\tau = \frac{0.443}{f_c} \quad \cdots\cdots\cdots\cdots\cdots\cdots\cdots\cdots\cdots\cdots\cdots\cdots\cdots\cdots\cdots\cdots\cdots\cdots\cdots\cdots\cdots\cdots (116)$$

となる．さらに，デジタル化したデータでは $\tau = M \cdot \Delta t$ なので，

$$M = \frac{0.443}{f_c \times \Delta t} = \frac{0.443 \times f_s}{f_c} \quad \cdots\cdots\cdots\cdots\cdots\cdots\cdots\cdots\cdots\cdots\cdots\cdots\cdots\cdots (117)$$

f_s：サンプリング周波数

希望する遮断周波数 f_c を得るためには，117式から得られたデータ個数で移動平均を求めるとよいことになる．

b-3．統計的手法

ここでは統計的手法について一般的な標本データの捉え方について考えてみる．母集団から標本を取り出して，測定データの特徴を捉える第一歩はヒストグラムを作成することである．この際，標本データを端的に表現できる方法があるならば便利であろう．そこで，2つの指標でデータの分布を表現することを試みる．1つは代表値（中心的傾向），もう1つは散布度である．われわれが扱うデータは，L字型の分布，非対称型の分布，そして左右対称型の分布（正規分布）が多く（図7.17），正規分布の場合は代表値として平均値（mean），最頻値（mode），中央値（median）が等しく同様に用いることができる．また，L字型分布では中央値，非対称型分布では最頻値が代表値として適している．一方，散布度（ばらつき）にはもっとも基本的なものとして範囲（range＝最大値－最小値）がありすべての分布型で用いることができる．ただし，正規分布では範囲だけでなく，他にいくつかの指標が用いられている．1つには，平均値から個々のデータがどれくらい離れているのかを表す平均偏差がある．

$$平均偏差 = \frac{\sum_{i=1}^{n}(\bar{x} - x(i))}{n} \quad \cdots\cdots\cdots\cdots\cdots\cdots\cdots\cdots\cdots\cdots\cdots\cdots\cdots\cdots (118)$$

さて，ここでのポイントは，偏差の絶対値をとるという作業である．左右対称型である正規分布は符号を残し偏差の和を求めて平均すると，ゼロに近い値を示すので指標として意味をなさない．知りたいのはどちらに偏っているのかではなく大きさなので，偏差の絶対値を用いるのである．さて，負の数を正の数へ変換するには2乗という方法もある．ここで，偏差の2乗を足し合わせたものが偏差平方和（mean square），その平均値が分散（variance）となる．ただし，2乗しているので平方根をとることによってもとのデータとの比較が可能となり，標準偏差（standard deviation, SD）として定義される．正規分布の特徴として平均値±1 SDに全データの68%，±2 SDに95%，±3 SDには99%のデータが含まれることを示し，SDは散布度の指標としてイメージしやすい（図7.17）．ただし，少数の標本に対して分散および標準偏差を求める場合には，標本の自由度 n－1 で除すことが多い．このときには，それぞれ標本（不偏）分散，標本標準偏差と呼ぶ．データ数が少ない場合には，母集団の値より小さくなることを考慮したもので，

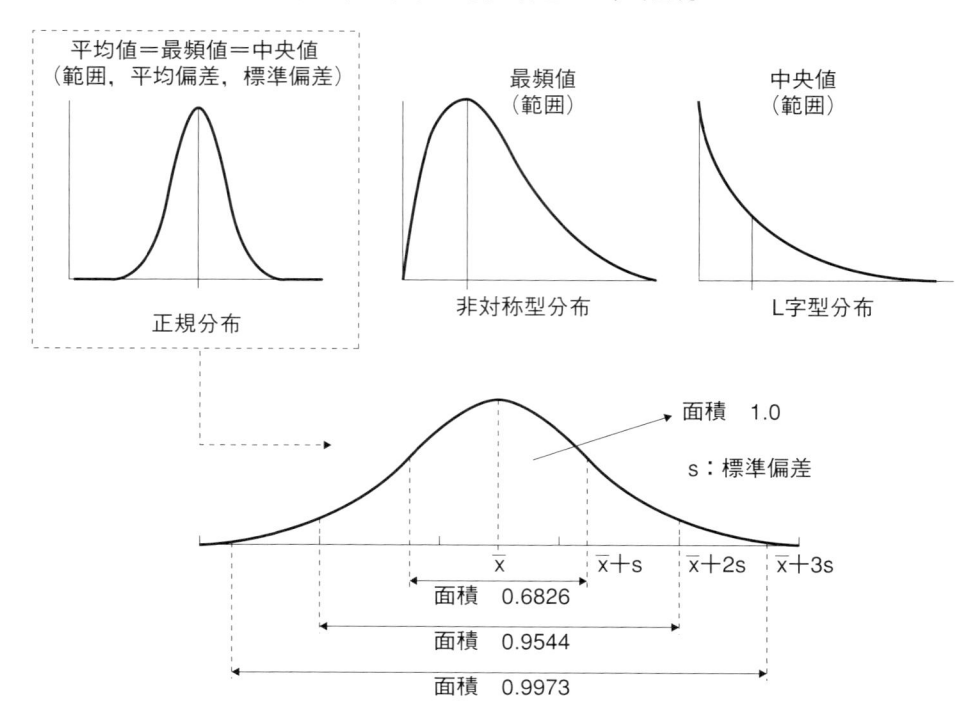

図7.17 分布型に対する代表値と散布度．正規分布では平均値，最頻値，中央値が等しく，散布度の指標として範囲，標準偏差（SD）を用いることができる．平均値±1SD の範囲には全データの68%が，±2SD には95%，さらに±3SD には99%のデータが含まれることを示している．

データ数が大きくなると両者ともほぼ等しくなる．

$$標準偏差 = \sqrt{\frac{\sum_{i=1}^{n}(\bar{x}-x(i))^2}{n}} \quad \cdots\cdots\cdots (119)$$

ある標本の散布度を考えた場合に，平均値に対する各測定値のばらつきの比は同じであるのに，平均値が大きくなることで標準偏差も同様に大きくなることが考えられる．

標本A [5, 4, 3, 5, 5, 7, 2, 5, 4, 3, 5, 3, 4, 5] $\cdots\cdots\cdots$ (120)

標本B [50, 40, 30, 50, 50, 70, 20, 50, 40, 30, 50, 30, 40, 50] $\cdots\cdots\cdots$ (121)

標本Aと標本Bでは平均値に対する各測定値のばらつきの比は等しいが標準偏差は大きく異なる．平均値に対するばらつきの比に興味があり，平均値の異なる標本の散布度を比較したい場合，平均値で標準偏差を除し標準化することによってそれが可能となる．これを変動係数（coefficient of variation；CV）という．

$$変動係数(CV) = \frac{SD}{\bar{x}} \times 100 \quad \cdots\cdots\cdots (122)$$

標本 A と標本 B で各指標を比べてみると，平均値に対する各測定値の比が等しい場合には変動係数は同じ値となる．

標本 A：mean = 4.285　　　SD = 1.221　　　CV = 28.84 ……………………………………(123)
標本 B：mean = 42.85　　　SD = 12.21　　　CV = 28.84 ……………………………………(124)

これまでにも触れてきたが，実験で測定値の精度を検討しようとした場合，計測器などの誤差を考慮する必要がある．一般的には計測器の誤差は相対誤差（％）で示されていて，測定値の大きさに比例して誤差も大きくなる．一方，ばらつきの原因は計測機器の相対誤差など測定値の大きさに依存するものと，測定値の大きさとは独立したものに分けて考えることもできる．そこで，変動係数を求めることにより，計測機器の相対誤差などを一定にし，測定値の大きさとは独立した要因の影響を検討することが可能となる．

b-4．時系列データの解析

筋電図をはじめ，多くの生体情報は時間関数（時系列データ）として表されている．ここでは，筋電波形に対する信号処理を通して，時系列データの解析方法を述べてみる．筋電波形から筋活動を推定しようとするとき，基本的な解析方法の一つに前述した移動平均があげられる．この際，なにも加工していない筋電波形（生データ）に対して，ある時間間隔，すなわち一定のデータ個数に対して移動平均をとってみると，筋電波形の統計学的性質がほぼ正規分布であることから，平均値はゼロに近い値を示し，とても筋活動の指標として使えない．そこで，整流といわれる処理が必要となる．整流は半波整流（half-wave rectification）と全波整流（full-wave rectification）があり，前者はプラス成分だけをとおしてマイナス成分は除去するもの，後者はマイナス成分もプラスに変換してプラス成分と共にとおすものである．すなわち，全波整流は絶対値をとることに等しい．筋電波形に対しては全波整流を用いることが多く，その後に移動平均など処理を行う（図7.16）．

b-2 節では移動平均について説明したが，その他に筋電波形処理で重要であるのは積分と RMS（root-mean square）である．筋電波形を m(t) とすると，それぞれ次の式で示すことができる．

$$積分 = \int_0^T |m(t)| dt \qquad\qquad\qquad\qquad\qquad\qquad\qquad (125)$$

$$RMS = \left(\frac{1}{T}\int_t^{t+T} m^2(t) dt\right)^{\frac{1}{2}} \qquad\qquad\qquad\qquad\qquad (126)$$

積分値は時間軸と筋電波形で囲まれている面積を示し，等尺性収縮では張力またはトルクと直線的な相関関係がみられることから，kinetics（運動力学）の指標として用いられることが多い．式はアナログ波形に対してのものであるが，デジタル信号では図7.18のように考えるのがもっとも単純である．すなわち，1回サンプリングした後，次のサンプリングまで同じ値が続くと考えるのである．そうすると，積分値は1つ1つの長方形の面積を合計することによって求めることができる．データ数を n，サンプリング周期を Δt とすると；

$$積分値 = |m(1)| \times \Delta t + |m(2)| \times \Delta t + \cdots + |m(n)| \times \Delta t \qquad\qquad (127)$$

第3部　計測に必要な物理・工学的基礎

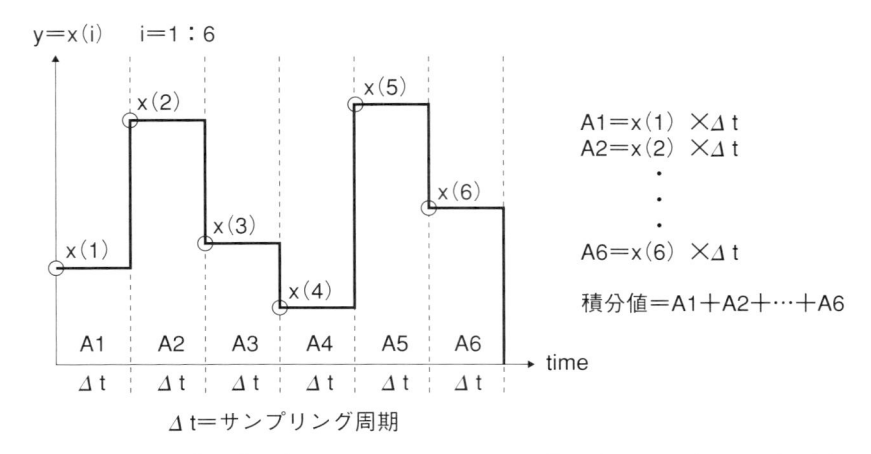

図 7.18　積分値の求め方．1回サンプリングした値が次のサンプリングまで同じ値を保持すると仮定し，各長方形の面積を合計して積分値を得る．

$$= (|m(1)| + |m(2)| + \cdots + |m(n)|) \times \Delta t \quad \cdots\cdots (128)$$

この式から，積分の計算は全データの総和を求め，サンプリング周期を乗算すると良いことがわかる．また，これを単位時間あたりに換算する場合には，処理をしたデータの時間 $T (= n \times \Delta t)$ で割り，以下の式が導き出せる．

$$\text{単位時間あたり} = \frac{\Delta t}{T}\Big(|m(1)| + |m(2)| + \cdots + |m(n)|\Big) \quad \cdots\cdots (129)$$

$$= \frac{(|m(1)| + |m(2)| + \cdots + |m(n)|)}{n} \quad \cdots\cdots (130)$$

ところで，この式が平均値を表していることに注目してほしい．すなわち，一部の汎用解析ソフトでは，積分として移動平均を計算していることがあり，その点で誤解のないよう注意を要する．

さて，統計学的手法で説明した内容をもう一度思い出してみよう．マイナスの値をプラスにする方法は，絶対値をとる方法と2乗する方法があった．絶対値をとることは，ここでは全波整流に等しく，全波整流した値に対して積分や移動平均を適応した．それに対して，2乗する方法をとったのがRMSである．式をよくみると生データを2乗し，積分値（面積）を求め，それを単位時間あたりに換算して，最後に2乗した値をもとの尺度へ戻すために平方根をとっている．

$$\text{RMS} = \left(\frac{\Delta t}{T}\Big(m^2(1) + m^2(2) + \cdots + m^2(n)\Big)\right)^{\frac{1}{2}} \quad \cdots\cdots (131)$$

$$= \left(\frac{m^2(1) + m^2(2) + \cdots + m^2(n)}{n}\right)^{\frac{1}{2}} \quad \cdots\cdots (132)$$

実際には，これを移動平均のような形でデータセットをつくり，大まかな筋活動の変化を捉えるために用いている．この際，低域通過フィルタとしての遮断周波数の求め方は，移動平均に準

じて行う．積分およびRMSの両者とも，筋電波形のデジタルデータをテキストファイルで得ることができれば，汎用の表計算ソフトで容易に処理が可能である．

c．記録部

記録という用語は，データを保存するという意味と，描出するという意味に用いられている．前者はデータレコーダやコンピュータのデータ記録装置（ハードディスク，フロッピーディスクなど）に，後者はペンレコーダなどの記録紙へ描出することをいう．ペンレコーダなどへ記録する際の注意点としては，それ自体がやはり計測器であり，これまで述べてきたように静特性や動特性をもっているということである（表7.4）．観測対象に応じて適した記録装置を選択する必要のあることを理解してほしい．

表7.4 記録装置の特性

種類	構成	応答周波数	特徴
ペンレコーダ	サーボモータ駆動のペンで記録用紙へ記入．	DC～100 Hz	多チャンネル化が可．安価．記録が残る．応答は遅い．X-Yレコーダがある．
電磁オシログラフ	電磁振動子と光ビームにより印画紙へ記録．	DC～数kHz	比較的速い現象の記録が可．専用記録用紙が必要．多チャンネル化が可．
オシロスコープ	ブラウン管画面へ電子流を当てる．	DC～数百MHz	チャンネル数は1～4．波形観測が容易．応答が速い．
アナログ式	広帯域アナログアンプで入力信号を増幅		記録にカメラが必要．単発現象を観測しにくい．
デジタル式	アナログ信号をA/D変換器でデジタル化してメモリへ収納		レコーダやパソコンへ波形が出力できる．単発現象も観測できるが，応答性が悪くなる．高価．
サンプリングオシロスコープ	くり返し信号をタイムディレイサンプリングし，波形を再現．他はブラウン管オシロスコープと同じ．	DC～数十GHz	くり返し現象のみに対応．アナログ式とデジタル式がある．高周波数現象に応答する．非常に高価．

第3部　計測に必要な物理・工学的基礎

参考文献

1) 有賀正浩, 加藤修一, 関谷富男：電気・電子計測技術入門．東海大学出版会，1989．
2) 石山陽事：生体計測における雑音除去のノウハウ．BME2：401-407，1988．
3) 石島正之：心電図信号のデータ特性．BME4（7）：27-35，1990．
4) 石島正之：心電信号計測の可能性と限界．心電図 18：895：901，1998．
5) 市原清志：バイオサイエンスの統計学．南江堂，1990．
6) 江原義郎：ユーザーズディジタル信号処理．東京電気大学出版局，1991．
7) 高田誠二：単位のしくみ．ナツメ社，1999．
8) 小野功一, 魚住　超：心臓と血管の調節．学術図書出版，1993．
9) 岡田正彦：生体計測の機器とシステム．コロナ社，2000．
10) 示村悦二郎：自動制御とは何か．コロナ社，1990．
11) 鈴木良次：生物情報システム論．朝倉書店，1991．
12) 高島史郎：ME計測機器．コロナ社，1986．
13) 高橋　清, 小沼義治, 國岡昭夫：センサ工学概論．朝倉書店，1988．
14) 辻井重男, 鎌田一雄：ディジタル信号処理．昭晃堂，1990．
15) 永田　良, 川口　格, 岩田耕一：機会計測．朝倉書店，1979．
16) 中村尚五：ビギナーズデジタルフィルタ．東京電気大学出版局，1989．
17) 日野幹雄：スペクトル解析．朝倉書店，1977．
18) 穂坂光司：わかりやすい計量制度の実務知識．オーム社，1995．
19) 星宮　望：生体情報計測．森北出版，1997．
20) 増田良介：はじめてのセンサ技術．工学調査会，1998．
21) 南　茂夫：科学計測のための波形データ処理．CQ出版社，1986．
22) 南　茂夫, 木村一郎, 荒木　勉：はじめての計測工学，講談社サイエンティフィック．1999．
23) 柳澤信夫, 柴崎　浩：神経生理を学ぶ人のために．医学書院，1990．

あとがき

　科学あるいは科学技術の発展の源は，五感と想像力で自然界の法則性を捉えようとする人間の能動的な姿勢である．見たこと，聞いたこと，嗅いだこと，味わったこと，そして触ったことから，何かを感じ，考え，そこから湧き出る（あるいは第六感による）疑問やアイデアを検証することによって，新しい法則性や技術が確立される．

　我々理学療法士には先人達の努力によって洗練されてきた現在の治療技術がある．また，その医学的背景の整備や治療効果判定に科学的手法を用いるという努力も数多くなされてきた．しかしながら，経験の積み重ねによるある種の主観的価値観による治療効果判定や漠然とした相対的な治療効果の感触の記憶・記録をもって効果判定としてきた側面もあったことは事実である．これらはひと昔前までの教育課程が専門学校を主体とした専門的治療技術の伝承に重きが置かれていたことや，臨床現場での治療業務優先，絶対的な理学療法士数の不足，そして理学療法の科学的基盤整備に対して能動的に取り組む姿勢に欠けていたことなどが影響している．

　しかし時代は変わり，理学療法士教育課程も最高学府である大学院まで広がりを持ち，学問としての理学療法を追求するべき教育環境が整ったことになる．また欧米の書籍や文献，そして日本の医師によって書かれた書籍のみであった活字情報源も，現在ではわが国の理学療法士によって執筆された書籍が数多く出版されている．さらに近年のIT技術の進歩により日本にもインターネット環境が整ったことで，文献検索をはじめとしたup－to－dateな情報収集，ボーダーレスの即時的な意見交換などが可能となっている．情報収集に苦労していた時代からわずか十数年で，溢れんばかりの情報の波に流されてしまいそうな昨今の状況へと激変した．

　前世紀に産声をあげ，医療の中で種々の関係職種の方々の援助を受けて成長してきた理学療法は，新世紀とともに成人し，まさにひとり立ちするところに来ている．今こそ自分たちの手で我々の学問領域の確立を目指すことが求められているのである．そのために行うべき課題は既存技術の科学的根拠の確立と新しい治療方法への展開，そしてアウトカムの集積と分析による治療効果判定法の開発であり，さらにはそれをEBM（最善のエビデンスを個々の患者に適用すること）に活用することである．科学的な裏付けは主に基礎医学系の発展に負うところが大きいが，アウトカムの集積と分析による治療効果判定法の開発と利用はまさに臨床家の努力に掛かっている．残念ながら，現時点で日本のリハビリテーション医療に関するエビデンスは非常に少なく，特に理学療法領域ではほぼ皆無に等しい状況である．よってこれからエビデンスを構築していくこと，すなわちクリニカル・エビデンス・メイキング（CEM）が切に求められている．これは何も高価な計測機器を用いて，あらゆる現象を数値化することを求めているのではない．臨床家がそれぞれの領域で共通の言語（表現手法）と尺度をもって現象を記載することから始まるものである．

　さて，本書を一読してどのように感じられたことでしょう？　一見，計測機器の活用方法の解

説書的に捉えられてしまうかもしれません．しかし著者らが意図するところはそうではなく，臨床家がそれぞれの領域で患者さんの徴候をいかに的確に捉え，それを共通の表現手法で記載し，蓄え，利用していくかという共通の思想の元に書かれていることに是非お気づきいただきたい．いかに高価で精密な機械を使って計測しても，それが合目的的でなければ，あるいはそこに臨床科学的な思考が加わらない限り，得られた測定値はただの数字となってしまう．計測機器やコンピュータ，あるいは数式は科学的思考を助けるただの道具にしか過ぎないのである．本書は，生体現象をどのような観点から捉え，どのような計測手法を用いることでその現象を明確化できるのか，そしてそれが意味するところは何なのかを論理的に導く思考過程を概説しているのである．

　本書の執筆にあたり，日々の臨床業務の中で対象者の示す種々の現象を客観的に捉える事の一助となるように，具体的かつ実践的な内容と構成を心がけたが，未消化な部分や説明不足の点があることは承知している．読者の皆様が本書を利用される中で，お気づきの点があればどうぞ遠慮無くご指摘ご指導いただければ幸いである．

　最後に，協同医書出版社中村三夫取締役には企画段階から刊行に至るまで多大なご支援をいただいた．我々編集者が船を動かす主要なクルーであるなら，氏は我々が行くべき航路と船の位置を常に監視する精密なセンサであった．そのおかげで，大きな嵐に遭遇しながらもどうやら難破せずに発刊に漕ぎ着けることができた次第である．ここにあらためて感謝申し上げる．

2001 年 9 月

小林　武

索引

【ア】

アーチファクト　41, 306
　　モーション——　41, 42
アウトカム　7
アクセサリ　12
握力　13
足三里　322
アスリートモード　294
値の意味　16
アタッチメント　114
圧差型気速計　208, 209
Ashworth スケール　16, 138
圧中心　145, 146, 159, 176, 182
　　——の位置　146
圧電効果　172
圧力　332
　　——センサ　124
アドボカシ　8
A/D 変換器　305, 306, 336
A/D 変換ボード　167, 173
酒精綿　307
アルツハイマー型痴呆　312
α 線図　176, 180
安全性　8, 29
意思　7
意識障害　303
意思決定　4
椅子からの立ち上がり動作　177, 184
位相遅れ　338
位置　149
1 秒量　214, 219
1 秒率　214, 219
一段階負荷試験　235
一回換気量　205, 239, 243
一回拍出量　264
移動軌跡　145, 146
移動平均　45, 352
医療画像　288
医療行為　4, 21
医療倫理　7
陰　9
陰性電極　318
インターフェイス　5, 21
インピーダンス　290, 291, 340

Venturi 流量計　208
ウエイトキャリブレーション　115
ウェクスラー成人知能検査　312
腕エルゴメータ　234
運動時低酸素血症　259
運動神経伝導速度　63
　　——検査　63, 64, 77, 78
　　＊大腿神経　78
　　＊顔面神経　79
　　＊脛骨神経　78
　　＊尺骨神経　77
　　＊正中神経　77
　　＊橈骨神経　77
　　＊腓骨神経　78
　　——の基準値　68
運動単位　47
運動の発現と分析　27
運動負荷テスト　233, 238, 241, 244
運動療法　13
栄研式皮下脂肪計　292, 294
HM 比　76, 80
H 反射　62, 70, 75
　　——と M 波との増員曲線最大傾斜比率　80
　　——と M 波の閾値比　76, 80
　　——の振幅　71, 73, 75
　　——の潜時　73, 75
　　——の同定　71
　　——の頻度抑制曲線　72
　　——の面積　73
エイリアシング　346
ACL 損傷　201
易疲労性　107
SI 単位　130, 330
SN 比　39, 306, 352
ST 低下　281
X-Y プロッタ　195
エビデンス　7
F 波　62, 77
　　——潜時のばらつき　74
　　——伝導速度　82
　　——の出現頻度　73, 77
　　——の振幅　74, 77
　　——の潜時　73, 77

　　——の同定　73
M 波　62, 71, 74, 86
　　——の持続時間　67
　　——の振幅　65, 67, 71
　　——の潜時　67
　　——のパラメータ　65
遠隔電場電位　319, 320
エンコーダ　111
遠心性収縮　108
鉛直分力　157
大きさに対する長さ　149
オームの法則　335
遅れ時間　338
オシロメトリック法　267
odd ball 課題　311, 315
オリフィス　208

【カ】

概日リズム　271
解釈　5
解析　10
階層性　27
外乱負荷　154
外力　157, 180
科学的な根拠に基づく医療　6
核　10
角速度　333
　　——センサ　111
拡張期血圧　264, 270
確度　18, 338
角度センサ　113
角度データ　119
かけ声　127
加工　16
加算器　306
過失誤差　292, 344
荷重センサ　147
荷重力体重比率　131, 134, 139, 142
仮説証明作業　5
画像プロセッサ　167
家族　3
加速時間　121
加速度　332
　　——計　202
片足立位保持時間　155

索引

型 149
活性電極 318
活動張力 109
活動電位 304
カットオフ値 20
構え 148, 157
カメラの位置 166
カラーマーカ 162
カロリ 335
感覚閾値 321
感覚運動連関 315
間隔尺度 16
感覚情報 152
感覚神経伝導速度 63, 67
　――検査 65, 66, 79
　　＊尺骨神経 79
　　＊正中神経 79
　　＊腓腹神経 9
　――の基準値 69
感覚性運動失調 13
換気閾値 239
換気当量 240, 243
観察 5
換算式 291
関節安定性 194
関節動揺計 194
関節トルク 107, 131, 134
　――体重比率 131, 134, 139
関節モーメント 160, 185, 188, 190
眼電図 307
感度 20, 307, 338
γ線図 176, 180
偽陰性 20
機械に使われる 23
機器特性 28
　――を捉えるポイント 29
機器の原理 29
機器の構成 29
基準値 4, 11, 20, 214
基準電極 318
　――導出 319
基準範囲 11, 20
機能的磁気共鳴画像 12
機能的不応期 282
機能不全 151
Gibbs 現象 347
逆方向問題解析法 327
客観化 13
逆行性測定法 65, 66
キャリパ 293

　――式皮脂厚計 288
キャリブレーション 169
吸気時間 240
休憩時間 127
求心性収縮 108
級内相関係数 18, 19
共振周波数 172, 173
偽陽性 20
協調運動障害 13, 153
共同運動 27
胸部双極誘導 279, 283
起立試験 272
起立性低血圧 272
記録 4, 7
キログラム重 332
木を見て森を診る 12
筋持久力 107, 136
筋収縮 108
　――の種類 108
　遠心性―― 108
　伸張性―― 108
　静止性―― 108
　短縮性―― 108
　等尺性―― 108
　等速性―― 108
　等張性―― 108
筋瞬発性 24
近赤外線脳機能イメージング 303
筋線維伝導速度 89, 94, 95, 99, 101, 105
筋張力 107
筋電図 33
　――の徐波化 89
　動作―― 43
　表面―― 39, 95
　誘発―― 62, 86
筋トーヌス 146
筋疲労 61, 83, 85, 88, 102, 105
　――による機能変化 84
近傍電場電位 319
筋力 107
　――低下 107
　――データ 119
　絶対―― 107
偶然誤差 344
躯幹失調 150, 153
クッション機能 116
クッションの設定 116
組立単位 331
クライエント 3

グリア細胞 304
クロストーク 41
計画 14
経時変化 4
痙縮 80
頸髄後根 320
痙性麻痺 203
計測 14
　――回数 127
　――が成功しない要因 9
　――時間 127
　――姿勢 116, 125, 149
　――精度 18, 28
　――値の判定 20
　――手順 29
　――における代表値 9
　――における倫理的問題 7
　――にかかわる工学的基礎 28
　――の過程 15
　――の光と影 8
　――の要素 15
計測デザイン 8, 25, 29
　――立案の原則 29
　歩行速度の―― 25
頸・体幹・骨盤機能検査 183
系統誤差 343
経皮的酸素飽和度測定器 251
血圧 264
血糖 14
ケルビン 335
限界 26
健患比 201
嫌気性代謝閾値 239, 242, 246, 248
検査・測定 12
現象 5
　――の解釈 12
　――の視覚化 4
　――の分解 10
減速時間 121
行為 27
高域通過フィルタ 352
効果性 8, 29
効果判定 6
交感神経 277
校正 115, 128, 148, 161, 167, 174, 338
　――電圧 36
　――用ゲージ 169
剛性 194
構造脂肪 289

索引

拘束　7, 12
高速フーリエ変換法　45
剛体　160
光電子カメラ　163
行動体力　155
行動目標　14
興奮性シナプス　304
後方処理　16
高齢者　155
股関節形成術　139
呼気ガス分析装置　224, 232, 233
呼気時間　240
呼吸商　239, 243
呼吸数　239, 243
国際単位系　330
誤差率　343
個人誤差　292, 344
個体差　11
コミュニケーション　3
　　──の媒体　4
固有振動数　173
コロトコフ音　266

【サ】

再帰還　282
再現性　11, 17
　　くり返し検査の──　19
　　検査間──　19
最高血圧　264
最高酸素摂取量　239, 241
最終域感　194
座位重心動揺　150, 153
サイズの原理　47
最大移動距離　154
最大吸気量　205
最大酸素摂取量　238, 240, 246, 248
　　──の基準値　241
最大仕事量　120
　　──体重比率　120
最大心拍数　239, 243
最大随意収縮　45
最大中間呼気流量　214
最大トルク体重比率　119
最大トルク値　131, 135
最大予測心拍数　284
最低血圧　264
最頻値　355
サーマルアレイレコーダ　306
雑音　305
察する　6

作用点　176
　　──軌跡　182
三角関数　328
残気率　214
残気量　205, 214, 217
　　機能的──　205, 214, 217
　　パーセント──　214
3次元動作解析装置　156, 157, 160
酸素解離曲線　252
酸素濃度計　228
　　ジルコニア式──　228
　　ダンベル型──　228, 229
　　ポーラログラフ式──　230
酸素負債　240
酸素飽和度　252
酸素脈　239, 242
　　最大──　242
散布度　355
サンプリング周期　147
サンプリング周波数　163, 174, 182, 184, 336
サンプリングデータ数　113
視覚化　8
視覚誘発電位　304
時間　23
　　──的分散　79
　　──データ　121
弛緩性麻痺　203
磁気センサ　161, 163
持久性　24
持久力　134
軸索変性　74, 75, 79
　　求心性──　74
刺激伝導系　275
刺激用電極　318
次元　14, 15
仕事率　334
仕事量　334
　　──とパワー　120
支持基底面　145, 159, 184
　　──の大きさ　146
シート　113
事象関連電位　303, 304
自乗平均法　45
シールドルーム　307
指数　329
JIS規格　147
姿勢　148, 157
　　──バランス　6, 24
　　──反射障害　154

肢節の固定　127
自然対数　329
自然長　109
持続時間の変化　80
膝関節　194
実効値　45, 48, 87
質点　158, 180
膝動揺性計測器機　195
失認　303
質量中心　145, 158
質量分析計　231
時定数　307, 338
至適運動強度　273
至適精度　19
自転車エルゴメータ　202, 234, 241, 242, 259
シナプス後電位　304
指標　3, 6, 148
脂肪組織　289
　　除　289
しゃがみ動作　180
JacksonとPollockの換算式　295
尺度　16
遮断周波数　352
周期　336
収縮期血圧　264, 270
重心　145, 158
　　──線　159
　　──動揺計　16, 145, 147, 150, 171
柔軟性　24
周波数　150, 336
　　──解析　153, 347
　　──帯域　305, 310
　　──パワースペクトル　46
　　──分析　45
終末呼気酸素分圧　240, 244
終末呼気二酸化炭素分圧　240, 244
重力　146
　　──加速度　332
　　──補正　118
樹状突起　304
術中モニタリング　317
主働筋／拮抗筋比率　119, 135
ジュール　334
　　──熱　335
順行性測定法　65, 66
瞬時心拍数　280
順序尺度　16
順方向問題解析法　327

365

索引

症候障害学　28
上行性感覚インパルス　319
象徴化　8
冗長自由度　11
情動障害　303
小脳性運動失調　153
小脳性障害　150
情報処理　6
擾乱　11
上腕神経叢　320
初期応答　149
除脂肪組織　289
除脂肪体重　296
処理過程　26
自律神経　265, 277, 285
　　──活動　285
信号処理　11
信号対雑音比　352
心室性期外収縮　282
侵襲　7, 11
　　──・拘束度　12
　　非──　12
心臓起電力　275
身体組成　288
身体密度　295
　　──換算式　295
診断群別定額支払い制　7
心電図　275
深部感覚障害　320
心房細動　282
心房粗動　282
真陽性　20
信頼性　17, 19
随意運動の階層性　27
水中体重秤量法　288
水中トレッドミル　234
水中法　288
垂直分力　157, 180
随伴陰性変動　304
水平面投影誘導法　279
数値　14
　　──の一人歩き　14
スカラー量　327
スクリーニング　11, 156
スティックピクチャ　179
step 負荷法　235
ストッパ　116
ストップウォッチ　23
ストレス X 線　203
ストレッチング　202
ストレンゲージ　196

スパイログラム　205
スパイロメトリ　210, 217, 222
スパイロメータ　205, 207, 210
　　ローリングシール式──　207
スピーカ　37
スピードキャリブレーション　115
スペクトル解析　285
スポーツ　199
正確性　8, 29
正規化　45
正規分布　355
正弦波曲線　336
静止張力　109
正常歩行　179
生体計測　3
　　──における留意点　11
　　──の困難性　11
　　──の難しさ　8
生体現象　3, 5, 8
　　──の抽出方法　15, 25
　　──の分解　10
　　──を捉えるポイント　28
　　着目する──　27, 28
　　取り出せる──　24
生体電気インピーダンス法　288
生体内部　26
　　──での現象　26
正中神経刺激　319
静的肺気量　205
精度　17, 338
静特性　338
精密度　18
整流　357
　　──波　44
セカンド・オピニオン　8
赤外線　162
　　──反射マーカ　167
脊髄後索　320
脊髄癆　13
積分　357
　　──値　48, 87
　　──波　44
接触抵抗検定装置　35
接地のパターン　159, 182
説明責任　8
説明と同意　4
接面　148
セルシウス温度　335
零位法　348
zero-crossing 法　99

ゼロ補正　148
前外方回旋不安定性　201
前額面投影誘導法　278
全呼吸時間　240
前後──垂直成分　180
前後分力　157, 180
センサ　29
　　──の種類と特性　29
潜時　304
前十字靱帯　194
全体性　15
選択反応時間　59
全張力　109
前庭性障害　150
前庭代償　152
全肺気量　205
全肺容量　217
全波整流　357
前方移動量　197
前方終末時剛性　197
前方引き出しテスト　201
専門職　7
総移動量　197
総軌跡長　149, 155
双極導出法　38, 319
相互相関演算　99, 104
相互相関法　99, 100
総仕事量　120
相対化　4, 14
増幅器　36, 305
　　差動──　36, 305, 350
測定　14
足底刺激　151, 152
速度─張力関係　108
側方分力　157, 180, 182
損失　7

【タ】

体位　157
帯域阻止フィルタ　352
帯域通過フィルタ　352
体幹機能評価　182
体幹前傾角度　186
対健側比率　128
体脂肪計　288
体脂肪分布　298
体脂肪率　289, 295, 296
　　──と有病指数の関係　297
体脂肪量　289, 296
体重支持指数　135
体重心　184

索引

体重比　202
代償　13
対象者　3
　　——の利益　7
体水分　289
対数　329
大数　156
体性感覚性障害　150
体性感覚誘発電位　304, 316
　　——検査が診断上有用な疾患　317
　　短潜時——　316, 321
大腿骨に対する脛骨の変位量　197
ダイナモメータ　113
第2仙椎　146
大脳皮質第V層　304
大脳誘発電位　304, 316
　　——の種類　316
代表値　199
正しく計る　3, 15, 21
正しくメジャーを当てる　15
タービン式流量計　207
多段階漸増負荷法　234
立ち上がり時間　338
立ち上がり動作　177, 180
脱髄　74
　　——による伝導遅延　75
　　——による伝導ブロック　75
妥当性　17, 19
　　基準関連——　18
　　構成概念——　18
　　内容——　18
多発性硬化症　317, 320
ダブルプロダクト　240, 244
単位面積軌跡長　149, 155
単極胸部誘導　279
単極肢誘導　278
単極導出法　38
端座位側方重心移動動作　182
探査電極　319
段昇降　188
単純化　8
短潜時　320
力　331
　　——変位曲線　197
着目した生体現象と抽出したものとの照合　26
着目する生体現象の吟味・同定　25
注意障害　303

中央値　355
中間パワー周波数　46, 87, 89
抽出方法　14
中心点の偏倚とゆらぎ　146
中潜時　320
聴診法　266
聴性誘発電位　304
長潜時　320
　　——陽性電位　312
直線性　338
直立立位　146
貯蔵脂肪　289
治療指向的　10
低域通過フィルタ　352
抵抗　335
　　——器具の与え方　127
定常性　15
定性的　13
定量化　13
テキストファイル　114, 119, 171, 175
手順　29
テスト—再テスト　18
データベース　4
データレコーダ　359
データロガー　167
電圧　335
電気刺激装置　37
電気抵抗　290
電気的二重層モデル　277
電極間距離　39, 319
電極配置法　306
転倒　151
　　——傾向　151
10-20 法　306
転倒予防　151
電流　335
電力　335
　　——量　335
等圧点　220
等価双極子　304
同期性　314
統計処理　16
洞結節　275
動誤差　343
動作　10
　　——筋電図　42
　　——分析　10
等速性筋力評価訓練機器　107
等尺性収縮　108

等速性収縮　108
等張性収縮　108
動的肺気量　205
動特性　338
糖尿病　14
洞不全症候群　282
洞房結節　277
動揺の型　149
特異性　15
特異度　20
徒手筋力検査　106
トップダウン　7
トラッキング　162, 170
トランスデューサ　171
取り出す限界　26
ドリフト　174
努力性呼気曲線　206, 211, 214, 219
トルク曲線の形　131
トルクマシン　107
トレッドミル　234, 236, 241, 242, 259
トレーサビリティ制度　348

【ナ】

ナイキスト標本化周波数　346
内側半月板損傷　199
内的整合性　17
内力　157
長さ　23, 149
　　——張力関係　109
長嶺の換算式　295
二酸化炭素濃度計　231
　　赤外線吸収式——　231
二重支配　277
二重積　270
日内・日差変動　11, 18, 19
Nicklin らの疲労指数　136
ニュートン　331
ニューモタコグラフ　208, 209
ニューロン　304
認知機能　303
認知障害　303
認知情報処理　315
熱雑音　344
熱線流量計　209
熱の仕事等量　334
熱量　335
粘弾性　201
脳活動電位計測　303
脳血管障害　203

索引

脳磁図　12, 303
脳損傷者　303
脳のラテラリティ　303
脳波　304
　　──に影響を与える因子　309
　　──マッピング　308, 310
　　異常──　308, 310

【ハ】
パーセント機能的換気量　214
バイアス　347
肺活量　205, 214, 217
　　努力性──　214, 219
　　パーセント──　214
肺気量　214
　　──分画　205, 206, 212, 217
　　全──　214
　　パーセント全──　214
媒体　4
　　──としての計測　5
肺の圧量曲線　218
計ることの意味　3
計るためのデザイン　27
計るための臨床思考過程　23
パスカル　332
パーキンソン病　12, 56, 60, 154, 315
ばらつき　11
パラメータ　29
パルスオキシメータ　251, 252, 254-256
範囲　355
反射マーカ　162, 163
半側無視　315
半導体カメラ　161
ハンドヘルドダイナモメータ　107
　　──の計測原理　124
　　──への荷重力　131
反応時間　58, 59
反応性　314
反復閃光刺激　313
ピエゾ　147
　　──型　147
　　──効果　172
　　──素子　172
比較　14
皮下脂肪厚法　288
光駆動反応　312
膝折れ現象　199
皮脂圧　291

皮脂厚計　293
皮脂厚測定部位　295
皮脂厚法　288, 291, 292, 295
微小表面電極列　34, 38, 39, 94, 96
ひずみ計　111, 124, 147, 172, 176, 196, 348
非定常性　11
ビデオカメラ　162
BIA法　288, 290, 291, 293, 294
BMIによる肥満の判定　297
ピークトルク　202
腓腹神経刺激　322
pivot-shiftテスト　201
肥満　289
　　──度　289, 296
　　──の定義　289
評価　12
表計算ソフト　114, 119
標準肢誘導　278
標準12誘導　279
標準体重　289
標準偏差　355
費用対比効果　10
標点　157
標本化定理　346
表面電極　34, 38
比率尺度　16
疲労指数　136
敏捷性　24
不安定　6
フィードバック　13, 152
フィルタ　41
負荷効果　344
複合活動電位　74, 75
　　──の特徴　74
副交感神経　277
複素数　329
符号　14
不整脈　281
ブリッジ回路　349
Fleisch流量計　208
breath by breath法　227
プレートの特性　172
Frenkel体操　13
Brožekらの体脂肪率換算式　295
プロトコール　234
プローブ　254-256
　　透過性──　254
　　反射性──　254
フローボリューム曲線　206, 211, 215, 216, 221

──の形状　220
分散　355
分時換気量　240, 243
　　最高──　240, 243
分析　10, 27
平滑化　45
平均吸気流量　245
平均血圧　265, 270
平均値　16, 355
平均パワー　121
　　──周波数　46, 87, 89
　　──体重比率　121
　　平均偏差　355
平衡機能　145
平衡性　24
平面角　333
ベクトル表示　180
ベクトル量　327
ヘッドアップ・ティルト試験　272
ペースメーカ　292
β線図　176, 180
ヘモグロビン　252
　　──酸素解離曲線　258
　　──の吸光特性　254
ヘルツ　336
偏倚　145, 146
偏位法　348
変換器　171
変形性股関節症　202, 298
偏差平方和　355
片側優位性　303
変動係数　11, 18, 19, 356
ペンレコーダ　359
ポインティング　162
房室結節　275, 277
房室ブロック　281, 282
補正率　343
保存と加工　8
ポテンショメータ　196
ボトムアップ　7
Baldwinの予測式　217
Borgスケール　247
本質　8

【マ】
マイクロフォン法　267
末梢血管抵抗　264
末梢神経障害の病態　74
末梢神経伝導速度　63
マッチング　15

索引

窓関数　347
マニュアルコントローラ　114
ミキシングチャンバ法　226
脈圧　264, 270
察る　6
視る　5
観る　5
診る　5
看る　5
名義尺度　16
メジャー　23
　　──やストップウォッチを用いた計測　23
面積　149
　　囲繞──　149
　　矩形──　149
　　集中──　149
　　動揺──　155
　　包絡──　149
モーメント　333
　　──アーム　183
問題解決　6

【ヤ】

有効数字　17, 26, 344
誘導　27
　　──リアクタンス　340
有病指数　297
床反力　157
　　──計　171, 156
　　＊ピエゾ素子式　172
　　＊ひずみ計式　172
　　──作用点　159
　　──3分力　176
　　──ベクトル　176
ゆがみ補正　167
揺らぎ　11, 146
陽　9
陽性電極　318
陽電子放射断層撮影　12
容量リアクタンス　340
翼車流量計　207
抑制性シナプス　304
予後予測　30
予備吸気量　205

【ラ】

ラジアン　333
Lachman テスト　194
Lambert-Beer の法則　253
ランプ負荷法　235

利益　7
離散フーリエ変換　338, 347
立位重心動揺　150
利得　338
リニアリゼーション　169
量子化誤差　343
利用できるパラメータ　29
臨床疫学　7
臨床家　3
臨床ガイドライン　6
臨床家固有の課題　21
臨床計測　3
　　──の目的　3
臨床思考過程　4, 23
臨床指標　29
臨床手法　24
臨床推論　5
臨床推論の思考過程　6
臨床判断　4
臨床判別点　20
倫理　7
　　──観　7
Rubenstein の分類　283
レバーアームの長さ　134
leveling off 現象　238
Lown の分類　282
ローリングシール式　208
Romberg 徴候　151
ロンベルグ比　152

【ワ】

ワイヤ・ストレンゲージ　147
ワット　334
ワーラー変性　74

【欧文】

10-20 electrode system　306

■A
accountability　8
accuracy　18
ACL　194
adipose tissue　289
advocacy　8
analogue to digital　305

■B
band eliminatio filter　352
band pass filter　352

band stop filter　352
Barthel Index　16
base of support　145, 184
bath tab curve　156
BIODEX SYSTEM 3　110
bioelectrical impedance analysis method　288
BMI　289, 296
BO　145
body composition　288
BOS　184
brake test　127
Brunnstrom Recovery Scale　16

■C
CAP　74
center of gravity　158
center of mass　145, 158
center of pressure　145, 159
CNV　304, 308, 312, 315
COG　158, 184
COM　158
concentric contraction　108
construct validity　18
content validity　18
contingent negative variation　304
COP　159, 182, 1836
CP　7, 145
criterion-related validity　18
cut off value　20
CV　18
CV_{RR}　285, 287
CYBEX 770 NORM　110
Cz　307

■D
diastolic blood pressure　270
dipper　271
direct linear transformation　160
DLT　160
double product　270
Double Product Break Point　273
DPBP　273
DRG/PPS　7
duty cycle　244, 245, 248
Dyspnea index　243

■E
EBM　6

369

索引

eccentric contraction 108
EDR 136
EMG 33
end feel 194
endurance ratio 136
EPSP 304
ERP 303, 304
ERV 205
evaluation 12
event-related potential 303

■ F
far-field potential 319
fat free mass 289
fatigue index 136
FCV 82
FFT 45, 337, 347
FI 136
fNIRS 303
FRC 205
fTCD 303
Functional Balance Scale 16
functional MRI 12
functional near-infrared spectroscopy 303
Fz 307

■ G
gating phenomenon 321
giving-way 199

■ H
hand-held dynamometer 107
HHD 107, 121
high cut filter 352
high pass filter 352
Hmax/Mmax 81
Hslp/Mslp 81
Hth/Mth 81

■ I
IC 205
ICC 18
IEMG 87
informed consent 4
initial spike 180
IPSP 304

IRV 205
isokinetic contraction 108
isometric contraction 108
isotonic contraction 108

■ K
KT-200 Knee Arthrometer 195
KT-2000 195

■ L
LED 161
light emitting diode 161
low cut filter 352
low pass filter 352

■ M
magnetoencephalograpy 303
make test 127
manual muscle testing 106
MCV 63, 68
MDF 46, 87, 89
MFCV 89, 94
mean blood pressure 270
MEG 12, 303
MMT 106, 128
Modified Ashworth Scale 137
MPF 46, 87, 89
muscle endurance 136
muscle strength 107
muscular endurance 107
MVC 45, 87

■ N
near-field potential 319
non-dipper 271
NULL POINT 228

■ P
P300 304, 307, 310, 315
Peak flow 215, 219
PET 12, 303
phase cancellation 75, 79
post-synaptic potential 304
precision 18
pre-motor time 58-60
PSP 304
pulse pressure 270

pulsion 154
PWC170 284
Pz 307

■ R
reliabilty 17
RMS 48, 87, 357
RR50 285
RV 205

■ S
SCV 63, 69
SDI 136
second opinion 8
sensibility 20
SEP 304, 316, 320
somatosensory evoked potential 304, 316
specificity 20
static contraction 108
stiffness 194
strain gauge 196
strength decrement index 136
systolic blood pressure 270

■ T
TBW 289
test & measurement 12
Timed Up and Go 24
TLC 205
total body water 289
TUG 26

■ V
validity 17
VC 205
VT 205, 239
V25 215, 219
V75 215, 219
V50/V25 215, 219

■ W
WAIS 312
WBI 135
WCST 303
Wisconsin card sorting test 303

計測法入門～計り方，計る意味　　　　　　　　　　定価は表紙カバーに表記

2001 年 10 月 1 日	初版第 1 刷発行
2014 年 2 月 1 日	初版第 9 刷発行

編集者　　内山　靖・小林　武・間瀬教史
発行者　　木下　攝
印刷・製本　株式会社三秀舎
発行所　　株式会社協同医書出版社
　　　　　〒113-0033　東京都文京区本郷 3-21-10
　　　　　電話 03-3818-2361／ファックス 03-3818-2368
　　　　　郵便振替 00160-1-148631
　　　　　http://www.kyodo-isho.co.jp/　E-mail:kyodo-ed@fd5.so-net.ne.jp

ISBN4-7639-1030-2

JCOPY 〈(社)出版者著作権管理機構 委託出版物〉

本書の無断複写は著作権法上での例外を除き禁じられています．複写される場合は，そのつど事前に，(社)出版者著作権管理機構（電話 03-3513-6969，FAX 03-3513-6979，e-mail: info@jcopy.or.jp）の許諾を得てください．

本書を無断で複製する行為（コピー，スキャン，デジタルデータ化など）は，「私的使用のための複製」など著作権法上の限られた例外を除き禁じられています．大学，病院，企業などにおいて，業務上使用する目的（診療，研究活動を含む）で上記の行為を行うことは，その使用範囲が内部的であっても，私的使用には該当せず，違法です．また私的使用に該当する場合であっても，代行業者等の第三者に依頼して上記の行為を行うことは違法となります．